13	14	15	16	17	18	族／周期
					2 **He** ヘリウム 4.002602	1
5 **B** ホウ素 10.806〜10.821	6 **C** 炭素 12.0096〜12.0116	7 **N** 窒素 14.00643〜14.00728	8 **O** 酸素 15.99903〜15.99977	9 **F** フッ素 18.998403163	10 **Ne** ネオン 20.1797	2
13 **Al** アルミニウム 26.9815385	14 **Si** ケイ素 28.084〜28.086	15 **P** リン 30.973761998	16 **S** 硫黄 32.059〜32.076	17 **Cl** 塩素 35.446〜35.457	18 **Ar** アルゴン 39.948	3
31 **Ga** ガリウム 69.723	32 **Ge** ゲルマニウム 72.630	33 **As** ヒ素 74.921595	34 **Se** セレン 78.971	35 **Br** 臭素 79.901〜79.907	36 **Kr** クリプトン 83.798	4
49 **In** インジウム 114.818	50 **Sn** スズ 118.710	51 **Sb** アンチモン 121.760	52 **Te** テルル 127.60	53 **I** ヨウ素 126.90447	54 **Xe** キセノン 131.293	5
81 **Tl** タリウム 204.382〜204.385	82 **Pb** 鉛 207.2	83 **Bi*** ビスマス 208.98040	84 **Po*** ポロニウム (210)	85 **At*** アスタチン (210)	86 **Rn*** ラドン (222)	6
113 **Nh*** ニホニウム (278)	114 **Fl*** フレロビウム (289)	115 **Mc*** モスコビウム (289)	116 **Lv*** リバモリウム (293)	117 **Ts*** テネシン (293)	118 **Og*** オガネソン (294)	7

67 **Ho** ホルミウム 164.93033	68 **Er** エルビウム 167.259	69 **Tm** ツリウム 168.93422	70 **Yb** イッテルビウム 173.045	71 **Lu** ルテチウム 174.9668
99 **Es*** アインスタイニウム (252)	100 **Fm*** フェルミウム (257)	101 **Md*** メンデレビウム (258)	102 **No*** ノーベリウム (259)	103 **Lr*** ローレンシウム (262)

記号と略称

⇌	平衡反応
↔	共鳴
⌢ (片矢印)	ヘテロリシス(不均等開裂)
⌢ (両矢印)	ホモリシス(均等開裂)
hν	光
Δ	加熱
rt	室温
Nu⁻	求核試薬
E⁺	求電子試薬
Me	メチル
Et	エチル
Pr	プロピル
Bu	ブチル
n	ノルマル
i または *iso*	イソ（例：*i*Bu イソブチル）
s または *sec*	セカンダリ（例：*s*Bu セカンダリブチル）
t または *tert*	ターシャリ（例：*t*Bu ターシャリブチル）
Ph	フェニル
Ac	アセチル
Ts	トシル
Ms	メシル

Pharmaceutical Organic Chemistry

薬系
有機化学

編集

安藤　章 前摂南大学薬学部教授

山口泰史 長崎国際大学薬学部教授

南江堂

執筆者一覧 （執筆順）

編集

| 安藤　章 | あんどう　あきら | 前摂南大学薬学部教授 |
| 山口泰史 | やまぐち　やすちか | 長崎国際大学薬学部教授 |

執筆

山口泰史	やまぐち　やすちか	長崎国際大学薬学部教授
安藤　章	あんどう　あきら	前摂南大学薬学部教授
藤岡晴人	ふじおか　はると	福山大学薬学部教授
宮岡宏明	みやおか　ひろあき	東京薬科大学薬学部准教授
森川　勉	もりかわ　つとむ	東京薬科大学薬学部教授
田口博明	たぐち　ひろあき	鈴鹿医療科学大学薬学部教授
表　雅章	おもて　まさあき	摂南大学薬学部教授
柳田玲子	やなだ　れいこ	広島国際大学薬学部教授
河野富一	かわの　とみかず	岩手医科大学薬学部教授

序　文

　6年制薬学部は幾度かの薬学教育モデル・コアカリキュラム改訂を経て，医療薬学を主体とした教育制度改革が定着してきた反面，有機化学に対する関心は希薄になってきたようである．しかし薬剤師が医療現場で用いる医薬品の多くは有機化合物であり，有機化学の知識は医薬品の構造と活性の解明や調剤における問題への対応などあらゆる医療分野において役立つものである．また，生体内で起こる反応も多くは有機化学反応であり，その機構を理解するうえでも有機化学は必須である．

　ところで，薬学部の有機化学の講義では海外の著名な教科書の翻訳本が主に使用されている．しかしこれらは内容的には非常に優れているものの，どちらかといえば理工系学生に向けて書かれたもので，現在の薬学教育における有機化学の教科書として，特に初学者には高度で扱いきれない内容と思われる．そこで，より分かりやすい有機化学の入門書的な教科書が作れないかと数年来検討してきた．高校での化学の履修状況を見ると受験のための内容が中心で，覚えることに主眼が置かれているように感じる．したがって学部初年次の学生諸君は高校化学の延長として有機化学をとらえ，多くの学生が教科書に出てくる沢山の反応は覚えるもの，暗記しなければいけないものと考えてしまう．そのため当初から拒絶反応を示し，有機化学が嫌いな，あるいは苦手な科目となっているようである．しかし有機化学は決して暗記するだけの学問ではない．基本的な考え方を学び，理解できれば，それを色々な反応の理解に応用することができる．そこで，なるべく抵抗感なく興味をもって有機化学の勉強に入れるような教科書ができないものかと考え，本書をまとめることにした．

　有機化学反応は結合の開裂と形成であり，これは分子を構成する原子の電子がどのように移動するかによって決まる．電子の動きが理解できれば，反応のほとんどを理解したことになるといっても過言ではない．そのため本書では随所に反応における電子の動き，移動を矢印で示すことで反応の起こり方が明瞭に分かるようにしている．初めの4つの章では5章以降の反応を理解するために必要な有機化学の基礎的事項をなるべく平易に記述し，学生諸君が分かりやすいように留意した．これらの基礎的事項は5章以降の反応だけでなく生命科学，生物化学，医薬品化学など関連科目の反応を理解するうえでも非常に重要であるため，詳細な理解に努めてほしい．また例題や節末問題，章末問題を豊富に配し，理解度を確認できるようにしている．なお，編集段階での不手際からの思い違いや用語の不統一などは，読者諸氏のご指摘により将来改訂の機会をいただければ幸いである．

　最後に企画，編集において終始ご尽力いただいた南江堂の内田慎平氏，佐竹剛季氏に深く感謝いたします．

2018年2月

安藤　章
山口泰史

目　次

Chapter 1　構造と化学結合　1　　　　　　　　　　　　　　　　　　　山口泰史

1.1　物質の構成粒子 ……………………1	1.13　エテンの構造 ………………………11
1.2　原子の中の電子配置 …………………2	1.14　二重結合は回転できない ……………13
1.3　最外殻の電子数と元素の性質 …………2	1.15　cis-trans 異性体 ……………………14
1.4　結合の種類 …………………………3	1.16　エチンの構造 ………………………15
1.5　イオン結合 …………………………4	1.17　エタン, エテン, エチンの結合距離と s 性 …17
1.6　共有結合 ……………………………4	1.18　分子の形と性質 ……………………18
1.7　安定な希ガスの電子配置と比較する …5	1.19　骨格構造式 …………………………19
1.8　電子殻と電子の軌道 …………………6	1.20　3 次元の構造を 2 次元で表す ………20
1.9　第 2 周期の元素の電子配置 …………7	1.21　Lewis 構造式 ………………………21
1.10　共有結合の成り立ち ………………8	章末問題 …………………………………23
1.11　メタンの構造 ………………………9	コラム　ペニシリン, β ラクタム構造と South
1.12　エタンの構造 ……………………11	Parks Road …………………………27

Chapter 2　極性共有結合，官能基，酸と塩基　29　　　　　　　　　　　安藤　章

2.1　双極子モーメント …………………29	2.14　ニトリルとニトロ基 …………………44
2.2　極性分子とは, 双極子モーメントをもつもの‥30	2.15　イオン間力 …………………………45
2.3　四塩化炭素とクロロホルムを比較する …31	2.16　分子間力 ……………………………45
2.4　水とアンモニアの極性 ………………32	2.17　沸点 ………………………………48
2.5　cis-1,2-dichloroethene と trans-1,2-	2.18　溶解度 ……………………………49
dichloroethene の比較 ……………32	2.19　酸と塩基 …………………………50
2.6　官能基が分子の性質と反応性を決める …34	2.20　曲がった矢印の使い方とその意味 ………51
2.7　アルキル基 …………………………34	2.21　酸塩基の強さ ………………………53
2.8　ハロゲン化アルキル, 一, 二, 三級の分類 …35	2.22　構造と酸性度の関係 …………………56
2.9　アルコールとフェノール, 一, 二, 三級の分類 …36	2.23　共役塩基の安定性 …………………61
2.10　エーテル …………………………38	2.24　アミンの塩基性度 …………………62
2.11　アミン, 一, 二, 三級の分類 …………39	章末問題 …………………………………64
2.12　アルデヒドとケトン ………………40	コラム　生体分子と医薬品の分子間相互作用 ……67
2.13　カルボン酸, エステル, アミド ………41	

Chapter 3　IUPAC 命名法の基礎　69　　　　　　　　　　　　　　　　安藤　章

3.1　命名法の基礎 ………………………70	3.6　シクロアルカン, 二環式化合物の命名 ……79
3.2　アルカンの命名 ……………………70	3.7　アルケン, シクロアルケンの命名 ………83
3.3　枝分かれアルカンの命名 ……………71	3.8　アルキンの命名 ……………………84
3.4　ハロゲン化アルキルの命名 …………75	章末問題 …………………………………86
3.5　アルコールの命名 …………………78	コラム　薬の名称 …………………………89

Chapter 4　有機反応の基礎　91　　　　　　　　　　　　　　　　　　　山口泰史

4.1　反応の書き方 ………………………91	4.4　触媒と酵素 …………………………95
4.2　有機反応の種類 ……………………93	章末問題 …………………………………97
4.3　エネルギー図 ………………………94	コラム　Sir Christopher Kelk Ingold …………99

vi 目次

Chapter 5 芳香族化合物（性質） 101
藤岡晴人

5.1 ベンゼン誘導体の命名法と代表的な化合物 … 101
5.2 ベンゼンの性質と Kekulé 構造 ………… 103
5.3 ベンゼンの安定性 ………………… 104
5.4 ベンゼンの構造と安定性 ………… 105
5.5 Hückel 則 ………………………… 105
5.6 アヌレン ………………………… 106
5.7 芳香族イオン ……………………… 106
5.8 芳香族複素環化合物 ……………… 108
5.9 生化学や薬学領域における芳香族化合物 … 109
章末問題 ………………………………… 111
コラム 柳とアスピリン ………………… 113

Chapter 6 芳香族化合物（反応） 115
藤岡晴人

6.1 芳香族求電子置換反応 …………… 115
6.2 ハロゲン化，ニトロ化，スルホン化 …… 116
6.3 Friedel-Crafts アルキル化とアシル化 … 119
6.4 置換基の影響 ……………………… 122
6.5 置換基を見分ける ………………… 127
6.6 三置換ベンゼン誘導体の合成 ………… 128
6.7 芳香族複素環化合物の求電子置換反応 … 130
章末問題 ………………………………… 133
コラム Körner 法 ……………………… 137

Chapter 7 アルカンとシクロアルカン 139
宮岡宏明

7.1 物理的性質と構造の関連性 ……… 139
7.2 シグマ結合と結合回転 …………… 141
7.3 ブタンの立体配座解析 …………… 143
7.4 シクロアルカンの相対的安定性と環のひずみ … 145
7.5 シクロヘキサンの立体配座 ……… 147
7.6 置換シクロヘキサン ……………… 149
7.7 1,3-ジアキシアル相互作用 ………… 151
7.8 cis-trans 異性とシクロヘキサンの立体配座 … 152
章末問題 ………………………………… 155
コラム 多環式分子の立体配座 ………… 158

Chapter 8 立体化学 159
宮岡宏明

8.1 構造異性体と立体異性体 ………… 160
8.2 不斉炭素原子とエナンチオマー ……… 162
8.3 立体配置の表示法 ………………… 164
8.4 キラルな化合物の性質 …………… 167
8.5 不斉中心を 2 個以上もつ化合物 ……… 169
8.6 メソ化合物 ……………………… 171
8.7 Fischer 投影式 …………………… 174
8.8 窒素，リン，硫黄の不斉中心 ……… 176
8.9 軸不斉をもつ化合物 ……………… 176
章末問題 ………………………………… 179
コラム ラセミックスイッチ …………… 182

Chapter 9 ハロゲン化アルキル 183
山口泰史

9.1 炭素-ハロゲン共有結合は分極している … 183
9.2 ハロゲン化アルキルの代表的な反応 …… 184
9.3 S_N2 反応 ………………………… 186
9.4 S_N1 反応 ………………………… 188
9.5 S_N1 と S_N2 反応に影響する因子 …… 192
9.6 脱離反応 ………………………… 195
9.7 E2 反応と E1 反応 ………………… 196
9.8 Zaitsev 則 ………………………… 198
9.9 E2 反応の立体化学 ……………… 200
9.10 置換反応 vs 脱離反応 …………… 203
章末問題 ………………………………… 208
コラム 生体内反応での脱離基 ………… 213

Chapter 10 アルケンとアルキン 215
森川 勉

10.1 アルケンのジアステレオマー ……… 215
10.2 アルケンの相対的安定性 ………… 216
10.3 アルケンの水素化とシン付加 ……… 218
10.4 アルキンの水素化 ………………… 219
10.5 アルケンへの求電子付加反応 ……… 220
10.6 アルケンへのハロゲン化水素の付加 …… 222
10.7 カルボカチオンの構造と安定性 ……… 223
10.8 オキシ水銀化-脱水銀化 …………… 224
10.9 ヒドロホウ素化-酸化 …………… 226
10.10 ハロゲンの付加反応 ……………… 228

目次　vii

10.11 立体特異的なハロゲンの付加反応 ……… 229
10.12 水存在下でのハロヒドリンの生成 ……… 231
10.13 カルベンの構造と反応 ……… 232
10.14 四酸化オスミウムによるシン-1,2-
ジヒドロキシ化 ……… 233
10.15 アルケンの開裂反応 ……… 234
10.16 アルキンへの付加反応 ……… 235
章末問題 ……… 236
コラム　エテンからアセトアルデヒド ……… 239

Chapter 11　ラジカルの構造と反応　241　　森川　勉

11.1 ラジカルの生成 ……… 241
11.2 結合解離エネルギーとラジカルの安定性 … 241
11.3 メタンの塩素化 ……… 243
11.4 アルキルラジカルの構造 ……… 245
11.5 アリルラジカルとベンジルラジカル ……… 246
11.6 ラジカル中間体を経由するアルケンへの
付加反応 ……… 249
章末問題 ……… 252
コラム　不対電子をもつ一酸化窒素 ……… 255

Chapter 12　アルコール，エーテル，チオール　257　　田口博明

12.1 代表的な化合物と命名 ……… 257
12.2 アルコールとエーテルの物理的性質 ……… 258
12.3 アルコールの合成 ……… 260
12.4 アルコールから脱離基への変換 ……… 260
12.5 Williamson のエーテル合成 ……… 262
12.6 エーテルの開裂反応 ……… 263
12.7 クラウンエーテルの包接現象 ……… 265
12.8 エポキシドの合成と開環反応 ……… 265
12.9 硫黄を含む重要な官能基と命名法 ……… 269
12.10 生化学や薬学領域におけるチオールと
ジスルフィド ……… 270
章末問題 ……… 272
コラム　麻酔薬 ……… 276

Chapter 13　フェノール　277　　田口博明

13.1 代表的な化合物と命名 ……… 277
13.2 合成法 ……… 277
13.3 フェノールの酸性度 ……… 278
13.4 芳香族求電子置換反応 ……… 281
13.5 Claisen 転位 ……… 283
章末問題 ……… 287
コラム　ポリフェノールと抗酸化作用 ……… 291

Chapter 14　カルボニル基：酸化還元と有機金属　293　　表　雅章

14.1 カルボニル基の構造 ……… 293
14.2 カルボニル基への求核付加反応 ……… 294
14.3 カルボニル化合物の還元反応 ……… 294
14.4 アルコールの酸化反応 ……… 299
14.5 有機金属試薬 ……… 301
14.6 カルボニル化合物からアルコール誘導体の
合成 ……… 304
章末問題 ……… 306
コラム　カルボニル基と水酸基の物理化学的性質 … 309

Chapter 15　共役不飽和化合物　311　　柳田玲子

15.1 共鳴構造 ……… 311
15.2 代表的なポリエン化合物の命名法 ……… 313
15.3 ブタ-1,3-ジエンの構造と電子の非局在化 … 314
15.4 共役ジエンの 1,2-付加と 1,4-付加 ……… 315
15.5 Diels-Alder 反応 ……… 317
章末問題 ……… 321
コラム　光を感じる仕組み ……… 325

Chapter 16　アルデヒドとケトン　327　　表　雅章

16.1 アルデヒドとケトンの命名法 ……… 327
16.2 アルデヒドとケトンの物理的性質 ……… 329

viii 目次

16.3 アルデヒドとケトンの合成法 …………330
16.4 アルデヒドとケトンへの求核付加反応…332
16.5 アルコールの付加反応………………333
16.6 アミンの付加反応 ………………336
16.7 シアン化水素の付加反応………………339

16.8 Wittig 反応 ………………………341
16.9 Baeyer-Villiger 反応 ……………342
章末問題 ………………………………344
コラム 医薬品とアセタール ………………346

Chapter 17　カルボン酸と関連化合物　347　　　　　　　河野富一

17.1 カルボン酸の命名法 ………………347
17.2 カルボン酸の酸性度 ………………348
17.3 代表的なジカルボン酸………………350
17.4 代表的なカルボン酸関連化合物………351
17.5 カルボン酸の合成法 ………………354
17.6 求核的アシル化反応とアシル化合物の
　　 反応性………………………………357
17.7 酸ハロゲン化物の合成と反応 …………358
17.8 酸無水物の合成と反応………………360

17.9 エステルの合成と反応………………362
17.10 環状エステル ………………………367
17.11 アミドの合成と反応 ………………367
17.12 ニトリル ……………………………369
17.13 環状アミド …………………………373
17.14 アミノ酸の脱水縮合によるペプチドの生成 ‥373
章末問題 ………………………………375
コラム 有機化合物のもつ香り ………………379

Chapter 18　カルボニル基のα置換と縮合反応　381　　　　　河野富一

18.1 エノールとエノラートイオンの生成 ……381
18.2 α置換 …………………………………382
18.3 マロン酸エステル合成法 ………………388
18.4 アセト酢酸エステル合成法 ……………390
18.5 アルドール反応 ………………………391
18.6 交差アルドール反応，分子内アルドール
　　 反応 ……………………………………394

18.7 Claisen 縮合反応 ………………………397
18.8 分子内 Claisen 縮合反応 ………………399
18.9 Michael 付加反応，Robinson 環形成反応，
　　 Mannich 反応………………………400
章末問題 ………………………………404
コラム 複雑な有機化合物の合成方法 …………409

Chapter 19　アミンと複素環　411　　　　　　　　　　　　柳田玲子

19.1 代表的な化合物と命名法 ………………411
19.2 アミンの物理的な性質 ………………414
19.3 アミンの塩基性度 ……………………415
19.4 合成法 …………………………………417
19.5 亜硝酸とアミンの反応………………421
19.6 ジアゾニウム塩の置換反応 ……………423
19.7 芳香族求核置換反応 …………………425

19.8 スルホンアミドとサルファ剤 …………426
19.9 生物学的に重要な化合物 ………………427
19.10 インドールアルカロイド，キノリン・
　　 イソキノリンアルカロイド …………429
章末問題 ………………………………432
コラム 官能基の性質を利用した分離精製……436

本書における薬学教育モデル・コアカリキュラム 対応一覧　437

索引　439

Chapter 1 構造と化学結合

1. 元素の構造
2. 価電子数と元素の性質
3. 化学結合がどのようにして成り立つのか
4. 混成軌道の概念による，分子の構造と性質の説明
5. 有機化学で用いる骨格構造式

医薬品は，今日の医療を支える物質である．人々は健康でなければ，社会的な生活を営むことはできない．その意味から，医薬品は社会生活を支える重要なものである．

医薬品の多くは，これから学ぶ有機化合物に属する．有機化合物の構造を理解することは，医薬品を理解するための第一歩である．有機化合物の性質は，その構造に由来する．したがって，有機化合物の構造とその仕組みを理解することは，医薬品の性質を理解することにつながる．何事においても，基礎を理解することが最も難しいという．

第1章の有機化合物の構造と化学結合を，薬学の基礎として理解してほしい．

1.1 物質の構成粒子：原子＝原子核＋電子，原子核＝陽子＋中性子

すべての物質は，原子という構成粒子からできている．原子は，正（＋）に荷電した原子核とその回りにある負荷電（－）をもつ電子からなる．さらに原子核は，正（＋）に荷電した陽子と電気的に中性な中性子でできている．図1-1にヘリウム原子の模式図を示した．陽子は，電子と同じ大きさの電荷をもつが，その符号は逆である．陽子と中性子の質量はほぼ同じである（それぞれ 1.673×10^{-24} g と 1.675×10^{-24} g）．一方，電子の質量（9.109×10^{-28} g）はそれよりはるかに小さい．このため，原子の質量数は陽子と中性子の和だけで表し，電子の質量は無視できる．しかし，原子の性質，化学結合，および化学反応を考える場合には，電子の数が重要となる．

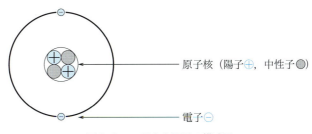

図1-1　ヘリウム原子の模式図

原子番号 atomic number とは，陽子数と同じであり，各元素に固有である．同じ元素であるが，原子核内に存在する中性子の数が異なることがある．図1-2に示した ^{12}C と ^{13}C がその例であり，互いに同位体 isotope という．

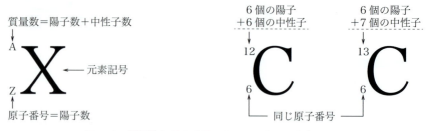

図 1-2　質量数と原子番号による原子表記と炭素同位体

1.2　原子の中の電子配置：電子殻と収容電子数

　原子核の回りには，電子が存在できる球面(電子殻)が存在する．原子核に近い，すなわちエネルギー準位の最も低い軌道から順に K 殻，L 殻，M 殻，N 殻…とよぶ．各電子殻には最大収容電子数が決まっている．K 殻から順番に 2 個，8 個，18 個…($=2n^2$ 個)である(図 1-3)．電子殻に最大収容電子数まで電子が入ることを閉殻という．

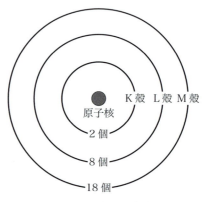

図 1-3　電子殻と収容電子数

1.3　最外殻の電子数と元素の性質：周期表

　図 1-4 は，原子番号 1 から 18 までの元素の電子配置を表したものである．1番外側の電子殻(最外殻)の電子数が，その元素の性質を決定する．そのため，最外殻にある電子を価電子という．

　ロシアの科学者メンデレーエフ Mendelejev* は，19 世紀後半，元素を原子番号の小さいものから順に並べ，性質が周期的に変化する法則「周期律」を見出した．さらに性質が似たものが同じ列にくるように配置した周期表 periodic table をつくった．現在では 100 を超える元素が存在し，周期表に収まっている．図 1-4 は，電子配置を表しているが，周期表の一部とみることもできる．

　周期表の同じ行を周期という．有機化学で学ぶほとんどの化合物は，第 1 行と第 2 行，すなわち第 1 周期と第 2 周期の元素によってできている．一方，周期表の縦の列は，それぞれ 1〜18 の族番号 group number で表す．同じ縦の列にある(同族の)元素は，類似した化学的性質をもっている．たとえば，図 1-4

*Dmitri Mendelejev(ロシア，1834-1907)：主にサンクトペテルブルク大学で化学の教授を務めた．Mendelejev は周期表に空きの部分をつくり，新しい元素の存在を予測した．事実，次々に新元素が発見されたことによりその研究は高く評価されたが，第 1 回ノーベル化学賞受賞者の van't Hoff が推薦したにもかかわらず，ノーベル賞を受賞することはなかった．

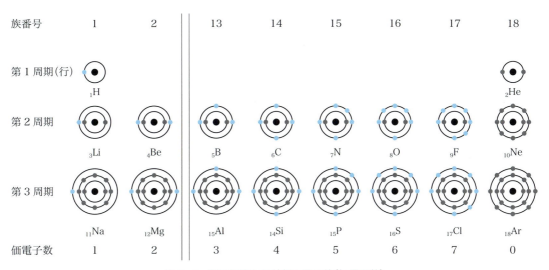

図 1-4 電子配置と最外殻の電子数(価電子数)

の 18 族のヘリウム(He)，ネオン(Ne)，アルゴン(Ar)はすべての電子殻が閉殻となっている．そのため価電子数は 0 となり，原子の状態で安定である．これらの元素を<u>希ガス</u>という．また 1 族をみると，H，Li，Na とすべて最外殻に 1 個の電子，つまり価電子数が 1 であることがわかる．したがって，最外殻の電子(価電子)が元素の性質を決めている．

1.4 結合の種類：イオン結合，共有結合，金属結合

価電子をもたず，すべての電子殻が閉殻している He，Ne，Ar のような希ガスは，単独で安定に存在できる．これらを<u>単原子分子</u> monoatomic molecule という．しかし，ほとんどの原子は単独で存在しているのではなく，他の原子と結びつき，化合物として存在する．この原子間の結びつきを<u>化学結合</u> chemical bond という．原子間で化学結合ができると，各原子の電子配置は結合前と比べ安定になる．原子が安定な電子配置をとるために，電子を<u>受け取る</u>，<u>与える</u>，そして<u>共有する</u>．このプロセスに関与する電子は，一般に最外殻に存在する価電子である．

化学結合には，<u>イオン結合</u> ionic bond，<u>共有結合</u> covalent bond，および<u>金属結合</u> metallic bond の 3 種類がある．これらに<u>配位結合</u> coordinate bond を加えて 4 種類に分類することもある．有機化学で重要なものは，共有結合とイオン結合である．これらの詳細については以下の節で述べるが，大まかには次のように考えることができる．

- イオン結合：金属元素と非金属元素の結合
- 共有結合　：非金属元素どうしの結合
- 金属結合　：金属元素どうしの結合

1.5 イオン結合：NaCl の結合

イオン結合について，塩化ナトリウムを例として考えることにする(図 1-5)．ナトリウム原子は原子番号 11 であり，最外殻である M 殻に 1 個の電子をもつ．つまり，価電子数 1 である．一方，塩素原子は原子番号 17 であり，最外殻である M 殻に 7 個の電子をもつ(価電子数 7)．ナトリウム原子が 1 個の電子を失うと，K 殻と L 殻が閉殻になったナトリウムイオン Na^+ を生じる．この電子配置は，安定な希ガスであるネオン $_{10}Ne$ のそれと同じである．また塩素原子が電子 1 個を受け取ると閉殻になった塩化物イオン Cl^- を生じる．この電子配置は，希ガスであるアルゴン $_{18}Ar$ のそれと同じである．このようにして生じた Na^+ と Cl^- は，陽イオンと陰イオンとの間にはたらく静電引力(クーロン力)によって互いに結合する．このような結合をイオン結合という．

イオン結合を形成する物質は，常温常圧で安定な結晶である．しかもその融点は，有機化合物のそれよりもはるかに高温である(NaCl は 800℃)．この事実は，クーロン力によるイオン結合の強さを示している．

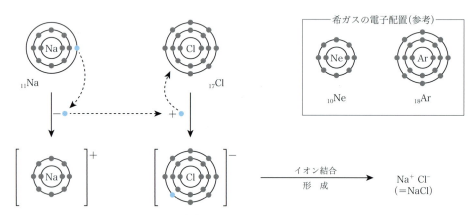

図 1-5　塩化ナトリウムのイオン結合形成

1.6 共有結合：水素分子，メタンの結合

原子どうしが互いの価電子を共有することにより結びつく結合を，共有結合という．電気陰性度が等しいか，ほぼ等しい原子間では，電子の移動は起こらない．すなわち，陽イオンまたは陰イオンとなってイオン結合を形成することはできない．その場合，電子を 2 つの原子で共有することによって安定な希ガスの電子配置をつくりだす．

図 1-6 に水素分子とメタン(CH_4)の生成を電子配置図によって示した．水素原子は K 殻に 1 個の電子(価電子数 1)をもつ．2 つの水素原子が互いの電子を共有すると，それぞれの K 殻に 2 個の電子が入った状態，すなわち閉殻をつくりだすことができる．同時に水素分子(H–H)が生成する．炭素原子は，L 殻に 4 個の電子(価電子数 4)をもつ．この炭素原子が 4 つの水素原子と電子を共有することでメタン(CH_4)が生じる．

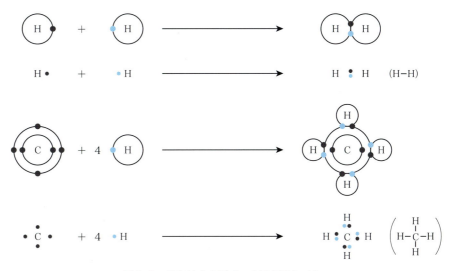

図 1-6　共有結合の形成：水素分子とメタン

1.7　安定な希ガスの電子配置（閉殻）と比較する

図 1-7 に希ガス He, Ne の電子配置を示した．それぞれ閉殻になっており，化学的に安定である．その下に，地球上に存在する基本化合物である水素，メタン，アンモニア，および水の構造をそれぞれ電子配置により示した．この図から，以下のことがわかる．

1. 水素，メタン，アンモニア，および水のすべての構成原子は，共有結合によって閉殻となっている．
2. 化合物を構成している水素原子は，すべて He と同じ電子配置をとっている．
3. 化合物を構成している炭素原子，窒素原子，および酸素原子は，すべて Ne と同じ電子配置をとっている．

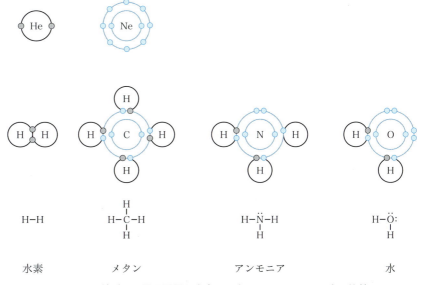

図 1-7　希ガスの電子配置と水素，メタン，アンモニア，水の比較

共有結合を通して、希ガスと同じ電子配置を獲得する。このことで、化合物の安定性を明確に説明できる。また、価電子数から結合の数も理解できる。すなわち、価電子数4の炭素は4つの結合をもつ。ただし、化合物の立体構造については説明できない。以下の章で、軌道という概念により、立体構造について考えていく。

1.8 電子殻と電子の軌道：主殻と副殻

ここからは、20世紀初頭に大きな進歩を遂げた量子力学の考え方を取り入れ、化学結合の成り立ちと分子の生成について考えていく。ここでとくに重要な理論が2つある。ハイゼンベルクHeisenberg[*1]の不確定性原理とシュレディンガーSchrödinger[*2]の波動関数である。前者は電子のような微粒子では位置と運動量を同時に決定することはできないという原理で、後者は電子の波動としての性質を表す。

これまで、電子殻(主殻〔原子核の近くから順にK殻、L殻、M殻、N殻…〕)を使って電子配置を考えてきた(図1-3)。しかし、それぞれの電子殻は軌道orbitalといういくつかの副殻をもっている。軌道とは、原子の量子力学モデルから導かれたものであり、電子が存在する確率の高い空間領域である。軌道には、形の異なるs、p、d、fという4種類が存在する。主に第1および第2周期の元素を扱う有機化学において、重要な軌道は4つのうちsとpである。以降はこの2つにしぼって説明する。

s軌道は球状である。正電荷をもった原子核の周りにあることから、同じ殻に存在する他の軌道よりも、低いエネルギー準位にある。p軌道は亜鈴(ダンベル)状であり、原子核の位置に電子密度が0である節をもつ(図1-8)。

[*1] Werner K. Heisenberg(ドイツ、1901-1976)：ドイツの理論物理学者。不確定性原理によって量子力学に大きな貢献を果たした。

[*2] Erwin Schrödinger(オーストリア、1887-1961)：オーストリア出身の理論物理学者。ナチスドイツのため、さまざまな国での生活を余儀なくされた。波動力学により量子力学の確立に大きな貢献を果たした。著書『生命とは何か』はその後の分子生物学への流れをつくった。

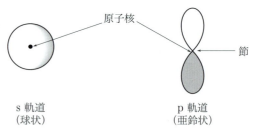

図1-8 s軌道とp軌道

副殻である軌道を含めて電子配置を表したものが、図1-9である。1番目の殻であるK殻は、1s軌道のみからなる。2番目の殻であるL殻は、1つの2s軌道と3つの2p軌道から成り立つ。以降は、主殻ではなく副殻である軌道を使って電子配置を考える。

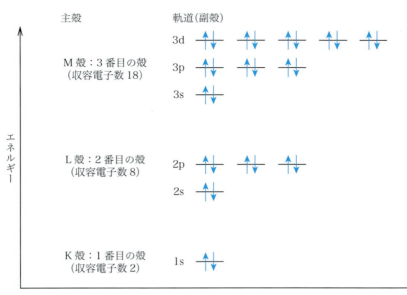

図 1-9 原子中の電子のエネルギー準位
↑↓は電子を表す

1.9 第 2 周期の元素の電子配置

原子の電子配置は，次の 3 つの規則に従えば決めることができる．

1. 構成原理 aufbau principle：電子はエネルギー準位の低い軌道から順に入る．
2. Pauli の排他原理 Pauli's exclusion principle：1 つの軌道には最大 2 個の電子しか入ることはできない．2 個入る場合は，2 個の電子の回転（スピン）は逆向きでなければならない．スピンの方向を↑と↓で表す．
3. Hund の規則 Hund's rule：2 つ以上のエネルギー準位の等しい軌道に電子が入るとき，電子は 1 個ずつ別々の軌道に，しかも同じ向きのスピンで入る．すべての軌道に入った後に，2 個目の電子が逆向きのスピンで入る．

この 3 つの規則に従うと，有機化学での主役である第二周期の元素の電子配置を組み立てることができる（図 1-10）．各原子の 2p 軌道への電子の入り方に注目すれば，Hund の規則を理解できるはずである．

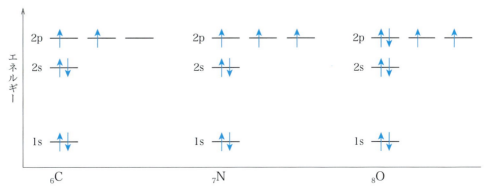

図 1-10 代表的な第 2 周期の元素の電子配置

1.10 共有結合の成り立ち（水素分子）

2つの水素原子が離れすぎていると，うまく電子を共有できない．また，近づきすぎても互いに反発する．系全体のエネルギーが最も下がる原子間の距離は74 pm*で，水素は分子として最も安定な状態になる．図1-11に示すように，2つの水素原子を無限大の距離から近づけ水素分子が生成するとき，1 mol 当たり436 kJ の熱量を生じる．水素分子は，出発物質の2つの水素原子と比べ，発した熱量の分だけ安定だといえる．H−H 結合の強さは，1 mol 当たり436 kJ である（結合の強さは，正確には結合解離エネルギーという）．

*pm：結合の長さを表すSI単位はピコメートル(pm)である．
1 pm＝10^{-12} m
本書ではpmを用いるが，多くの文献ではいまだにオングストローム(Å)が使用されている．
1 Å＝10^{-10} m
1 Å＝10^{2} pm

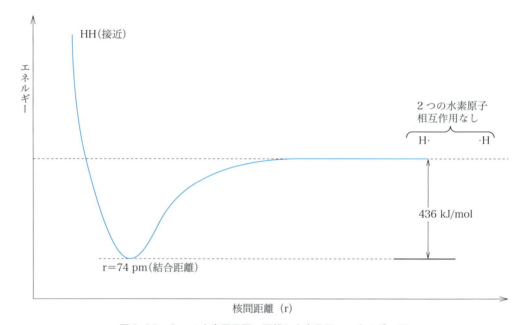

図1-11　2つの水素原子間の距離と水素分子のエネルギー図

共有結合の生成を考えるために，2つの理論が存在する．原子価結合法 valence bond theory と分子軌道法 molecular orbital theory である．2つの理論には長所と短所があり，使い分ける必要がある．

原子価結合法では，2つの原子が近づき，電子が1個だけ入った原子軌道どうしが重なり合って，共有結合が生成すると考える．つまり，重なり合った軌道にある2個の電子は，2つの原子核から引力を受け，2つの原子間に結合が生じる．この理論は視覚的にわかりやすいため，本書も主にこの記述を用いる．図1-12に水素分子の例を示す．水素原子の1s軌道どうしが重なり合い，お互いの電子を共有し，結合が生じる．

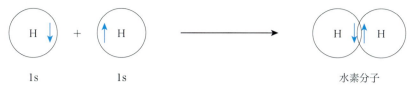

図 1-12 原子価結合法による水素分子の生成

次に分子軌道法を用いて，水素分子の生成を考える（図 1-13）．2 つの水素原子が近づくとそれぞれの 1s 軌道（Ψ_{1s}）が重なり始める．結合距離で原子軌道どうしは結合して，分子全体に広がる分子軌道になる．このとき電子は元々の原子にしばられなくなる．分子軌道も，原子軌道と同じく，1 つの軌道で収容できる電子は 2 個までである．原子軌道から分子軌道が生じる場合，分子軌道は常に元々の原子軌道の数（原子軌道の和）だけ生まれる．水素分子は，2 つの 1s 軌道の結合から生じるので，新しい分子軌道は 2 つである．

この 2 つの分子軌道を詳しくみると，1s 原子軌道の波の性質から，同じ位相からはエネルギー的に安定な結合性の軌道が生じる．反対に異なる位相からは，元々の 1s 原子軌道よりもエネルギーの高い不安定な反結合性の軌道が生じる．生じた分子軌道に 2 個の電子が入る．分子軌道も電子 2 個まで収容できるので，エネルギー準位の低い結合性の軌道に 2 個の電子が入る．エネルギー準位の高い（不安定な）反結合性の軌道は空のままである．したがって，系全体ではエネルギーが減少し，水素分子は水素原子よりも安定となる．

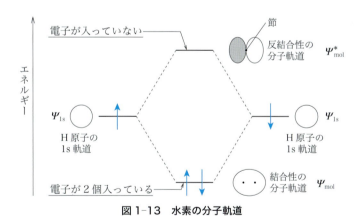

図 1-13 水素の分子軌道

1.11 メタンの構造：sp³ 混成軌道，四面体構造，シグマ結合

水素分子については前節で解説した．ここでは，有機分子がどのように生成するのかを，最も簡単な炭化水素メタンを例に考える．メタンの構造について，実験から 4 つの等価な結合でできていること，また四面体構造であることが 19 世紀にはわかっていた．しかし，炭素原子の基底状態の電子配置（図 1-10）を考えると 2 価となってしまい，実験結果を説明できない．1931 年 Linus Pauling が導入した軌道の混成 orbital hybridization の考え方によって，この問題を解決できる．

図1-14に示したように1つのs軌道と3つのp軌道を数学的に混成させると，4つの等価な原子軌道が生じる．この混成軌道は2s軌道1つと3つの2p軌道から生じていることから，sp³混成軌道 sp³ hybrid orbital という．軌道計算の結果から，4つのsp³混成軌道は互いに109.5°の結合角に配置している．また，軌道は電子の存在している範囲であるから，4つの等価な軌道どうしが互いに邪魔しない3次元の配置が，109.5°すなわち四面体構造とも理解できる．

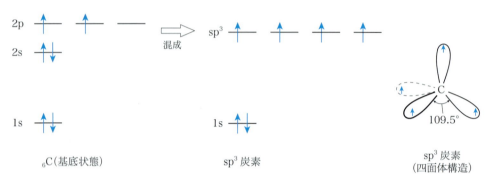

図1-14　sp³混成軌道の生成：電子配置とsp³炭素の構造

sp³炭素と4つの水素原子から，原子価結合法によりメタンが生成する様子を図1-15に示した．すなわち，sp³炭素の4つの等価な軌道と水素の1s軌道が重なり，4本の等価なC–H結合が生じ，メタンとなる．メタンのH–C–H結合角は，sp³炭素の構造を反映しているため109.5°となる．ここで生じるC–H結合は，シグマ(σ)結合 sigma bond である．すべての単結合はσ結合である．

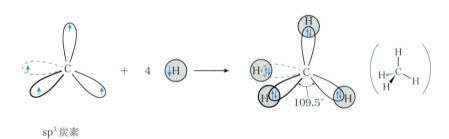

図1-15　sp³炭素と水素原子からのメタンの生成

1.12 エタンの構造

前節で，メタンの成り立ちとその立体構造について，sp³ 混成軌道により理解した．エタンをはじめ他のアルカンの結合角もメタンと同じ 109.5°で，四面体が連結した構造である．アルカンを構成している炭素原子はすべて sp³ 炭素であるから，当然同じ立体構造になる．図 1-16 に C–C 結合をもつ最も単純なアルカン，エタンの生成過程を示した．2 つの sp³ 炭素で，それぞれの sp³ 混成軌道が重なり，C–C 結合ができる．また，残った 6 つの sp³ 混成軌道と 6 つの水素の 1s 軌道から，6 本の C–H 結合ができる．エタンの結合はすべて単結合であり，σ 結合である．単結合は結合軸に対称であるため，結合に沿って回転できる．エタンの場合，中央の C–C 結合の周りで回転できる（☞第 7 章 p. 141）．

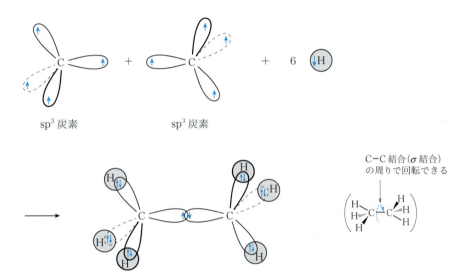

図 1-16 2 個の sp³ 炭素と 6 個の水素原子からのエタンの生成

1.13 エテン（エチレン）の構造

有機化合物を構成するほとんどの炭素原子は，sp³ 炭素である．しかし，19 世紀から 4 個の電子を共有して炭素–炭素間に二重結合が生じることはわかっていた．エテン（エチレン）は図 1-17 に示すように平面分子である．結合角は，アルカンの 109.5° とは異なり，約 120° であることが知られていた．

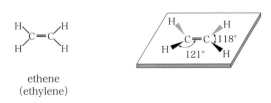

図 1-17 エテンの構造

二重結合をもつ化合物がどのように成り立っているのか，やはり混成軌道の概念を用いて考える．メタンの構造では，sp³ 混成軌道を導入した．しかし，ここでは 2s 軌道と 2 つの 2p 軌道との混成を考えることにする（図 1-18）．これら 3 つの軌道から新たに sp² 混成軌道 sp² hybrid orbital という 3 つの等価な軌道が生じる．また，2p 軌道の 1 つは混成することなく，そのまま p 軌道として残る．3 つの sp² 混成軌道は，ケーキを 3 等分するように 120° の角度で同一平面に存在する．一方，残った p 軌道は sp² 混成軌道の平面と直行している．

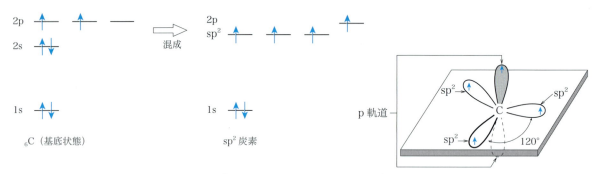

図 1-18　sp² 混成軌道の生成：電子配置と sp² 炭素の構造

図 1-19 にエテンの成り立ちを示した．2 つの sp² 炭素が近づけば，sp² 混成軌道どうしが重なり，炭素–炭素間に σ 結合が生じる．他の 4 つの sp² 混成軌道は，4 つの水素原子の 1s 軌道と重なり，平面上に 4 本の C–H 結合ができる．混成せず残った各炭素原子の p 軌道は，互いに平行に位置し，側面から軌道が重なり合い，新しい型の共有結合をつくる．この結合をパイ(π)結合 pi bond という．

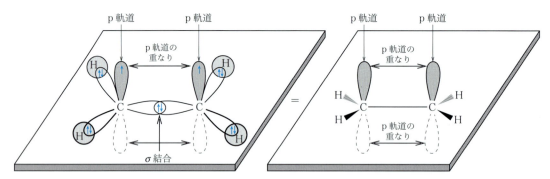

図 1-19　2 個の sp² 炭素と 4 個の水素原子からできあがったエテンの構造モデル

図 1-19 で炭素–炭素間の結合に注目してほしい．二重結合 C=C は，構造式では同じ 2 本の共有結合のように思えるが，1 本は σ 結合であり，もう 1 本は π 結合である．

π 結合の生成は，分子軌道法でも考えることができる（図 1-20）．2 つの sp² 炭素がもつ p 軌道どうしが相互作用すると，結合性と反結合性の π 分子軌道が 1 つずつできる．結合性の分子軌道は 2 つの p 軌道の位相が同じ符号（白どうし

と黒どうし)が重なってできたものである．一方，反結合性の π* 分子軌道は逆符号の p 軌道からでき，高いエネルギー準位にある．2 個の電子はエネルギー準位の低い結合性の π 分子軌道に逆向きのスピンで入り，π 結合が安定化する．

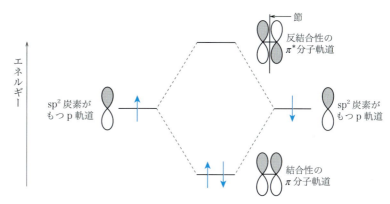

図 1-20　2 個の p 軌道から 2 個の π 分子軌道の生成

1.14　二重結合は回転できない(p 軌道どうしが 90°で π 結合が切れる)

前節で述べたように，二重結合 C=C は 1 本の σ 結合と 1 本の π 結合からできている．π 結合の成り立ちを理解することにより，二重結合の性質である「回転できない」ことを説明できる(図 1-21)．

p 軌道どうしが平行であるとき(A)，軌道の重なりが最大になる．このとき π 結合は最も安定になる．もし C=C 結合の軸に対して 90°回転させると(B)，p 軌道どうしも直交し，π 結合は切れてしまう．π 結合の強さは，～260 kJ/mol である．C–C 単結合(σ 結合)の 368 kJ/mol よりは小さいものの，回転により大きなエネルギーを失うことになる．したがって，二重結合は回転できない．ちなみに C–C 単結合の回転障壁は 13～26 kJ/mol と小さく，室温でも回転できる(☞第 7 章 p. 141)．

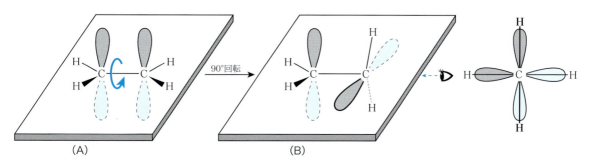

図 1-21　C=C 結合回転による π 結合の切断

14   1　構造と化学結合

1.15　*cis-trans* 異性体

　前節で，炭素-炭素間の二重結合は，回転できないことを学んだ．ここでは，この性質により，異性体が生じることを理解する．

　図1-22の2つの化合物(A)および(B)に注目してほしい．どちらも2個のメチル基をもち，分子式も C_4H_8 で，どちらも二重結合をもつ．しかし二重結合を重ね合わせても互いのメチル基が一致することはない．したがって，(A)と(B)は基本的に異なる化合物である．(A)と(B)の場合，同一の分子式をもち，原子の配列が空間的に異なるだけである．(A)と(B)の関係を互いに**立体異性体** stereo isomer という．

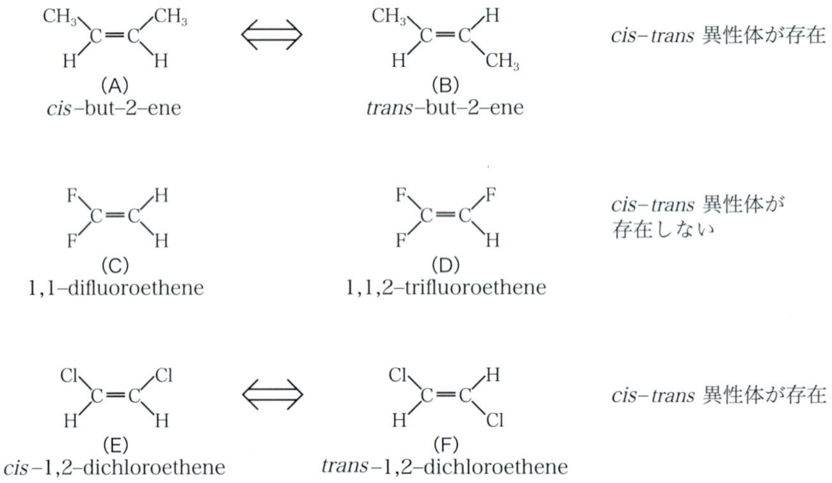

CH₃ の構造式 (A) *cis*–but–2–ene — CH₃ の構造式 (B) *trans*–but–2–ene ⟺ *cis–trans* 異性体が存在

F の構造式 (C) 1,1–difluoroethene — F の構造式 (D) 1,1,2–trifluoroethene — *cis–trans* 異性体が存在しない

Cl の構造式 (E) *cis*–1,2–dichloroethene ⟺ Cl の構造式 (F) *trans*–1,2–dichloroethene — *cis–trans* 異性体が存在

図1-22　*cis-trans* 異性体を生じる化合物と生じないもの

　この種の異性体を表すため，*cis* と *trans* という接頭語を用いる．(A)は2個の水素原子が同じ側にあるので *cis* 体，また(B)は2個の水素原子が反対側にあるので *trans* 体という．二重結合をもつ化合物すべてが，この *cis-trans* 異性体 *cis-trans* isomer を生じるわけではない．二重結合を形成している2個の炭素のうち，どちらか一方が2つの同じ置換基をもつときは，化合物(C)と(D)のように異性体を生じない．化合物(E)と(F)は互いに *cis-trans* 異性体である．

節末問題

問題 1.1 次の化合物のうち, *cis-trans* 異性体が存在するものを答えなさい. また, その *cis* 体と *trans* 体の構造を書きなさい.

(1) $Br_2C=CHCH_3$　　(2) $CH_2=CHCH_3$　　(3) $BrCH=CHCH_3$　　(4) $CH_3CH=CHCl$

【解答】
(3) と (4) が *cis-trans* 異性体をもつ.

(3) 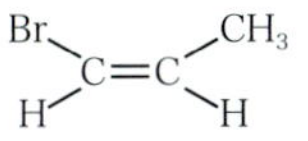
　Br＼　　／CH₃
　　C＝C
　H／　　＼H
　　cis 体

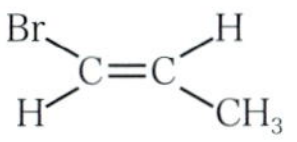

　Br＼　　／H
　　C＝C
　H／　　＼CH₃
　　trans 体

(4) 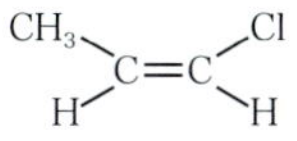
　CH₃＼　　／Cl
　　C＝C
　H／　　＼H
　　cis 体

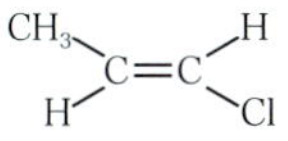

　CH₃＼　　／H
　　C＝C
　H／　　＼Cl
　　trans 体

1.16　エチン（アセチレン）の構造：sp 混成軌道

2 つの炭素原子が 3 組の電子対（6 個の電子）を共有して三重結合 C≡C をつくることもできる. エチン（アセチレン）は, 三重結合を含む化合物のうち, 最も単純な化合物である. 図 1-23 に示すように, エチンは分子を構成する 4 つの原子が一直線に並んでいる. すなわち, エチンは, sp³ 混成軌道の 109.5° や sp² 混成軌道の 120° とも異なる, 結合角 180° をとっている.

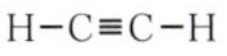

H−C≡C−H
ethyne
(acetylene)

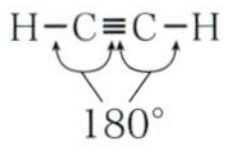

H−C≡C−H
　　180°

図 1-23　エチン：直線構造

三重結合を説明するために, 新たな混成軌道, <u>sp 混成軌道</u>を考えることにする（図 1-24）. すなわち, 2s 軌道と 1 つの 2p 軌道だけを混成させると, 2 つの <u>sp 混成軌道</u> sp hybrid orbital ができる. また, 2 つの p 軌道は混成せず残る. 2 つの sp 混成軌道は直線上にあり, 互いに 180° 逆向きにある. 残った 2 つの p 軌道は互いに直交して存在する.

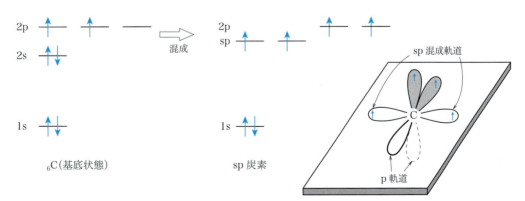

図 1-24　sp 混成軌道の生成：電子配置と sp 炭素の構造

図1-25にエチンの成り立ちを示す．2つのsp炭素が近づけば，sp混成軌道どうしが重なり，炭素-炭素間にσ結合を生じる．他の2つのsp混成軌道は水素原子の1s軌道と重なり，直線上に2本のC-H結合が生成する．各炭素原子にはそれぞれ2個のp軌道があり，互いに平行にあるp軌道どうしで相互作用し，2本のπ結合ができる．<u>三重結合C≡Cは，構造式では同じ3本の共有結合に思えるが，1本はσ結合であり，残り2本はπ結合である．</u>

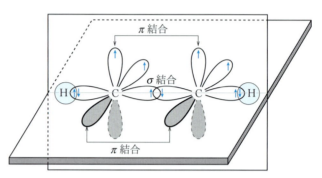

図1-25　2個のsp炭素と2個の水素原子からできあがったエチンの構造モデル

二重結合のみをもつ化合物でも，sp炭素をもつものがある．その代表は，二酸化炭素(CO_2)とアレンalleneである．図1-26にそれぞれπ結合の成り立ちを示した．中央の炭素原子が，どちらもsp混成軌道をとっている．

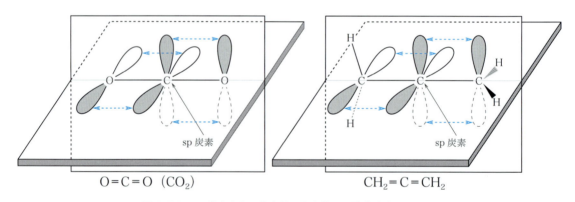

図1-26　sp炭素をもつ代表的な化合物：二酸化炭素とアレン

節末問題

問題 1.2 矢印で示した原子の混成状態(sp^3, sp^2, sp)を答えなさい．

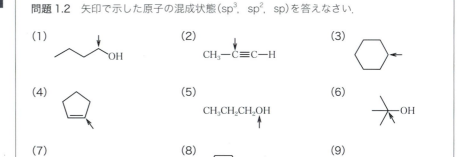

【解答】
(1) sp^3 混成軌道　(2) sp 混成軌道　(3) sp^3 混成軌道
(4) sp^2 混成軌道　(5) sp^3 混成軌道　(6) sp^3 混成軌道
(7) sp 混成軌道　(8) sp^3 混成軌道　(9) sp^3 混成軌道

1.17 エタン，エテン，エチンの結合距離と s 性

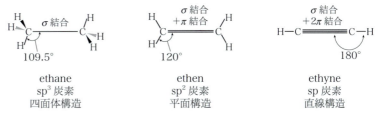

図 1-27 エタン，エテン，エチンの比較

図 1-27 と表 1-1 にエタン，エテン，およびエチンの結合の長さと強さ，結合角についてまとめた．一般に同種の原子間では，結合が短くなるほど結合は強くなる．

表 1-1 エタン，エテン，エチンの結合長の比較

	C–C 結合長 (pm)	結合の強さ (kJ/mol)		C–H 結合長 (pm)	結合の強さ (kJ/mol)
CH_3-CH_3	154	368	CH_3CH_2-H	110	421
$H_2C=CH_2$	134	635	$H_2C=C-H$ $\;\;\;\;\;\;\;\;\;\;|$ $\;\;\;\;\;\;\;\;\;\;H$	109	465
$H-C\equiv C-H$	120	837	$HC\equiv C-H$	106	547

（短くなる／強くなる ↓）

C−H 結合の長さと強さは，炭素原子の混成状態によって変化する．エタンの C−H 結合 (110 pm) よりもエテンのそれは短い (109 pm)．エテンの C−H 結合よりも，エチンのそれは短い (106 pm)．この理由を説明するために，<u>s 性</u> s character という値を考える．<u>s 性とは，2s 軌道の混成軌道への寄与の度合いを％で表したものである</u>．sp³ 混成軌道ではもともとの 4 つの軌道のうち 1 つが 2s 軌道で s 性は 25％である．同様に考えると sp² 混成軌道では 33％，sp 混成軌道では 50％となる．軌道の形から，2s 軌道は丸く，2p 軌道よりも原子核に近い．s 性が大きくなると，その混成軌道は電子を核の近くに置くことになり，結合は短く，そして強くなる．

1.18 分子の形と性質：メタン，アンモニア，水を比較する

第 2 周期の元素からできているメタン，アンモニア，そして水は，地球誕生のときから存在する化合物であり，これらの性質は大きく異なっている．メタンは常温常圧で気体であり，水にほとんど溶けない．アンモニアは常温常圧で気体であり，水によく溶け，その水溶液 (アンモニア水) は塩基性を示す．水は常温常圧で液体であり，生命に密接にかかわる物質である．それぞれの分子の成り立ちを軌道の概念を用いて示したのが，図 1-28 である．特徴を以下にまとめた．

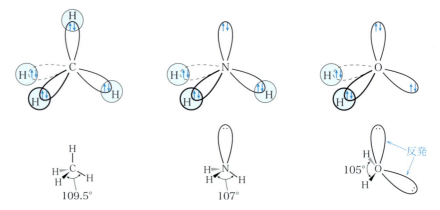

図 1-28 メタン (CH₄)，アンモニア (NH₃)，および水 (H₂O) の四面体構造の比較

1. それぞれの中心原子である炭素，窒素および酸素は，sp³ 混成軌道をとっている．そのため，3 つの化合物はすべて四面体構造である．それぞれ全く異なる性質をもつのに対し，構造の類似性は高い．
2. 性質の違いは，中心原子がもつ<u>非共有電子対</u> unshared electron pair, lone-pair electrons による．
3. アンモニアの構造では，非共有電子対が空間的に広がりをもつため，H−N−H 結合角が 109.5° より小さい 107° である．
4. 水の構造では，2 つの非共有電子対が存在し，互いに反発するため，H−O−H 結合角がさらに小さい 105° である．

抽象的な考え方だと思われがちな軌道の概念によって，実際の分子の性質や構造を明らかにできる．この例からわかるように，量子力学が物質の本質を理解するために有効であることを覚えておいてほしい．

1.19　骨格構造式：目的と意味

これから取り扱う医薬品や生体分子を含む有機分子は，複雑な構造をしている．簡単な化合物，たとえばフェノール（C_6H_5OH）でも，水素原子や炭素原子をすべて書き込むと，構造を複雑化させてしまう．このため，有機化学および薬学関連科目では，骨格構造式 skeletal structure を使用する（図1-29）．慣れれば，すべての原子が書き込まれた構造式に比べ，わかりやすくなるはずである．この構造式を理解するためには，次の4つのことを頭に入れる必要がある．

1.　炭素原子（C）は書かない．2つの線（結合）の交点と線の端には，必ず炭素原子があるものとみなす．強調する場合には，炭素原子を書くこともある（たとえばメチル基 CH_3 など）．
2.　炭素原子に結合した水素原子は省略する．炭素原子は4つの結合（4価）をもつ．したがって，「4」を基準にして水素の数を頭のなかで理解する．
3.　炭素原子と水素原子以外の原子は書く．
4.　ヘテロ原子（炭素水素以外の原子）上に水素があれば，水素を書き込む．

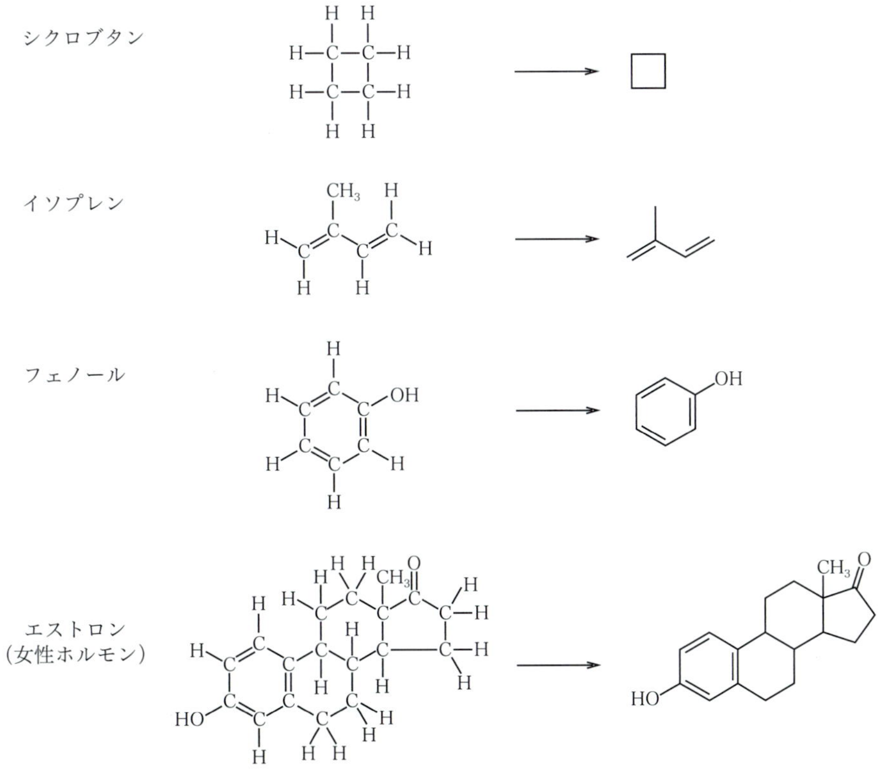

図1-29　骨格構造式の例

節末問題

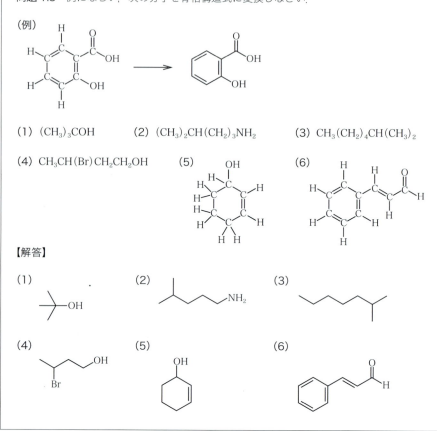

1.20 3次元の構造を2次元(平面)で表す

有機分子は，3次元的な広がりをもつ構造体である．ところが，私たちが主に用いる道具，紙，黒板，またはPCのモニターは平面であり，2次元である．したがって，3次元の構造を2次元(平面)で表す方法が必要となる．以下に有機化学で用いる方法を述べる．

sp^2炭素は平面構造をとり，またsp炭素は直線構造である．これらは，何の問題もなく2次元(紙面)上に構造を表すことができる．しかし，sp^3炭素は四面体構造をとっているため，4つの置換基をそのままの形で2次元(紙面)上に書くことはできない．

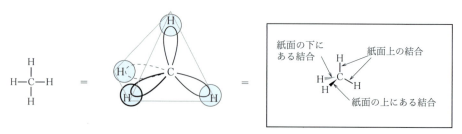

図1-30 sp^3炭素の3次元構造を2次元で表す

図1-30に3次元から2次元への表記法を説明する。sp^3炭素は4つの結合をもっているが、そのうち2つの結合は必ず平面(紙面)上に置くことができる。紙面上にある2つの結合を実線(—)で表す。残り2つの結合のうち1つは、紙面の上に出ている。その結合をくさび(◀)で表す。残り1つの結合は、紙面の下に出ている。その結合を点線のくさび(⬛)で表す。

図1-31に3次元構造の例を示した。先に述べたように、水素原子は原則として省略するが、その存在を頭のなかで理解しなければならない。その際、ブタンの例のように2位、3位の炭素上にある2個の水素原子は、紙面の上下に出ているとわかってほしい。また、ブタン-2-オールのように、OHが紙面の上に出ている場合は、省略されている水素原子は下向きに出ていると理解しなければならない。

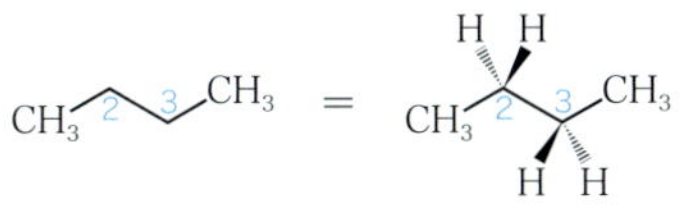

butane 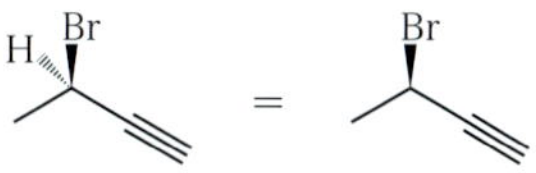　　　　　　3-bromobut-1-yne

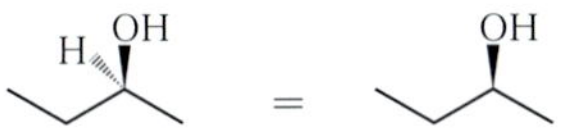

butan-2-ol 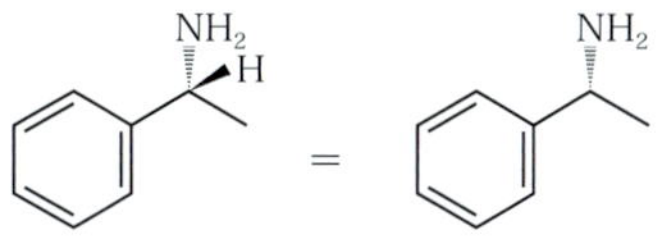　　　　1-phenylethan-1-amine

図1-31　3次元構造を表した例

[*1] Glibert N. Lewis(アメリカ、1875-1946)：主にカリフォルニア大学バークレー校で化学の教授を務め、物理化学分野で数多くの業績をあげた。その中には共有結合の発見、重水素の発見、酸・塩基の定義など、科学史に残るものが含まれる。のべ41人からノーベル賞にノミネートされるも、受賞せずにこの世を去った。

[*2] Friedrich August Kekulé(ドイツ、1829-1896)：主にボン大学で化学の教授を務めた。40年もの間、不明であったベンゼンの構造を明らかにしたほか、炭素原子が四価であることなどを提唱した。

1.21　Lewis構造式：結合と非共有電子対をドット(：)で表す

先に説明した共有結合は、G. N. Lewis[*1] が提唱したものである。電子を共有するという概念により有機分子の結合を説明した。その彼が共有結合を示すために用いたものが、今日のLewis構造式である。Lewis構造式は分子中の電子(原子の価電子)を点で表現する。したがって、共有結合は2個の電子となる。原子の価電子を書き加えるため、非共有電子対は2個の電子、つまりドット(：)になる。Lewis構造とは別に、共有結合を実線で表す表記法をKekulé[*2]構造という。

メタン　　アンモニア　　塩化水素　　酸素　　窒素

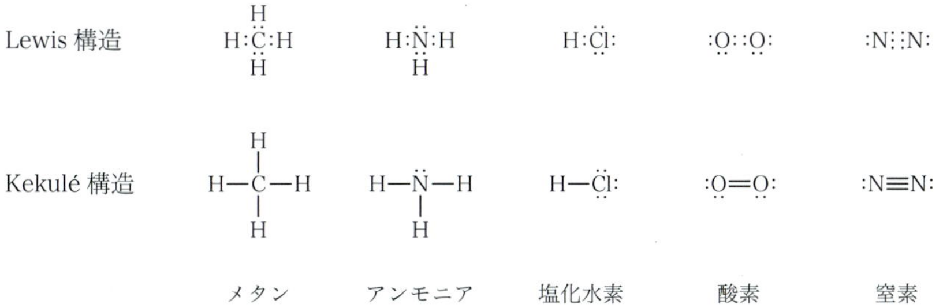

図1-32　Lewis構造とKekulé構造

節末問題

問題 1.4　次の分子を Lewis 構造式で表しなさい.
(1) CH_3OH　　　(2) $(CH_3)_2NH$　　　(3) CH_3COOH
(4) CH_3Cl　　　(5) CH_3COCH_3　　　(6) CH_3OCH_3

【解答】

(1)
```
      H
      ..
H:C:O:H
      ..
      H
```

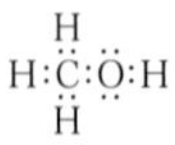

(2)
```
  H H H
  .. .. ..
H:C:N:C:H
      ..
  H   H
```

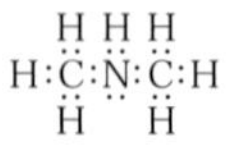

(3)
```
    ..
    :O:
  H ..
  .. ..
H:C:C:O:H
  ..   ..
  H
```

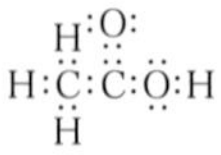

(4)
```
      H
      ..   ..
H:C:Cl:
      ..   ..
      H
```

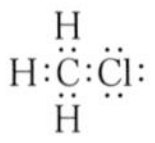

(5)
```
    :O: H
    .. ..
  H .. ..
H:C:C:C:H
  ..   ..
  H   H
```

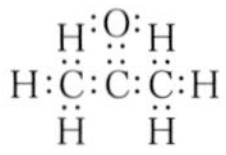

(6)
```
  H     H
  ..  .. ..
H:C:O:C:H
  ..  ..  ..
  H     H
```

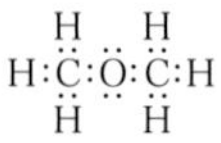

【章末問題】

●イオン結合

問題 1.X1 次の化合物のうち，イオン結合を含むものをすべて選びなさい．

a. CHCl₃   b. CH₃COONa   c. (CH₃)₂NH
d. CH₃OH   e. NaOCH₃   f. BrCl
g. KCN   h. CH₃I   i. KBr

●混成状態と幾何学的構造

問題 1.X2 矢印で示した原子の混成状態(sp^3, sp^2, sp)と幾何学的構造を答えなさい．

(1)    (2) 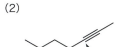   (3)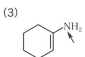

(4) CH₃CH₂OH
　　　　↑
(5) O=C=O
　　　↑
(6)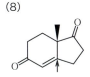

(7) (CH₃)₃N
　　　　↑
(8) 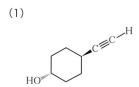   (9) (図)

●混成状態

問題 1.X3 有機化合物の炭素原子は，sp^3炭素，sp^2炭素，sp炭素に分類できる．次の化合物がもつsp^3炭素，sp^2炭素，sp炭素の個数をそれぞれ答えなさい．

(1) 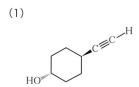   (2)    (3)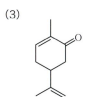

(4) 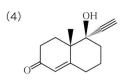   (5)    (6)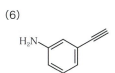

(7)    (8) 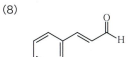   (9)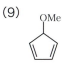

24   1 構造と化学結合

●結合角

問題 1.X4 矢印で示した結合角 a，b，c の大きさを比べ，大きいものから順に並べなさい.

(1)

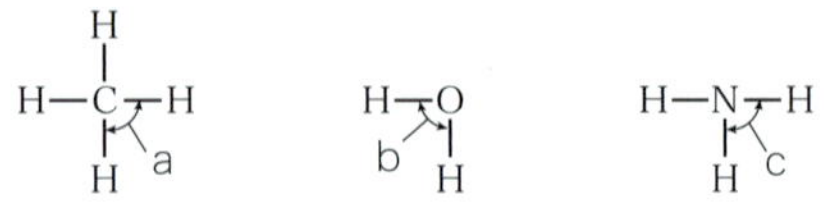

(2)

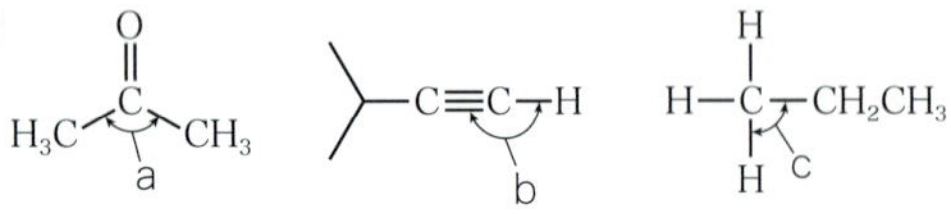

●結合長

問題 1.X5 矢印で示した結合 a，b，c の長さを比べ，長いものから順に並べなさい.

(1)

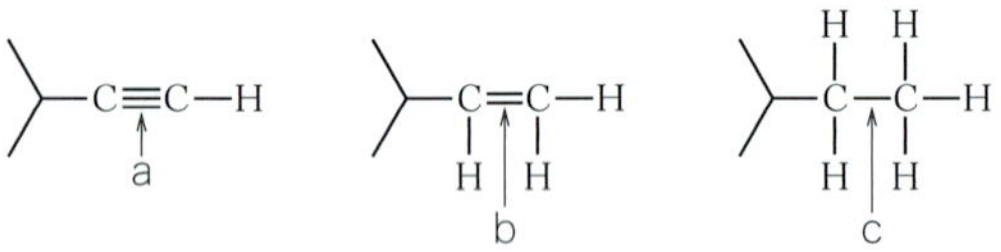

(2)

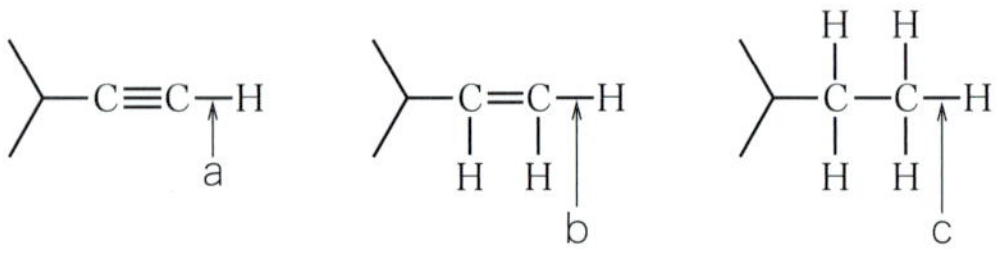

●骨格構造式

問題 1.X6 骨格構造式は，ヘテロ原子上の水素を除き，水素原子を省略する.
次の化合物がもつ水素原子の数を答えなさい.

(1)

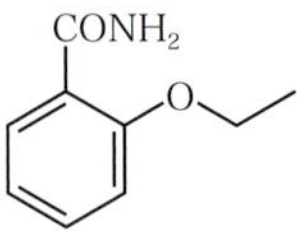

(2)

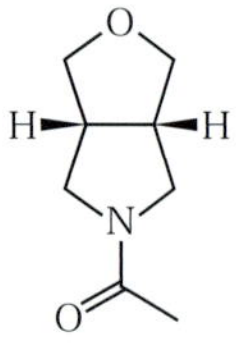

(3)

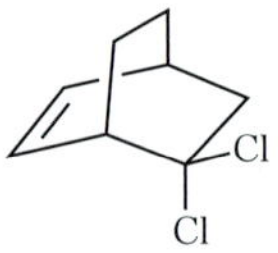

(4)

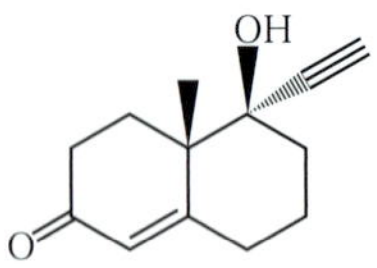

(5)

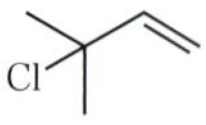

(6)

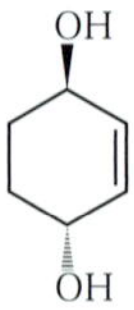

(7)

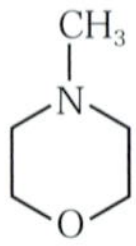

(8)

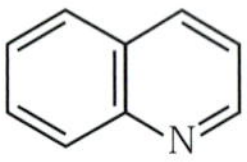

(9)

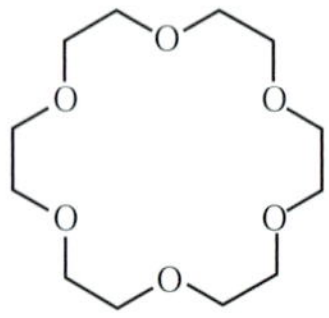

【章末問題】 25

問題 1.X7 次の化合物の分子式を答えなさい．ただし，分子式は最初に炭素，次に水素，以下は原子のアルファベット順に並べ，原子が 1 つしかないときは 1 を省略する．

(例)

$C_8H_9NO_2$

(1)

(2)

(3)

(4)

(5)

(6)

(7)

(8)

● Lewis 構造式

問題 1.X8 次の分子を Lewis 構造式で表しなさい．

(1) N_2
(2) CH_3CN
(3) CH_3NH_2
(4) HNNH
(5) CH_3COOCH_3
(6) CH_2Cl_2

【解答】

問題 1.X1

b, e, g, i

問題 1.X2

(1) sp^2, 平面構造   (2) sp, 直線構造   (3) sp^3, 四面体構造
(4) sp^3, 四面体構造   (5) sp, 直線構造   (6) sp^2, 平面構造
(7) sp^3, 四面体構造   (8) sp^2, 平面構造   (9) sp^3, 四面体構造

問題 1.X3

(1) sp^3 6, sp^2 0, sp 2   (2) sp^3 6, sp^2 2, sp 0   (3) sp^3 5, sp^2 5, sp 0
(4) sp^3 8, sp^2 3, sp 2   (5) sp^3 1, sp^2 8, sp 0   (6) sp^3 0, sp^2 6, sp 2
(7) sp^3 3, sp^2 2, sp 0   (8) sp^3 0, sp^2 9, sp 0   (9) sp^3 2, sp^2 4, sp 0

問題 1.X4

(1) a＞c＞b　　(2) b＞a＞c

問題 1.X5

(1) c＞b＞a　　(2) c＞b＞a

問題 1.X6

(1) 11　(2) 13　(3) 10　(4) 16　(5) 9

(6) 10　(7) 11　(8) 7　　(9) 24

問題 1.X7

(1) $C_{11}H_{18}O_2$　　(2) $C_{10}H_{14}O$　　(3) $C_9H_8O_4$　　(4) $C_7H_{14}N_2O_2$

(5) C_9H_8O　　(6) $C_6H_{11}N$　　(7) $C_6H_{11}NO$　　(8) $C_3H_7NO_3$

問題 1.X8

(1)

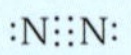

:N::N:

(2)

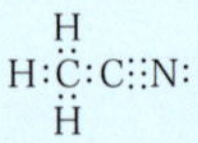

```
    H
H:C:C::N:
    H
```

(3)

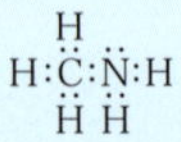

```
    H
H:C:N:H
    H H
```

(4)

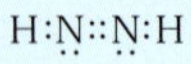

H:N::N:H

(5)

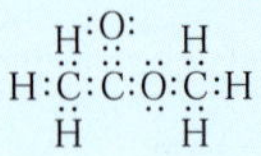

```
    H:O:  H
H:C:C:O:C:H
    H     H
```

(6)

```
    H
H:C:Cl:
    :Cl:
```

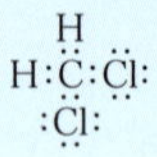

コラム-1

ペニシリン，βラクタム構造と South Parks Road

　英国オックスフォードに South Parks Road という通りがある．その道沿いには，College ではなく，科学関連の研究所が並んでいる．1988 年のある日，その一角で筆者は灰色のジャンパーを着た小柄な老人を見かけた．当時，その老人が誰だか気にも留めなかったが，研究所のグループミーティングで EP Abraham 教授であると知った．

　EP Abraham 教授は Dyson Perrins Laboratory（Department of Organic Chemistry）で学位を取得し，1940 年代のはじめに，ペニシリンの臨床開発を行っていた Sir William Dunn School of Pathology の Florey と Chain のグループに化学を専門とする研究者として参加した．彼の研究テーマは，ペニシリンを精製すること，そしてその化学構造を解き明かすことにあった．若き天然物化学者は，どちらの目標も達成した．四員環βラクタム構造（A）を初めて提案したのは Abraham であった．しかし，その斬新な構造は，しばらくのあいだ受け入れられなかった——とくに有機化学界の巨人には．

　Robinson 環化反応やトロパン合成に名を残す有機化学者 Robert Robinson は，後にノーベル化学賞を受賞した大科学者である．彼は，βラクタムというひずみのある構造が安定に存在するとは思わず，五員環をもつ構造式（B）を考えていた．ペニシリンの構造問題に決着をつけたのは，Dorothy Hodgkin（1964 年ノーベル化学賞）であった．彼女は，Abraham が単離したペニシリンを使い，X 線構造解析に成功した．四員環構造βラクタムは存在したのだ．βラクタム構造は，ペニシリンの細胞壁合成阻害のメカニズムを合理的に説明する．この構造が生み出す反応性こそが，ペニシリンの抗生物質としての性質をもたらすのである．

　1951 年，Abraham 教授は，新たにセファロスポリンを発見し，感染症医療に大きく貢献した（その基本特許により，オックスフォード大学に莫大な研究資金をもたらした）．1990 年代の初めまでは，Abraham 教授だけでなく，Dorothy Hodgkin 博士も South Parks Road で見かけられた．そこは科学史上の人物たちが歩いた通りなのである．

(A)　　　　　　　(B)

Chapter 2 極性共有結合,官能基,酸と塩基

1. 共有結合の特性と化合物の物理化学的性質への影響・効果
2. 反応性の決め手となる官能基の特徴について
3. 沸点や融点および溶解度などと関連する分子間相互作用
4. 化合物の酸性・塩基性の強弱の原因

有機化合物は炭素−炭素結合,炭素−水素結合および炭素−ヘテロ原子結合(ヘテロ原子:N, O, S など)といった共有結合から構成されている.それら共有結合の特性は,医薬品を含む化合物の構造と物理化学的性質との関連性を理解するうえで重要な基礎的項目である.

2.1 双極子モーメント:電気陰性度の差

有機化合物には骨格となる C–C 結合のほか,C–H 結合および C–X 結合(X:ハロゲン,N, O など)といった種々の共有結合 covalent bond が含まれる.そのうち,H_2 のような同じ原子間の結合電子は両原子が等しく共有している.一方,HCl や H_2O の H–Cl 結合や H–O 結合の結合電子は電気陰性度 electronegativity の大きな原子(Cl や O)に偏ることで,部分的に負電荷を帯びるとともに,H 原子は部分的に正電荷を帯びる.このような部分的な負電荷を δ^-,部分的な正電荷を δ^+ で表し,正負に荷電した状態を結合が分極 polarization しているという(図 2-1).

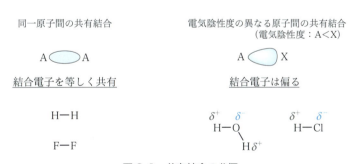

図 2-1 共有結合の分極

結合電子が偏り,電荷を帯びた共有結合を極性共有結合とよび,その極性の大きさは結合を形成する 2 つの原子間の電気陰性度の差により決まる.電気陰性度の差が非常に大きいときなど極端な場合,正と負の両イオンとなり,イオン間で静電的に引き合うイオン結合になり,逆にその差がほとんどないと非極性共有結合となる(図 2-2).

イオン結合 ──── 極性共有結合 ──── 非極性共有結合
Na⁺Cl⁻(2.1)　　　　H—O(1.1)　　　　H—C(0.4)
Na⁺F⁻(3.1)　　　　H—Cl(1.1)　　　　C—C(0)

図 2-2　電気陰性度の差による共有結合の変化
かっこ内は電気陰性度の差を表す．

　極性結合はδ^-とδ^+の双極子 dipole をもち，その双極子の大きさを双極子モーメント dipole moment といい，μで表す．双極子モーメントはδ^+あるいはδ^-の原子の電荷 e（電荷は正負逆であるが絶対値は等しい）と原子間の距離 d の積として，デバイ (D, debye) の単位で次式のように表される．

双極子モーメント(μ) = e × d

*ハロアルカン：アルカンの水素原子1個をハロゲン原子で置き換えたモノハロゲン化合物．

　ハロアルカン*のC–X結合 (X : F, Cl, Br, I) では，電気陰性度の大きいハロゲン原子に結合電子が偏り，炭素原子はδ^+を，ハロゲン原子はδ^-を帯びて分極し，結合の双極子モーメントをもっている（図2-3）．

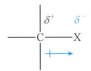

図 2-3　炭素–ハロゲン結合の双極子モーメント
→：双極子モーメントを表す

2.2　極性分子とは，双極子モーメントをもつもの

　電気陰性度に差のある原子間の共有結合はδ^+とδ^-に分極し，結合の双極子モーメントが生じる．共有結合が1つの分子，たとえばHClは，Hがδ^+に，Clがδ^-に分極しており，結合の双極子モーメントをもつ極性分子 polar molecule である．

　一方，複数の分極した共有結合をもつ分子では，各結合の双極子モーメントのベクトルの和が分子全体の双極子モーメントとなり，その大きさにより分子の極性が決まる．すなわち，双極子モーメントの和が分子全体の双極子モーメントをもつ場合，これらは極性分子となる．

　逆に，たとえば二酸化炭素 O=C=O は各 C–O 結合に双極子モーメントが生じるが，直線状分子で各双極子モーメントが互いに逆方向を向いているため，ベクトルの和は互いに打ち消され，分子全体の双極子モーメントがゼロの無極性分子 nonpolar molecule となる（図2-4）．

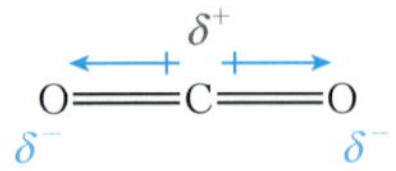

$$\overset{\delta^-}{O}=\overset{\delta^+}{C}=\overset{\delta^-}{O}$$

図 2-4　二酸化炭素の双極子モーメント

2.3 四塩化炭素とクロロホルムを比較する

分子の極性が分子の形で決まることを四塩化炭素(CCl_4)とクロロホルム($CHCl_3$)を例にみてみよう．

四塩化炭素は四面体構造をとり，各頂点に向かってC–Cl結合が出ている．それぞれのC–Cl結合は電気陰性度の差から結合の双極子モーメントをもつが，分子の対称性によって各結合の双極子モーメントは互いに打ち消され，分子全体の双極子モーメントはゼロとなる．つまり，四塩化炭素は無極性分子といえる．

一方で，クロロホルムは図 2-5 のように分子全体の双極子モーメントをもつ極性分子である．

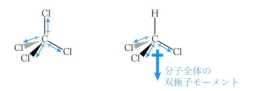

図 2-5 四塩化炭素とクロロホルムの双極子モーメント

例題 2.1 クロロメタン(CH_3Cl)およびジクロロメタン(CH_2Cl_2)のC–Cl結合の分極をδ^+およびδ^-を用いて示し，分子全体の双極子モーメントの方向を示しなさい．

【解答】

節末問題

問題 2.1 クロロメタン(CH_3Cl)およびジクロロメタン(CH_2Cl_2)は，四塩化炭素(CCl_4)と比べ極性が高いか低いか説明しなさい．

【解答】
分子の極性は結合の双極子モーメントではなく，分子全体の双極子モーメントをもつかどうかであり，クロロメタンおよびジクロロメタンともに分子全体の双極子モーメントをもつため，四塩化炭素より極性が高いと考えられる．

2.4 水とアンモニアの極性

極性分子である水(H_2O)とアンモニア(NH_3)の構造については第1章(☞ p.18)で述べた．アンモニアは3つのN–H結合と1対の非共有電子対からなる四面体構造をとっている．N–H結合と非共有電子対は電子的な反発により互いに離れるように配置される．その結果，H–N–Hの結合角は107°となり，sp^3混成軌道の四面体の結合角より小さくなっている．水分子も同様に2つの非共有電子対のためH–O–H結合角はさらに小さく105°となっている．N–H結合では水素原子が$δ^+$に，窒素原子が$δ^-$に分極し，分子全体の双極子モーメントが非共有電子対の方向に存在する．したがって，アンモニアも極性分子であり，アンモニア分子どうし引きつけ合うとともに極性の水にもよく溶ける(図2-6)．

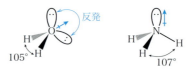

図2-6 水とアンモニアの双極子モーメントと結合角

例題2.2 次の化学種の構造式を書き，酸素および窒素原子の混成の状態を示しなさい．
(1) H_3O^+ (2) NH_4^+

【解答】
(1)も(2)も，ともにsp^3混成軌道をとり，四面体構造をとる．

節末問題

問題2.2 H_2OおよびNH_3の結合角と比べ，H_3O^+およびNH_4^+の結合角は大きいか，小さいか予想し，理由を述べなさい．

【解答】
H_2OやNH_3と比べて非共有電子対による反発が少ない分，いずれも結合角は大きくなる．

2.5 *cis*-1,2-dichloroethene と *trans*-1,2-dichloroethene の比較

二重結合を有する1,2-dichloroetheneの場合について考えよう．1,2-dichloroetheneは二重結合のため，*cis*体と*trans*体が存在する．これら2つの化合物の双極子モーメントを比較すると，図2-7のような結合および分子全体の双極子モーメントとなる．

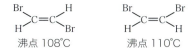

図 2-7 *cis*-および *trans*-but-2-ene の双極子モーメント

　すなわち，*cis* 体は *trans* 体と比べ，分子全体の双極子モーメントをもつ弱い極性分子と考えられる．この極性の有無は *cis* 体（沸点 60.3℃）と *trans* 体（沸点 47.5℃）の沸点の違いからわかる．

　このように，結合の双極子モーメントの総和が分子全体の双極子モーメント，言い換えると分子の極性，物理的性質に影響を与えることがわかる．

> **例題 2.3** 1,2-dibromoethene の沸点が異なる理由を説明しなさい．
>
> 沸点 108℃　　沸点 110℃
>
> 【解答】
> *cis* 体は一定方向の双極子モーメントをもつのに対して，*trans* 体はお互いに双極子モーメントを打ち消しゼロとなる．したがって，*cis* 体の方がいくらか極性が高く分子間での引きつけが大きいため沸点が高くなったものと考えられる．
>
>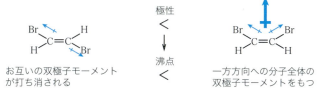

節末問題

> **問題 2.3** 次の化合物を双極子モーメントをもつものともたないものに分類しなさい．
> a. $Cl_2C=CCl_2$　　b. $H_2C=CHCl$　　c. $(CH_3)_2C=O$　　d. NH_3
> e. BF_3　　f. CH_2Cl_2　　g. $BeCl_2$　　h. CH_3CH_3
>
> 【解答】
> 双極子モーメントをもつもの：b, c, d, f
> 双極子モーメントをもたないもの：a, e, g, h

2.6 官能基が分子の性質と反応性を決める

アルカンは骨格の C-C 結合および C-H 結合からなる分子で，反応性がきわめて低い．一方，アルコール(-OH)，カルボン酸(-COOH)およびケトン(>C=O)などはアルカンの炭素骨格にそれぞれ特異な原子団(置換基)をもち，特有の反応性を示す．有機化合物中のそのような原子団(置換基)を官能基 functional group とよぶ．官能基はその化合物の物理的化学的性質や反応性を決める重要な構造単位である．

アルキル基は一般に R で表し，化合物の命名のときに使用する．アルコール(-OH)はヒドロキシ基，カルボン酸(-COOH)はカルボキシ基，ケトンやアルデヒド(>C=O)はカルボニル基とよばれる．

2.7 アルキル基

アルカン alkane から水素原子 1 個を取り除いた残りの部分をアルキル基 alkyl group とよぶ．アルキル基は直鎖アルカンに結合すると枝分かれアルカンを与え，窒素原子との結合ではアルキルアミンを，ハロゲンとの結合ではハロゲン化アルキルとなり他の原子との結合で種々の有機化合物をつくる原子団である(図 2-8)．

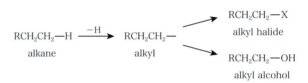

図 2-8　alkyl 基をもつ化合物

アルキル基はアルカン同様それ自体が反応することはまれだが，電子供与性誘起効果 electron donating inductive effect や疎水性* hydrophobicity を有する．
アルキル基の名称については第 3 章(☞p. 72)で詳述する(表 2-1)．

*疎水性：水に対する親和性が低い性質．

表 2-1　アルカンと対応するアルキル基

alkane		alkyl	
CH₃-H	(methane)	CH₃-	(methyl)
CH₃CH₂-H	(ethane)	CH₃CH₂-	(ethyl)
CH₃CH₂CH₂-H	(propane)	CH₃CH₂CH₂-	(propyl)
CH₃CH-H | CH₃		CH₃CH- | CH₃	(isopropyl)

2.8 ハロゲン化アルキル（ハロアルカン），一，二，三級の分類

アルカンの水素原子1個をハロゲン原子で置き換えたモノハロゲン化合物はハロゲン化アルキル alkyl halide またはハロアルカン haloalkane とよぶ．ハロゲン化アルキルは，ハロゲンが結合する炭素に結合するアルキル基の数により一級，二級，三級ハロゲン化アルキルと区別する（図2-9）．

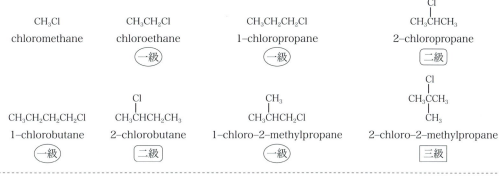

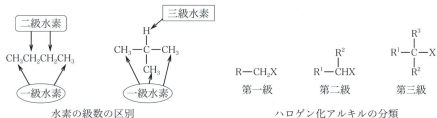

図 2-9 ハロゲン化アルキルの構造と級数の分類

ハロゲン化アルキルは種々の反応によりアルコールやアルケンをはじめ新たな有機化合物を合成するための有用な原料として大いに利用される．一般にハロゲン化アルキルは水に溶けにくく，有機溶媒に溶けやすい．

ハロゲン化アルキルの求核置換反応や脱離反応は第9章（☞p. 184）で詳述するが，ハロゲン化アルキルは級数によってその反応性が大いに異なるので級数の違いを理解しておくことはきわめて重要である．

例題 2.4　次のハロアルカンの級数を示しなさい．
(1) $(CH_3)_2CHCHClCH_3$　　(2) $(CH_3CH_2)_2CBrCH_2CH_3$

【解答】
(1) 第二級
Cl原子の結合する炭素原子は CH_3 基と $(CH_3)_2CH$ 基の2つのアルキル基で置換されているので第二級ハロゲン化アルキルである．
(2) 第三級
Br原子の結合する炭素原子は3つの C_2H_5 基で置換され，水素原子をもたないので第三級ハロゲン化アルキルに分類される．

節末問題

問題 2.4　次のハロゲン化アルキルについて，級数を示しなさい．

(1)　CH₃CH₂CH₂Br

(2)　CH₃C(CH₃)(Cl)CH₂CH₃

(3)　シクロペンチル-F

(4)　CH₃CH₂CHCH₃ (I)

【解答】
(1) 第一級　　1-bromopropane
(2) 第三級　　2-chloro-2-methylpentane
(3) 第二級　　fluorocyclopentane
(4) 第二級　　2-iodobutane

2.9　アルコールとフェノール，一，二，三級の分類

アルカンの水素原子を OH 基(ヒドロキシ基 hydroxy group)で置き換えると**アルコール**[*1] alcohol となる．同様に芳香族炭化水素であるベンゼンの水素原子を OH 基で置換したものが**フェノール** phenol である．

アルコールは OH 基をもち，ほぼ中性の水の誘導体と考えることができる．メタノール(CH_3OH)やエタノール(CH_3CH_2OH)など低分子量のアルコールは水に自由な割合で溶ける．これはアルコールの OH 基が水と水素結合を形成するため，アルコールの OH 基は親水性[*2]基としてはたらく．水素結合はかなり強い分子間力であり，これが同程度の分子量のプロパン $CH_3CH_2CH_3$(沸点 $-42°C$)とエタノール CH_3CH_2OH(沸点 78°C)でエタノールの沸点の方がはるかに高い理由である．

一方で，炭素数が 4 個以上のアルコールになると水に対する溶解度はいきなり低下する．これはアルコールの OH 基以外の部分は水との親和性のないアルキル基で，疎水性基としてはたらくためである．そのため，炭素数が増えると疎水性効果が強くなり，炭素数が 6 個以上では水に溶けなくなる．なお，炭素数が 4 個のアルコールには 4 種類の構造異性体があるが，ブタン-1-オール[*3] と 2-メチルプロパン-2-オール[*4] の水に対する溶解度を比べると大きな違いがみられる．これは分子の形が影響しており，2-メチルプロパン-2-オールでは疎水性の $(CH_3)_3C$ 基(*tert*-butyl 基)が球状に近く，比較的まとまった形のため水に対する疎水性効果が小さいことが原因である．一方，ブタン-1-オールでは $CH_3CH_2CH_2CH_2$ 基(butyl 基)は直鎖状でアルキル基の表面積が大きいため，疎水性効果が強くはたらき，溶解度を下げると考えられる(図 2-10)．このように分子の形は反応性や物理的性質に大きく影響することを理解しておくべきである．

[*1] アルコールの一般式
水(H_2O)がもつ 1 つの水素をアルキル基で置き換えたものとしてもみることができる．

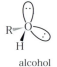
alcohol

[*2] 親水性：hydrophilicity：水に対する親和性が高い性質．

[*3] ブタン-1-オールの水に対する溶解度：8.0 g/100 mL

[*4] 2-メチルプロパン-2-オールの水に対する溶解度：無限大

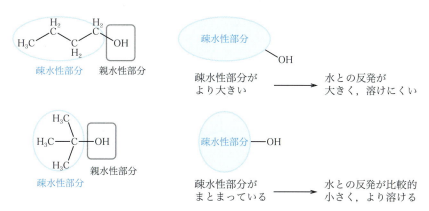

図 2-10 butan-1-ol と 2-methylpropan-2-ol の水に対する溶解度の違い

アルコールの級数を図 2-11 に示す.

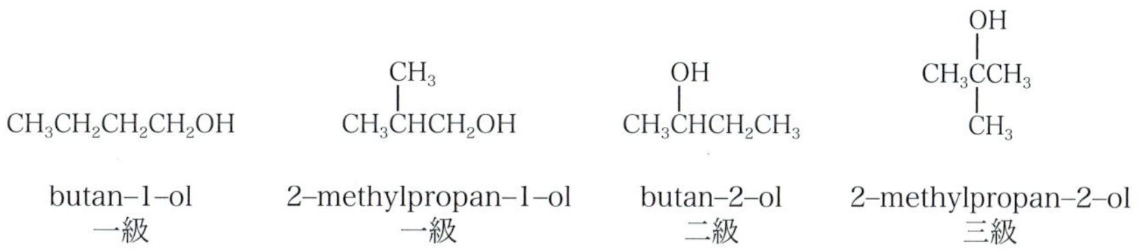

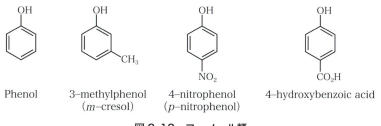

図 2-11 アルコールの級数

フェノールはベンゼン環の水素原子を OH 基で置換した芳香族アルコールであり，脂肪族アルコールと同様にカルボキシ基，スルホン酸基，アルデヒド基など，命名法で優先順位の高い官能基がある場合には接頭語のヒドロキシを用いて命名する（図 2-12）.

図 2-12 フェノール類

フェノールは脂肪族アルコールとは異なり，弱酸性を示し，NaOH 水溶液と反応しナトリウム塩を形成するが，$NaHCO_3$ とは反応しない．カルボン酸は $NaHCO_3$ とナトリウム塩を生成し水に溶けることから，フェノールはカルボン酸より弱い酸であることがわかる.

例題 2.5 次のアルコールの級数を示しなさい．

(1) CH₃CH₂CH(CH₂CH₃)CH₂OH (2) CH₃CCH₂(CH₃)(OH)CHCH₃(CH₃)

(3) 3-メチルシクロペンタノール構造 (4) CH₃CHCH₂(CH₃)CH₂CHCH₃(OH)

【解答】

(1) 第一級　　2-ethylbutan-1-ol
OH 基の結合する炭素原子に H 原子が 2 つ残り，1 つのアルキル基と結合するので<u>第一級アルコール</u>

(2) 第三級　　2,4-dimethylpentan-2-ol
OH 基の結合する炭素原子に H 原子がなく，3 つのアルキル基と結合するので<u>第三級アルコール</u>

(3) 第二級　　3-methylcyclopentan-1-ol
OH 基の結合する炭素原子に H 原子が 1 つ残り，形式的に 2 つのアルキル基と結合するので<u>第二級アルコール</u>

(4) 第二級　　5-methylhexan-2-ol
OH 基の結合する炭素原子に H 原子が 1 つ残り，形式的に 2 つのアルキル基と結合するので<u>第二級アルコール</u>

2.10 エーテル

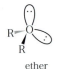

*¹ エーテルの一般式
ether

*² アリール基：フェノールのように芳香族炭化水素由来の置換基をよぶ．フェニル基(-C₆H₅)など．

<u>エーテル</u>*¹ ether はアルコールの OH 基の水素原子をアルキル基やアリール基*² で置き換えた化合物，あるいは水の 2 つの水素原子をアルキル基やアリール基で置き換えた化合物である．エーテルの名称は慣用名では酸素原子に結合した 2 つの置換基（アルキル基あるいはアリール基）の名前のあとにエーテル（例：alkyl alkyl ether）とつける．一方，IUPAC 名では基本骨格に置換基としてアルコキシ基(alkoxy 基)が結合したものとして命名する（例：alkoxyalkane）．アルキル基とアリール基が置換するとメトキシベンゼン（アニソール）などのアルコキシベンゼンとなる（表 2-2）．

エーテルは水素結合に関与する OH 基の水素原子がないため一般にアルコールと異なり分子間での水素結合をつくらない．したがって，同じ分子量の構造異性体であるブチルアルコール $CH_3(CH_2)_2CH_2OH$（沸点 117.7℃）とジエチルエーテル $CH_3CH_2OCH_2CH_3$（沸点 34.6℃）では沸点が大きく異なる．このことは水に対する溶解性にも現れ，低分子量のジメチルエーテル（メトキシメタン）は水溶性であるが，ジエチルエーテル（エトキシエタン）は通常，水に溶けにくい．これが，ジエチルエーテルが有機合成化学で抽出分離の抽出溶媒として広く用いられる所以である．

一方，環状エーテルであるテトラヒドロフランやジオキサンなどは水によく溶ける．また，エーテル類は強塩基や希酸など多くの試薬に対して不活性なため，種々の有機反応における反応溶媒としても広く用いられている．

表 2–2　エーテル類の名称

	IUPAC 名	慣用名
CH₃OCH₃	methoxymethane	dimethyl ether
CH₃CH₂OCH₃	methoxyethane	ethyl methyl ether
⌬–OCH₃	methoxybenzene	methyl phenyl ether (anisole)
(oxolane ring)	oxolane (oxacyclopentane)	tetrahydrofuran (THF)
(dioxane ring)	1,4-dioxane (1,4-dioxacyclohexane)	dioxane

2.11　アミン，一，二，三級の分類

アンモニアの水素原子をアルキル基で置き換えた化合物をアミン amine とよぶ．アミンの IUPAC 命名法ではアルカンの水素原子がアミノ基に置き換わったものとして命名される．これは CH₃CH₂OH をエタノール (ethanol) と命名するのと類似と考えればよい．つまり，alkane の語尾「-e」を「-amine」で置き換えて命名する．また，アルキル基やアリール基が置換したアルキルアミンやアリールアミンとしての慣用名も用いられる．置換するアルキル基が 2 個以上の場合，2 個目の置換基が窒素原子上にあることを示すために N- を用いて表す．

アンモニアの水素原子を置換したアルキル基の数により一，二，三級アミンとして分類する（図 2-13）．

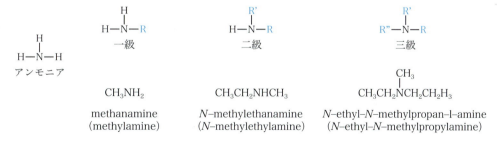

図 2-13　アミン類の級数

N,N-ジエチルエタンアミンは一般的には（慣用名として）トリエチルアミンの名称が汎用されている．また置換基が複雑な場合は最長炭素鎖を基本骨格として，その基本骨格にアミン置換基（アミノ基，接頭語「amino-」）が結合しているものとして命名することが多い．アルコールの OH 基をヒドロキシ基と命名するのと同じである．

アミンの窒素原子には非共有電子対があり塩基性を示す．また，その非共有電子対はアミンが求核性を示す要因でもあり多様な反応性を示す（図 2-14）．アミ

ノ酸をはじめタンパク質・核酸など生体アミンとして生体分子中にも多くみられる重要な官能基である．とくに生体機能・触媒との関連や薬理活性発現などを期待し，医薬品分子中に多く用いられている（図2-15）．

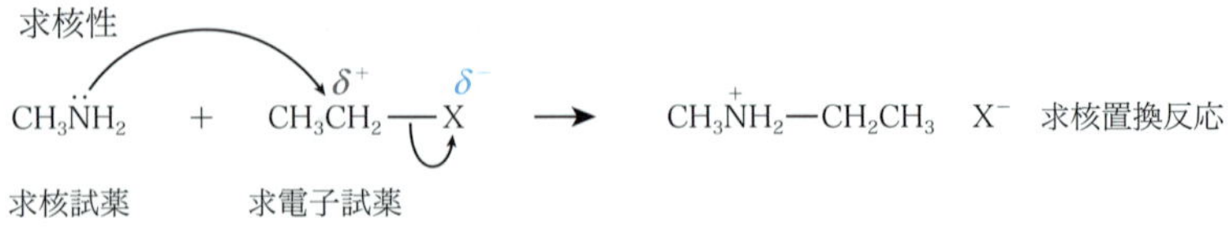

$$CH_3\overset{..}{N}H_2 \ + \ CH_3CH_2\overset{\delta^+}{-}\overset{\delta^-}{X} \ \longrightarrow \ CH_3\overset{+}{N}H_2-CH_2CH_3 \quad X^- \quad 求核置換反応$$

求核性

求核試薬　　　　求電子試薬

図2-14　アミンの求核試薬としての反応

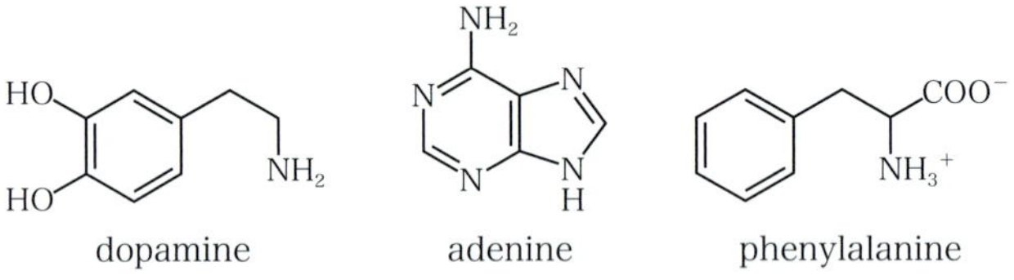

図2-15　生体内のアミン

dopamine　　　adenine　　　phenylalanine

例題 2.6　次の化合物が第一級，第二級，第三級のいずれであるかを示しなさい．

(1) $CH_3CH_2CH_2CH_2NH_2$　　(2) $CH_3CH_2CH_2NCH_3$　　(3) CH_3CHCH_3
　　　　　　　　　　　　　　　　　　　　　CH_2CH_3　　　　　　　$NHCH_2CH_3$

【解答】

(1) N にアルキル基が 1 つ結合しているので<u>第一級アミン</u>

$CH_3CH_2CH_2CH_2NH_2$　　　butan–1–amine

(2) N にアルキル基が 3 つ結合しているので<u>第三級アミン</u>

$CH_3CH_2CH_2NCH_3$　　　N–ethy–N–methylpropan–1–amine
　　　　　　CH_2CH_3

(3) N にアルキル基が 2 つ結合しているので<u>第二級アミン</u>

CH_3CHCH_3　　　N–ethylpropan–2–amine
　　$NHCH_2CH_3$

2.12　アルデヒドとケトン

$>$C=O をカルボニル基 carbonyl group とよび，カルボニル基の炭素原子に水素原子のみ，あるいは 1 つのアルキル基やアリール基と水素原子が結合しているものをアルデヒド[*1] aldehyde，2 つのアルキル基やアリール基が結合しているものをケトン[*2] ketone とよぶ．IUPAC の命名法では，ケトンはアルカン alkane の語尾「-e」を「-one(alkanone)」として，アルデヒドは同様に alkane の語尾「-e」を「-al (alkanal)」とするが一般的には alkyl alkyl ketone やカルボン酸の語尾「(o)ic acid」を「aldehyde」に変えた名称が多く用いられている．より優先する官能基が他にある場合，カルボニル基をオキソ(oxo)として名称をつける（図2-16）．

[*1] アルデヒドの一般式

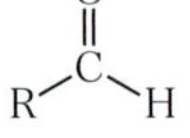

aldehyde

[*2] ケトンの一般式

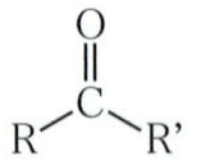

ketone

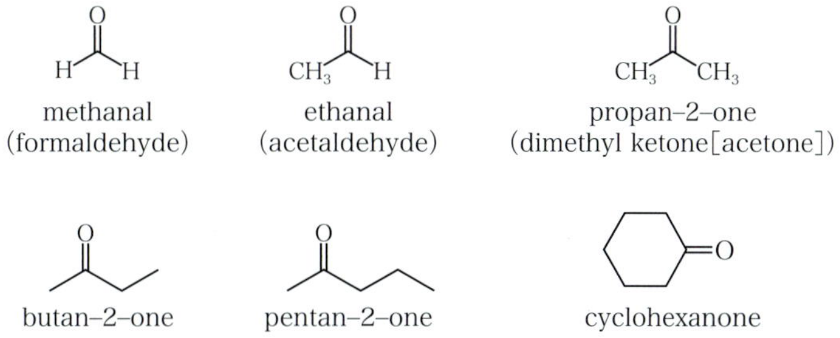

methanal
(formaldehyde)

ethanal
(acetaldehyde)

propan–2–one
(dimethyl ketone[acetone])

butan–2–one

pentan–2–one

cyclohexanone

図2-16 代表的なアルデヒド，ケトン

　カルボニル基は酸素原子の電気陰性度が炭素原子より大きいため酸素原子側に π電子が偏り，炭素原子が δ^+ に，酸素原子が δ^- に分極している．そのためいくらかの極性をもち，低分子量の化合物は水溶性である．また，このような分極があるため炭素原子は電子欠乏性であり，電子豊富な求核試薬の攻撃を受ける（図2-17）．

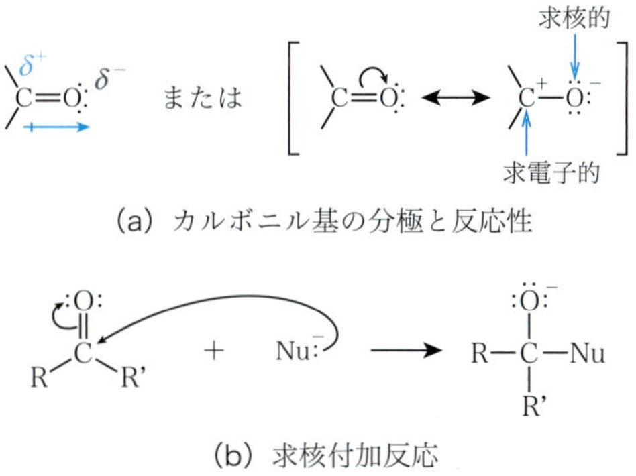

(a) カルボニル基の分極と反応性

(b) 求核付加反応

図2-17 カルボニル基への求核付加反応

Nu:$^-$は求核試薬である．電子不足の炭素原子と反応する．

2.13 カルボン酸，エステル，アミド

2.13.1 カルボン酸

*カルボン酸の一般式

R–CO₂H ← この行は図内

　カルボキシ基（-COOH 基）をもつものをカルボン酸* carboxylic acid とよび，その名称は基本骨格の末端炭素原子が COOH となった場合は構成炭素数の alkane の語尾「-e」を「-oic acid」に変えて命名する．

　なお，基本骨格に含まれない-COOH 基があるときは基本骨格の alkane に carboxylic acid をつけて命名する（図2-18）．

*カルボン酸の一般式

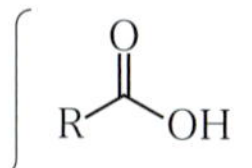

R–CO₂H

R–COOH

3つの表記方法がある．

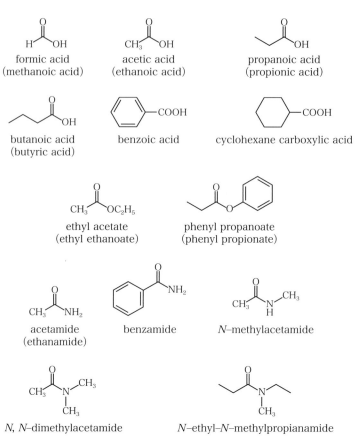

図 2-18　代表的なカルボン酸，エステル，アミド

　カルボン酸はカルボニル基の電子求引性共鳴効果のため，アルコールとは異なり H^+ を解離できるので文字通り酸性物質であり，塩基と反応し塩を形成する．
　ギ酸や酢酸など炭素数4個までのカルボン酸はカルボキシ基の OH 基が水と水素結合できるため水と自由な割合で混ざる．炭素数が増えると疎水性基の割合が増えるため不溶となる．カルボキシ基の OH 基はカルボン酸どうしの分子間で水素結合により会合し，二量体を形成する．そのためカルボン酸の沸点（ギ酸：沸点 101℃，酢酸：沸点 118℃）は同じ炭素数のアルコールより高い（図 2-19）．

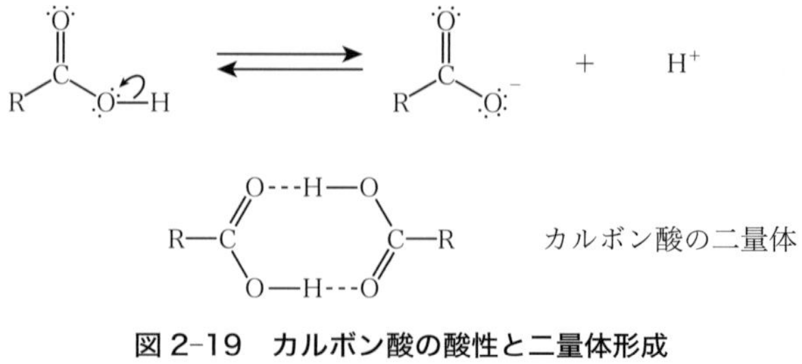

図 2-19　カルボン酸の酸性と二量体形成

2.13.2 エステル

カルボン酸の-COOH基の水素原子をアルキル基やアリール基で置換した化合物を<u>エステル</u>*1 ester とよぶ．エステルは酸触媒存在下でカルボン酸に対応するアルコールと脱水縮合を行うことで合成する．

エステルの名称はアルキル基またはアリール基を文頭に置き，それに続いてカルボン酸の「-ic acid」の語尾を「-ate」に換えて命名する．

エステルが分子内で脱水縮合した環状エステルは<u>ラクトン</u> lactone とよぶ．体系的命名法では 2-oxacycloalkanone と命名するが，一般的にはカルボン酸の慣用名から命名し，環の大きさにより四員環，五員環，六員環ラクトンはそれぞれ β-ラクトン，γ-ラクトン，δ-ラクトンとよぶ(図 2-20)．

*1 エステルの一般式

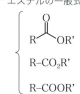

3つの表記方法がある．

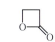 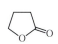 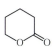

β–lactone　　γ–lactone　　δ–lactone
(oxetan–2–one)　(oxolan–2–one)　(oxan–2–one)

図 2-20　カルボン酸の分子内環状エステル

エステルは OH 基をもたないので水素結合を起こさず揮発性が高く，沸点も同程度の分子量のアルデヒドやケトンとほぼ等しい(酢酸エチル：沸点 77℃，ブタン-2-オン：沸点 80℃，ブタナール：沸点 76℃)．また，水に不溶である．

2.13.3 アミド

カルボン酸の-COOH基の OH 基を NH$_2$ 基など窒素官能基で置換したものをカルボン酸アミド，単に<u>アミド</u>*2 amide とよぶ．アミドの名称は対応するカルボン酸の-oic acid または-ic acid を-amide に置き換えて命名する．また，窒素原子上にアルキル基など置換基がある場合その置換基名を示すために N-をつける．

環上エステルをラクトンとよぶのと同様に環状アミドはラクタム lactam とよぶ．四，五，および六員環ラクタムはβ-，γ-，δ-ラクタムとよぶ(図 2-21)．β-ラクタムは抗生物質ペニシリンの基本骨格であり細菌の細胞壁合成を阻害することで抗菌性を発揮する．

*2 アミドの一般式

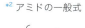
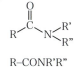

2つの表記方法がある．

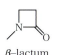 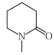

β–lactum　　γ–lactum　　δ–lactum

図 2-21　カルボン酸の分子内環状アミド

アミドはタンパク質のペプチド構造で平面状の構造をとり，タンパク質や酵素分子の形状を保つために重要なはたらきをしている．アミドはエステルと同様に窒素原子上の非共有電子対がカルボニル基に非局在化する．アミド窒素とエステル酸素では窒素原子の電気陰性度が酸素原子より小さいため非局在化の割合が大

きい．そのためアミドのカルボニル基はエステルのカルボニル基と比べ，求核試薬に対する反応性が低い．また一般にアミド窒素はカルボニル基と共鳴しているため中性である．NH をもつアミドは分子間で水素結合を形成するため高沸点である（図 2-22）．

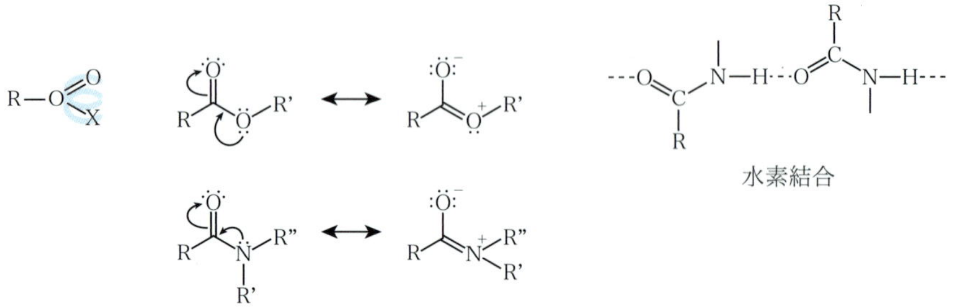

図 2-22　エステルとアミドの構造と非局在化

カルボン酸，カルボン酸ハロゲン化物，エステルおよびアミドなどのカルボン酸誘導体 RCOX は X の種類により反応性が異なる．

2.14　ニトリルとニトロ基

アミド $RCONH_2$ から H_2O を取り除いた $-C\equiv N$ 基をニトリル nitrile とよぶ．ニトリルは電気陰性度が大きい窒素原子のため炭素原子が δ^+ に，窒素原子が δ^- に分極し，アルキル基とは逆に電子求引性基としてはたらく．たとえば，ベンゾニトリル（C_6H_5CN）はメチルベンゼン（$C_6H_5CH_3$，トルエン）とは逆に芳香族求電子置換反応が起こりにくい．

ニトリルの名称は対応するカルボン酸の名称「-ic acid」または「-oic acid」を「-onitrile」に置き換えて命名する（〔例〕CH_3CN：acetonitrile または ethanenitrile）．

ニトロ基（NO_2 基）は電気陰性度の大きな酸素原子が強く電子を引きつけるため，電子求引性誘起効果とともに電子求引性共鳴効果 electron withdrawing resonance effect をもつ置換基である．ニトロベンゼンが芳香族求電子置換反応を起こりにくくしている理由であり，不活性化基 deactivating group とされる所以である（図 2-23）．

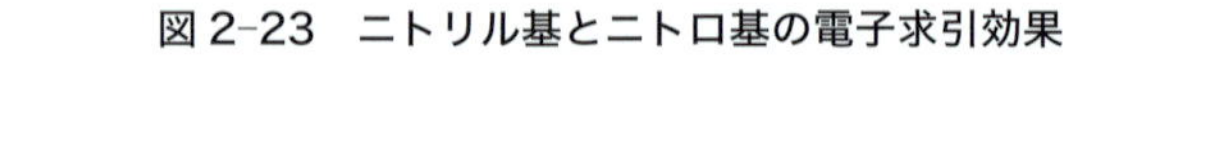

図 2-23　ニトリル基とニトロ基の電子求引効果

2.15 イオン間力

塩化ナトリウム(NaCl)は正に帯電したNa^+イオンと負に帯電したCl^-イオンが互いに引きつけ合う2つのイオン間の引力によって結晶をつくっている。正負逆の電荷間の引力を静電相互作用 electrostatic interaction とよび，静電引力のみにより生じる結合をイオン結合とよぶ。したがって，Na^+Cl^-はイオン結合からできている。このようなイオン間の結合は医薬品の作用においてもしばしばみられる。

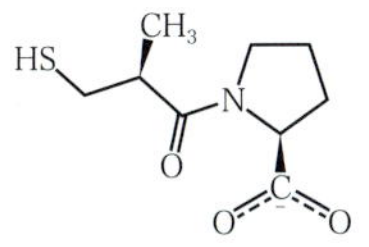

たとえば，血圧を下げる作用をもつ高血圧治療薬のカプトプリル*は酵素との結合に関与する官能基の1つのカルボン酸(–COOH)からカルボン酸陰イオン(–COO$^-$)が生じる。これがアンギオテンシン変換酵素内のプラスの電荷を帯びた部位と静電相互作用を行うとともに，次項で述べる他の相互作用によりアンギオテンシン変換酵素と結合し，酵素機能を阻害することで薬の作用を発現すると考えられている。

* カプトプリル

2.16 分子間力：双極子–双極子相互作用，水素結合，分散力

異なる電気陰性度の原子からできている共有結合は電気陰性度の大きな原子がδ^-に，小さな原子がδ^+に荷電し，双極子を生成するが，このように常に生じる双極子を永久双極子 permanent dipole とよぶ。さらに，永久双極子や非共有電子対などが分子間にはたらく力を分子間力 intermolecular force とよぶ。分子間力には双極子–双極子相互作用 dipole-dipole interaction をはじめ，水素結合 hydrogen bond や分散力 dispersion force などがある。本節ではこれら分子間力について述べる。

2.16.1 双極子—双極子相互作用

永久双極子はいわば弱い永久磁石のようなものであり，分子間ではお互い逆の電荷どうしを引きつけ合うことになる。これを双極子–双極子相互作用 dipole-dipole interaction とよぶ。

双極子–双極子相互作用は永久双極子をもつ分子間での引力である。ケトンやアルデヒドなどのカルボニル基は電気陰性度の大きな酸素原子にπ電子が引きつけられているため永久双極子をもち，図2-24のような双極子–双極子間引力 dipole-dipole attraction がはたらく。

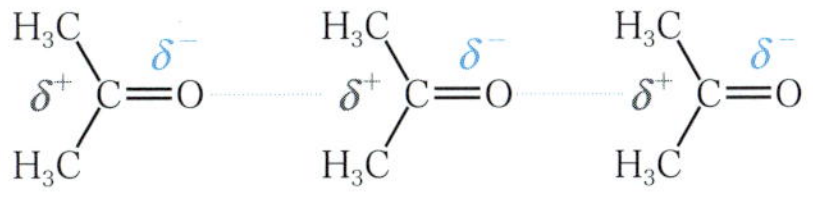

図2-24 アセトンの双極子–双極子相互作用

この双極子–双極子相互作用は分子間力のなかでは後述する水やアルコールなどでの水素結合より弱く，ケトンやアルデヒドは同程度の低分子量のアルコールに比べ，沸点が低い。また，双極子–双極子相互作用は水素結合ほど強くないが，アルキル基などにはたらく分散力よりは強い分子間力である。

2.16.2 水素結合

酸素(O),窒素(N),フッ素(F)など電気陰性度の大きな原子に結合した水素原子はδ⁺に分極し,電気陰性度の大きな原子上の非共有電子対との間で双極子-双極子間引力を生じる.このような分子間力を**水素結合*** hydrogen bond とよぶ.

たとえば,水分子のH-O結合は水素原子がδ⁺に,酸素原子がδ⁻に分極し,δ⁺の水素原子は他の水分子の酸素原子上の非共有電子対(孤立電子対,ローンペア)に引きつけられる.分子量が同程度のエタノール(CH_3CH_2OH:沸点78℃)とアセトアルデヒド(CH_3CHO:沸点21℃)の沸点が大きく異なるのは,前者では水素結合が形成されるのに対し,後者では双極子-双極子相互作用がはたらいており,両分子間力の強さの違いによる.水素結合は共有結合ほどではないがかなり強い分子間力といえる(図2-25).

* ヒトの遺伝情報に関連するDNAは,2本の核酸鎖からいわゆる「二重らせん」をつくっている.この二重らせんは2本の鎖が水素結合によって結ばれている.

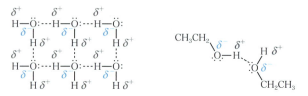

図2-25 水とエタノールの水素結合

2.16.3 分散力

直鎖アルカンは分子量の増加とともに炭素骨格がジグザグにC-C結合を伸長していく.分子自体は無極性で水素結合のような強い分子間力はない.しかし直鎖アルカンは分子量の増加とともに沸点,融点や密度が増大することから,アルカンにはたらくなんらかの分子間力が増加していると考えられる.アルカンのC-H結合の電気陰性度の差はごくわずかで,若干の弱い電子の偏りはあるが分子全体としては平均化されるため,無極性分子である.一方で,分子量増加にともない沸点が上昇するが,これはアルカン分子中の電子分布が常に一定ではなく,弱いながらも一時的に偏り,その結果隣接する分子がその影響を受け同様に電子分布の偏りを生じるためである.この電子分布の偏りは弱い分極であり,一時的な双極子を生じる.

このような一時的に生じる双極子を**誘起双極子** induced dipole とよび,この誘起双極子によりアルカンが分子間で引きつけ合っている.分子量が増加すると誘起双極子の効果が増大するため,融点や沸点などの物理的性質に影響を与える(図2-26).

このようなアルカンにはたらく分子間力をLondon分散力,あるいは単に**分散力** dispersion force とよぶ.以前はアルカンにはたらく分散力を**van der Waals力** van der Waals force とよんでいたが,現在では分散力を含めたすべての分子間力に対してvan der Waals力とよぶ.分散力は非常に弱く,分子間距離の6乗に反比例して急激に減少する.

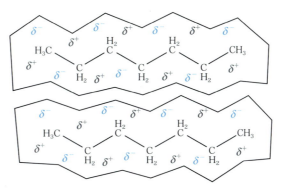

図 2-26　アルカンにはたらく分子間力

一方で，同じ分子量のアルカンでも分子の形状が直鎖状か枝分かれしているかで分子間力に大きな違いが生まれる．たとえば，分子式 C_5H_{12} のアルカンには直鎖状のペンタン $CH_3CH_2CH_2CH_2CH_3$（沸点 36.1 ℃），2-メチルブタン $(CH_3)_2CHCH_2CH_3$（沸点 29.9 ℃）および 2,2-ジメチルプロパン $(CH_3)_3CCH_3$（沸点 9.4 ℃）の 3 種類の構造異性体があり，沸点に違いがある．これは分子間引力の強さが異なることによる．すなわち，直鎖状のペンタンから枝分かれ状の 2-メチルブタン，2,2-ジメチルプロパンになるにつれて分子の形状が球状に変わるが，この分子の形状の変化は分子間での接触面積に違いを生じる．<u>鎖状分子であればお互いに接触する面積は多いが，球状になるにつれて接触する面積は減少する．接触面積が減少すると，分子間での引力も減少するため沸点は低くなる</u>（図 2-27）．

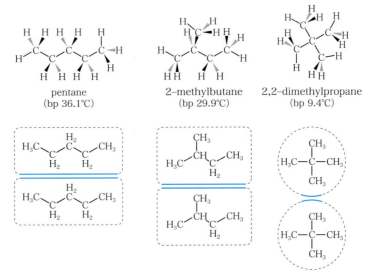

図 2-27　アルカンの形状と分子間力

48   2   極性共有結合，官能基，酸と塩基

2.17 沸点

液体を加熱し温度を高くすると蒸気圧が大きくなる．液体の蒸気圧と大気圧が等しくなり，液体内部から蒸気が発生し沸騰する温度を沸点 boiling point とよぶ．つまり沸点とは液体の蒸気圧と大気圧とが等しくなる温度のことである．沸騰は液体分子が気体分子となることであり，一般的には液体状態での分子間力に打ち勝つだけのエネルギーを加えることによって起こる．したがって，分子間にはたらく分子間力の大きさが沸点の高低を決める．

分子量 18 の水は小さな分子であるが，沸点は 100℃ と分子量から考えるときわめて高い．これは前項で述べた水素結合がはたらいているためである．ともに同じ分子式 $C_4H_{10}O$ であるジエチルエーテル $CH_3CH_2OCH_2CH_3$（沸点 34.6℃）とブタン-1-オール $CH_3CH_2CH_2CH_2OH$（沸点 117.7℃）では，前者は弱い双極子–双極子相互作用をもつが，後者はより強い水素結合がはたらくため高い沸点を示す．アルカンの分子量増加にともない沸点が上昇するのは，分子間力が大きくなるからである．

例題 2.7　同じ分子量をもつ次の化合物を沸点の高＞低の順に並べなさい．
a. $CH_3CH(CH_3)CH_2NHCH_3$　　b. $CH_3CH_2CH(CH_3)CH_2NH_2$　　c. $(CH_3CH_2)_2NCH_3$

【解答】
b＞a＞c
分子量が同じなので，分子間にはたらく分子間力の中で水素結合が沸点に及ぼす影響が大きい．第二級アミンである a および第一級アミンである b は N–H 結合があるので水素結合が可能だが，c には N–H 結合がないので水素結合ができないため，c が最も沸点が低いと考えられる．また，第二級アミンより第一級アミンの方がより効果的な水素結合が可能となるので a よりも b の方が沸点は高くなる．
（沸点〔bp〕は a：84℃，b：97℃，c：65℃）

節末問題

問題 2.6　次の各化合物を沸点の高＞低の順に並べなさい．
(1) a. $CH_3(CH_2)_2CH_2Br$　　b. $CH_3CH_2CH_2Br$　　　　　c. $CH_3(CH_2)_3CH_2Br$
(2) a. $CH_3(CH_2)_4CH_3$　　b. $(CH_3)_3CCH_2CH_3$　　　　　c. $(CH_3)_2CHCH(CH_3)_2$
(3) a. $CH_3(CH_2)_3CH_3$　　b. $HOCH_2CH(OH)CH_2CH_2CH_3$　　c. $(CH_3CH_2)_2CH(OH)$

【解答】
(1) c＞a＞b
いずれも直鎖状の臭化アルキルであり，分子量の増大によって分散力が増加するため．
(2) a＞c＞b
b と c は分子量が同じヘキサン a の構造異性体である．相違点は分子の形状が直鎖状か球状に近いかであり，直鎖状の方が分散力による分子どうしの引きつける力が強いため，沸点は高くなる．b が最も球状に近く c，a になるほど分子が伸びた状態になる．
(3) b＞c＞a
ペンタン a とアルコール b，c を比べると a は非常に弱い分散力しかはたらかないので最も沸点が低い．b と c では水素結合をするヒドロキシ基の数が b には 2 個，c には 1 個しかないのでより効率的な水素結合が可能な b が最も沸点が高い．

2.18 溶解度(有機溶媒, 水)

「似た者どうしはよく溶ける」や「水と油」のように, 溶けるものと溶けないもののたとえがあるが, "溶ける" とはどのようなことかを考えよう.

液体の水, 炭化水素, およびアルコールはそれぞれ分子どうしが互いに分子間力で引きつけ合っている. したがって, 同種の分子間力をもっているものどうしは互いに馴染みやすく容易に混ざり合うことができる. これが「似た者どうしはよく溶ける」といわれる所以である. そこでいくつかの例を挙げる.

炭化水素は無極性分子であり, 非常に弱い分子間力の分散力により互いに引きつけ合い, 分子量がある程度大きくなると室温で液体となる. この炭化水素に化合物を加えたとき, 炭化水素分子間の分散力に化合物が分け入ることになるため同種の分子間力をもっていれば溶けることができる.

一方, 分子量 18 と小さな分子の水 H_2O は極性分子であり, 分子間の水素結合により一種のネットワークを形成している. そのため巨大分子のごとく沸点が 100℃ときわめて高い. 水素結合は共有結合より弱いが, 切るにはそれなりのエネルギーが必要である. 化合物が水に溶解するには, 水分子間の水素結合を切ることになる. したがって, 化合物が溶解するには水分子との間で代わりとなる新たなエネルギーが得られる必要がある.

疎水性の CH_3 基と親水性の OH 基をもつメタノール CH_3OH の水への溶解を考えると, CH_3 基は比較的小さく, OH 基は水との間で水素結合ができるため, 水分子間の水素結合を切っても新たにメタノールとの間で水素結合をつくることができるため, エネルギー的にはそれほどの損失とはならず, 水に非常によく溶解する. ところがアルコールの分子量が大きくなり疎水性部分が大きくなると, OH 基の水素結合で得られるエネルギーに比べて疎水性部分により水の水素結合を切ることによるエネルギー損失の方が大きくなるため水に溶けにくくなる.

極性の水への食塩 Na^+Cl^- の溶解は, 水の δ^+ の水素原子が Cl^- の周りを取り囲むとともに δ^- の酸素原子が Na^+ を取り囲み, それぞれが水中に溶けだすためである. このように溶媒が溶質の周りを取り囲むことを溶媒和 solvation とよび, 溶媒和により安定化が得られるため NaCl は水に溶解する. 一方, 有機溶媒中では水の溶媒和のような安定化が得られないので溶解できない(図 2-28).

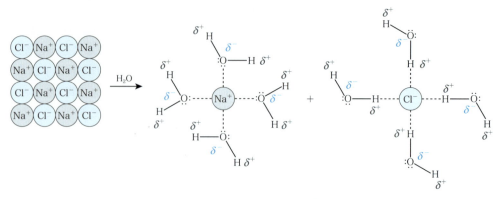

図 2-28　NaCl の水への溶解

2.19　酸と塩基：Brönsted-Lowry の定義と Lewis の定義

有機反応は一種の酸塩基反応であり酸塩基の考え方を使うとより理解しやすくなる．そこで酸塩基の概念を理解することは非常に重要である．酸塩基の考え方として Brönsted-Lowry の定義と Lewis の定義の 2 つが用いられる．

2.19.1　Brönsted-Lowry の定義

この定義ではプロトン(H^+)の授受を考える．

- Brönsted 酸　：H^+供与体
- Brönsted 塩基：H^+受容体

塩化水素(HCl)は水(H_2O)中では次のように解離する(図 2-29)．

$$HCl + H_2O \rightleftharpoons H_3O^+ + Cl^-$$
酸　　塩基　　　共役酸　　共役塩基
　　　　　　　（オキソニウムイオン）

図 2-29　HCl の水中での解離

HCl は H_2O に H^+ を供与しているので酸であり，H_2O は H^+ を受け取っているので塩基である．このような H^+ の授受により式の右辺に H_3O^+(オキソニウムイオン oxonium ion)と Cl^- を生じる．反応を右から左に逆にみると H_3O^+ は H^+ を供与するので酸である．そこで H_3O^+ を水の共役酸 conjugate acid(あるいは単に共役酸)とよび，一方で Cl^- は H^+ を受け取ることができるので塩基であり，酸(HCl)の共役塩基 conjugate base とよぶ．

次に，アンモニア(NH_3)が H_2O に溶解する場合を考えよう．図 2-30 に示すように NH_3 は H_2O から H^+ を受けとりアンモニウムイオン(NH_4^+)に，H_2O は H^+ を供与し HO^- となる．したがって，この反応では H_2O は酸であり，NH_3 は塩基である．

これらの結果から，H_2O は相手により塩基としても，酸としてもふるまうことがわかる．

$$NH_3 + H_2O \rightleftharpoons NH_4^+ + HO^-$$

塩基 　　　　酸 　　　　　　　　　　共役酸 　　　　共役塩基
　　　　　　　　　　　　　　　　（アンモニウムイオン）

図2-30　NH_3 の水への溶解

2.19.2　Lewis の定義

Brönsted–Lowry の酸塩基の定義では H^+ の授受を問題にした．一方，Lewis の定義では電子対の授受を問題とする．

- Lewis 酸 ：<u>電子対を受け入れるもの</u>
  例）H^+，BF_3，$AlCl_3$，$FeBr_3$ など
  有機反応で多用される外殻に空の軌道をもち，電子対を受け入れることができる化合物．
- Lewis 塩基：<u>電子対を供与するもの</u>
  例）H_2O，NH_3，ROH，RNH_2 など
  電子対を供与するので，非共有電子対をもつ．
  ブレンステッドの塩基と基本的には同じである．

この考え方によれば，広い意味で Brönsted 酸の H^+ は，電子対を受け入れるので Lewis 酸ともいえる．

有機反応において，イオン反応が起こるときには電子の授受により結合の開裂と形成が起こる．したがって<u>イオン反応は Lewis 酸・塩基の反応とみることができ，このことから Lewis の酸塩基の概念は有機反応を理解するうえで非常に重要</u>となる．

2.20　曲がった矢印の使い方とその意味：ホモリシスとヘテロリシス

有機化学の反応は結合の開裂と新たな結合の形成をともなって進行し，生成物を与える．このような結合の開裂と形成は起こる反応によって2つのタイプ，ヘテロリシス heterolysis とホモリシス homolysis に分類される．

化合物 A−B を例に，A−B 間の共有結合電子がどのように動くかをみてみよう（図2-31）．

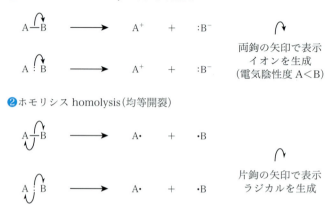

図 2-31　結合の開裂様式

❶ 共有結合電子対が両方とも B 原子の方に移動し，その結果 A は 1 電子を失い正電荷をもち，B は A から 1 電子を奪ったことになり負電荷をもつ．このように結合電子対が 2 個とも片方の原子に移動するような結合開裂を，ヘテロリシス（heterolysis，不均等開裂）とよぶ．ヘテロリシスでは正および負電荷をもったイオンができるため，ヘテロリシスをともなう反応はイオン反応（極性反応）とよばれる．

❷ A-B 間の電子対の 1 電子ずつがそれぞれの原子に残るように結合が開裂する．その結果，不対電子をもったラジカルとよばれる分子種ができる．このように結合電子がそれぞれの原子に残るような結合開裂を，ホモリシス（homolysis，均等開裂）とよぶ．この開裂をともなう反応ではラジカルが生成するのでラジカル反応とよばれる．

ここでは❶の開裂を通して，結合電子対がどのように動くかを表す方法，曲がった矢印の使い方を学ぶことにする．

ヘテロリシスでは，A-B 間の 2 個の結合電子が 2 個とも B に移動することを曲がった両鉤の矢印で表す．開裂の結果，陽イオンおよび陰イオンを生じる（イオン反応，極性反応）．鉤 1 つが対応する電子 1 個を表すので，両鉤で 2 個の結合電子が B に移ることを示している．ここでとくに重要なことは，矢印の出所を共有結合電子対にして，矢印の先端は電子が移動する B 原子上に向けることである（例：ハロゲン化アルキルの求核置換反応〔図 2-32〕）．

矢印の使い方を十分に理解し，正しく使えるようにすることが必要である．

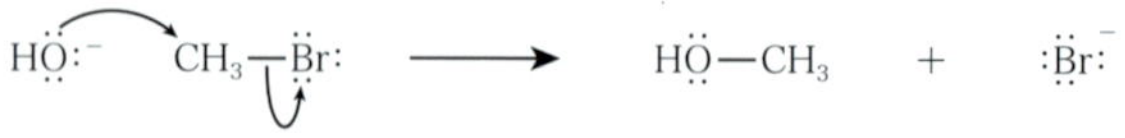

HÖ:⁻   CH₃—Br̈:   ⟶   HÖ—CH₃   +   :Br̈:⁻

図 2-32　イオン反応：臭化メチルの求核置換反応

- 曲がった矢印は反応中の電子がどのように動くかを表す
- 反応機構を考えるうえでとくに重要
- 矢印の出所と行き先が正しく書ける

2.21 酸塩基の強さ：K_a と pK_a

　医薬品を含む有機化合物が酸性，塩基性，中性のいずれであるか，そして酸性や塩基性がどの程度強いのかを理解することは，それらを扱ううえで非常に重要である．酸塩基の強さは化合物の構造的特徴からある程度判断できるので，官能基を含む置換基の電子効果をよく理解することが必要である．

　HCl の水（H_2O）中での反応はほとんど右に偏っている．強酸（HCl）の共役塩基（Cl^-）は弱塩基，弱酸の共役塩基は強塩基となり，酸の強弱は共役塩基の強弱および安定性を考えることである程度判断できる．

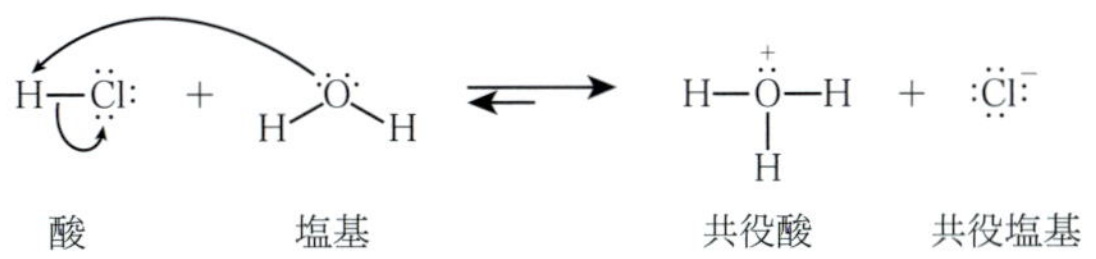

図 2-33

　すなわち，強共役塩基は不安定なので H^+ をとって元の酸に戻りやすく，逆に元の酸は H^+ を供与しにくく弱酸と考えられる．

　次に，酢酸（CH_3CO_2H）と水酸化物イオン（HO^-）との反応を考える（図 2-34）．

　強塩基の HO^- が CH_3CO_2H から H^+ を受け取り，共役酸（H_2O）と共役塩基（$CH_3CO_2^-$）を生じる．生成した H_2O は CH_3CO_2H より弱酸であり，同様に生成した $CH_3CO_2^-$ は HO^- より弱塩基である．したがって，この反応では弱酸（H_2O）と弱塩基（$CH_3CO_2^-$）が生成することになり，反応は右に移行する．

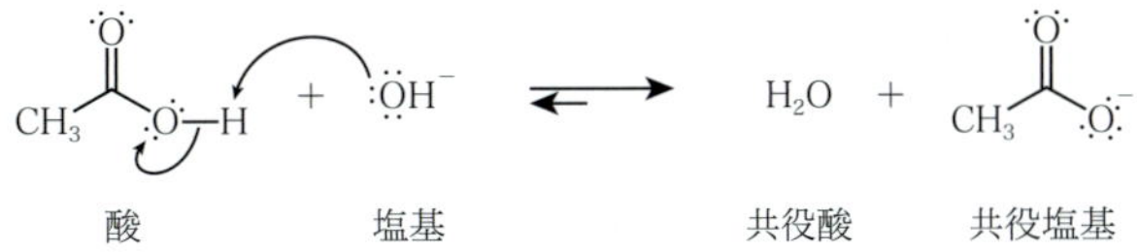

図 2-34　酢酸と水酸化物イオンの反応

一方で弱酸の CH_3CO_2H と H_2O の反応は次の平衡反応となる(図2-35).

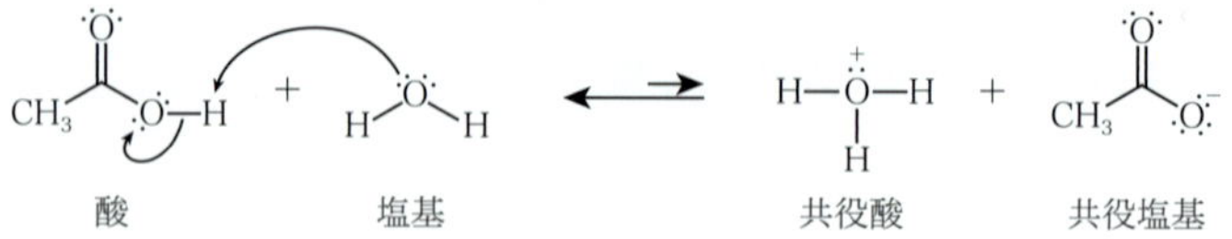

図2-35 酢酸と水の平衡反応

　弱酸の CH_3CO_2H は H_2O に H^+ を供与し,共役塩基($CH_3CO_2^-$)と共役酸(H_3O^+)を与える.しかし,ここで生成する H_3O^+ および $CH_3CO_2^-$ はともに左辺の CH_3CO_2H や H_2O より強酸,強塩基であり不安定なため,この平衡は左側に偏っている.

　これらの反応は酸の解離であり,ほとんどの酸塩基反応は平衡反応である.したがって,酸の強さは平衡定数 K_{eq} で表され,強酸の平衡定数は非常に大きく,弱酸では小さい(図2-36).

$$A{-}H \quad + \quad H_2O \quad \underset{\longleftarrow}{\overset{K_{eq}}{\longrightarrow}} \quad H_3O^+ \quad + \quad A{:}^-$$

$$K_{eq} = \frac{[A^-][H_3O^+]}{[A{-}H][H_2O]}$$

$$K_{eq}\,[H_2O] = K_a = \frac{[A^-][H_3O^+]}{[A{-}H]}$$

$$pK_a = -\log K_a$$

図2-36 酸の強さと平衡定数

　水中の平衡反応では左右でほとんど水の濃度変化がないので,平衡定数を $K_{eq}[H_2O] = K_a$ とする.ここで K_a を酸性度定数 acidity constant または酸解離定数 acid dissociation constant とよぶ.したがって,K_a が大きくなれば平衡は右に傾き酸性が強くなる.しかし,通常有機化合物は弱酸性物質であり,その K_a はきわめて小さい.そこで,$-\log K_a = pK_a$ としてよりわかりやすくし,pK_a の値を酸の強さの指標とする.

　このように酸の強さは平衡式における H^+ の解離のしやすさにより,酸性度定数 K_a およびその逆数の対数 pK_a 値によって表される.K_a が大きければ大きいほど平衡は右に傾きたくさんの H^+ を解離するため強酸となり,一方で pK_a 値は逆に小さくなればなるほど強酸となる.代表的な化合物の pK_a 値を表2-3に示す.

表 2-3　代表的な化合物の酸性度と共役塩基の塩基性

酸性	酸	pK_a	共役塩基	塩基性
弱い	CH_3CH_3	50	$CH_3CH_2^-$	強い
	$CH_2=CH_2$	44	$CH_2=CH^-$	
	NH_3	38	NH_2^-	
	$(i\text{–}Pr)_2NH$	36	$(i\text{–}Pr)_2N^-$	
	$C_6H_5NH_2$	31	$C_6H_5NH^-$	
	$HC\equiv CH$	25	$HC\equiv C^-$	
	C_2H_5OH	16	$C_2H_5O^-$	
	H_2O	15.7	HO^-	
	C_6H_5OH	10.0	$C_6H_5O^-$	
	NH_4^+	9.2	NH_3	
	H_2CO_3	6.4	HCO_3^-	
	CH_3COOH	4.8	CH_3COO^-	
	C_6H_5COOH	4.2	$C_6H_5COO^-$	
	HF	3.2	F^-	
	H_3O^+	−1.7	H_2O	
	HCl	−7	Cl^-	
	HBr	−9	Br^-	
	H_2SO_4	−9	HSO_4^-	
強い	HI	−10	I^-	弱い

　酸の強弱については次の①および②が重要な要因であり，それによりおおよその判定に役立てることができる．

　① AH からの H^+ の解離のしやすさ
　② A^- が安定かどうか(H^+ と結合しやすいかどうか)

　これは酸塩基反応が平衡反応であり，熱力学支配を受けることを考えると理解しやすい．すなわち，平衡反応では出発系と生成系の熱力学的安定性に基づくエネルギー変化量が重要な因子である．そこで，大まかな概念を理解するためにエネルギー図を用いて考えてみよう(図 2-37)．

　エネルギー変化量は平衡定数(酸解離定数 K_a)と以下のように関連づけることができる．

エネルギー変化量$\Delta G° = -2.303RT \cdot \log K_{eq}$　(kJ/mol)

R：気体定数(8.31×10^{-3}kJ/(mol・K))
T：絶対温度(Kelvin：単位 K)

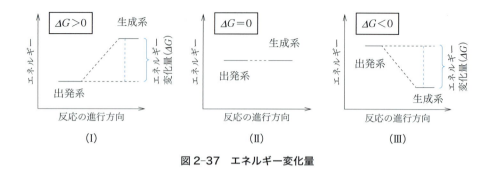

図 2-37　エネルギー変化量

　たとえば，図 2-37 の(I)のように生成系(共役塩基)が出発系(酸)より不安定で，そのエネルギー変化量が正に大きければ大きいほど($K<0$)，H^+の解離は起こりにくく酸性は弱くなる．逆に，(III)に示すように負に大きければ大きいほど($K>0$)，平衡は右に偏り酸性が強くなる．
　酸性の強さは酸(AH：出発系)と共役塩基(A^-：生成系)とのエネルギー差であり，AH を不安定化する要因(＝①の H^+ の解離のしやすさ)と共役塩基(A^-)を安定化する要因(＝②の A^- の安定化)は酸の強さを高める．次節ではこれら酸性の強弱の要因となる構造と酸性度の関係について考えよう．

2.22　構造と酸性度の関係：カルボン酸の酸性度

　前節で述べたように酸性の強さは H^+ の解離のしやすさ，あるいは H^+ 解離後の共役塩基(A^-)の H^+ との結合のしやすさあるいは安定性よって決まるので，これら H^+ の放出のしやすさ，共役塩基の安定性に及ぼすいくつかの要因について考える．

2.22.1　周期表における元素の比較

　同一周期の元素からできている CH_4, NH_3, H_2O, HF の酸性度は周期表を左から右に進むにしたがいこの順に大きくなる．これは電気陰性度の増加と対応し，電子を強く引きつけるほど H^+ を解離しやすい．さらに，H^+ 解離後の共役塩基(A^-)では電気陰性度が大きいほど安定し，H^+ と結合しにくく塩基性が弱いと考えることができる．
　一方，同族元素の HF, HCl, HBr, HI の酸性度を比べると，周期表を上から下に行くほど酸性が強くなり，電気陰性度の増加とは逆の結果となる(表 2-4)．

表 2-4　周期表と酸性の強弱の関係

	同一周期の化合物の酸性			
	CH$_4$	NH$_3$	H$_2$O	HF
pK_a	50	38	15.7	3.2

→ [強]

同族元素の化合物の酸性：
- HCl　−7
- HBr　−9
- HI　−10

↓ [強]

この酸性の強さの要因として，ここでは<u>原子の大きさが問題</u>となる．

同一周期の場合，原子の大きさはそれほど変わらないが，同族元素では周期表を上から下に降りていくほど原子は大きくなる．H$^+$解離後の共役塩基（X$^-$：ハロゲン化物イオン）は周りに同数の 8 個の原子価電子をもっている．ここで原子の大きさを考えると，原子が小さいほど単位面積あたりの原子価電子の割合は密になり不安定となるため塩基性が強い．そのため HF の共役塩基（F$^-$）は最も塩基性が強く，したがって HF の酸性は弱い．

- 原子が大きくなると原子周りの原子価電子が広く分散し，安定化される（図 2-38）

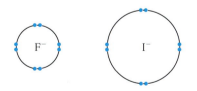

図 2-38　原子の大きさと塩基の強さの関係

2.22.2　周期表における元素の混成の違いによる比較

次に炭素数 2 個のエタン，エテン，エチンの酸性度を比べると表 2-5 に示すように，この順に酸性が強くなる．

これはそれぞれの炭素原子の混成状態が sp^3, sp^2, sp と異なり，混成軌道の s 性の割合（%）が違うことによる（☞第 1 章 p. 17）．s 軌道は球状でより安定なため，<u>s 性の割合が高ければ高いほど電気陰性度が大きく，これらの分子から H$^+$ が解離しやすくなるとともに，生成する共役塩基の炭素陰イオン（カルボアニオン）の負電荷をより安定化できる</u>．そのため酸性度はエタン＜エテン＜エチンの順に大きくなる．

表 2-5 炭素原子の混成の違いと酸性の強さの関係

	CH_3-CH_3	$CH_2=CH_2$	$HC\equiv CH$
pK_a	50	44	25
混成軌道	sp^3	sp^2	sp
s性(%)	25	33	50

2.22.3　電子効果による酸性の違い

アルコールは一般に酸性物質ではなく中性物質とみなされるが，エタノール CH_3CH_2OH：$pK_a=16$)とトリフルオロエタノール CF_3CH_2OH：$pK_a=12.4$)を比べ，その違いを考えてみよう．

pK_a 値から CF_3CH_2OH が CH_3CH_2OH より酸性が強いことがわかる．構造的には CH_3 と CF_3 の違いであるが，CF_3 基は電気陰性度の大きな3個の F 原子のため強力な電子求引性誘起効果をもつ．これは $CF_3\leftarrow CH_2O-H$ のように CF_3 基がアルコール酸素原子の電子を強くひきつけ，その結果 H^+ が解離をしやすくなるとともに H^+ 解離により生じる共役塩基 $CF_3\leftarrow CH_2O^-$ の酸素原子上の負電荷を CF_3 基が引きつけることで電荷を分散し，安定化に寄与する．そのため CF_3CH_2OH は CH_3CH_2OH より強い酸となる．

- 電子求引性基は H^+ の解離を起こりやすくする．
- 生成した共役塩基の安定化に寄与し塩基性を弱くする → その結果，元の酸の酸性を強くする．

次に，酢酸(CH_3CO_2H)とクロロ酢酸($ClCH_2CO_2H$)の構造的な違いを考えてみよう．$\underline{ClCH_2CO_2H}$ と $\underline{CH_3CO_2H}$ との違いは，CH_3 基の H が1つだけ塩素原子に置き換わっていることである(図 2-39)．

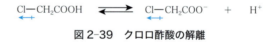

図 2-39　クロロ酢酸の解離

電気陰性度の大きな塩素原子は CH_2 から電子を強く引きつける．そのため CH_3 基と比べ $ClCH_2$ 基はカルボニル基に対し強い電子求引性誘起効果を示す．これはカルボニル基の電子求引性をさらに強め，OH 基の酸素原子の電子求引性をいっそう強めるとともに H^+ 放出後の共役塩基 $ClCH_2CO_2^-$ の負電荷を分散し安定化することになる．そのため $ClCH_2CO_2H$ は CH_3CO_2H より H^+ をさらに放出しやすく，酸性が強くなる．

塩素原子のこの効果をより明らかにするため CH_3CO_2H の水素原子を塩素原子で順次置き換えた酢酸誘導体の酸性度を比べると図 2-40a のようになる．塩素原子数の増加とともに酸性が強くなることがわかるが，これもまた電子効果がい

かに酸性に影響を及ぼすかを示している.

電気陰性度の大きな塩素原子の酸性への効果はカルボン酸のα炭素原子上(カルボニル基の隣の炭素)にあるときが最も強く，β，γ炭素原子とカルボニル基から離れるとその寄与はほとんどなくなる(図2-40b). <u>一般に誘起効果はσ結合で直接結合した原子に対して最も効果があり，そこから結合を経て離れると急激にその効果はなくなる</u>.

また，ハロゲンの種類の違いによる酸性の強弱は図2-40cのようになる．これはハロゲン原子の電気陰性度が変わるため，酸性に違いを生じたものである．

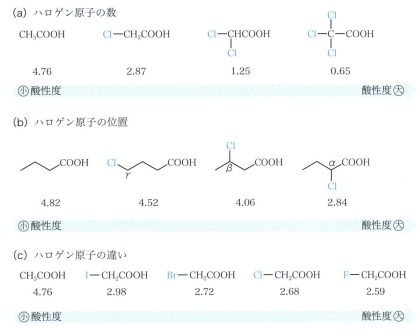

図2-40 カルボン酸誘導体の酸性度(pK_a値)

- ハロゲン原子は電子求引性誘起効果のため，酸性を強める．
- ハロゲン原子の電気陰性度の大きさの違いは酸性の強弱の順に反映される．

2.22.4 共鳴効果による酸性の違い

酢酸(CH_3CO_2H：$pK_a=4.75$)，エタノール(C_2H_5OH：$pK_a=16$)，フェノール(C_6H_5OH：$pK_a=10$)を例に，共鳴とH^+の解離のしやすさ，酸性の違いを考えることにする．

$$CH_3COOH \quad + \quad H_2O \quad \rightleftharpoons \quad CH_3COO^- \quad + \quad H_3O^+$$

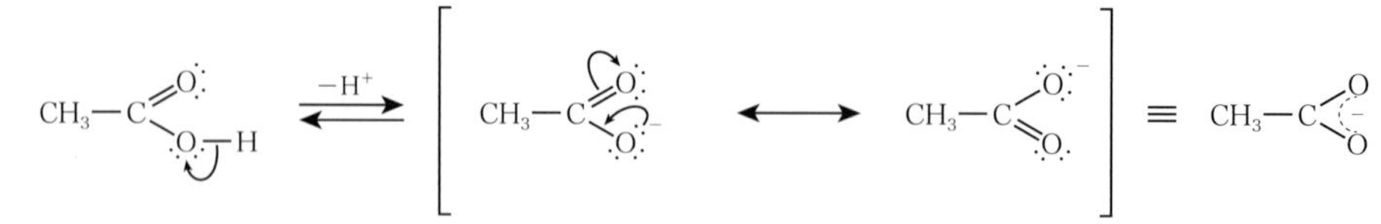

カルボニル基への共鳴により
H^+が解離しやすくなる

負電荷は等価なアセタートイオンの酸素原子
上に非局在化し，安定化される

図 2-41　酢酸および酢酸イオンの共鳴

CH_3CO_2H はカルボニル基の電子求引性共鳴効果を受ける．そのため H^+ が解離しやすくなるとともに，生成した共役塩基の負電荷が非局在化し，共鳴安定化を受ける．(図 2-41)

一方，C_2H_5OH は H^+ の解離により $C_2H_5O^-$ を生成するが，その負電荷は酸素原子上に局在し，安定化を受けない．そのため H^+ の解離が起こりにくく，C_2H_5OH は弱酸といえる(図 2-42)．

$$CH_3CH_2\ddot{O}H \quad + \quad H_2\ddot{O}: \quad \rightleftharpoons \quad CH_3CH_2\ddot{O}:^- \quad + \quad H_3\ddot{O}^+$$

$CH_3CH_2O^-$ エトキシドイオンは酸素原子上に
負の電荷が局在しているので不安定　　　　　　　強塩基

図 2-42　エタノールの解離

フェノール(C_6H_5OH)は H^+ の解離によって $C_6H_5O^-$ を生成するが，その負電荷は $C_2H_5O^-$ とは異なりベンゼン環上へ非局在化し，共鳴安定化を受けるため，$C_2H_5O^-$ に比べ安定で塩基性が弱く，C_6H_5OH は C_2H_5OH より酸性が強い．

次に CH_3CO_2H と C_6H_5OH の酸性の違いを考えよう．H^+ 解離後の $CH_3CO_2^-$ と $C_6H_5O^-$ を比べると，$CH_3CO_2^-$ では負電荷が 2 つの等価な共鳴寄与体の酸素原子上へ非局在化するのに対し，$C_6H_5O^-$ ではベンゼン環の炭素原子へ非局在化する．本章(p. 56)で述べたように，電気陰性度の大きな原子は負電荷をより安定化できる．したがって，$CH_3CO_2^-$ の方がより安定で塩基性が弱いため，CH_3CO_2H の方が C_6H_5OH より酸性が強くなる(図 2-43)．

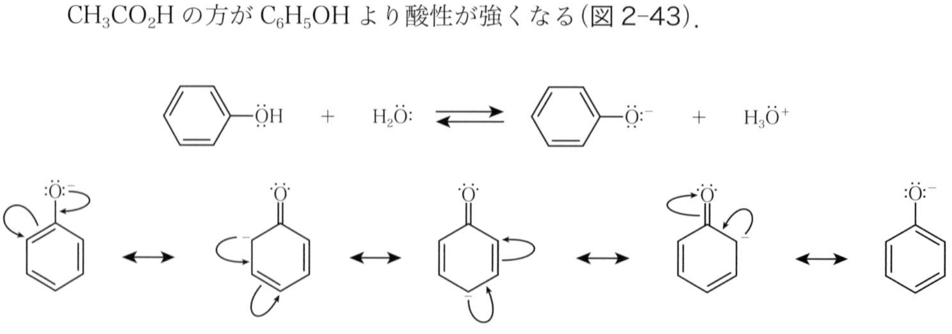

フェノキシドイオンはベンゼン環上に
負電荷が非局在化し共鳴安定化される

図 2-43　フェノールの解離

CH_3CO_2H は $CH_3CO_2{}^-$ がより有効な共鳴安定化を受けるため，C_2H_5OH や C_6H_5OH より酸性が強い．

- 化合物の酸性の強弱は <u>H^+ の解離のしやすさ</u>と<u>共役塩基の安定性</u>によって決まる．
- 酸性の強さは $CH_3CO_2H > C_6H_5OH > C_2H_5OH$ の順となる．

> **例題 2.8** 次のカルボン酸を酸性の強＞弱の順に並べなさい．
> a. FCH_2CO_2H 　　 b. $CH_3OCH_2CO_2H$ 　　 c. $CH_3CH_2CO_2H$
>
> 【解答】
> a＞b＞c
> $-CO_2H$ に隣接する炭素上に電子求引性基が結合することで，酸性が強くなる．
> F は O より電子求引性が強いため，$F > CH_3O$ となる．

節末問題

> **問題 2.7** 次の各化合物を酸性の強＞弱の順に並べなさい．
> (1) a. CH_3CO_2H 　　　　　 b. $NO_2CH_2CO_2H$ 　　　 c. $ClCH_2CO_2H$
> (2) a. $ClCH_2CH_2CO_2H$ 　 b. $CH_3CHClCO_2H$ 　　 c. $CH_3CCl_2CO_2H$
> (3) a. $4\text{-}Cl\text{-}C_6H_4CO_2H$ 　 b. $4\text{-}CH_3\text{-}C_6H_4CO_2H$ 　 c. $4\text{-}CH_3O\text{-}C_6H_4CO_2H$
>
> 【解答】
> (1) b＞c＞a
> 　NO_2 は Cl より強い電子求引性基である．
> (2) c＞b＞a
> 　電子求引性の Cl が CO_2H に近いほど，また数が多いほど酸性を強める．
> (3) a＞b＞c
> 　Cl は電子求引性基として，CH_3 と CH_3O は電子供与性基としてはたらく．酸素原子の電子供与性共鳴効果により，電子供与性の強さは $CH_3O > CH_3$ である．

2.23 共役塩基の安定性

共役塩基の安定性は負電荷をいかに分散できるかにある．そこで共役塩基の安定性についてフェノール（$pK_a = 10$）と 4-ニトロフェノール（$pK_a = 6.9$）を例に考えてみよう．

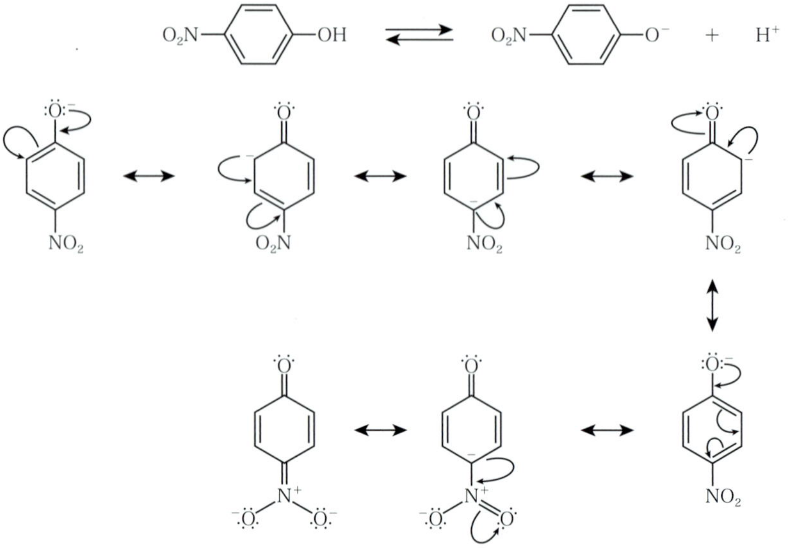

ベンゼン環上にだけでなくニトロ基まで
負電荷が非局在化し，共鳴安定化される

図2-44　4-ニトロフェノールの共鳴安定化

　フェノールと4-ニトロフェノールを比べると，4-ニトロフェノールの酸性が強いことがわかる．これはベンゼン環だけでなく4位のニトロ基にまで電荷が分散し，安定となるためである(図2-44).

- 共役塩基の安定化は有機酸の酸性を強くする.
- 電子求引性基は共役塩基の負電荷を分散し安定性を増大させる.
- 電子求引性基は有機酸の酸性を増大し，電子供与性基は酸性を弱くする.

2.24　アミンの塩基性度(アンモニア，メチルアミン，ジメチルアミン)

　アミン類の塩基性の強弱は窒素原子上の非共有電子対とH^+との結合の容易さであり，窒素原子の電子密度を高めるか減少させるかによって大きく影響される．そこでまず置換基の効果について考えよう．

　アミンの塩基性の強さはH^+との結合の起こりやすさであり，窒素原子の電子密度が高くなれば強くなると考えられる．電子供与性基のCH_3基は窒素原子の電子密度を高めるはたらきをする．そこでアンモニアNH_3の水素原子をCH_3基で1つずつ置き換えたメチルアミン(CH_3NH_2)，ジメチルアミン($(CH_3)_2NH$)，トリメチルアミン($(CH_3)_3N$)について，CH_3基数の増加と塩基性の強弱の関係を考える．

　各アミンの共役酸のpK_a値は表2-6のとおりである．なお，アミンの塩基性の強弱はその共役酸の酸性度(pK_a)の大小を比べる．すなわち，pK_aの小さなアミンの共役酸は酸性が強く，言い換えると元のアミンの塩基性は弱い．

表2-6 アミンの共役酸の pK_a

	NH_3	CH_3NH_2	$(CH_3)_2NH$	$(CH_3)_3N$
pK_a	9.24	10.63	10.78	9.80

CH_3NH_2 は NH_3 に比べ CH_3 基の電子供与性効果で電子密度が高くなった分, 塩基性が強くなっていることがわかる. ところがさらに CH_3 基の入った $(CH_3)_2NH$ では NH_3 から CH_3NH_2 になったときほどの塩基性の増強は得られず, CH_3NH_2 よりわずかに塩基性が強い程度である. さらに $(CH_3)_3N$ になるとむしろ塩基性は弱くなることがわかる. これは疎水性の CH_3 基がつくことでアンモニウムイオンの水との水和が邪魔され, CH_3 基数の増加はむしろ不安定化にはたらくためと考えられる.

アンモニウムイオンが水に溶解するには水との親和性, 水素結合, 水和が必要であり, CH_3 基はそれを妨げるはたらきをするためこのような塩基性の強さの順番となる. 実際のところ, 溶媒和のない気相中での塩基性の順番は $NH_3 < CH_3NH_2 < (CH_3)_2NH < (CH_3)_3N$ となる.

このように, 窒素上の電子密度の上昇が塩基性を強くする要因の1つであることがわかる.

【章末問題】

●双極子モーメント

問題 2.X1 次の結合の分極を δ^+ および δ^- を用いて示しなさい.

(1) C–O　　(2) C–N　　(3) N–O　　(4) C–Br　　(5) N–H

問題 2.X2 次の結合の双極子モーメントの方向を示しなさい.

(1) $(CH_3)_2N-H$　　　(2) $HO-CH_3$　　　(3) CH_3-Li

(4) $CH_3C\equiv N$　　　(5) NH_2-OH　　　(6) $O=C(CH_3)_2$

●級数の分類

問題 2.X3 次の化合物についてハロゲンおよび酸素原子の結合した炭素原子を第一級, 第二級, 第三級に分類しなさい.

(1) 　　　(2)

(3) 　　　(4)

●酸と塩基

問題 2.X4 次の反応は右と左のどちらにより進むかを示しなさい.

(1)　　$CH_3OH \ + \ CH_3^- \ \rightleftharpoons \ CH_3O^- \ + \ CH_4$

(2)　　$CH_3OH \ + \ HO^- \ \rightleftharpoons \ CH_3O^- \ + \ H_2O$

(3)　　$CH_3OH \ + \ NH_2^- \ \rightleftharpoons \ CH_3O^- \ + \ NH_3$

(4)　　$CH_3OH \ + \ Br^- \ \rightleftharpoons \ CH_3Br \ + \ HO^-$

問題 2.X5 次のカルボン酸について, 酸性の強＞弱の順に並べなさい.

a. $CH_3CH_2CH_2CO_2H$　　　　b. $CH_3CHClCH_2CO_2H$

c. $ClCH_2CH_2CH_2CO_2H$　　　d. $CH_3CH_2CH_2CHClCO_2H$

問題 2.X6 次の化合物を Lewis 酸, Lewis 塩基に分類しなさい.

a. CH_3OCH_3　　b. H_3C^-　　c. $FeBr_3$　　d. $AlCl_3$　　e. $(CH_3)_3N$

f. BF_3　　　　g. H^+　　　h. HO^-　　i. CH_3COO^-　　j. H_3C^+

問題 2.X7 次の各組の化合物について, 塩基性の強＞弱を正しく表しているものを選びなさい.

a. $CH_3CO_2^- > HO^-$　　　b. $I^- > Br^-$　　　c. $HS^- > HO^-$

d. $NH_2^- > NH_3$　　　　e. $H_2O > NH_3$

●沸点

問題 2.X8 次の各化合物の組み合わせのうち，沸点の高い方はどちらか示しなさい.

	a.	b.
(1)	シクロヘキサノール（環）-OH	シクロペンタノール（環）-OH
(2)	$CH_3CH_2CH_2CH_2Cl$	$CH_3CH_2CH_2CH_2OH$
(3)	$CH_3CH_2CH_2NHCH_2CH_2CH_3$	$CH_3CH_2CH_2CH_2CH_2CH_2NH_2$
(4)	$CH_3CH_2CH_2CH_2CH_2OH$	$CH_3CH_2CH_2CH_2CH_2OCH_3$
(5)	$CH_3CH_2CH_2CH_2CH_2OH$	$CH_3CH_2CH_2CH_2CH_2NH_2$

●酸塩基反応の熱力学支配

問題 2.X9 次の共役酸の酸解離定数(pK_a)からエネルギー変化量を求め，エネルギー変化量の大小の順を示すとともに，元の塩基を塩基性の強＞弱の順にそれぞれ並べなさい. ただし，$R=8.314\,J\cdot K^{-1}$，$T=298\,K$(25℃)とし，エネルギー変化量$\Delta G°=-2.303\times RT\log K_a=-5.7\log K_a$とする.

a. $CH_3NH_3^+$($pK_a=10.6$)
b. $C_6H_5NH_3^+$($pK_a=4.6$)
c. $4\text{-}Cl\text{-}C_6H_4NH_3^+$($pK_a=3.98$)

【解答】

問題 2.X1

(1)	(2)	(3)	(4)	(5)
$\overset{\delta^+\ \ \delta^-}{C-O}$	$\overset{\delta^+\ \ \delta^-}{C-N}$	$\overset{\delta^+\ \ \delta^-}{N-O}$	$\overset{\delta^+\ \ \delta^-}{C-Br}$	$\overset{\delta^-\ \ \delta^+}{N-H}$

問題 2.X2

(1)	$(CH_3)_2N-H$	(2)	$HO-CH_3$	(3)	CH_3-Li
(4)	$CH_3C\equiv N$	(5)	H_2N-OH	(6)	$O=C(CH_3)_2$

問題 2.X3

(1) 第三級, 第二級

(2) 第二級

(3) 第二級, 第三級

(4) 第一級, 第二級, 第三級

問題 2.X4

弱酸・弱塩基が生成する方向に進む．左右の塩基の強弱を比べると以下のようになる．

(1) 左 $\longrightarrow$ 右　　(2) 左 $\longleftarrow$ 右　　(3) 左 $\longrightarrow$ 右　　(4) 左 $\longleftarrow$ 右

$CH_3^- > CH_3O^-$　　$HO^- < CH_3O^-$　　$NH_2^- > CH_3O^-$　　$Br^- < HO^-$

C^- の方が O^- より
塩基性強い　　CH_3 の電子供与性
のため塩基性強い　　N^- の方が O^- より
塩基性強い　　O^- の方が Br^- より
塩基性強い

問題 2.X5

d＞b＞c＞a

電子求引性誘起効果は COOH に近いほど酸性を強める効果が大きく，COOH から離れるほど効果は減少する．なお，Cl の誘起効果があるため a より c の方が酸性が強い．

問題 2.X6

Lewis 酸　　：c, d, f, g, j
Lewis 塩基：a, b, e, h, i

問題 2.X7

d.

問題 2.X8

(1) a　(2) b　(3) b　(4) a　(5) a

問題 2.X9

a. $CH_3NH_3^+$ のエネルギー変化量 $\Delta G° = 10.6 \times 5.7 = 60.4$

b. $C_6H_5NH_3^+$ のエネルギー変化量 $\Delta G° = 4.6 \times 5.7 = 26.2$

c. $4\text{-}Cl\text{-}C_6H_4NH_3^+$ のエネルギー変化量 $\Delta G° = 3.98 \times 5.7 = 22.7$

エネルギー変化量 $\Delta G°$ は a＞b＞c の順に小さくなる．

共役酸の酸性が強いと pK_a 値は小さくなり，エネルギー変化量 $\Delta G°$ も小さくなるため平衡は H^+ を解離する方向に傾く．そのため，共役酸の酸性が強いと元の塩基の塩基性は弱いことになる．したがって，元の塩基の塩基性も a＞b＞c の順に弱くなる．

コラム-2

生体分子と医薬品の分子間相互作用（くすりとからだの相互作用）

有機化合物の分散力，双極子-双極子相互作用，水素結合およびイオン結合などの分子間力は物理的性質などに影響を及ぼす．このような分子間力は医薬品開発においても薬の作用にかかわる重要な問題である．そこで，医薬品開発での分子間力の実際を高血圧治療薬のカプトプリルでみてみよう．

血圧はいくつかの経路で制御されるが，そのなかにアンギオテンシンⅠから血圧上昇作用のあるアンギオテンシンⅡへ変換するアンギオテンシン変換酵素（ACE）がかかわる経路がある．この酵素のはたらきを阻害するとアンギオテンシンⅡが生成されないので，血圧上昇を抑えることができる．そこでACEを阻害する分子の開発が開始された．

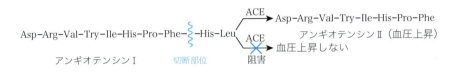

アンギオテンシンⅠはC末端から2番目の位置でペプチド結合が切断され，アンギオテンシンⅡを生成する．ACEはアンギオテンシンⅠと図に示す数種の分子間相互作用の結果，特定の位置でペプチド結合を切断する．そこで類似の相互作用をもつ分子は同様にACEと結合し，アンギオテンシンⅠからⅡへの変換を阻害できるという推定でカプトプリルが開発された．

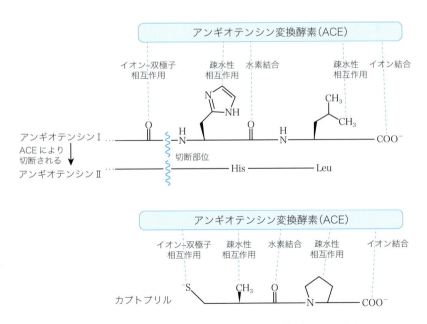

カプトプリル（アンギオテンシンⅠに類似した構造）がアンギオテンシンⅠの代わりにACEと分子間相互作用を起こす

Chapter 3 IUPAC命名法の基礎

1. 命名法の基礎となる構造

2. 直鎖アルカンを基本とした，アルキル基および枝分かれアルカンの基本的命名

3. ハロゲン化アルキル，アルコール，シクロアルカン，アルケン，シクロアルケン，アルキンの基本的命名

人がそれぞれの名前をもつように，有機化合物にも名称が存在する．有機化合物の名称には起源に基づいて名づけられたものも少なくない．たとえば，ギ酸は蟻から単離された痛みの成分であり，酢酸は食酢中の成分であることからそれぞれよばれている．ところが有機化合物は絶えず新しく単離・合成されているため，一定の規則に則って一義的に名前をつけることが必要になり，国際純正および応用化学連合(International Union of Pure and Applied Chemistry：IUPAC)により IUPAC 命名法が考案された．これにより，有機化合物の体系的な命名ができるようになった．

*2013 勧告の内容(補足)：
化合物種類の優先順位については有機化合物命名法に関する勧告の中で詳しく決められており，優先 IUPAC 名(preferred IUPAC name, PIN)が導入された．
PIN の優先的使用が推奨されているが，PIN しか使えなくなったわけではない．現行の命名法に準拠した名称の一部も，一般 IUPAC 名として使用が認められている．
系統的に PIN を作成できるように，使用できる慣用名の数が大幅に削減されたとともに化合物の種類における優先順位を詳しく定め，それを厳密に適用することとしている．また，PIN 作成にあたっては，慣用名とともに関連する置換基名も制限を受け，優先接頭語や優先接尾語が推奨されている．

IUPAC 命名法は 1957 年に提案されて以来，1979 年，1993 年および 2013 年にそれぞれ勧告が行われている．2013 勧告ではかなり大幅な変更点があり*，今後は徐々にその改訂版に移行するものと思われるが，現時点では 1993 勧告に従って表記することも可能とされる．

1979 年と 1993 年の勧告での主な違いは，たとえばアルケンの $CH_3CH_2CH=CH_2$ については 1-butene(1979)を but-1-ene(1993)としているように，官能基名の直前にその位置番号をつけるようにしている点である．つまり，アルケンの二重結合を官能基としてとらえ，官能基の二重結合 ene の直前に位置番号を描くように変更されたものである．これは原則すべての官能基について位置番号を官能基の直前に置くようにしたもので，アルコールでも同様である(図 3-1)．

	1979 年		1993 年
$CH_3CH_2CH=CH_2$	1-butene	⟶	but–1–ene
$CH_3CH_2CH_2CH_2OH$	1-butanol	⟶	butan–1–ol

官能基の位置番号：官能基名の直前に置く

図 3-1 1979 年と 1993 年の勧告の相違点

IUPAC 命名法は体系的命名を可能とするが，化合物によっては非常に複雑となり理解しにくくなるため，一般名(慣用名)の使用が IUPAC でも認められているものがある．これらの名称については知っておく必要がある．

2013 勧告では，従来の命名法で用いられた慣用名や優先順位に関する規則などでいくつかの大きな変更点があるが，図 3-2 にそのうちの 2 つの例を紹介する．

70　3　IUPAC 命名法の基礎

1. 構成する炭素数とは無関係に環が鎖に優先する．従来の命名では主鎖に比べ単純な場合 cycloalkane は cycloalkyl として命名していた．
2. 炭素鎖の長さが不飽和結合に優先する．従来の命名では aldehyde および二重結合を含む炭素鎖を主鎖としていた．

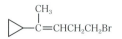

(5-bromopent-2-en-2-yl)cyclopropane　　　　2-methylidenehexanal
5-bromo-2-cyclopropylpent-2-ene　　　　　　(5-butylprop-2-enal　使用不可)

図 3-2　2013 勧告の代表的な相違点

*IUPAC 命名法
・置換命名法：炭化水素や基本複素環の水素を特性基で置き換えて示す命名法で、置換した特性基は接頭語または接尾語で示す．
　例) 1-butanol

・官能種類命名法：基の名称と官能基の名称を組み合わせた命名法．2013 勧告で官能種類命名法と改称．
　例) Ethyl alcohol

・倍数命名法：2 価以上の遊離原子価をもつ置換基に同一の構造単位が結合する場合の命名法．
　例) 1,1'-methylenedibenzene

・接合命名法：2 種類の分子の名称を接合し、それぞれから水素原子 1 個ずつとれて結合していることを示す命名法．
　例) cyclohexanemethanol

・代置命名法：炭化水素を母核として、その中のいくつかの CH_2 基をヘテロ原子で置き換えたものとみなす命名法．
　例) 2,5,8-trioxadecane

・ファン化合物の命名法：複数の環が環状あるいは鎖状に連なった化合物の命名法．
　例) 1,4(1,4)-dibenzenacyclohexaphane

3.1　命名法の基礎　（位置番号）-（置換基）-［基本骨格］

炭化水素を基本骨格として、これに特性基を含む化合物の名称は母体化合物名と特性基を組み合わせてつくるが、このような名称のつくり方として、2013 勧告での IUPAC 命名法* には置換命名法、官能種類命名法、代置命名法を含め 6 種類の命名法がある．IUPAC では置換命名法を基本的な命名法として推奨しているので本書では置換命名法に基づいた命名法を学ぶ．有機化合物の置換命名法の基本は基本骨格（母核）となるアルカンにどのような種類の化合物（主官能基）が存在するかを接尾語として表し、また基本骨格にどのような置換基がどの位置にどれだけ結合しているかを表したもので IUPAC 名がわかれば対応する構造式が書けることになる．医薬品においても日本薬局方では一般名とともに化学名として IUPAC の命名法に準拠した名称が併記されている．

- 接　頭　語：基本骨格に存在する置換基の種類、数および位置を（位置番号）-（置換基名）の順に［基本骨格］の前に示す
- 基本骨格：優先する官能基（化合物種類）を含む最長炭素鎖に基づく炭素数を示す
- 接　尾　語：存在する優先する官能基の種類を示す

　　　　　接頭語 - 基本骨格 - 接尾語

3.2　アルカンの命名

アルカン alkane の命名法は有機化合物命名法の基本となる．アルカンは C_nH_{2n+2} の一般式で表されるが、枝分かれのない直鎖状のアルカンと、置換基としてのアルキル基が結合した枝分かれアルカンの 2 つのタイプに分けられる．枝分かれがなく、炭素原子が直鎖状に結合したものを**直鎖アルカン**とよぶ．直鎖アルカンは methane, ethane, propane および butane まではいわゆる慣用名として固有の名称をもつが、炭素数 5 の pentane 以降は数を示す接頭語（pent-, hex-, hept-, oct-, …）に語尾「-ane」をつけて命名する．

直鎖アルカンの名称は IUPAC 命名法の基本骨格となるのでしっかりと学ぶことが必要である．表 3-1 に直鎖アルカンの名称を示す．

表 3-1　直鎖アルカン

化合物名	炭素数	分子式	化合物名	炭素数	分子式
methane	1	CH_4	undecane	11	$C_{11}H_{24}$
ethane	2	C_2H_6	dodecane	12	$C_{12}H_{26}$
propane	3	C_3H_8	tridecane	13	$C_{13}H_{28}$
butane	4	C_4H_{10}	tetradecane	14	$C_{14}H_{30}$
pentane	5	C_5H_{12}	pentadecane	15	$C_{15}H_{32}$
hexane	6	C_6H_{14}	hexadecane	16	$C_{16}H_{34}$
heptane	7	C_7H_{16}	icosane	20	$C_{20}H_{42}$
octane	8	C_8H_{18}	henicosane	21	$C_{21}H_{44}$
nonane	9	C_9H_{20}	triacontane	30	$C_{30}H_{62}$
decane	10	$C_{10}H_{22}$	tetracontane	40	$C_{40}H_{82}$

3.3　枝分かれアルカンの命名

アルカンの炭素数が 1 個から 3 個までは直鎖アルカンでそれぞれ 1 種類の構造式が対応するのみであるが，炭素数が 4 個以上では枝分かれしたアルカンが存在するため butane(2 種類)，pentane(3 種類)，hexane(5 種類)，heptane(9 種類)と炭素数の増加とともに構造異性体の数が飛躍的に増加する(図 3-3)．

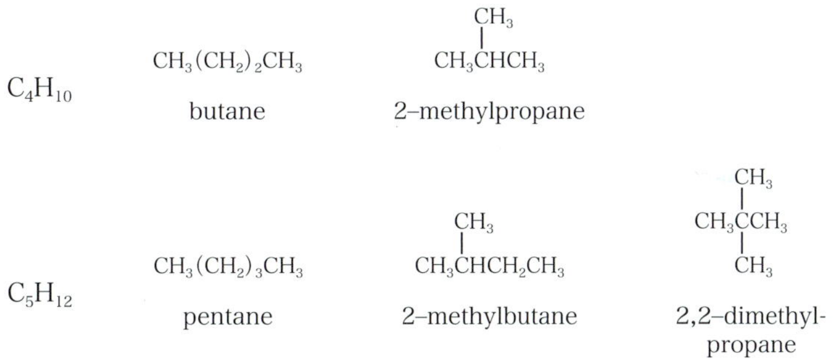

図 3-3

methane および ethane は 1 種類の水素しかもたないので，それらから生じるアルキル基もそれぞれ methyl 基，ethyl 基と 1 種類ずつである．一方で，propane 以降の直鎖アルカンおよび枝分かれアルカンには構造式中に 1 級から 3 級までの種々の水素原子が存在する．したがって，どの水素原子を取り除くかによって，それぞれに対応した異なる枝分かれしたアルキル基が生成することになる．炭素数 3〜5 の代表的なアルカンについて，各水素原子を取り除くことにより生成するそれぞれのアルキル基を表 3-2 に示す．

表 3-2　直鎖および枝分かれアルカンから各アルキル基の生成

構造	アルカン名	⟶	構造	アルキル基名[*]
一級水素　$CH_3CH_2CH_3$　二級水素	propane		$CH_3CH_2CH_2-$	propyl
			$CH_3-\overset{\text{H}}{\underset{\text{CH}_3}{\text{C}}}-$	isopropyl (propan-2-yl)
一級水素　$CH_3CH_2CH_2CH_3$　二級水素	propane		$CH_3CH_2CH_2CH_2-$	butyl または n-butyl
			$CH_3CH_2\underset{\text{CH}_3}{\text{CH}}-$	1-methylpropyl または s-butyl (butan-2-yl)
一級水素　$CH_3\underset{\text{CH}_3}{\text{CH}}CH_3$　三級水素	2-methylpropane		$CH_3\overset{\text{CH}_3}{\text{CH}}CH_2-$	2-methylpropyl または isobutyl
			$CH_3\overset{\text{CH}_3}{\underset{\text{CH}_3}{\text{C}}}-$	$tert$-butyl (1,1-dimethylethyl)
一級水素　$CH_3\overset{\text{CH}_3}{\underset{\text{CH}_3}{\text{C}}}CH_3$	2,2-dimethylpropane	⟶	$CH_3\overset{\text{CH}_3}{\underset{\text{CH}_3}{\text{C}}}CH_2-$	2,2-dimethylpropyl

[*] s-butyl と isobutyl については，2013 勧告で廃止となった（1993 規則までは使用可）

　このような枝分かれアルカンもそのまま置換基としての名称を用いる場合と直鎖アルカンの誘導体として命名する場合があるので，直鎖アルカン名をしっかりと理解しておくことが基本となる．

　アルキル基を置換基として命名に用いる場合，*tert*-についてはこれらを無視して後に続くアルキル基の頭のアルファベットを順位として考える．たとえば *tert*-<u>b</u>utyl では，<u>b</u>utyl 基の b でアルファベット順を考える．

例題 3.1 分子式 C_6H_{14} のアルカンの構造異性体の構造式を書き，水素の級数を示しなさい．

【解答】
全部で 5 種類の構造異性体がある．
H 原子が 3 個ついているものが一級，2 個が二級，1 個が三級水素となる．
同様に，CH_3 基の炭素が一級炭素，CH_2 の炭素が二級炭素，CH の炭素が三級炭素，水素のついていない炭素は四級炭素という．

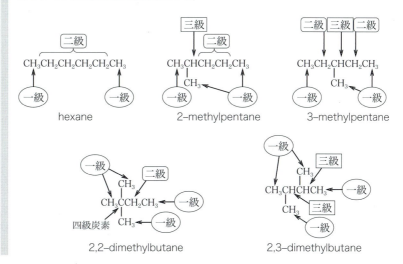

3.3.1 枝分かれアルカンの IUPAC 命名法

枝分かれアルカン branched alkane の命名はいくつかの規則に従って行う．

1. 分子内の最長の炭素鎖を見出し，それを基本骨格（母核）のアルカンとする．分枝した部分は基本骨格に結合した置換基と考える．

   次の化合物は異なる書き方で表しているが，化合物としては同じものである．この場合最長炭素鎖は 8 個の octane（オクタン）となる（図 3-4）．

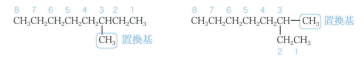

図 3-4

2. 置換基が 1 個の場合には置換基の位置，すなわち基本骨格に結合している位置番号が小さくなるように基本骨格の端から番号をつける．

   図 3-5 のように，CH_3 基が結合している位置が 4 番目のものを 4-methyloctane，3 番目のものを 3-methyloctane と命名する．

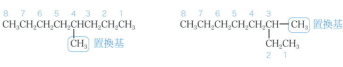

図 3-5

3. 置換基が2個以上ある場合，最初の置換基の位置番号が小さくなるように番号をつける．位置番号は置換基名の前にハイフンを入れて表記し，複数の置換基はそのアルファベット順に位置番号とともに基本骨格の前に表記する．

   2個の置換基の位置番号がどちらから数えても同じ場合は置換基のアルファベットの順に（例：<u>e</u>thyl→<u>m</u>ethyl）小さい位置番号となるように番号をつける（図 3-6）．

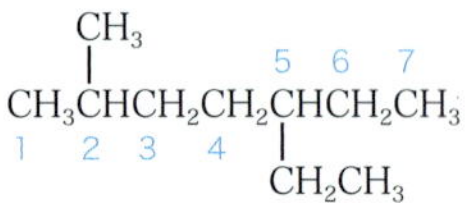

   CH₃
   │ 5 6 7
   CH₃CHCH₂CH₂CHCH₂CH₃
   1 2 3 4 │
            CH₂CH₃

   5-ethyl-2-methylheptane

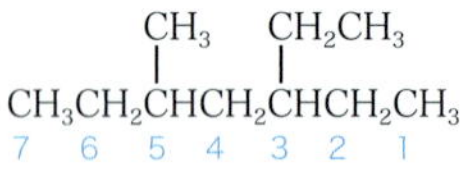

   CH₃ CH₂CH₃
   │   │
   CH₃CH₂CHCH₂CHCH₂CH₃
   7 6 5 4 3 2 1

   3-ethyl-5-methylheptane

   図 3-6

4. 同じ置換基が2個以上ある場合は置換基の数に対応するすべての位置番号をコンマで区切って書くとともに接頭語 di-（2個），tri-（3個），tetra-（4個）を置換基名の前につける．また，複数種類の置換基がある場合の置換基を並べる順番は di-，tri-，tetra- などの数を表す接頭語はアルファベット順には考えず，置換基そのもののアルファベット順に並べる（図 3-7）．

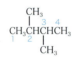
2,3-dimethylbutane

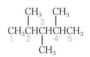
2,3,4-trimethylpentane

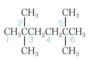
2,2,5,5-tetramethylhexane

   CH₃ CH₃
   │ 3 │
   CH₃CH₂CHCHCHCH₃
   6 5 4 │ 2 1
         CH₂CH₃

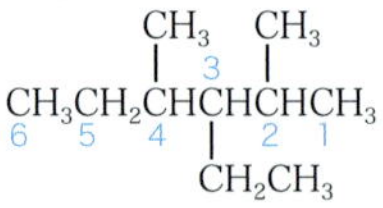

   3-ethyl-2,4-dimethylhexane

   CH₃ CH₂CH₃
   │   │
   CH₃CHCHCHCH₂CH₂CH₃
   1 2 │ 4 5 6 7
       CH₃

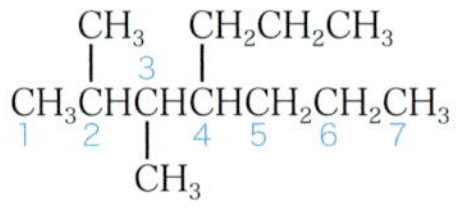

   2,3-dimethy-4-propylheptane

   図 3-7

5. 炭素数の等しい主鎖が2通り考えられるときは置換基の数が多くなる方を主鎖とする（図 3-8）．

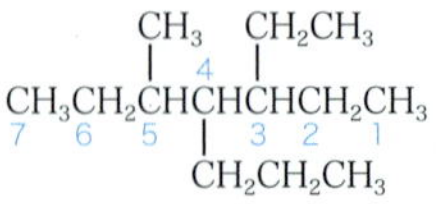

   CH₃ CH₂CH₃
   │ 4 │
   CH₃CH₂CHCHCHCH₂CH₃
   7 6 5 │ 3 2 1
         CH₂CH₂CH₃

   3-ethyl-5-methyl-4-propylheptane

   図 3-8

6. 2個の置換基が主鎖の両末端からそれぞれ等しい位置にあるときは次にくる置換基の位置番号が小さくなるように番号をつける(図3-9).

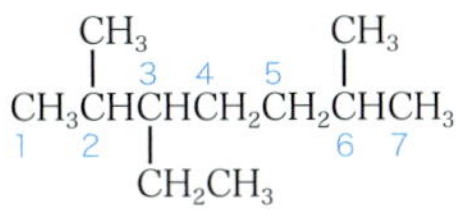

$$CH_3CHCHCH_2CH_2CH_2CHCH_3$$

3–ethyl–2,6–dimethylheptane

図 3-9

節末問題

問題 3.1　分子式 C_7H_{16} のアルカンの構造異性体の構造式をすべて書き，IUPAC 名を示しなさい.

【解答】

$CH_3CH_2CH_2CH_2CH_2CH_2CH_3$

heptane

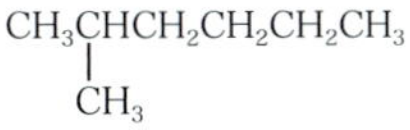

$CH_3CHCH_2CH_2CH_2CH_3$
$\quad\;\; CH_3$

2–methylhexane

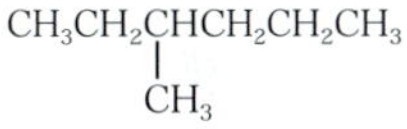

$CH_3CH_2CHCH_2CH_2CH_3$
$\qquad\quad CH_3$

3–methylhexane

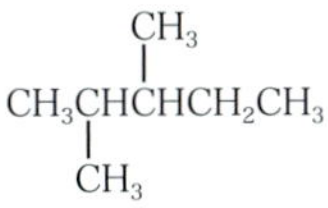

$CH_3CHCHCH_2CH_3$
$\quad\;\; CH_3\;\; CH_3$

2,3–dimethylpentane

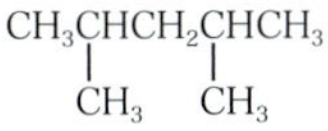

$CH_3CHCH_2CHCH_3$
$\quad\;\; CH_3\quad\;\; CH_3$

2,4–dimethylpentane

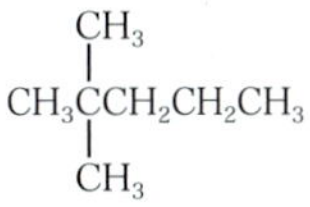

$CH_3CCH_2CH_2CH_3$
$\quad\; CH_3$

2,2–dimethylpentane

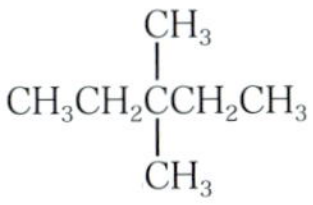

$CH_3CH_2CCH_2CH_3$
$\qquad\quad CH_3$

3,3–dimethylpentane

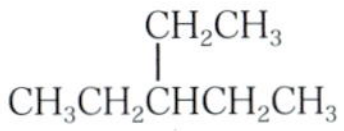

$CH_3CH_2CHCH_2CH_3$
$\qquad\quad CH_2CH_3$

3–ethylpentane

$CH_3C—CHCH_3$
$\quad\; CH_3\; CH_3$

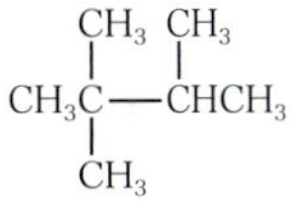

2,2,3–trimethylbutane

3.4　ハロゲン化アルキルの命名

　アルカンの水素原子をハロゲン原子で置換した化合物を，IUPAC 命名法では**ハロアルカン** haloalkane とよぶ．ハロゲン置換基はハロゲン元素名の語尾「-ine」を「-o」に変える.

　例）fluorine→fluoro, chlorine→chloro, bromine→bromo, iodine→iodo

　一方で単純なハロアルカンはアルキル基のついたハロゲン化物(**ハロゲン化アルキル** alkyl halide)としての慣用名での命名もしばしば用いられる．この場合ハロゲンは「-ine」を「-ide」に変え，基本骨格(母核)とする.

　例）fluorine→fluoride, chlorine→chloride, bromine→bromide, iodine→iodide

ハロアルカンの命名ではハロゲンとアルカンとの間にスペースは入れないが，ハロゲン化アルキルとして命名する場合にはアルキル基とハロゲンの間にスペースを入れる（図 3-10）．

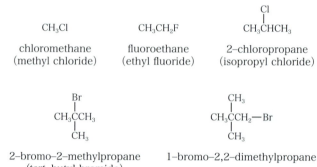

図 3-10

ハロゲンが複数個存在するときはそれぞれが基本骨格のどこに存在するか位置番号を記す必要がある．この場合ハロゲンの種類に関係なく最初のハロゲンの位置番号が小さくなるように位置番号を決め，名称としては位置番号ではなくアルファベット順に基本骨格の接頭語として並べる（図 3-11）．

図 3-11

ハロゲン置換基とアルキル基の両方をもつ化合物の場合は置換基の種類にかかわらず最初に現れる置換基の位置番号が小さくなるように位置番号をつける．両端からの位置番号が等しくなる場合は置換基のアルファベット順に小さくなるよう番号をつける．

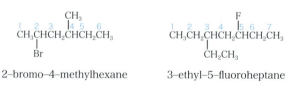

図 3-12

例題 3.2 次の化合物について IUPAC 名とハロゲンの結合する炭素の級数を示しなさい．
(1) $(CH_3)_2CBrCH_2CH_3$　　(2) $CH_3CHClC(CH_3)_2CH_2CH_3$

【解答と解説】

(1) 2–bromo–2–methylbutane

$$CH_3-\underset{Br}{\underset{|}{\overset{CH_3}{\overset{|}{C}}}}-CH_2CH_3$$

Br の結合する炭素：3 級炭素

(2) 2–chloro–3,3–dimethylpentane

$$CH_3\underset{Cl\ CH_3}{\underset{|\ \ |}{CHCCH_2CH_3}}\overset{CH_3}{\overset{|}{}}$$

Cl の結合する炭素：2 級炭素

節末問題

問題 3.2 次の化合物について IUPAC 名とハロゲンの結合する炭素の級数を示しなさい．

(1) 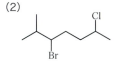　(2) 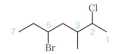　(3) $CH_3\underset{CH_2CH_3}{\underset{|}{CHCHCH_2Cl}}\overset{Cl}{\overset{|}{}}$

【解答】

(1) 5–bromo–2–chloro–3–methylheptane

Cl の番号が右からでは 2 となり，Br は左からでは 3 となるので右から番号をつける（書く順番はアルファベット順）．

(2位のClが結合する炭素：二級)
(5位のBrが結合する炭素：二級)

(2) 3–bromo–6–chloro–2–methylheptane

右から数えても左から数えても Cl と CH_3 はともに 2 で，次の置換基は Br なので左から番号をつける（書く順番はアルファベット順）．

(3位のBrが結合する炭素：二級)
(6位のClが結合する炭素：二級)

(3) 1,2–dichloro–3–methylpentane

$$CH_3\underset{\underset{4\ \ 5}{CH_2CH_3}}{\underset{2}{\underset{|}{CH}}\overset{3}{}}\underset{\ }{CH}\overset{Cl}{\overset{|}{}}\overset{1}{CH_2Cl}$$

Cl から番号をつける．

(1位のClが結合する炭素：一級)
(2位のClが結合する炭素：二級)

3.5 アルコールの命名

アルカンの水素原子を OH 基で置換したものを**アルコール** alcohol とよぶが，IUPAC命名法では alkane の語尾「-e」を「-ol」と置き換えた alkanol を基本とする．

優先順位の高い官能基(-COOH など)がないときは，OH 基を含む最長鎖のアルカンを基本骨格とし，OH 基の位置番号が小さくなるように番号をつける．環状化合物では OH 基を 1 とするが，単環のモノ置換体などの場合，位置番号は省略する．複数の置換基がある場合はアルファベット順に並べる(図 3-13)．

CH₃OH　　　　CH₃CH₂OH　　　　CH₃CH₂CH₂OH　　　　CH₃CH₂CH₂CH₂OH
methanol　　　ethanol　　　　propan–1–ol　　　　butan–1–ol
(methyl alcohol)　(ethyl alcohol)　(propyl alcohol)　(butyl alcohol)

図 3-13

ハロゲン化アルキルと同様に，アルキルアルコール alkyl alcohol としての慣用名もしばしば用いられる(図 3-14)．

(CH₃)₂CH 基はイソプロピル基とよぶが，アルカンとしてのイソプロパンは存在しないので isopropanol とはよべないことに注意しなければならない．

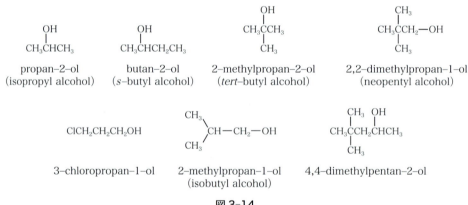

図 3-14

例題 3.3　次の IUPAC 名から構造式を示しなさい．
(1) 3,4-dimethylhexan-2-ol　　(2) 4-ethyl-2-methylheptan-3-ol

【解答】

節末問題

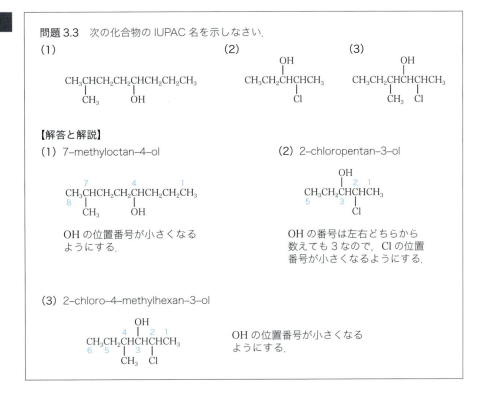

3.6 シクロアルカン，二環式化合物の命名

環状構造のアルカンを**シクロアルカン** cycloalkane とよぶ．シクロアルカンは構成するアルカンの炭素数に基づき，シクロプロパン cyclopropane，シクロブタン cyclobutane, シクロペンタン cyclopentane, シクロヘキサン cyclohexane, シクロヘプタン cycloheptane, …となる（図3-15）．

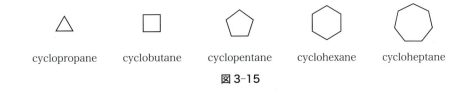

図3-15

シクロアルカンに置換基が1個結合したものは単一の化合物しかないので位置番号を付記する必要はないが，置換基が2個以上になるときは位置番号をつけて置換基の位置を明示する必要がある．

シクロペンタン cyclopentane のメチル置換体を例に，その命名法を示す（図3-16）．ジメチルシクロペンタン dimethylcyclopentane には1,1-と1,2-および1,3-ジメチルシクロペンタンの3種類の位置異性体（構造異性体）が存在する．

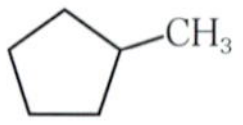

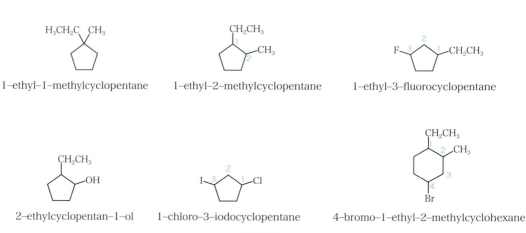

図 3-16

　異なる置換基が2個以上あるときはこれまでのアルカン，ハロアルカン，アルコールの命名法に準じる(図 3-17)．

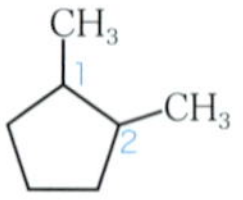

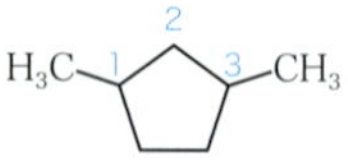

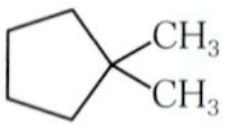

図 3-17

　シクロアルカンには1つの炭素原子を共有して連結したスピロ化合物，共通の炭素–炭素結合を共有した縮合環化合物，さらに隣接していない2つの炭素原子を架橋することで共有する2つの環をもつ化合物がある．これらの**二環式化合物*** bicyclic compound には，特有な命名法が適用される．

*ビシクロアルカン
(bicycloalkane)

　2つのシクロアルカンが1つの炭素–炭素結合を共有して縮合した二環式化合物の例としては，一般名デカリン decalin が知られている．デカリンには *cis* 体と *trans* 体があるが，これらデカリンは総炭素数10個のシクロデカン cyclodecane が1つの炭素–炭素結合を共有し縮合して2つの環を形成しているため，ビシクロデカン bicyclodecane と命名される．

　その IUPAC 名は bicyclo[4.4.0]decane となる．二環式化合物であることを示す bicyclo に加えて，1つの炭素–炭素結合で2つの環が形成されていることから，それぞれの炭素数を[　]内に[4.4.0]として表す．4は構成炭素原子数がそれぞれ4個からなること，0は1つの炭素–炭素結合で環が直接結合していることを表す(図 3-18)．

3.6 シクロアルカン，二環式化合物の命名　81

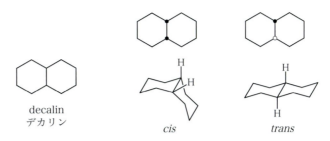

decalin
デカリン

decalin の *cis*–*trans* 異性体[*1]

[*1] シクロアルカンの *cis*-*trans* 異性体☞p.152

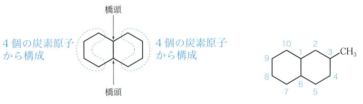

bicyclo[4.4.0]decane
(decalin の IUPAC 名[*2])

3-methylbicyclo[4.4.0]decane

図 3-18

[*2] 2013 勧告では，デカリンは naphthalene の完全飽和化合物として decahydronaphthalene と命名する．

さらに隣接していない2つの炭素原子を架橋し，共有する2つの環をもつ化合物について，bicycloheptane を用いて，その IUPAC 名のつけ方および他の二環式化合物の例をみてみよう．

2つの環に共通の炭素原子を**橋頭** bridgehead とよび，橋頭原子を結ぶ結合あるいは鎖を**橋** bridge とよぶ．

1. 一方の橋頭を1とし，最長の橋を通ってもう一方の橋頭に行く．(炭素数2)
2. 2番目に長い橋を通って最初の橋頭に戻る．(炭素数2)
3. 最短の橋の炭素数を数える．(炭素数1)

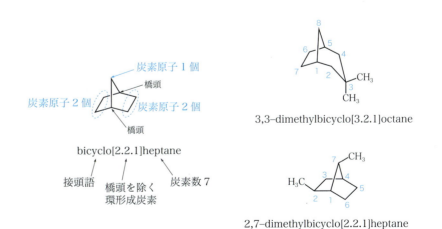

bicyclo[2.2.1]heptane

接頭語　橋頭を除く環形成炭素　炭素数7

3,3-dimethylbicyclo[3.2.1]octane

2,7-dimethylbicyclo[2.2.1]heptane

図 3-19

図 3-19 の例では，環を構成する橋の炭素数を多い方から順に [ ] 内に [2.2.1] と表示し，接頭語の bicyclo および環を構成する全炭素数 7 から heptane を用い，bicyclo[2.2.1]heptane と命名する．

置換基を有するその他の例を示すと，bicyclo[3.2.1]octane および bicyclo[2.2.1]heptane はそれぞれ 1,5 および 1,4 の炭素間を 1 つの炭素原子でつなげていることから [3.2.1] および [2.2.1] と表す．

例題 3.4 次の化合物の IUPAC 名を示しなさい．

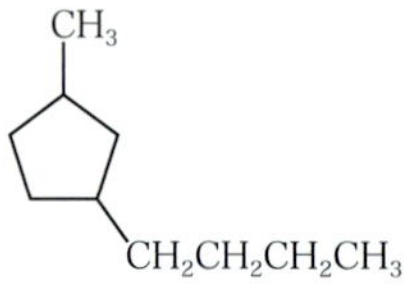

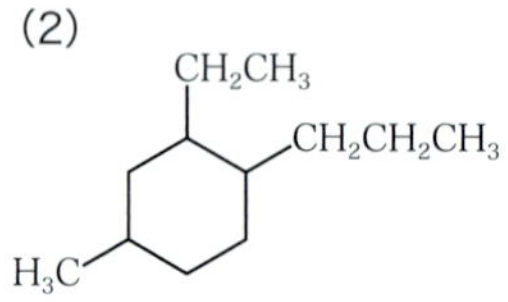

【解答】
(1) 1-butyl-3-methylcyclopentane
(2) 2-ethyl-4-methyl-1-propylcyclohexane

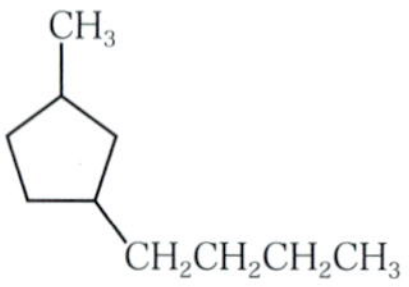

butyl 基が methyl 基に優先する．

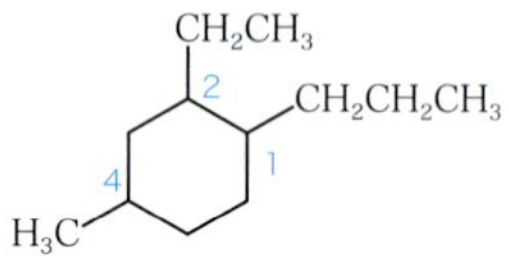

1,2,5- ではなく 1,2,4- とする（4<5 のため）．置換基が 3 個以上ある場合は，位置番号が全体として最小となるようにする

節末問題

問題 3.4 次の化合物の IUPAC 名を示しなさい．

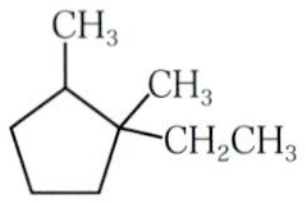

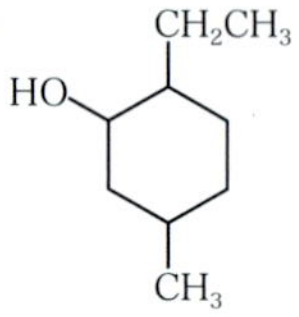

【解答】
(1) 1-ethyl-1,2-dimethylcyclopentane
(2) 1-ethyl-4-methyl-2-(propan-2-yl)cyclohexane

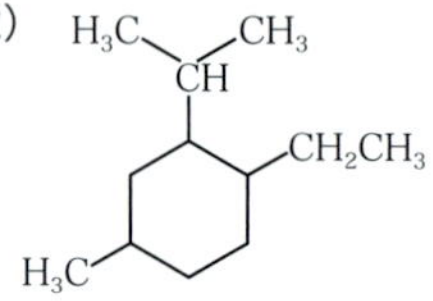

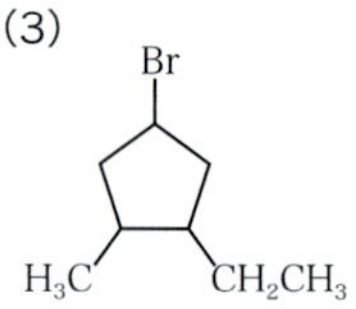

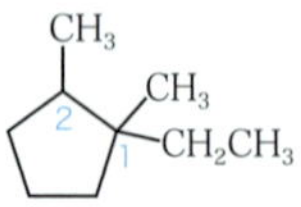

C$_2$H$_5$ と CH$_3$ が結合する炭素を 1 とする

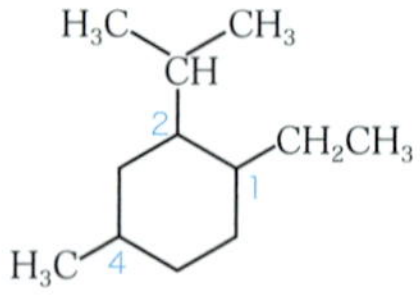

CH$_3$ 基の番号が小さくなるように C$_2$H$_5$ を 1 として CH(CH$_3$)$_2$ を 2 とする

(3) 4-bromo-1-ethyl-2-methylcyclopentane
(4) 2-ethyl-5-methylcyclohexan-1-ol

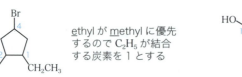

ethyl が methyl に優先するので C$_2$H$_5$ が結合する炭素を 1 とする

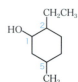

OH 基が優先され 1 となるので ethyl が次に小さい番号となるように 2 とする

3.7 アルケン，シクロアルケンの命名

アルカンから 2 個の水素原子を取り除き，二重結合をもつ化合物を**アルケン** alkene とよぶ．

IUPAC 命名法では，対応する alkane の語尾「-ane」を「-ene」で置き換え，alkene として命名する．二重結合の位置番号は炭素末端から番号が小さくなるようにつける．その際，二重結合の炭素のうち小さい方の番号のみを示す（図 3-20）．

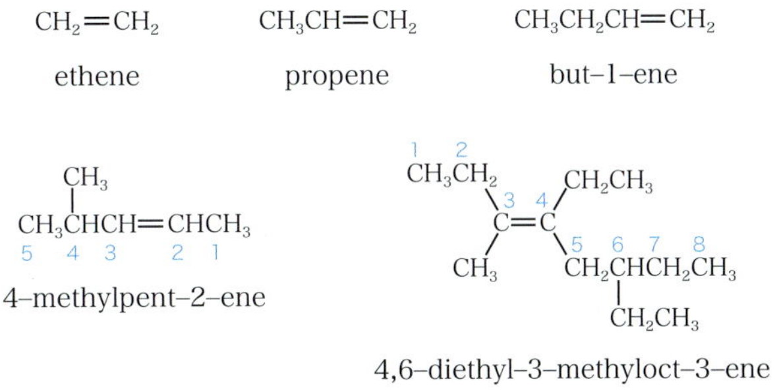

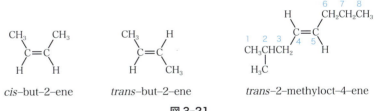

図 3-20

アルケンの二重結合の各炭素原子に 1 つずつ（合わせて 2 つの）水素原子をもつとき，その 2 つの水素原子が二重結合の同じ側に位置するとき *cis* 体，反対側に位置するとき *trans* 体として区別する（図 3-21）．アルケンの立体化学については，今日では *cis/trans* よりも *E/Z* を用いる（☞第 10 章 p. 216）．

図 3-21

また，シクロアルカン内に二重結合をもつものは同様に**シクロアルケン** cycloalkene とよぶ．

二重結合が 1 つのときは二重結合のどちらかの炭素を 1 とし，他方を 2 とする．二重結合が 2 つある場合，cycloalkane の語尾「-ane」を「-ene」としたのに対し，語尾「-ane」を「-adiene」とする（図 3-22・図 3-23）．

cyclopentene 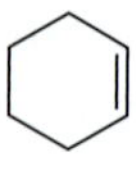　　cyclohexene 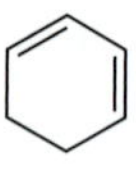　　cyclohexa–1,3–diene 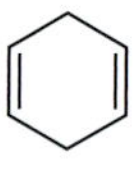　　cyclohexa–1,4–diene

図 3-22

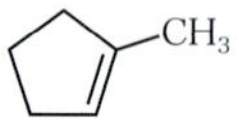

1–methylcyclopent–1–ene 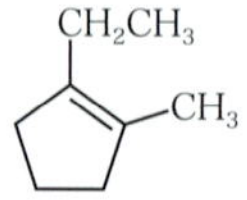　　1–ethyl–2–methylcyclopent–1–ene 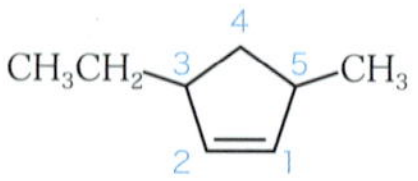　　3–ethyl–5–methylcyclopent–1–ene

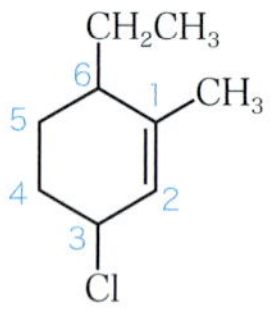

3–chloro–6–ethyl–1–methylcyclohex–1–ene 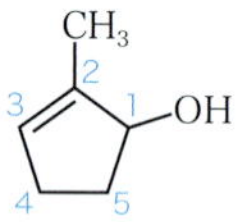　　2–methylcyclopent–2–en–1–ol

図 3-23

3.8　アルキンの命名

　炭素数2個以上のアルカンから4個の水素原子を取り除き，三重結合をもつ化合物を**アルキン** alkyne とよぶ．IUPAC 命名法では，三重結合を含む最長の直鎖を主鎖としたときの元の alkane の語尾「–ane」を「**–yne**」で置き換えて alkyne とする．

　たとえば，最小単位のアルキンは HC≡CH であり一般的にはアセチレン (acetylene) と慣用名でよばれることが多いが，IUPAC 命名法では炭素数2個の ethane から派生したと考えて ethyne とよぶ(図 3-24)．

HC≡CH　　HC≡CCH₃　　HC≡CCH₂CH₃　　CH₃C≡CCH₂CH₃
ethyne　　propyne　　but–1–yne　　pent–2–yne
(acetylene)

図 3-24

　炭素数4以上では三重結合の位置異性体が存在するので，三重結合の位置を示す必要がある．

　二重結合と三重結合の両方が分子内にあるときは多重結合の位置番号が小さくなるようにするが，二重結合と三重結合の位置番号がどちらから数えても同じになるときは二重結合の番号が小さくなるように番号をつける．命名での記述は，en → yne の順番となる(図 3-25)．alkyne を含む炭素鎖を置換基として扱うときは，語尾「–yne」を「–ynyl」に変える．

$$CH_3C{\equiv}CCH_2\overset{\overset{\displaystyle CH_3}{|}}{C}HCH_3$$

5-methylhex-2-yne

$$CH_3CH{=}CH{-}CH_2{-}C{\equiv}CH$$

hex-4-en-1-yne

$$CH_3C{\equiv}C{-}CH_2{-}CH{=}CH_2$$

hex-1-en-4-yne

$$HC{\equiv}C{-}CH_2{-}CH{=}CH_2$$

pent-1-en-4-yne

図 3-25

IUPAC の（置換）命名法における代表的な官能基の優先順位を表 3-3 に示す．複数の官能基がある場合は，表の上位の官能基が主官能基となり，命名のときには接尾語となり，基本骨格（母核）を形成する．一方，表の下位の官能基は置換基として接頭語の形で命名する．

表 3-3　官能基の種類と体系的命名法での接頭語と接尾語

官能基の種類	構造	接頭語	接尾語	優先順位
カルボン酸	$-COOH$	carboxy–	–oic acid –carboxylic acid	1
スルホン酸	$-SO_3H$	sulfo–	–sulfonic acid	2
エステル	$-COOR$	alkyloxycarbonyl–	alkyl –oate	3
アミド	$-CONH_2$	carbamoyl–	–amide	4
ニトリル	$-CN$	cyano–	–nitrile	5
アルデヒド	$-CHO$	formyl–	–al	6
ケトン	$-CO-$	oxo–	–one	7
アルコール フェノール	$-OH$	hydroxy–	–ol	8
チオール	$-SH$	sulfanyl–	–thiol	9
アミン	$-NH_2$	amino–	–amine	10
炭素化合物				11
エーテル	$-OR$	alkyloxy–		12
ハロゲン	$-Cl$	chloro–		13

表の上にあるほど優先する．

86   3 IUPAC 命名法の基礎

【章末問題】

● IUPAC 命名法

問題 3.X1　次のアルカンの IUPAC 名を書きなさい.

(1)

$$CH_3-CH-CHCH_3$$
（上に CH_3）
$$CH_3CH_2-CH-CH_2CHCH_3$$
（下に CH_3）

(2)

$$H_3C$$, CH_3
$$H_3C$$
$$CH_3$$
$$C(CH_3)_3$$

問題 3.X2　次の IUPAC 名から構造式を書きなさい.

(1) 3-ethyl-3-methylhexane

(2) 2,2,3,4-tetramethylhexane

(3) 3-methylpentane

(4) 3,3-dimethylpentane

問題 3.X3　次の化合物の IUPAC 名を書きなさい.

(1)

$$CH_3CHCHCH_2CH_2OH$$
（上に Br，下に Cl）

(2)

OH
CH_3
CH_2CH_3

(3)

CH_3
$$CH_3CCH_2CH_2CH_2CH_2CH_3$$
$$CH$$
$$H_3C \quad CH_3$$

(4)

CH_3 , CH_3
$$CH_3CHCH_2CHCH_2CH_2CHCH_2CH_3$$
$$OH$$

問題 3.X4　次の IUPAC 名から構造式を書きなさい.

(1) *cis*-2,5-dimethyloct-3-ene

(2) 2-methylhex-2-ene

(3) 7-methylnon-5-en-4-ol

(4) cyclohex-3-en-1-ol

問題 3.X5　次の化合物の IUPAC 名を書きなさい.

(1)
Br
$$H_3C \quad CH_3$$

(2)
CH_3
CH_3

(3)
Br

(4)

$$CH_3CHCH_2CH_2CH=CHCHCH_2CH_3$$
（下に Cl，Cl）

問題 3.X6 次の化合物の IUPAC 名を書きなさい.

(1)
$$CH_3CHCHCH_2C\equiv CCH_2CH_2CH_3$$
with Br on C2 and Cl on C1 (CH₃CH(Cl)CH(Br)CH₂C≡CCH₂CH₂CH₃)

(2)
$$CH_3CHC\equiv CCH_2CH_2Cl$$
with CH₃ substituent

(3)
$$CH_3CH=CHCH_2CH_2C\equiv CH$$

(4)
$$CH_2=CHCH_2C\equiv CCH_3$$

【解答】

問題 3.X1
(1) 4-ethyl-2,3,6-trimethylheptane
(2) 2,2,4,5,6-pentamethyloctane

問題 3.X2
(1)
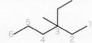

(2)

(3)

(4)

問題 3.X3
(1) 3-bromo-4-chloropentan-1-ol
(2) 2-ethyl-2-methylcyclopentan-1-ol
(3) 2,3,3-trimethyloctane
(4) 2,7-dimethylnonan-4-ol

問題 3.X4
(1)
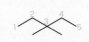

(2)

(3)

(4)

問題 3.X5

(1) 1-bromo-3,4,6-trimethylhept-3-ene

(2) 1,5-dimethylcyclohex-1-ene

(3) *trans*-1-bromo-6-methylnon-4-ene

(4) 3,8-dichloronon-4-ene

問題 3.X6

(1) 7-bromo-8-chloronon-4-yne

(2) 1-chloro-5-methylhex-3-yne

(3) oct-6-en-1-yne

(4) hex-1-en-4-yne

コラム-3

薬の名称

　医薬品を含む有機化合物はその構造式をもとに系統的な形でIUPACの規則に従って名称がつけられている．しかし，一般に薬の名称はIUPACの名称が使われているわけではない．そこで薬の名称がどのようにしてつけられるかについてみてみよう．

　医薬品には①一般名，②化学名，③商品名の3通りの名前のつけ方があり，次のような違いがある．

- ①一般名：世界保健機関（WHO）の国際医薬品一般名称委員会（INN）が定めた各国共通の名称で共通の語幹（ステム stem）が用いられ，構造式と薬理作用が類似した化合物群を区別することができるようになっている．
- ②化学名：化学構造式に基づき体系的にIUPACの規則により命名されたもので，製薬会社の添付文書や日本薬局方にも記載されている．
- ③商品名：製薬会社が商標として登録した医薬品の製品名．

　上記のステムとは医薬品名の接頭部分，中間部分あるいは接尾部分に共通して用いられる語幹のことで，それによって医薬品の薬理作用，作用機序，化学構造などを思い描くことができるようになっている．

　第2章の本文中に出てきたカプトプリル（captopril）もその1つである．この場合のステムは「-pril」で，アンギオテンシン変換酵素（ACE）阻害薬であることを示す．エナラプリル（enalapril），シラザプリル（cilazapril），トランドラプリル（trandolapril）なども同じ薬理学的グループに含まれる．

　そのほかのステムの例を以下に挙げる．

- -ac：イブフェナク関連抗炎症薬
- -conazole：ミコナゾール系合成抗真菌薬
- -tidine：シメチジン系のヒスタミンH_2受容体遮断薬

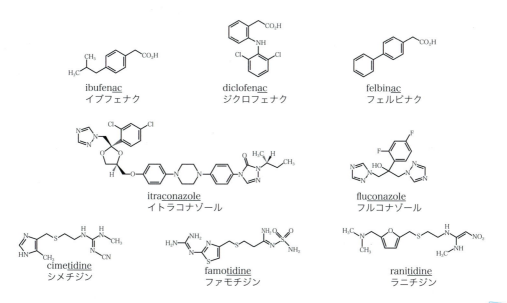

Chapter 4 有機反応の基礎

1. 有機化学における化学反応式の書き表し方

2. 反応の前後での構造変化による有機反応の分類

3. 反応がどのように進行するのか，ポテンシャルエネルギーを指標にした考え方

4. 触媒のはたらき

　有機化学において，化学反応を理解することは最も大切なことである．初学者にとって有機反応は無数にあり，学習することが困難だと感じるかもしれない．有機化合物は無限に存在するのだから，有機反応も同じく無限にある．これらを1つひとつ覚え，理解することは不可能である．

　有機反応は基本的な原理に基づいて進行する．したがって，これらの原理ごとに，有機反応はいくつかに分類できる．無数の反応が存在することは事実だが，分類ごとに有機反応を眺めてみると，無数のパターンがあるわけではないことがわかる．この章で述べるが，反応はそれ自体のパターンにより，置換反応，付加反応，脱離反応，転位反応と分類できる．また，反応以外の視点も分類や反応の理解に役立つ．試薬はその良い例であり，還元剤，酸化剤に加え，有機金属試薬などの試薬をみれば，どんな反応が起こるか理解できる．

　最も重要な視点は，「反応」においてもやはり官能基である．第2章で，官能基が有機化合物の性質を決めることを学んだ．基本原則として覚えておいてほしいのは，**「反応は官能基のところでのみ起こる」**ということである．事実，本書を含め，有機化学の教科書の多くが官能基ごとの章立てになっているのは，主にこのためである．

4.1　反応の書き方

　有機反応にはいくつもの書式があるため，初学者はどれを使ったら良いのかわからなくなるかもしれない．そのため，ここでは代表的な有機反応の書き表し方を説明する．

$$\text{出発物質} \xrightarrow[\text{反応条件}]{\text{試薬}} \text{生成物}$$
$$\text{(反応基質)}$$

図 4-1　反応式の書き方

　図4-1に，反応の基本を示した．出発物質 starting material を左に，中央に矢印，そして右に生成物 product を書く．出発物質は，反応物 reactant，反応基質 reaction substrate または基質 substrate ともよぶ*．そして，中央の矢印の上下に，試薬 reagent や条件(溶媒や温度など)を書き込む．この形式が，有機化

---

* 名称を統一できていないため，多くの書物や論文でさまざまな名称が出てくる．そのため用語すべてを覚えるようにする．

学で最も一般的である.

　図4-2に反応書式の具体例を示した. **具体例1**から順にみていこう. 試薬の部分に1), 2)とあるのは, 1番目の操作と2番目の操作という意味である. このように, 反応後の処理を別々の操作として書き込む場合や複数の反応をまとめて表す場合にこの形式を使用する. 生成物の横に無機化合物〔LiOH と Al(OH)₃〕をかっこ書きで加えているが, 実際にはこれらを示すことはない. 有機化学で重要なものは, 無機化合物ではなく, あくまで生成する有機化合物だからである.

　具体例2では, 試薬を矢印の上に, そして下には反応条件を示している. **具体例3**では, 試薬が出発物質の横に並んでいる. **具体例4**では, 反応に必要な光($h\nu$)や加熱(Δ)の略号を使用している.

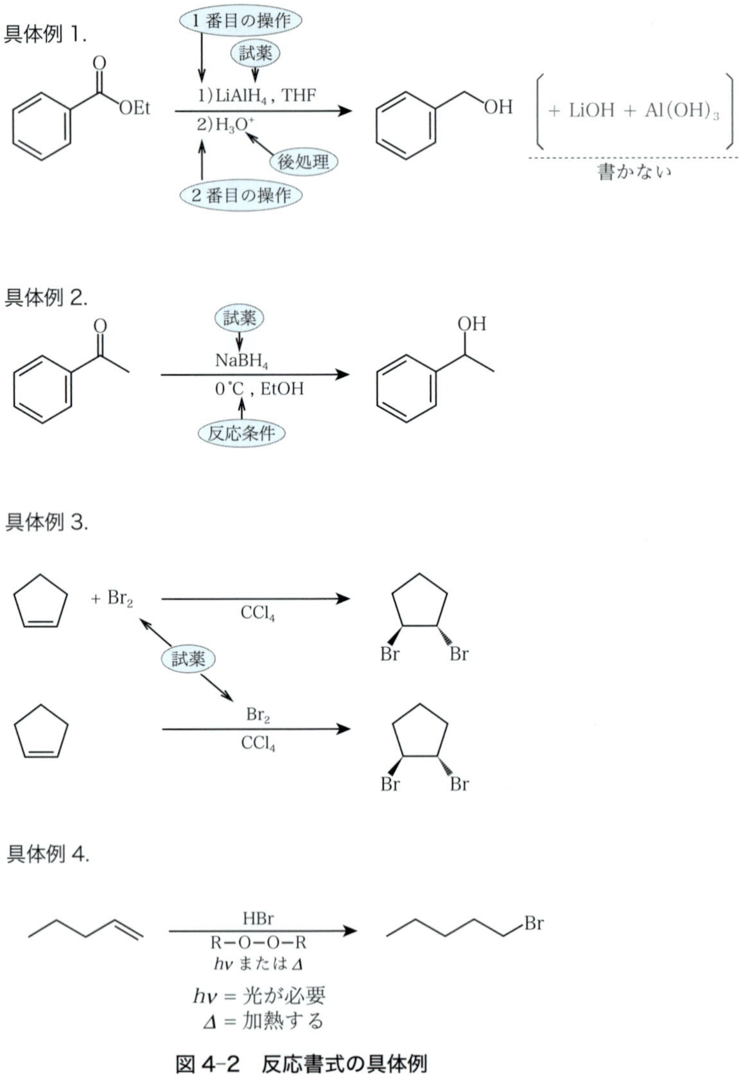

図4-2　反応書式の具体例

4.2 有機反応の種類：置換反応，付加反応，脱離反応，転位反応

有機化合物は，酸塩基反応(中和反応)と酸化還元反応以外に4つの反応，置換反応 substitution，付加反応 addition，脱離反応 elimination，そして転位反応 rearrangement を起こす．有機反応は，反応の前後での構造変化によって，後者4つの反応に分類できる．ここで大切なことは，反応の前後での構造の変化に注目することである．

4.2.1 置換反応(substitution)

置換反応とは，ある原子もしくはある原子団(官能基)が他の原子か原子団に置き換わる反応である．図4-3の一般式で，出発物質のXが，生成物ではYに置き換わっている．具体的な反応例では，臭素原子 Br がシアノ基 CN に置き換わっている．

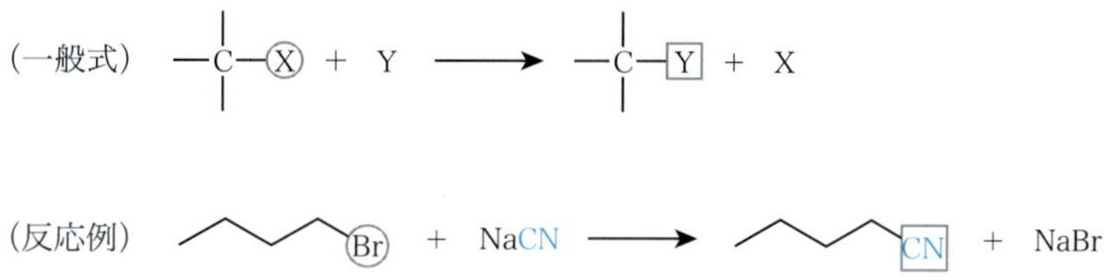

図4-3　置換反応

4.2.2 付加反応(addition)

付加反応とは，出発物質に原子や原子団(官能基)が加わる反応である．一般式にあるように，出発物質の π 結合が切れ，試薬の X-Y 間の σ 結合も切れ，生成物では新たに2つの σ 結合が生成する．反応の前後で，新たにXとYが加わっていることを認識できる(図4-4)．

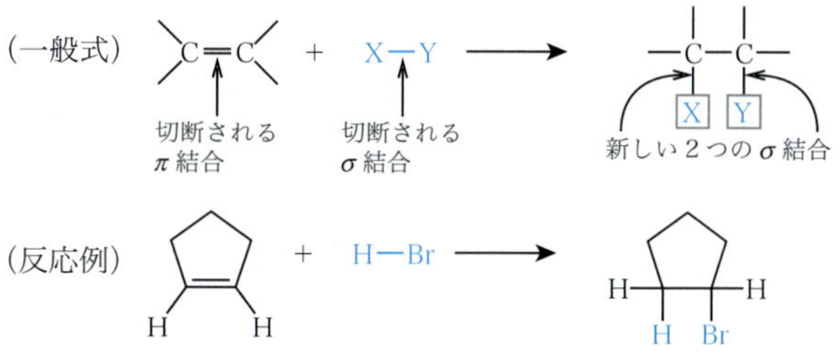

図4-4　付加反応

4.2.3 脱離反応(elimination)

脱離反応とは，出発物質から原子や原子団(官能基)が離れていき，π 結合が生じる反応である．一般式にあるように，出発物質の2つの σ 結合が切れ，XとYが離れる．生成物では π 結合が生じる．図4-5に改めて書いたように，<u>付加反応と脱離反応は逆反応である</u>ことを理解してほしい．第9章(☞p. 195)で詳しく述べる．

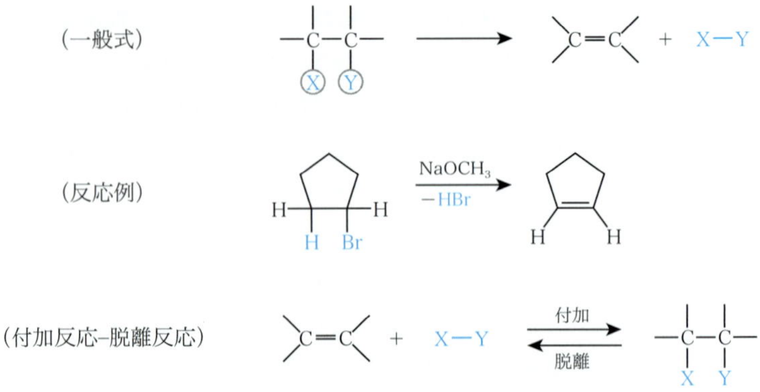

94　4　有機反応の基礎

（一般式）

$$-\overset{|}{\underset{\text{Ⓧ}}{C}}-\overset{|}{\underset{\text{Ⓨ}}{C}}- \longrightarrow \quad \overset{}{C}=\overset{}{C} \quad + \quad X—Y$$

（反応例）

$$\xrightarrow[-HBr]{NaOCH_3}$$

（付加反応–脱離反応）

$$C=C \quad + \quad X—Y \quad \underset{脱離}{\overset{付加}{\rightleftharpoons}} \quad -\overset{|}{\underset{X}{C}}-\overset{|}{\underset{Y}{C}}-$$

図4-5　脱離反応

4.2.4　転位反応（rearrangement）

転位反応とは，炭素骨格の構成部分の再構成をともなう反応である．図4-6にあるように，反応後，出発物質の異性体が生成する．

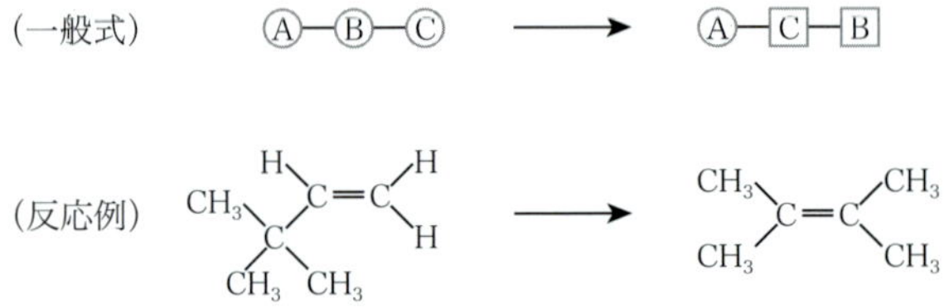

（一般式）　　Ⓐ—Ⓑ—Ⓒ　　⟶　　Ⓐ—Ⓒ—Ⓑ

（反応例）

$$CH_3-\overset{CH_3}{\underset{CH_3}{C}}-\overset{H}{\underset{H}{C}}=\overset{H}{\underset{}{C}} \quad \longrightarrow \quad \overset{CH_3}{\underset{CH_3}{C}}=\overset{CH_3}{\underset{CH_3}{C}}$$

図4-6　転位反応

4.3　エネルギー図：反応の進行

　この節では，エネルギー図の見方を説明する．エネルギー図 energy diagram とは，出発物質が生成物に変わっていく過程でのエネルギー変化を図示したものである．エネルギー図から，反応が容易に進むかどうかなどの重要な情報を得ることができる．ここでは，一般的な協奏反応（図4-7）のみにしぼって説明する．

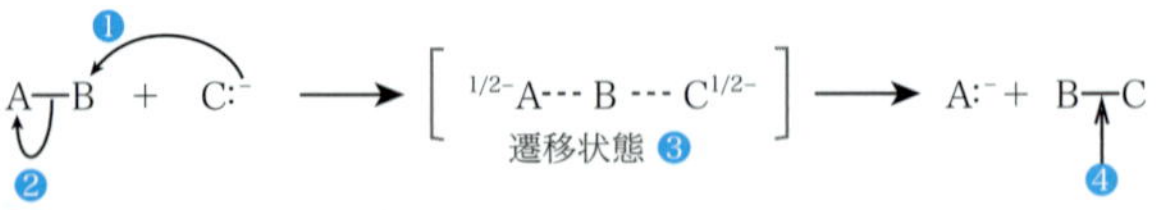

$$A—B \quad + \quad C:^- \quad \longrightarrow \quad \left[^{1/2-}A\cdots B\cdots C^{1/2-} \right] \quad \longrightarrow \quad A:^- + \quad B—C$$
遷移状態 ❸

図4-7　協奏反応

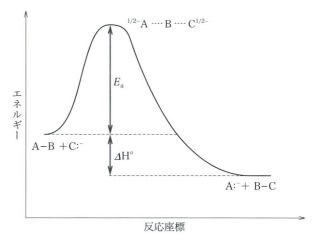

図 4-8　反応エネルギー図

　図 4-7 は，化合物 A−B から化合物 B−C が生成する反応である．❶アニオン C:⁻ の非共有電子対が B を攻撃する（原子間の矢印では，生成物で新しい結合ができる）．❷A−B 間の共有結合が切れ，結合の 2 個の電子は A が受け取る．❸A−B 間と B−C 間の共有結合が不完全で，不安定な遷移状態 transition state を経る．❹B−C 間に新しい共有結合が生成する．

　この反応をエネルギー図でみる（図 4-8）．横軸は反応座標といい，反応の進行具合を表す．縦軸はエネルギーである．1 番左端が反応前の出発物質 A−B とアニオン C:⁻ のエネルギーレベルである．アニオン C:⁻ が出発物質に近づくと反発しエネルギーは上昇する．エネルギーが最も高く不安定な部分が遷移状態である．A−B 間と B−C 間に部分的な結合があるだけで，遷移状態は単離することはできない．ここから，B−C 間に結合が生じるとともに，エネルギーが下がり，右端に生成物ができる．以下，エネルギー図で重要なことをまとめる．

- 出発物質と生成物のエネルギー差は $\Delta H°$ になる．このエネルギー図では，生成物のエネルギーが出発物質のそれより低いので，この反応は発熱反応である（もし逆に生成物のエネルギーの方が高い場合は，吸熱反応となる）．
- 遷移状態と出発物質のエネルギー差は E_a で表し，これを活性化エネルギー energy of activation という．
- 活性化エネルギー E_a とは反応を起こすために必要な最小エネルギーである．
- 活性化エネルギー E_a が大きいほど，反応は遅くなる．

4.4　触媒と酵素

　触媒 catalyst とは反応を加速させる物質である．しかも，加速する役割を担うのみで，自身は反応の前後で変化せず，反応そのものの生成物になるものではない．具体的な触媒反応の例を図 4-9 に示す．Pd は金属触媒で，この反応は金属触媒なしでは進行しない．図 4-10 に示すように，触媒は活性化エネルギーを低

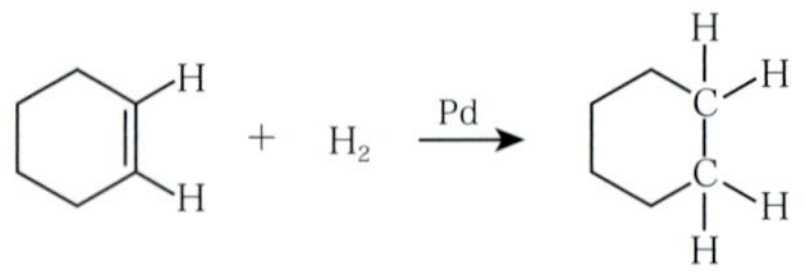

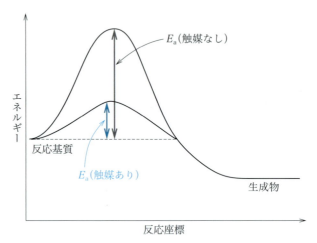

図 4-9 触媒反応の具体例：水素化

図 4-10 触媒反応と無触媒反応のエネルギー図

下させることにより，反応の進行を速める物質といえる．

　生体内でも多くの化学反応が進行している．基本的な原理は，生体内反応であろうと有機反応であろうと同じである．生体内にも，意図する反応を加速する触媒が数多く存在する．生体内の触媒を酵素 enzyme といい，ほとんどの場合タンパク質でできている．図 4-11 にアミド結合の加水分解反応を示した．アミド結合は，生理的条件下(pH 7.4，37℃)できわめて安定である(半分の量が加水分解される時間〔半減期〕がおよそ 350 年であることからもその安定性が理解できる)．具体例は生化学に譲るが，加水分解酵素が存在するとアミド結合を 1 秒間に何万分子も加水分解できるほどであり，酵素の触媒能力は驚くほど高い．

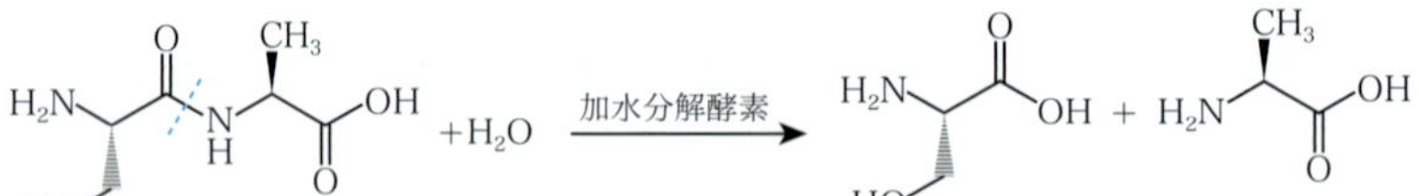

図 4-11 生体内での触媒反応

【章末問題】

●有機反応の分類

問題 4.X1 次の反応を，置換反応，付加反応，脱離反応，および転位反応に分類しなさい．

(1) シクロヘキセン + 1) OsO₄ / 2) NaHSO₃ → シクロヘキサン-1,2-ジオール

(2) シクロヘキシルヨージド + CH₃COONa → シクロヘキシルアセタート

(3) シクロヘキシルクロリド + NaOCH₃ → シクロヘキセン

(4) ベンゼン + HNO₃ / H₂SO₄ → ニトロベンゼン

(5) 2-ブロモ-3-メチルペンタン + NaSH → 3-メチル-2-ペンタンチオール

(6) 2-ブテン + Br₂ / CCl₄ → 2,3-ジブロモブタン

(7) 1,5-ヘキサジエン → 3-メチル-1,3-シクロペンタジエン（Δ）

(8) 2-ブロモペンタン + KO-t-Bu → 1-ペンテン

●反応エネルギー図

問題 4.X2 次に示す図は，反応 A→B および反応 A→C のエネルギー図である．以下の問に答えなさい．

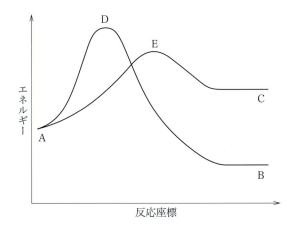

(1) どちらの反応が速いか．また，その理由を答えなさい．
(2) どちらが発熱反応か．
(3) 各反応において，どこが遷移状態か．
(4) 活性化エネルギーを図示しなさい．

● 触媒反応

問題 4.X3 次の反応において，触媒はどれか答えなさい．

(1) エポキシシクロヘキサン + H_2O / H_2SO_4 → シクロヘキサン-1,2-ジオール

(2)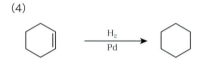

(3) シクロヘキセン + H_2O / H_2SO_4 → シクロヘキサノール

(4) シクロヘキセン + H_2 / Pd → シクロヘキサン

【解答】

問題 4.X1
(1) 付加反応　(2) 置換反応　(3) 脱離反応　(4) 置換反応
(5) 置換反応　(6) 付加反応　(7) 転位反応　(8) 脱離反応

問題 4.X2
(1) 反応 A→C
理由：活性化エネルギーが反応 A→B に比べて小さいため
(2) 反応 A→B
(3) 反応 A→B：D　　反応 A→C：E
(4)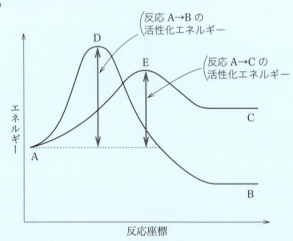

問題 4.X3
(1) H_2SO_4　(2) HCl　(3) H_2SO_4　(4) Pd

コラム-4

Sir Christopher Kelk Ingold

　ノーベル財団は，過去のノーベル賞候補者とその推薦人のデータベースを HP 上に公開している．ただし，現在および近未来の選考に影響がないよう，50 年前までのデータに限ってある．推薦と選考制度が今日のノーベル賞の権威を築き上げた．

　受賞まで毎年のように多くの推薦を受けた科学者がいる．たとえば，故 Woodward 教授は，彼が受賞した 1965 年までに延べ 111 人から推薦を集めていた．一方，多くの推薦者がいたにもかかわらず，受賞に至らなかった科学者もいる．

　1965 年までの間に延べ 68 人から推薦された化学者がいた．Sir Christopher Kelk Ingold である．彼の研究から，多くの反応機構コンセプトが生まれた．第 9 章（☞p. 186）で学ぶ S_N2 反応，S_N1 反応，E2 反応，E1 反応など多くの反応機構とその名称は，Ingold が提唱したものである．彼は化学反応がどのように進行するのかを私たちに明確な形で示した．また，有機化合物の立体化学をあらわす R/S 規則（Cahn–Ingold–Prelog〔CIP〕順位則）の開発にも尽力した（☞第 8 章 p. 165）．現代有機化学の基礎を築いた化学者の 1 人である．

　ロンドンの中心部，大英博物館の北側に University College London（UCL）はあり，Ingold はそこで長年研究を続けた．彼の業績をたたえ，そこには Ingold の名称を冠した建物がある．2008 年に王立化学協会（RSC）は，UCL を National Chemistry Landmark に指定した．

　ノーベル賞受賞者は，例外なく素晴らしい業績をあげた科学者である．しかし，候補に何度も挙がりながら，受賞を逃した偉大な科学者も多数存在する．

Chapter 5 芳香族化合物(性質)

1. ベンゼンの特異的性質
2. ベンゼンの化学的な安定性から発見された芳香族性
3. ベンゼン以外の芳香族性をもつ化合物やイオン

> ベンゼンは芳香族化合物の代表ともいえるが,ベンゼンそのもののにおいは"芳香"とはいいがたい.しかし,その誘導体には芳香をもつものが多い.また,医薬品にはベンゼン環を含むものが多く存在する.今日では,ベンゼンを含む,特異な性質を有する化合物群を芳香族化合物とよぶ.

5.1 ベンゼン誘導体の命名法と代表的な化合物

多くのベンゼン誘導体は,芳香をもつので芳香族化合物 aromatic compound とよばれ,ベンゼン benzene は芳香族分子の母核とみなされるようになった.ベンゼンの構造は3つの二重結合を含む Kekulé 構造か,あるいは3つの二重結合が共役して環状 6π 電子を表す六角形に円を書いて示す(図 5-1).

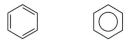

図 5-1 ベンゼン

5.1.1 ベンゼンの命名法

多くの一置換ベンゼンは,ベンゼンという基本名の前に置換基を示す接頭語をつける方法で命名する(図 5-2).

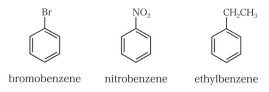

図 5-2 一置換ベンゼン

一置換ベンゼンには慣用名でよばれるものがあり,代表的なものを図 5-3 に示す.

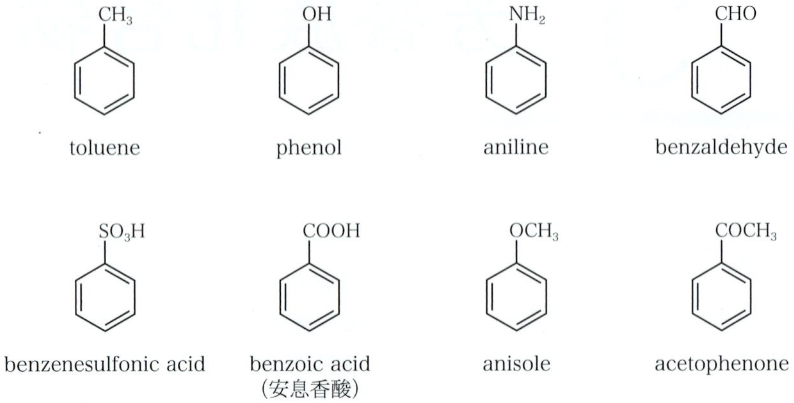

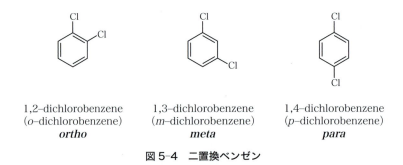

図 5-3 慣用名で命名されるベンゼン誘導体

二置換ベンゼンは，置換基の相対位置を接頭語または数字を用いて表す．

隣り合った置換基は 1,2- または *ortho*（オルト），1,3- または *meta*（メタ），そして 1,4- または *para*（パラ）で表す．*ortho*, *meta*, *para* はそれぞれ略して，*o*-, *m*-, *p*- の記号を用いて示す（図 5-4）．

1,2–dichlorobenzene (*o*–dichlorobenzene) **ortho**

1,3–dichlorobenzene (*m*–dichlorobenzene) **meta**

1,4–dichlorobenzene (*p*–dichlorobenzene) **para**

図 5-4 二置換ベンゼン

3つ以上の異なる置換基がある場合は，置換基の位置番号ができるだけ小さくなるように番号をつけ，アルファベット順に並べる．ベンゼンではなくトルエンのように慣用名が母体になる場合は，メチル基の位置を 1 としてトルエンの誘導体（-toluene）で命名する（図 5-5）．

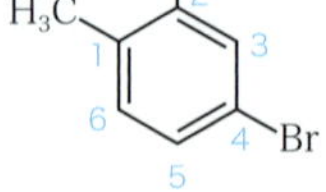

4–bromo–2–chloro–1–methylbenzene
(4–bromo–2–chlorotoluene)

図 5-5 三置換ベンゼン

例題 5.1 次の化合物の IUPAC 名を書きなさい.

(1)　　　　　　　　　　　　(2)　　　　　　　　　　(3)

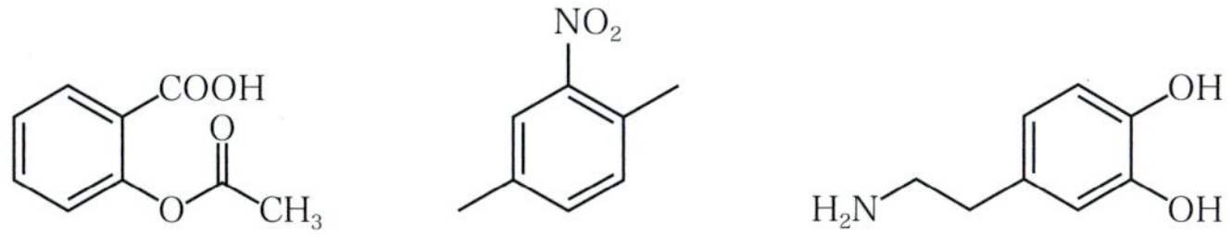

【解答】

(1) 2–acetoxybenzoic acid または o–acetylsalicylic acid (aspirin)

(2) 1,4–dimethyl–2–nitrobenzene

(3) 4–(2–aminoethyl) benzene–1,2–diol (dopamine)

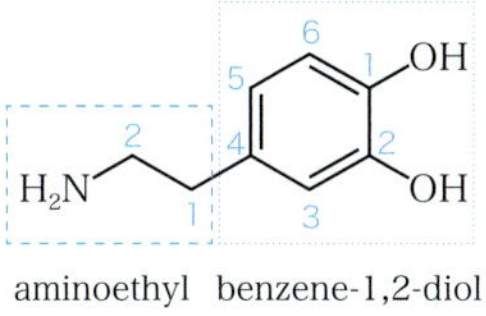

aminoethyl benzene-1,2-diol

官能基の優先順位：アルコール＞アミン

*命名法は，代表的な医薬品の一般名と IUPAC 名に慣れるのがよい.

5.2　ベンゼンの性質と Kekulé 構造

　19 世紀，ベンゼンの著しく乏しい反応性は当時の化学者にとって大きな謎であった．なぜなら，ベンゼンの高い不飽和度から，アルケンと同じように①金属触媒下での水素付加，②過マンガン酸カリウムによる酸化，③暗所での臭素の付加，④酸性条件下での水の付加反応が容易に進行するであろうと予測されたが，それらの反応は確認されなかったからである．

　当時，ベンゼンは，ニッケル触媒存在下，高温・高圧で徐々に還元されてシクロヘキサンが生成されることと，臭化第二鉄 (FeBr₃) 触媒存在下で臭素と反応し，しかも置換反応が進行し，1 種類のブロモベンゼンが生成することがわかっていた (図 5-6).

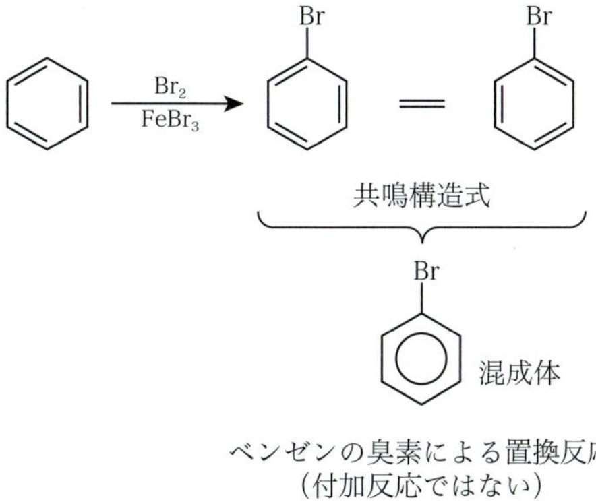

共鳴構造式

混成体

ベンゼンの臭素による置換反応
（付加反応ではない）

図 5-6　ベンゼンの臭素による置換反応

これらのことから多くのベンゼンの構造式が提唱されたが，最終的には単結合と二重結合が交互に並んだ2種類の構造が平衡状態にあるとするKekulé構造（ケクレ）が用いられるようになった．二重結合の位置を変えた2つを共鳴構造式，2つの共鳴構造式を合わせて表したものを混成体という．実際のベンゼンは平面正六角形で，すべてのC-C結合の長さはC-C単結合とC=C二重結合の中間の長さであることがわかっている．これらの事実からも，ベンゼンの3つの二重結合は区別できないといえる（図5-7）．

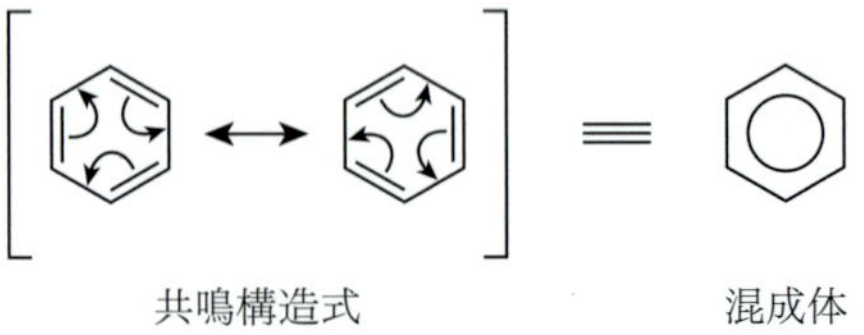

図5-7　ベンゼンの共鳴構造式(Kekulé構造)と混成体

5.3　ベンゼンの安定性

ベンゼンの異常な安定性は水素化熱を比較することにより理解できる．六角形の構造において，共鳴構造を考慮した場合と，考慮しない場合(1,3,5-シクロヘキサトリエン)とで大きなエネルギー差が生じる．このエネルギー差は実際のベンゼンの水素化熱と仮想のシクロヘキサトリエンのそれを比較することにより説明できる（図5-8）．

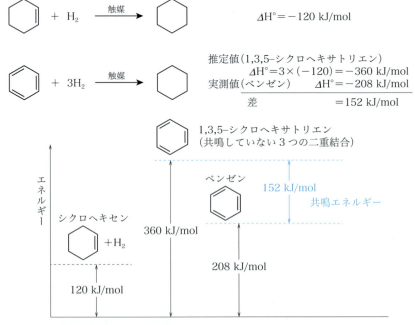

図5-8　ベンゼンの共鳴エネルギーの相対的安定性

シクロヘキセンを水素化すると，シクロヘキサンになる．この反応の水素化熱 $\Delta H°$ が -120 kJ/mol であれば，共鳴構造を考慮しない 1,3,5-シクロヘキサトリエンの水素化熱は -360 kJ/mol でなければならない．しかし，実際は共鳴構造をしたベンゼンの水素化熱は -208 kJ/mol である．すなわち，この熱量の差 152 kJ/mol が<u>共鳴エネルギー</u> resonance energy である．

5.4 ベンゼンの構造と安定性

ベンゼンを 1,3,5-シクロヘキサトリエンとするならば，図のように結合距離が異なる 3 つの二重結合と 3 つの単結合で構成されることになる．しかし，ベンゼンには臭素を付加しないなどの異常な性質があり，また環内の C–C 結合はすべて同じ長さで，通常の単結合と二重結合の中間の長さである．C–C 単結合は約 154 pm で，C–C 二重結合の長さは約 133 pm であるが，ベンゼンの C–C 結合は 139 pm である．

したがって，ベンゼンは平面構造をした 6 個の sp^2 混成の p 軌道をもつ環状の共役不飽和系であり，共役不飽和系の π 電子は非局在化している．この<u>π 電子の非局在化</u>により，ベンゼンの異常ともいえる安定性と，求電子付加反応を起こさない性質が説明できる (図 5-9)．

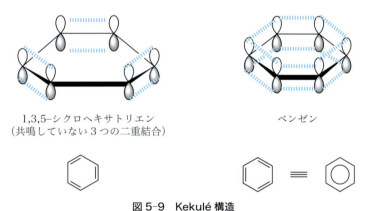

1,3,5-シクロヘキサトリエン　　　　　　　ベンゼン
（共鳴していない 3 つの二重結合）

図 5-9　Kekulé 構造
共鳴していなければ臭素を付加するが，実際は付加しない．

5.5 Hückel 則：芳香族性を予想する

<u>Hückel 則</u>(ヒュッケル)は芳香族性を推測するための規則であり，環状化合物は以下の 3 つの要素を満たすとき，芳香族性をもつ．

1. ベンゼンのように，平面構造で環を構成している．
2. 環を構成するすべての原子が p 軌道 (混成軌道は sp^2 または sp) をもつ．
3. <u>4n+2 則</u>：芳香環状の π 電子を構成する <u>p 軌道に (4n+2) 個の電子をもつ</u>．

ベンゼンの場合は $n=1$ で，p 軌道に 6 個の電子が存在し，6π 系を形成する．

5.6 アヌレン

アヌレン annulene は一般式が $[-CH=CH-]_n$ の単環性の化合物である．つまり，単結合と二重結合を交互にもつ環状化合物である．この条件を満たす化合物の例を図 5-10 に示した．アヌレンの環の大きさはかっこ内の数字で表される．

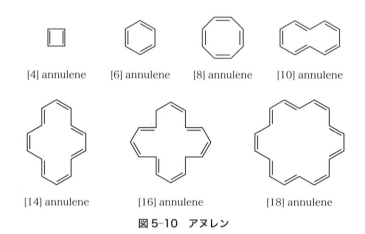

図 5-10 アヌレン

アヌレンには，芳香族性を示すものと示さないものがある．

$(4n+2)\pi$ 系ではあるが，平面構造をとれない化合物を非芳香族 nonaromatic とよぶ．たとえば [10] アヌレン ($n=2$) は平面構造をとれないが，環構造に歪みはなく，同数のアルケンを含む直鎖状アルケンと同程度の安定性をもつ．

また，平面構造をとるが，$4n\pi$ 系の化合物を反芳香族 antiaromatic とよぶ．たとえば [4] アヌレンは環構造をとるが，そのことによりきわめて歪みが増大しており，安定性が失われている．

これらの化合物で Hückel の $4n+2$ 則を満たすものは [6]，[10]，[14]，[18] アヌレンである．ただし，このうち [10] アヌレンは $(4n+2)$ に相当するが，平面構造がとれないため芳香族性を示さない非芳香族である＊．$4n+2$ 則にはこのように例外があることにも注意しなければならない．

＊[10] アヌレンは，水素原子どうしが反発するので平面構造はとれない（模型を組むと理解しやすい）．

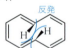

5.7 芳香族イオン

シクロペンタジエニルアニオンやシクロヘプタトリエニルカチオンのように，イオンであっても Hückel 則を満たしていれば芳香族性がある（図 5-11）．

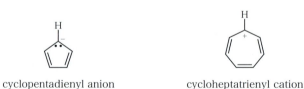

図 5-11 芳香族イオン

シクロペンタジエンは芳香族化合物ではないが、炭化水素としては酸性度が大きい。したがって、シクロペンタジエンは強塩基でH⁺が引き抜かれるとアニオンに変わる(図5-12)。

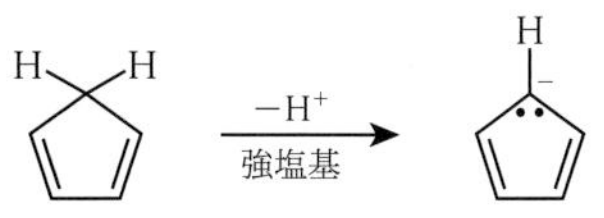

図5-12 強塩基によりプロトンが引き抜かれて芳香族イオンになる

p軌道をもたないsp³混成(非平面)の−CH₂−は、カルボアニオンとなってsp²混成に変わり、p軌道をもつ平面構造を形成する。炭素はすべてsp²混成軌道で、非局在化したπ電子を構成するp軌道には6個の電子が存在する。すなわち、シクロペンタジエンはアニオンになることでHückel則の3つの要素を満たし、芳香族性を示す(図5-13)。

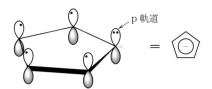

図5-13 シクロペンタジエニルアニオン

シクロヘプタトリエンは3つの二重結合をもち、すでに6個のπ電子が存在する。しかし、sp³炭素(−CH₂−)が環を形成する原子として1つ含まれているため芳香族化合物ではない。シクロヘプタトリエンがカチオンになると、p軌道をもたないsp³混成(非平面)の−CH₂−は、カルボカチオンとなってsp²混成に変わり、空のp軌道をもつ平面構造を形成する(図5-14)。

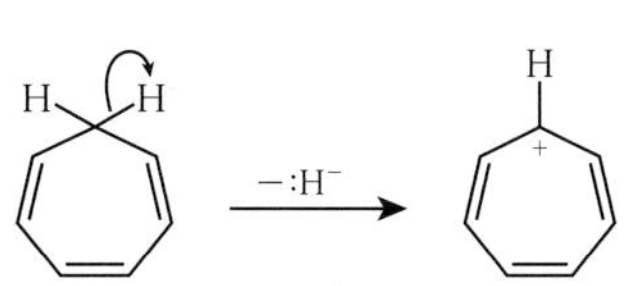

図5-14 ヒドリドを放出して芳香族イオンになる

炭素はすべてsp²混成軌道で、非局在化したπ電子を構成するp軌道には6個の電子が存在する。すなわち、シクロヘプタトリエンはカチオンになることでHückel則の3つの要素を満たし、芳香族性を示す(図5-15)。

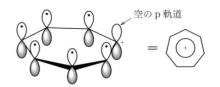

図 5-15 シクロヘプタトリエニルカチオン

> **節末問題**
>
> **問題 5.1** 芳香族性に関する次の記述で，正しいものをすべて選びなさい．
> a. ベンゼンの炭素原子間の距離は，シクロヘキセンの二重結合の炭素原子間の距離より長い．
> b. 芳香族化合物は$(4n+2)$個のπ電子をもち，平面で共役不飽和環状構造である．
> c. シクロオクタテトラエンは芳香族化合物である．
> d. シクロペンタジエニルアニオンは芳香族イオンである．
> e. シクロヘプタトリエニルアニオンは芳香族イオンである．
>
> 【解答】
> a, b, d

5.8 芳香族複素環化合物

環状化合物の中には炭素以外の元素を環の中にもっているものもある．炭素以外の元素を含む環状化合物をヘテロ環化合物 heterocyclic compound という．そして，芳香族性を示すものをヘテロ環芳香族化合物 heterocyclic aromatic compound または芳香族複素環化合物（複素環式芳香族化合物）という．その代表的な化合物を図 5-16 に示す．

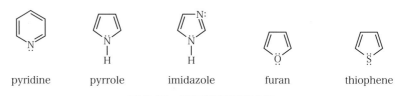

図 5-16 芳香族複素環化合物

ピリジン pyridine が六員環で 6π 系であるのと同様に，他の五員環も非共有電子対を芳香族系の一部にして 6π 系を構成している．

ピリジンとピロール pyrrole は同じ窒素原子を含む複素環であるが，ピリジンは弱い塩基性であり，ピロールは塩基性ではない．これは，非共有電子対がピリジンでは sp^2 軌道に収容され窒素原子上にとどまっているが，ピロールでは p 軌道に含まれ，6π 系の一員として環状をぐるぐる回っているためである（図 5-17）．

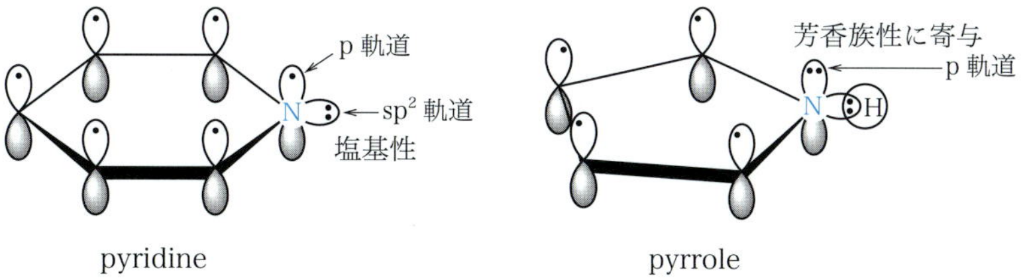

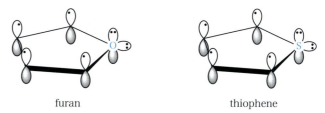

図 5-17 窒素原子の非共有電子対が占める軌道
ピリジンは sp² 混成軌道，ピロールは p 軌道である．

フラン，チオフェンも 6π 系を形成し，芳香族性を示す(図 5-18)．

図 5-18 それぞれ非共有電子対が芳香族性に寄与

5.9 生化学や薬学領域における芳香族化合物

生化学や薬学領域における単環性の芳香族化合物の代表的なものを，一部であるが図 5-19 に示す．

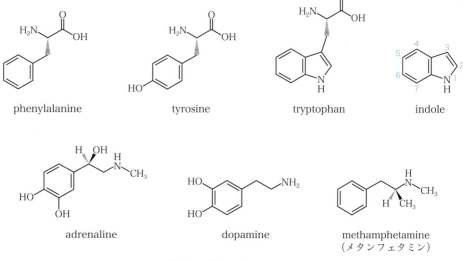

図 5-19 生化学や薬学領域における芳香族化合物

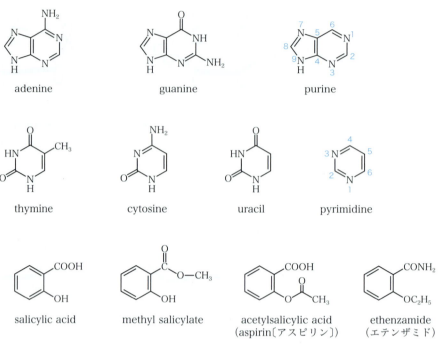

図 5-19 つづき

【章末問題】

●ベンゼン誘導体
問題 5.X1 次のベンゼン誘導体の IUPAC 名を答えなさい．

(1)  (2)  (3)  (4)

問題 5.X2 次のベンゼン誘導体の IUPAC 名を答えなさい．

(1) (2) (3) (4)

●ベンゼンの性質
問題 5.X3 Kekulé 構造においてベンゼンの炭素-炭素結合の単結合と二重結合の長さが同じである理由を答えなさい．

●芳香族性
問題 5.X4 次の化合物で芳香族性を示すものをすべて選びなさい．

a.   b.  c.  d.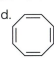

e.   f.   g.  h.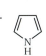

i.  j.  k.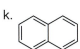

【解答】

問題 5.X1
接頭語はアルファベット順に並べる．
(1) 1,3-dibromobenzene (*m*-dibromobenzene)
(2) 1,4-dibromobenzene (*p*-dibromobenzene)
(3) 2-bromophenol (*o*-bromophenol)
(4) 1-bromo-3-chlorobenzene (*m*-bromochlorobenzene)

112   5 芳香族化合物(性質)

問題 5.X2
位置番号が小さくなるようにする.
(1) 2,4-dinitrotoluene
(2) 2,6-dibromophenol
(3) 1,2,3,5-tetrachlorobenzene
(4) 2,4,6-trinitrophenol（ピクリン酸）

問題 5.X3
共鳴によって結合間の区別がなくなり，いずれも単結合と二重結合の間の長さになるため.

問題 5.X4
a，b，f，h，i，k

a：プロトンを放出することにより，シクロペンタジエンのメチレン(sp^3 混成軌道)が sp^2 混成軌道になり環が平面構造をとって，6π電子系となり Hückel 則を満たしている.
（シクロペンタジエンのメチレンはプロトンを放出しやすい）
b：ヒドリド(H$^-$)を放出することにより，シクロヘプタトリエンのメチレン(sp^3 混成軌道)が空軌道をもつ sp^2 混成軌道になるため環は平面構造をとり，6π電子系となる.
c，d：平面環状共役系とならないため非芳香族化合物である.
e：平面構造であるが，4π電子系で，しかも通常のジエンよりひずみが大きく不安定であるため反芳香族化合物である.
f：ヒドリド(H$^-$)を放出することにより，2π電子系となる. これは Hückel の 4n＋2 則を満たしている($n=0$).
g：4π電子系となる.
h，i：1 対の非共有電子対が 6π電子系に寄与している.
j：[10]annulene で 10π電子系であるが，水素どうしの立体反発のため平面構造をとれず，芳香族性を示さない.
k：平面構造をとって，10π電子系となり，Hückel 則を満たしている.

コラム-5

柳とアスピリン

　アスピリンは柳がルーツであるといえよう．紀元前から，柳に含まれるサリチル酸が解熱鎮痛薬として用いられ，しかも，洋の東西を問わず柳を利用した記録がある．そして，2000年以上の歴史を経て，サリチル酸が改良されアスピリンが誕生したのである．
　最古の記録も洋の東西で時期（紀元前5世紀）はほぼ同じで，西洋では医学の祖といわれる古代ギリシャのヒポクラテスが柳の樹皮を煎じて用いた記録があり，東洋では，お釈迦さまも虫歯で悩んでおられたか否かは不明であるが，経典に歯・口腔内を清潔にするため柳の枝を噛んだとの記録がある．和菓子についている楊枝は柳でできているが，甘味から虫歯を連想するとうなずける．

salicylic acid

　19世紀，サリチル酸が鎮痛作用を示すことがわかり，同世紀半ばにはサリチル酸が合成され（Kolbe-Schmitt反応），鎮痛剤として使用された．またベンゼンのKekulé構造が提唱され，二置換ベンゼンの異性体の数をKekulé構造を使って説明したのもこの時期である．そしてサリチル酸は強い胃痛の副作用があるため改良され，同世紀末，有史以来初の人工合成医薬品アセチルサリチル酸（アスピリン）が開発されて今日に至っている．

acetylsalicylic acid

　簡単な構造，低分子化合物でありながら現在に至るまで研究の対象となり，1982年には鎮痛のメカニズム解明（プロスタグランジンの生合成阻害）がノーベル生理学・医学賞の対象（Sir John Vane）にもなっている．21世紀になっても，アスピリンの適用性は研究され続け，新しい使用法が開拓されている．

Chapter

6 芳香族化合物（反応）

1. 化学的に安定なベンゼンがなぜ置換反応をするのか

2. ベンゼンに置換基が導入されると性質はどうなるか

3. 一置換ベンゼンから二置換ベンゼンを合成する方法

> 第5章で芳香族化合物の代表であるベンゼンが化学的に安定であることと，ベンゼン誘導体の医薬品や生体関連物質があることを学んだ．化学的に安定なベンゼンであるが，芳香族求電子置換反応を用いれば，ベンゼンの水素を他の置換基に変えることができる．この反応は，近年でも多くの医薬品や化成品の合成に利用されている．

6.1 芳香族求電子置換反応：反応機構

　芳香族化合物は，芳香族求電子置換反応と芳香族求核置換反応を起こすが，ここでは芳香族求電子置換反応のみ解説する．すなわち，求電子試薬(E^+)が芳香環の1つの水素と置換する反応である（図6-1）.

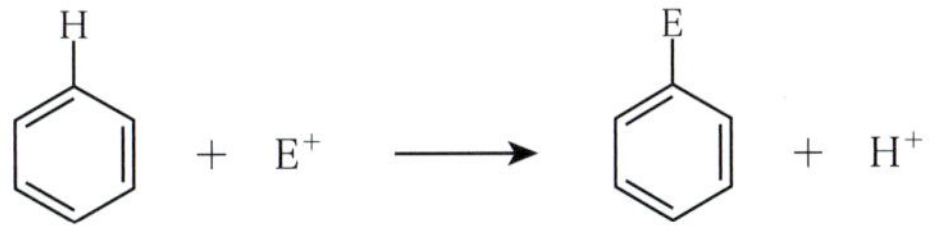

図6-1　ベンゼンの求電子置換反応

　ベンゼンの置換反応として下記がある．これらの反応はすべて後述するアレニウムイオンを経由して進む（図6-2）.

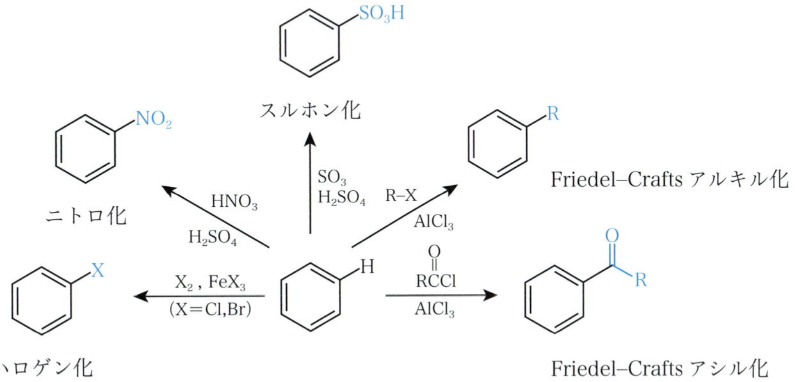

図6-2　種々の芳香族求電子置換反応

6.2 ハロゲン化，ニトロ化，スルホン化

6.2.1 ハロゲン化

ベンゼンは，Lewis 酸(たとえば $FeBr_3$)存在下で臭素と反応し，ブロモベンゼンを与える．この反応機構を詳細にみてみよう．ベンゼンは安定で反応性は低いが，電子が豊富にあるために一般に求電子試薬(E^+)と反応しやすく，この点はアルケンと似ている．しかし，ベンゼンはアルケンとは異なり，四塩化炭素中では臭素を付加せず，$FeBr_3$ のような触媒を加えたときのみ臭素化が進む(図 6-3).

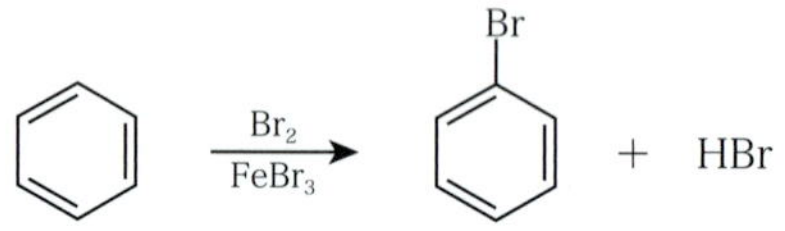

図 6-3　ベンゼンの臭素化

これは，触媒の存在により求電子試薬(E^+)である Br^+ と $[FeBr_4]^-$ を生成するからである．生成した Br^+ は電子が豊富なベンゼン環の π 電子と反応して非芳香族性のアレニウムイオン arenium ion とよばれるカルボカチオン中間体を与える．アレニウムイオンはアリルカチオン[*]であり，3 つの共鳴構造式で表すことができるが，原料のベンゼン環に比べるとはるかに不安定である(図 6-4).

[*] 構 造 式 が $CH_2=CH-CH_2-$ で表される置換基をアリル(-allyl)，アリル基という．そして，$CH_2=CH-CH^+-$ をアリルカチオンといい，安定なカチオンである．

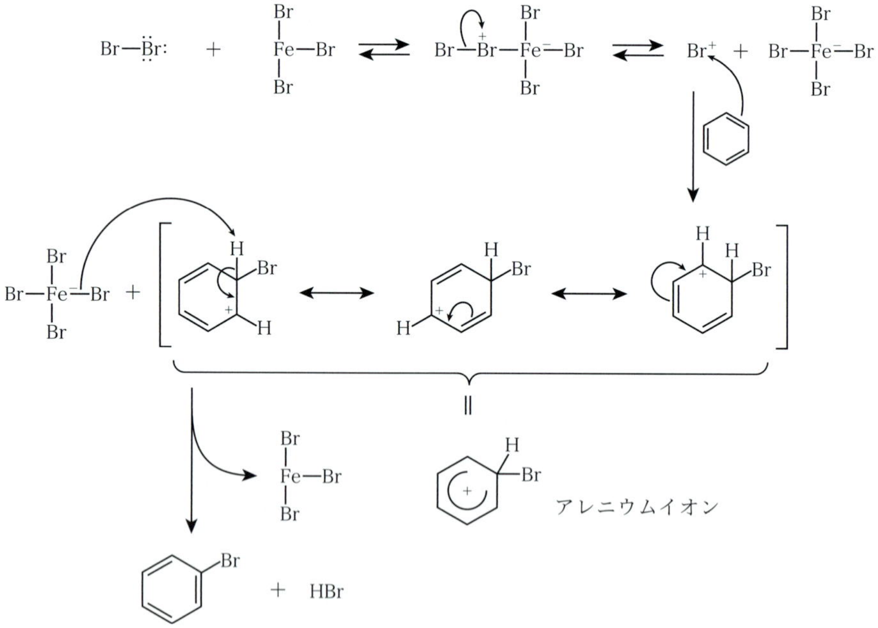

図 6-4　ベンゼンの臭素化の反応機構

アレニウムイオンから最終的に置換体が生成することになるが，なぜ付加体が生成しないのであろうか．これは，求電子置換反応と求電子付加反応のエネルギー関係と反応の進行度を比較するとよくわかる(図 6-5).

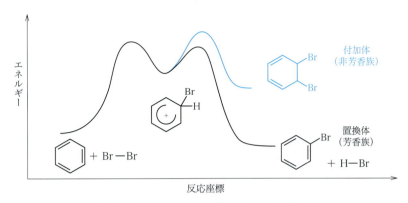

図 6-5　芳香族求電子置換反応のエネルギー図

すなわち，アレニウムイオンから置換体ができる方が，芳香族性を回復して共鳴安定化によってエネルギー的に安定になるからである．

もし付加体ができるならば，sp³ 混成軌道をもつ共役ジエンが生成することになるが，これでは芳香性を失いベンゼン環よりも不安定になってしまうので，実際には付加反応は進まない．

6.2.2　ニトロ化

ベンゼンのニトロ化は，濃硝酸と濃硫酸の混酸によって起こる．硝酸が強酸である硫酸からプロトンを受け取りニトロニウムイオン(NO_2^+)を生成する．NO_2^+ が求電子試薬(E^+)となり置換反応が進む(図 6-6)．

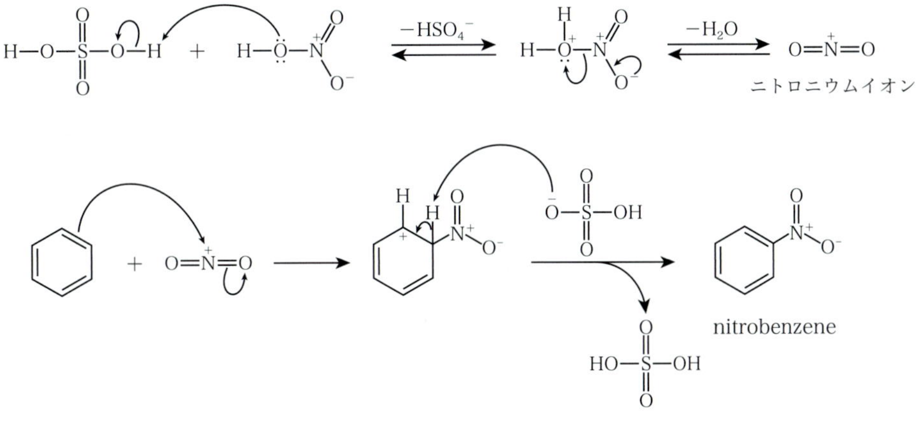

図 6-6　ベンゼンのニトロ化

6.2.3　スルホン化

ベンゼンは三酸化硫黄(SO_3)を溶かした硫酸，発煙硫酸と室温で反応してベンゼンスルホン酸を生成する．濃硫酸でもスルホン化は進むが反応は遅い．

三酸化硫黄がプロトン化されて $^+SO_3H$ を生成する．$^+SO_3H$ が求電子試薬(E^+)として置換反応が進む(図 6-7)．

スルホン化は，ハロゲン化やニトロ化と異なり反応全体が平衡反応である．

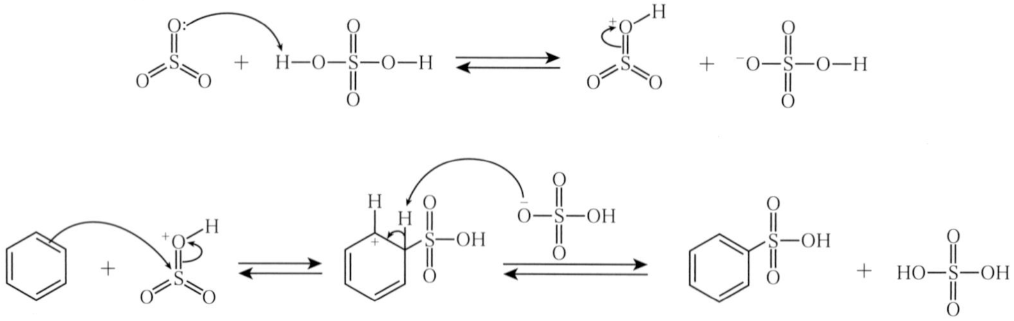

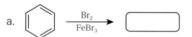

図6-7 ベンゼンのスルホン化

節末問題

問題6.1 次の反応について各問に答えなさい.

a. ベンゼン $\xrightarrow[\text{FeBr}_3]{\text{Br}_2}$ □

b. ベンゼン $\xrightarrow[\text{H}_2\text{SO}_4]{\text{HNO}_3}$ □

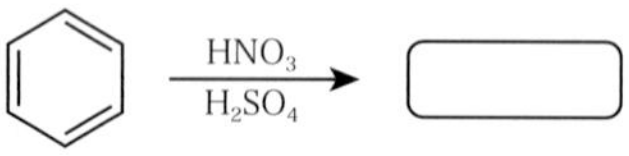

c. ベンゼン $\xrightarrow[\text{SO}_3]{\text{H}_2\text{SO}_4}$ □

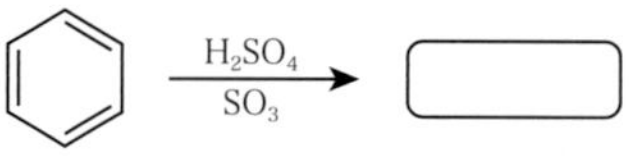

(1) 各反応の生成物の構造式を書きなさい.
(2) 各反応の求電子種を書きなさい.

【解答】

(1)

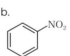

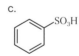

(2)
a. Br^+ b. NO_2^+ c. $^+SO_3H$

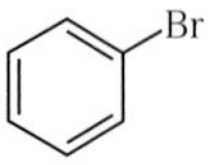

どの反応もカチオンが生成する.
ベンゼン環の豊富な電子が生成したカチオンを求核攻撃する.

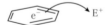

6.3 Friedel-Crafts アルキル化とアシル化

6.3.1 Friedel-Crafts アルキル化

Friedel-Crafts アルキル化の一般式は次のようになる（図6-8）.

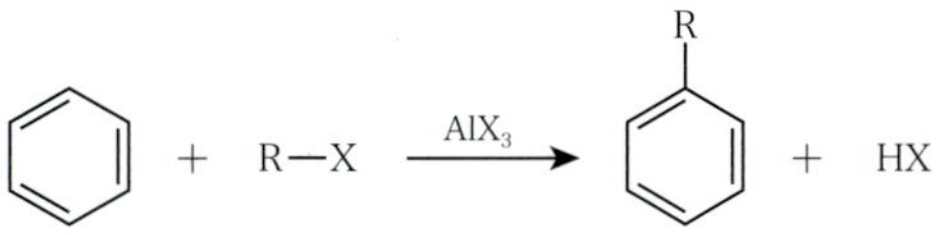

図6-8　Friedel-Crafts アルキル化

ハロゲン化アルキル（R-X）に Lewis 酸（AlX_3）を作用させると求電子試薬カルボカチオン（E^+）が生成し置換反応が進む.

Friedel-Crafts アルキル化には，アルケンと酸の混合物や，アルコールと酸の混合物も用いられるが，本章ではハロゲン化アルキルと塩化アルミニウムの組み合わせで解説する.

2-クロロプロパンとベンゼンの反応の反応機構を示す（図6-9）.

$AlCl_3$ が Lewis 酸としてはたらき，求電子試薬となるカルボカチオンと $AlCl_4^-$ を生成する.カルボカチオンは求電子試薬としてベンゼンと反応する.

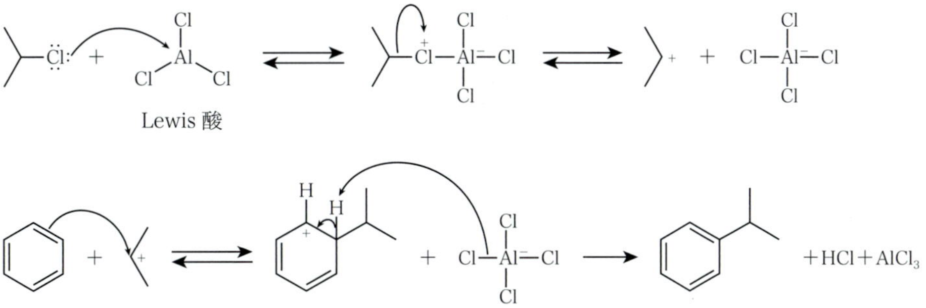

図6-9　Friedel-Crafts アルキル化の反応機構

Friedel-Crafts アルキル化は反応性に関して，カルボカチオンの安定性や，次節の配向性を考慮すると合成に用いるには制約がある.アルキル基は電子供与性なので，アルキル基が1つベンゼン環に導入されると，環が活性化されてさらに置換反応が進む[*]（図6-10）.

[*] アルキル基は電子供与性であるため，ベンゼン環の電子密度が上がる.そのため，モノアルキル化後の反応性も上がり，ジアルキル化，トリアルキル化が起こるので，一般に反応制御が難しい.

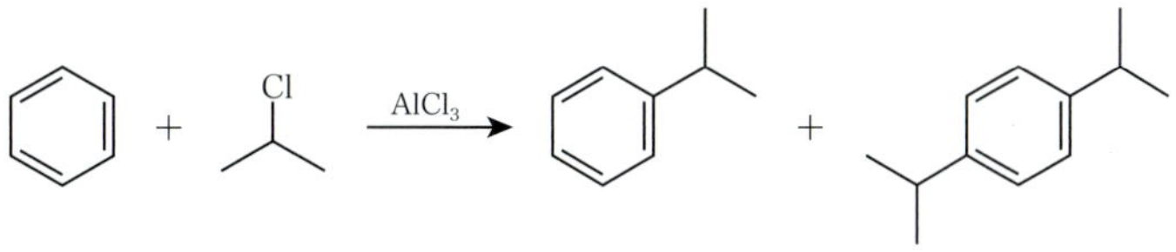

図6-10　Friedel-Crafts アルキル化でのポリアルキル化

120   6　芳香族化合物（反応）

　ハロゲン化アルキルから生成したカルボカチオンは，より安定なカルボカチオンに転位する．たとえば臭化ブチルでベンゼンをアルキル化すると一級のカルボカチオンからより安定な二級のカルボカチオンを生じ，butan-2-ylbenzene が主生成物になる（図 6-11）．

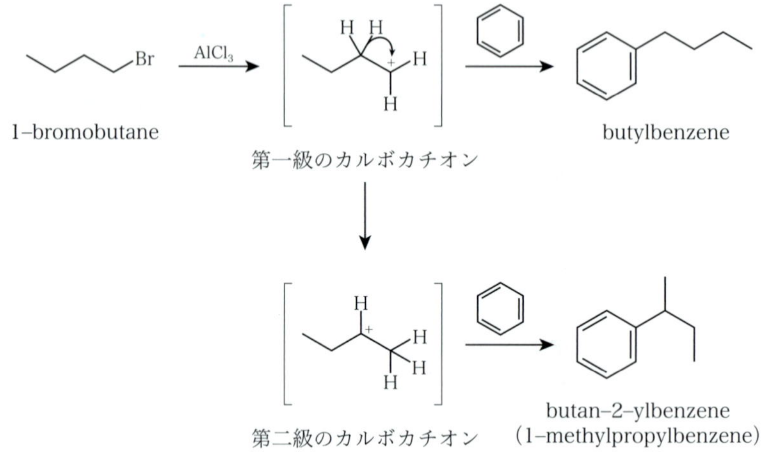

図 6-11　Friedel-Crafts アルキル化での転位反応

6.3.2　Friedel-Crafts アシル化

　（R−CO−）をアシル基 acyl group といい，アシル基を導入する反応をアシル化という．

　酸塩化物と AlCl$_3$ からアシリウムイオン acylium ion が生成する．これがアシル化の求電子試薬（E$^+$）となる．ここではアレニウムイオンからプロトンがとれて，フェニルケトンが生成する（図 6-12）．

　生成したケトンは AlCl$_3$ と錯体をつくるため，AlCl$_3$ は当量以上必要である．AlCl$_3$ 錯体を水で処理するとフェニルケトンが得られる．

　Friedel-Crafts アシル化は，不活性化基（であるアシル基）が導入されるため，置換基は 1 つしか入らない．

　酸無水物も酸塩化物と同様に，Friedel-Crafts アシル化反応に用いることができる．この場合も，Lewis 酸によってアシリウムイオン中間体が生成しベンゼンと反応する．無水コハク酸 saccinic anhydride のように，同一分子内の 2 つのカルボン酸無水物の場合，生成物はアシル基の末端にカルボン酸をもつ．

(酸塩化物の反応)

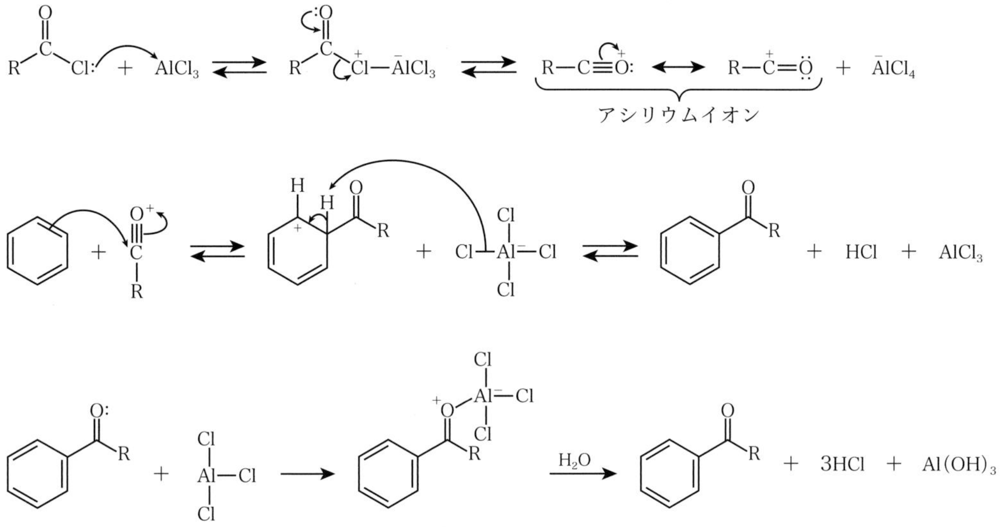
アシリウムイオン
H₂O

(酸無水物の反応)

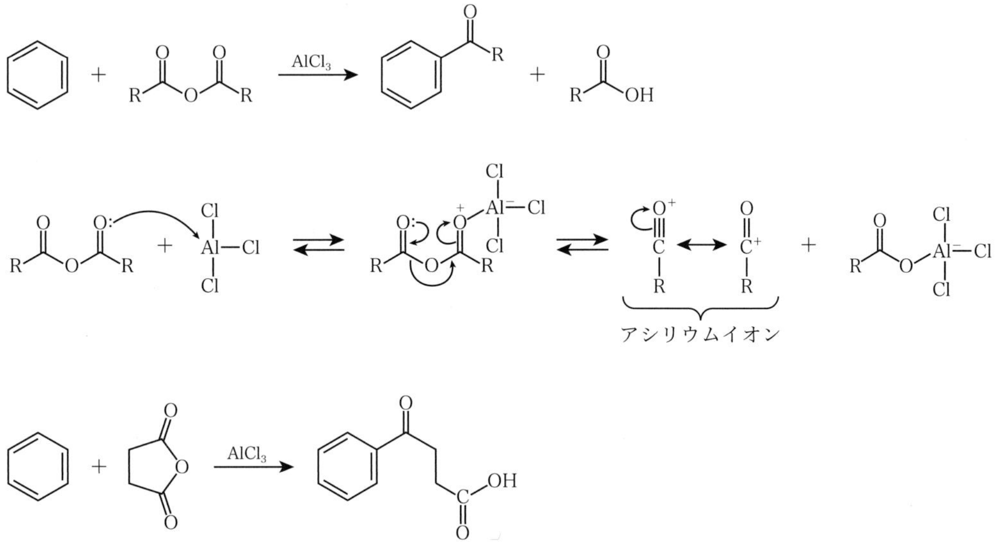
AlCl₃
アシリウムイオン
AlCl₃

無水コハク酸
(succinic anhydride)

図 6-12 Friedel-Crafts アシル化

122   6   芳香族化合物（反応）

節末問題

問題 6.2   次の反応について生成物の構造式を答えなさい.

(1)

$$\text{ベンゼン} \xrightarrow[\text{AlCl}_3]{\text{CH}_3\text{CHClCH}_3} \boxed{} + \boxed{}$$

(2)

$$\text{ベンゼン} \xrightarrow[\text{AlCl}_3]{\text{C}_2\text{H}_5\text{COCl}} \boxed{}$$

【解答】

(1)　アルキル基は電子供与性基なので二置換化合物も生成する.（理由は☞ 6.4 参照）

(2)　アシル基は電子求引性基なので一置換体のみ生成する.（理由は☞ 6.4 参照）

6.4　置換基の影響：反応性と配向性

　置換基(S)をもつ一置換ベンゼンの求電子置換反応において，反応性 reactivity と配向性 orientation は，置換基の誘起効果と共鳴効果により 3 つに分類される.

①電子供与性・求引性基による誘起効果

②非共有電子対をもつ元素による共鳴効果

③不活性基ではあるが，非共有電子対による共鳴効果

6.4.1　反応性

　置換基(S)をもつ一置換ベンゼンの芳香族求電子置換反応を考えるときには，反応性（速度）と求電子攻撃を受ける位置，配向性が問題になる.

　求電子置換反応は，ベンゼン環の電子密度が高いほど反応性（速度）は高く，逆に電子密度が低いほど反応性（速度）は低くなる. 電子を供与することで環の電子密度を高くして反応を速くする置換基を活性化基 activating group（電子供与性基，electron donating group, D）といい，電子を求引することで環の電子密度を低くして反応を遅くする置換基を不活性化基 deactivating group（電子求引性基，electron withdrawing group, W）という（図 6-13）.

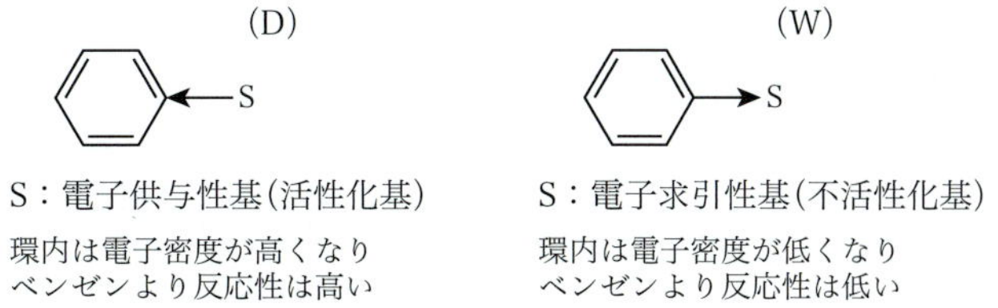
(D)
S
(W)
S
S：電子供与性基(活性化基)
環内は電子密度が高くなり
ベンゼンより反応性は高い
S：電子求引性基(不活性化基)
環内は電子密度が低くなり
ベンゼンより反応性は低い

図 6-13

6.4.2　配向性

置換基をもつベンゼン誘導体の求電子置換反応における位置選択性を配向性 orientation という．配向性でも，すでに存在する置換基が電子供与性か電子求引性かによって，新たに導入される置換基の位置が決まってくる．置換基(S)として $-CH_3$，$-OH$，$-NHCOCH_3$，$-Cl$ 基をもつトルエン，フェノール，アセトアニリド，そして塩化ベンゼンのニトロ化反応は図 6-14 のようになる．

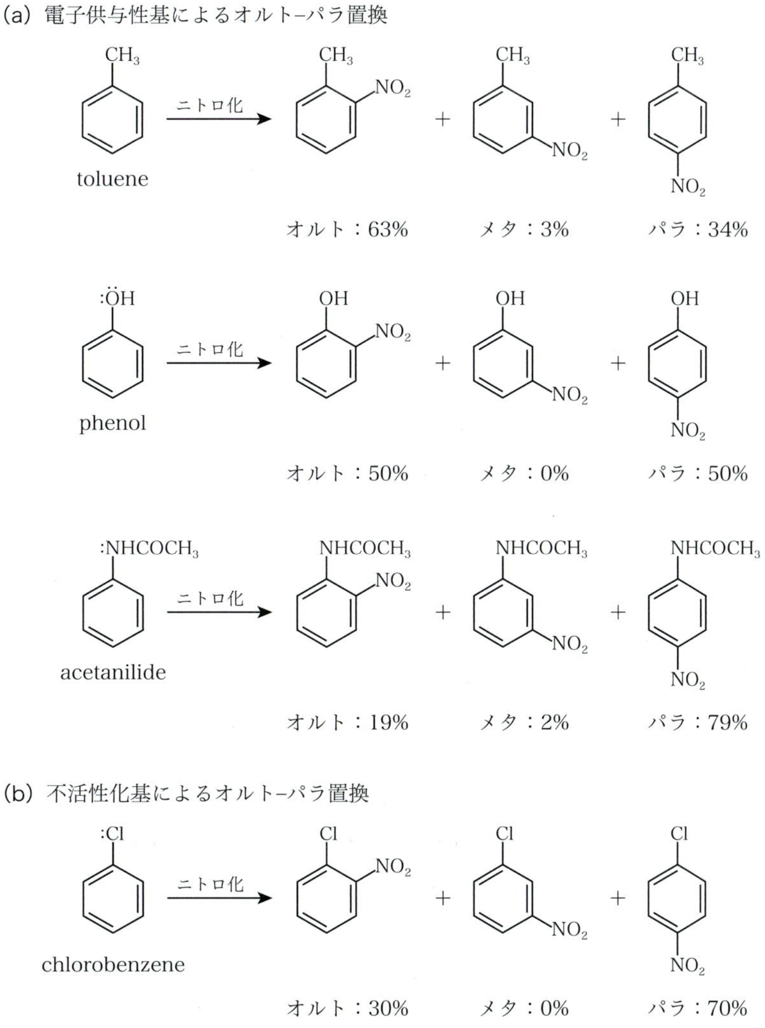
(a) 電子供与性基によるオルト–パラ置換
CH3
ニトロ化
toluene
CH3
NO2
CH3
NO2
CH3
NO2
オルト：63%
メタ：3%
パラ：34%
:ÖH
ニトロ化
phenol
OH
NO2
OH
NO2
OH
NO2
オルト：50%
メタ：0%
パラ：50%
:NHCOCH3
ニトロ化
acetanilide
NHCOCH3
NO2
NHCOCH3
NO2
NHCOCH3
NO2
オルト：19%
メタ：2%
パラ：79%
(b) 不活性化基によるオルト–パラ置換
:Cl
ニトロ化
chlorobenzene
Cl
NO2
Cl
NO2
Cl
NO2
オルト：30%
メタ：0%
パラ：70%

図 6-14　置換ベンゼンの配向性

これらの反応では，その収率からオルト（ortho-）位とパラ（para-）位で優先的に置換反応が進むことがわかる．これを**オルト-パラ配向性**という．一方，メタ（meta-）位で優先的に置換反応が進む場合を**メタ配向性**という．

6.4.3　活性化基によるオルト-パラ配向性

オルト-パラ配向性を示す置換基には，アルキル基のような非共有電子対をもたない置換基と，フェノールのように非共有電子対をもつ置換基がある．

アルキル基は水素より電子供与性が強いので，アレニウムイオンを安定化して求電子置換反応の反応性が高くなる．また，配向性も電子供与性で説明できる（図6-15）．

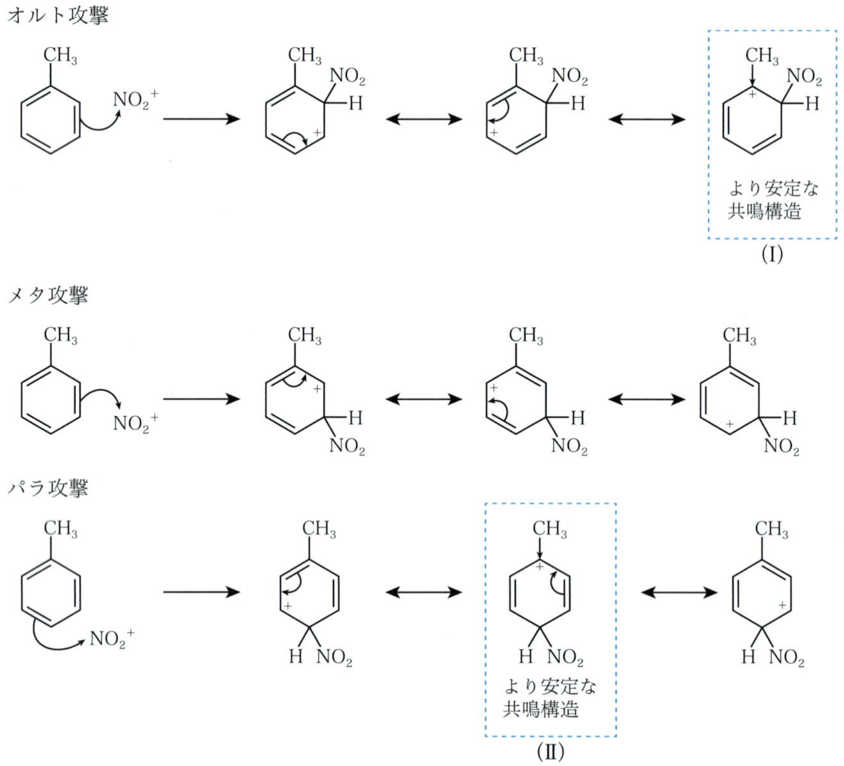

図6-15　置換位置と中間体の共鳴構造

トルエンをニトロ化するときには，オルト，メタ，パラの3通りの位置が考えられる．アレニウムイオンの共鳴構造において，オルト位とパラ位への攻撃では，電子供与性のアルキル基が結合する炭素が直接プラスの電荷をもち，プラスの電荷の偏りが緩和されている共鳴構造（I）と（II）が存在する．しかし，メタ位への攻撃の場合には，安定化された共鳴構造はない．このため，トルエンをはじめ，アルキル基をもつベンゼン誘導体はオルト-パラ配向性を示す．

アルキル基のほかに求電子置換反応の反応が速くなり，そしてオルト-パラ配向性になるものとして，反応例のフェノール，アセトアニリドのように非共有電子対をもつ置換基がある．非共有電子対をもつ置換基の配向性は共鳴効果による

ものである．フェノールをニトロ化する反応のアレニウムイオンの共鳴構造は図 6-16 のようになる．

　オルト，パラ攻撃における共鳴構造では，メタにはないより安定な共鳴構造がある．これがオルト-パラ配向性を決める因子である．

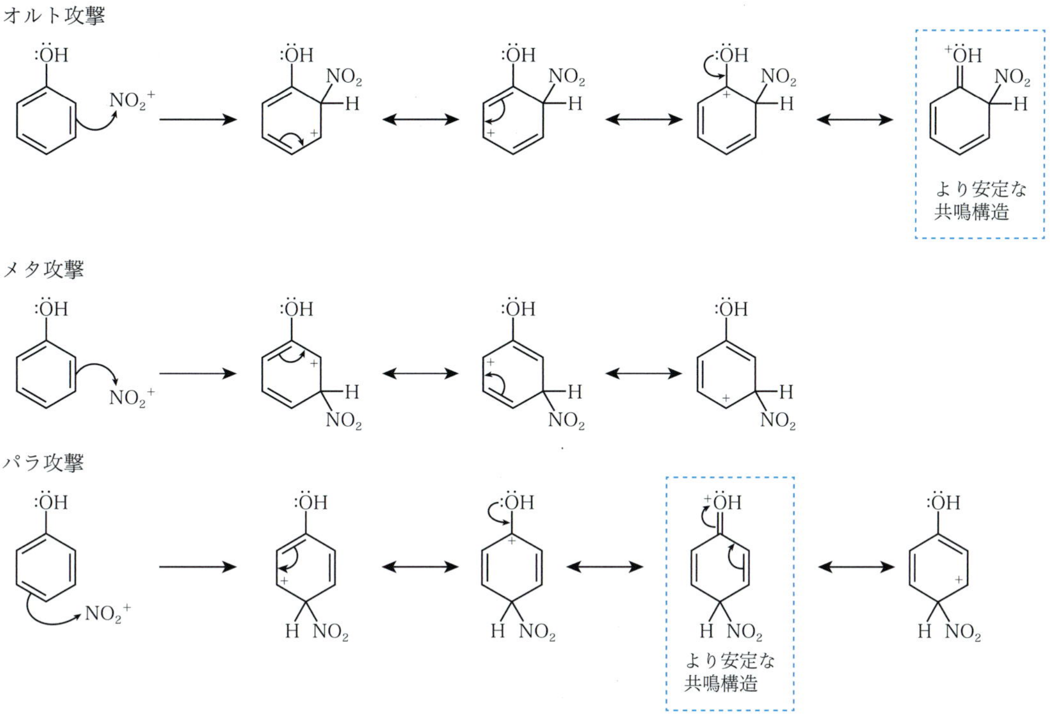

オルト攻撃

メタ攻撃

パラ攻撃

図 6-16　フェノール置換位置と中間体の共鳴構造式

6.4.4　不活性化基(ハロゲン)によるオルト-パラ配向性

　Cl は電気陰性度が大きいため，その点において環は不活性化され求電子置換反応は遅くなる．しかし，Cl の非共有電子対の共鳴効果によりオルト-パラ配向性になる．クロロベンゼンのパラ置換中間体の共鳴構造を示す(図 6-17，図 6-18)．点線で囲んだ構造は安定化に最も寄与している．また，メタ位への反応では安定化に寄与する共鳴構造をとれないので，メタ位では置換反応が進まない．

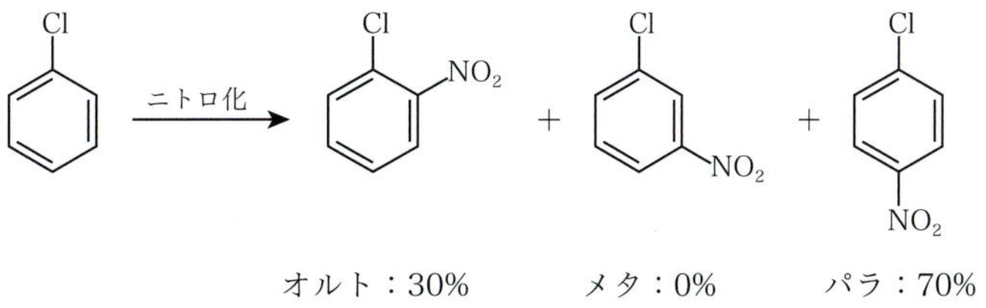

オルト：30%　　　　メタ：0%　　　　パラ：70%

図 6-17　クロロベンゼンの配向性

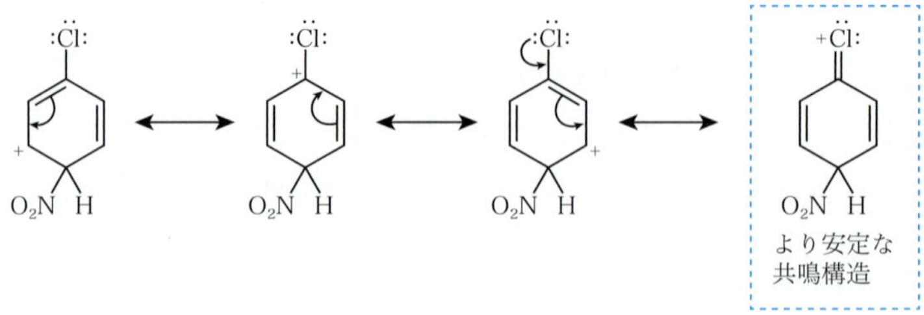

図 6-18 クロロベンゼンのパラ置換中間体の共鳴構造

6.4.5 不活性化基によるメタ配向性

メタ配向性をもつ置換基はベンゼン環に直接結合している原子上に正電荷をもっており，ベンゼン環の電子を求引し，環の電子密度を低下させる．そのため反応性はベンゼンに比べて低くなる．メタ配向性の不活性化基の置換基として，図 6-19 のようなものがある．また，不活性化基をもち，メタ配向性の安息香酸のニトロ化反応の機構は図 6-20 のようになる．

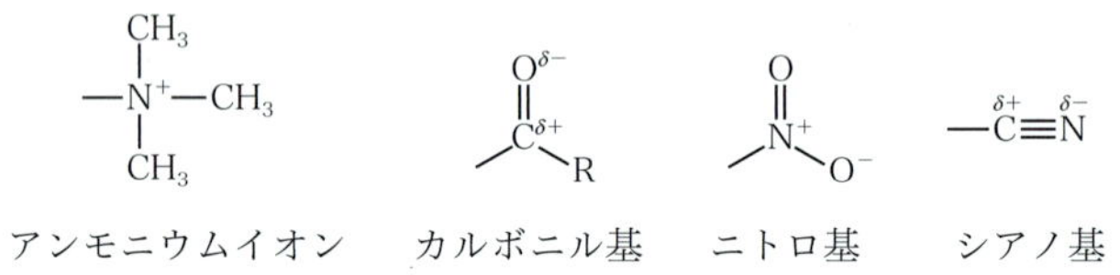

図 6-19 メタ配向性の置換基

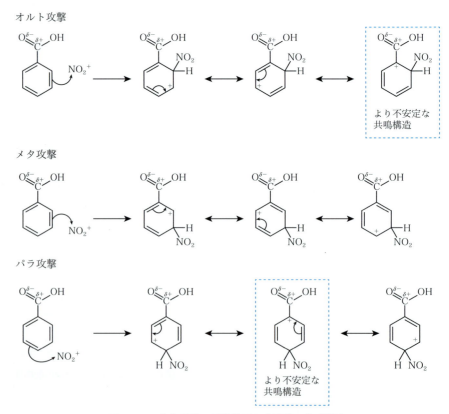

図 6-20 安息香酸の置換位置と中間体の共鳴構造

カルボキシ基は環から電子を求引するので，オルト位やパラ位に攻撃するときにアレニウムイオンで不安定な共鳴構造ができることから，その配向性を説明できる．オルト攻撃，パラ攻撃の点線四角で囲んだ共鳴構造は正電荷が近くにあり反発が強いため，他の共鳴構造よりもいっそう不安定である．しかし，メタ攻撃の場合にはより不安定な共鳴構造が生じないため，オルト位，パラ位よりもメタ位において求電子置換反応が起こりやすいことがわかる．

節末問題

問題 6.3　次の各化合物を求電子置換反応に対する反応性が高い順に並べなさい．
(1) a. フェノール   b. ニトロベンゼン   c. トルエン   d. ベンゼン
(2) a. フェノール   b. ベンゼン   c. ブロモベンゼン   d. ニトロベンゼン
(3) a. ベンゼン   b. ベンズアルデヒド   c. ニトロベンゼン   d. アセトアニリド
(4)

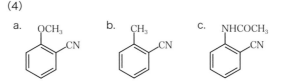

(5)

a.   CH₃   b.   Cl   c.   CHO

【解答】
(1) a＞c＞d＞b
(2) a＞b＞c＞d
(3) d＞a＞b＞c
(4) c＞a＞b　（-CN 以外の置換基を比較する）
(5) a＞b＞c　（置換基を比較する）

6.5　置換基を見分ける

オルト-パラ，メタ配向性をアレニウムイオンの共鳴構造式から次のようにまとめることができる．電子供与性基 electron-donating group(D) は共鳴効果と誘起効果の両方を考慮したとき電子をベンゼン環へ送り込み，電子求引性基 electron-withdrawing group(W) は電子をベンゼン環から引っ張る置換基とする（図 6-21）．

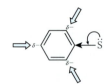 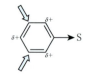 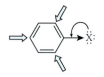

S：電子供与性基
非共有電子対をもつ置換基やアルキル基
o-, p-配向性

S：電子求引性基
ハロゲンを除くニトロ基やニトリル，カルボニル基
m-配向性

X：ハロゲン
電子求引性基だが非共有電子対による共鳴効果
o-, p-配向性

図 6-21
（⇨）の箇所で求電子置換が起こる．

- 電子供与性基はオルトとパラ位で電子密度が高くなるので，この位置で求電子置換反応が進み，反応速度は速い．
- 電子求引性基はオルトとパラ位で電子密度がメタ位に比べて低くなるため，メタ位で求電子置換反応が進むが，反応速度は遅い．
- ハロゲンは電子求引性基で求電子置換反応は遅くなる（不活性化基）が，最外殻の非共有電子対の共鳴効果によってオルト-パラ配向性になる．

本章（☞p.122）で反応性と配向性は 3 つに分類できることを述べたが，以下に記すようにまとめることができる（図 6-22）．
❶活性化基による o-, p-配向性
❷不活性化基による m-配向性
❸不活性化基ではあるが o-, p-配向性を示すハロゲン（X）

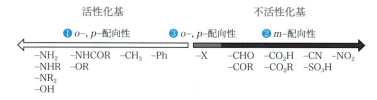

図 6-22　芳香族求電子置換反応に対する置換基の分類
活性化は左ほど強く，不活性化は右ほど強いことを示している．

6.6　三置換ベンゼン誘導体の合成

　ベンゼン環に 2 つの異なる置換基がある場合，より強力な活性化基によって反応の配向性が決まる．p-クレゾールの塩素化を例に挙げる．
　−OH，−CH$_3$ ともに電子供与性基であるが，電子供与性は −OH の方が強い．−OH による活性化の位置を ⊖，−CH$_3$ による活性化の位置を ⊖ とすると，図 6-23 のようになる．ここで，⊖ の大きさを環内の電子の偏りとすれば，−OH のオルト位が塩素化されやすい．

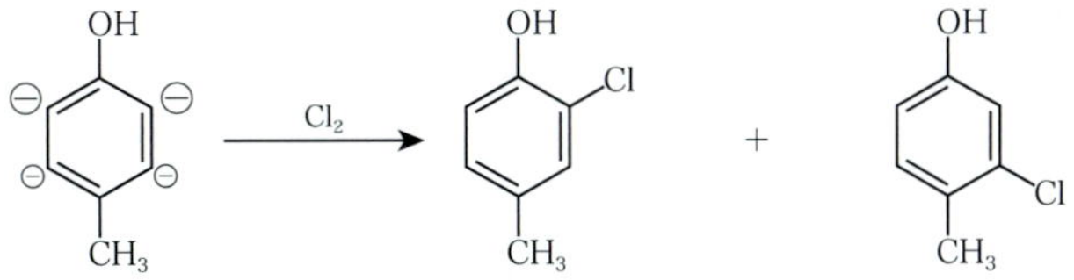

6.6 三置換ベンゼン誘導体の合成　**129**

4-methylphenol　　　2-chloro-4-methylphenol　3-chloro-4-methylphenol
(*p*-cresol)　　　　　　　　主生成物　　　　　　　　　　副生成物

図6-23　二置換ベンゼン誘導体の塩素化

　4-メチル安息香酸の塩素化はどうであろうか．メチル基は電子供与性で，カルボキシ基は電子求引性基である．すると，メチル基による活性化の位置は⊖で，カルボキシ基による不活性化の位置は⊕である．したがって，反応は図6-24のように進む．

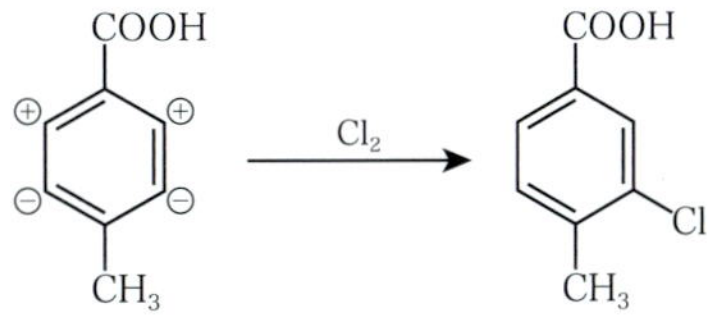

4-methylbenzoic acid
(*p*-methylbenzoic acid)

図6-24　4-メチル安息香酸の塩素化

　電子求引性・供与性基による配向性のほかに，立体障害により配向性が決まる場合もある（図6-25）．*m*-ブロモクロロベンゼンをニトロ化する場合，ハロゲンは不活性化基であるが，Cl（⇨）と Br（➡）の配向性で反応が進むと予想できる．⇨と➡が重なった位置すべてで置換反応が進むと思われるが，実際は立体障害を避けて，2つの異性体を与える（図6-25）．

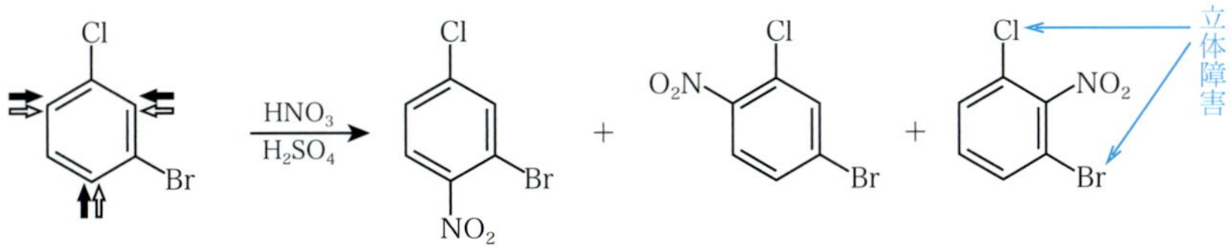

m-bromochlorobenzene　　　62%　　　　　　37%　　　　　　1%
　　　　　　　　　　　　　　　　　　　　　　　　　　　　（ほとんど起こらない）

図6-25　立体障害と配向性

130 6 芳香族化合物（反応）

節末問題

問題6.4 次の化合物をニトロ化するときの生成物を予測しなさい.

(1)   (2) 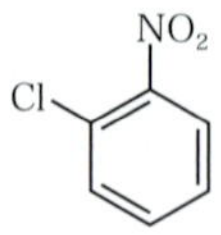   (3) 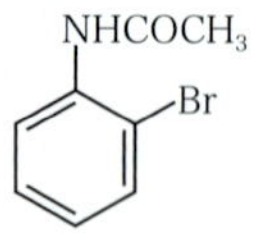   (4)

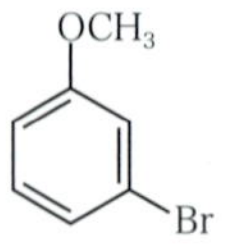

(1) OCH_3 / Br 置換ベンゼン (2) NO_2 / Cl 置換ベンゼン (3) $NHCOCH_3$ / Br 置換ベンゼン (4) OH / CF_3 置換ベンゼン

【解答】

(1) 生成物（O_2N, OCH_3, Br 置換体 ＋ OCH_3, Br, NO_2 置換体）

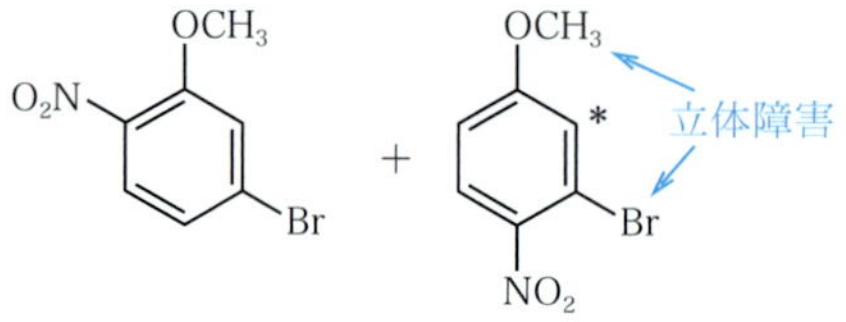

立体障害

(2) 生成物（Cl, NO_2, O_2N 置換体 ＋ Cl, NO_2, NO_2 置換体）

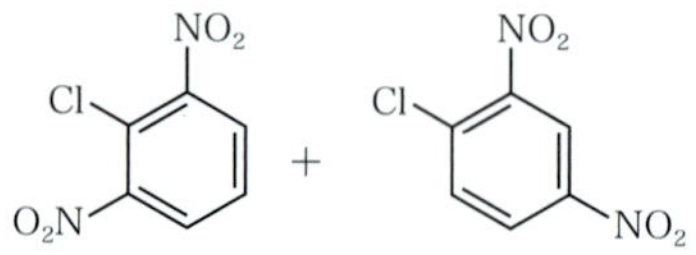

(3) 生成物（$NHCOCH_3$, Br, NO_2 置換体 ＋ O_2N, $NHCOCH_3$, Br 置換体）

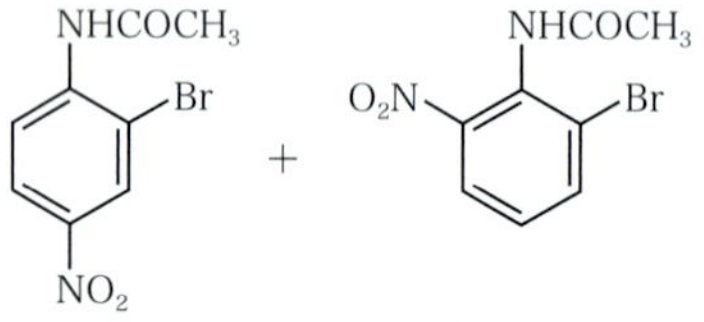

(4) 生成物（OH, NO_2, CF_3 置換体）

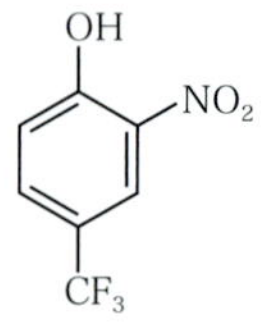

(1) $-OCH_3$, $-Br$ ともに o-, p-配向性である. ＊では立体障害により反応は起こらない.

(2) $-NO_2$, $-Cl$ ともに不活性化基である（$-Cl$ は o-, p-配向性, $-NO_2$ は m-配向性）.

(3) $-NHCOCH_3$, $-Br$ ともに o-, p-配向性であるが, $-NHCOCH_3$ の方が電子供与性が強く, この官能基に対して o-, p-配向性を示す.

(4) $-OH$ は o-, p-, $-CF_3$ は m-配向性である.

6.7 芳香族複素環化合物の求電子置換反応

芳香族性をもつピリジン, ピロール, フラン, チオフェンも求電子置換反応する.

ピリジンは, 炭素よりも電気陰性度が大きい窒素原子が環内の電子密度を下げるので, ベンゼンに比べると求電子置換反応は起こりにくいが, 臭素を硫酸中高温で反応させると3位で置換反応が進む（図6-26）.

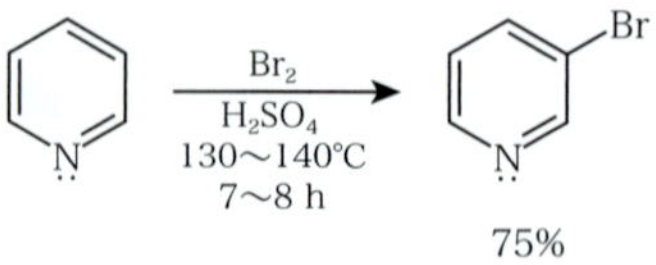

$$\text{ピリジン} \xrightarrow[\substack{H_2SO_4 \\ 130\sim140℃ \\ 7\sim8\,h}]{Br_2} \text{3-ブロモピリジン}$$

75%

図6-26 ピリジンのブロム化反応

電気陰性度が大きい窒素原子に着目して, ピリジンの共鳴構造式を書くと図6-27のようになる.

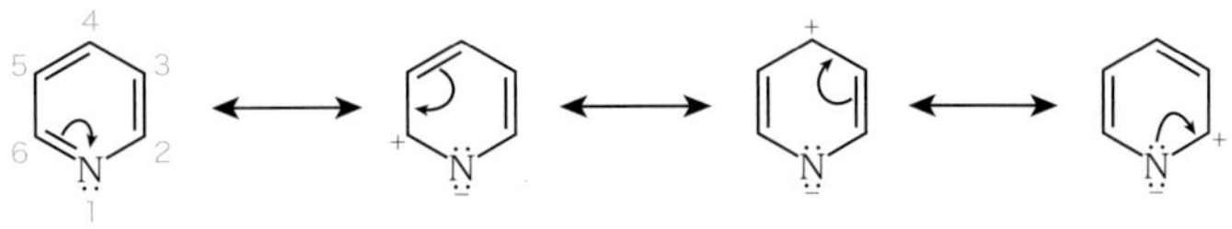

6.7 芳香族複素環化合物の求電子置換反応　131

図6-27　ピリジンの共鳴構造式

　共鳴構造式で3位のみ正電荷を帯びていないことから，3位で求電子置換反応
が進むことが理解できる．

　複素五員環，ピロール，フラン，チオフェンは非共有電子対が芳香族系に含ま
れるので，環内の電子密度はベンゼンより高くなり求電子置換反応が進みやすく
なる．一般に，これらの化合物の2位で置換反応が起こる（図6-28）．

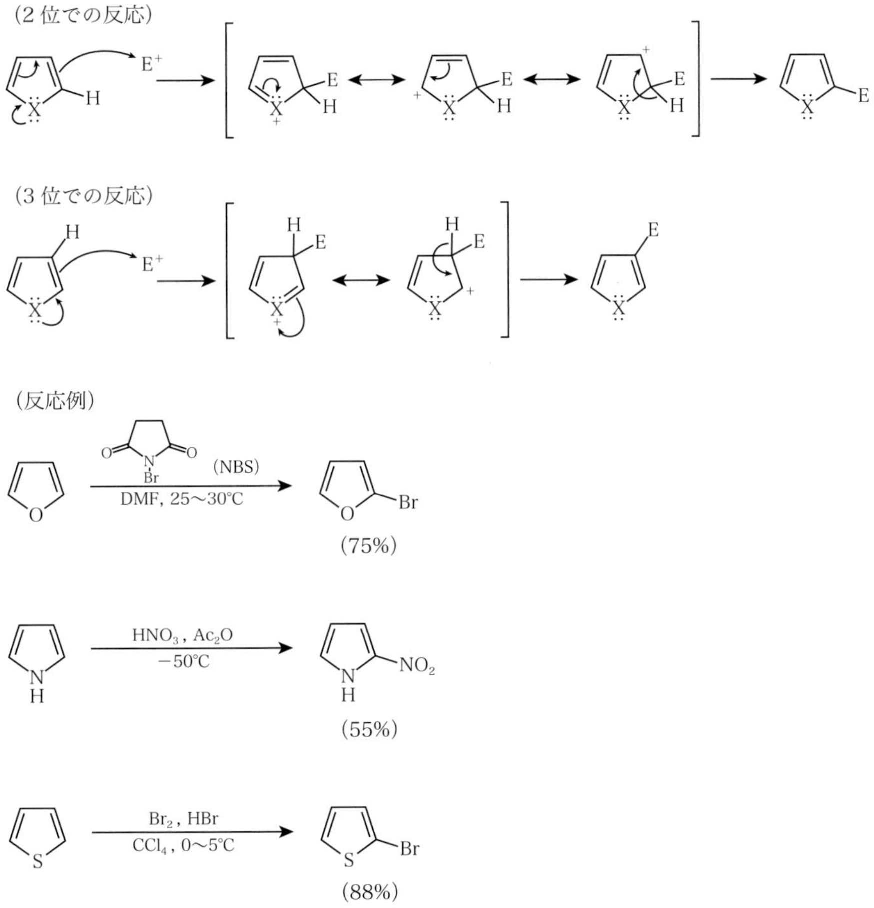

（2位での反応）

（3位での反応）

（反応例）

（75%）

（55%）

（88%）

図6-28　フラン，ピロール，チオフェンの芳香族求電子反応

したがって，ピリジン，複素五員環の求電子置換反応から芳香族化合物の反応性は図6-29のようになる．

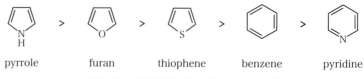

図6-29　芳香族求電子置換反応の反応性

節末問題

問題6.5　次の化合物を求電子置換反応が進みやすい順に並べなさい．
a. ピリジン　　b. ピロール　　c. ベンゼン

【解答】
b＞c＞a

問題6.6　ピリジンで求電子置換反応が起きやすいのはどの位置か．

【解答】
3位

【章末問題】 133

【章末問題】

●求電子置換反応

問題 6.X1 次の求電子置換反応の生成物を書きなさい.

$\xrightarrow{Br_2 , FeBr_3}$ (1)

$\xrightarrow{HNO_3 , H_2SO_4}$ (2)

$\xrightarrow{H_2SO_4 + SO_3}$ (3)

$\xrightarrow[AlCl_3]{CH_3CH_2CH_2Cl}$ (4)

$\xrightarrow[AlCl_3]{C_2H_5COCl}$ (5)

問題 6.X2 次の化合物について各問に答えなさい.

a. (CN)　　b. (CH₃)　　c. (OH)　　d. (OCH₃)　　e. (Cl)

f. (NH₂)　　g. (NHCCH₃, O)　　h. (CCH₃, O)　　i. (COOH, O)　　j. (NO₂)

(1) 活性化基をもつ化合物はどれか. すべて答えなさい.

(2) 不活性化基をもつ化合物はどれか. すべて答えなさい.

(3) 求電子置換反応において o-, p- 配向性を示す化合物はどれか. すべて答えなさい.

(4) 求電子置換反応において m- 配向性を示す化合物はどれか. すべて答えなさい.

(5) f と g のうち, 臭素化反応の反応性が高いのはどちらか. 理由を書いて答えなさい.

問題 6.X3 次の反応の生成物を答えなさい.
なお, 2 つ以上ある場合は主生成物にその旨を記しなさい.

(1) (CH₃) $\xrightarrow[H_2SO_4]{SO_3}$ □

(2) (COOH) $\xrightarrow[H_2SO_4]{HNO_3}$ □

(3) (NO₂) $\xrightarrow[FeBr_3]{Br_2}$ □

(4) (イソプロピル) $\xrightarrow[AlCl_3]{CH_3COCl}$ □

問題 6.X4 次の化合物を Cl$_2$ と FeCl$_3$ でモノクロロ化するときの主生成物を書きなさい.

(1)　　　　　　　(2)　　　　　　　(3)　　　　　　　(4)

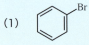 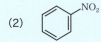 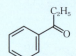

【解答】

問題 6.X1

(1) ─Br　(2) ─NO$_2$　(3) ─SO$_3$H

(4) 主生成物／副生成物 (イソプロピルベンゼン／プロピルベンゼン)

(5) ─COC$_2$H$_5$

問題 6.X2

(1) b, c, d, f, g
(2) a, e, h, i, j
(3) b, c, d, e, f, g
(4) a, h, i, j
(5) f
　理由：g は N の非共有電子対がアミドのカルボニル基に引っ張られるので，ベンゼンへの電子供与性が弱くなるため.

f. 　　g.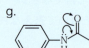

問題 6.X3

(1) メチル基は活性化基で o-, p-配向性. o-位は立体障害のため生成しにくい.

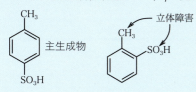

(2) カルボキシ基は不活性化基で m-配向性.

(3) ニトロ基は不活性化基で m-配向性.

(4) i-プロピル基は活性化基で o-, p-配向性. o-位は立体障害のため生成しにくい.

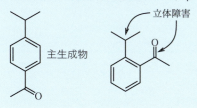

136   6   芳香族化合物（反応）

問題 6.X4

(1)

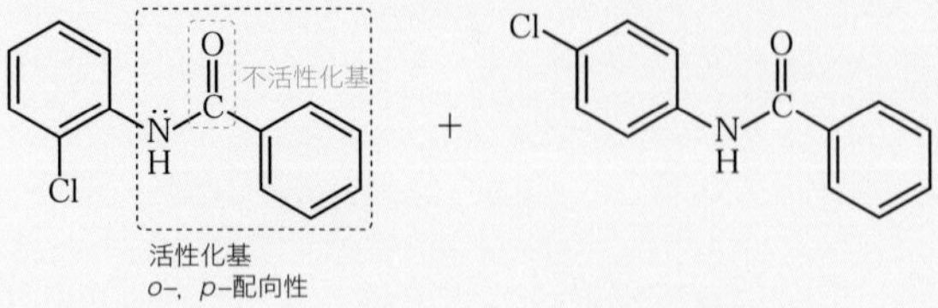

活性化基
o-, *p*-配向性   不活性化基

(2)

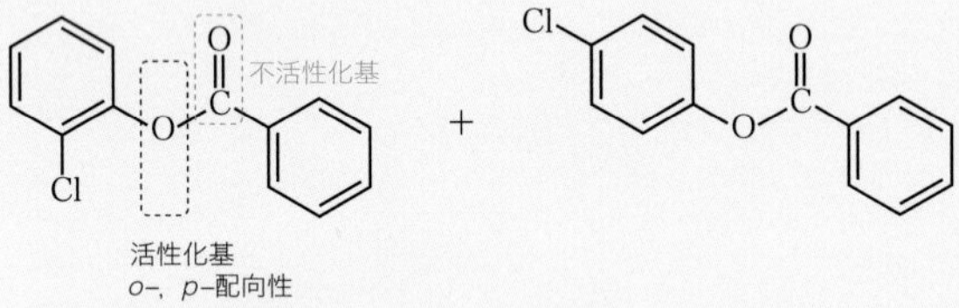

活性化基
o-, *p*-配向性   不活性化基

(3)

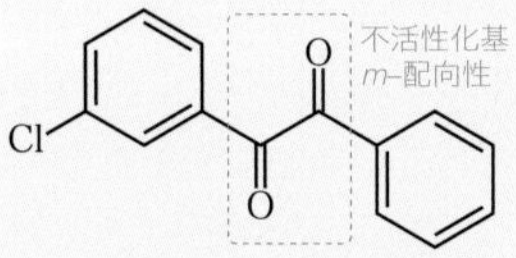

不活性化基
m-配向性

(4)

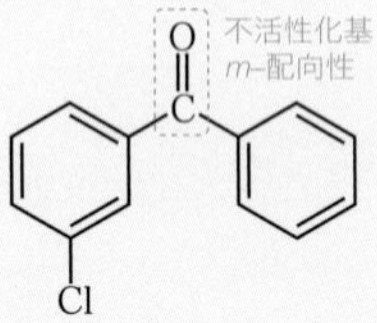

不活性化基
m-配向性

コラム-6

Körner法

　時は19世紀，赤外吸収，紫外吸収スペクトル検出器，核磁気スペクトル検出器も存在せず，Kekulé構造が提唱されて間もないころのことである．当時の化学者Körnerは二置換ベンゼンのオルト，メタ，パラを決定するための実に見事な方法を提唱した．

　それは，二置換ベンゼンにそれぞれもう1つずつ置換基(○)を導入するという単純なものである．

　上図のように3つ目の置換基を導入すると，三置換体はオルト体から2個，メタ体から3個，そしてパラ体から1個できることから，容易に判別できるというロジックである．

　ところで，三置換体ができたとしても，当時の分析法としてどのようにそれを確認したのかは疑問である．沸点や融点を調べることで確認したのであろうか．無論，今ではお馴染みとなった薄層クロマトグラフィーもなかった時代である．

Chapter 7 アルカンとシクロアルカン

1. アルカンの安定な立体配座とNewman 投影式の書き方
2. シクロアルカンの安定な立体配座
3. シクロヘキサンのいす形配座と舟形配座
4. 置換シクロヘキサンの安定性を決める要因

　医薬品の多くは有機化合物であり，それら医薬品は生体内の酵素や受容体と3次元的な相互作用を介してその効果を表す．したがって，医薬品を扱う者は，有機化合物の立体的なかたちをイメージできる必要がある．本章では，最も基本的な有機化合物であるアルカン，シクロアルカンを通して，有機化合物の3次元的な形やその表記について学習する．分子模型を組み立ててみると，実際の分子の形がイメージできるので，大変理解しやすくなる．必ず分子模型を組み立ててほしい．

　アルカンは，炭素原子と水素原子のみからなる鎖状の飽和炭化水素の総称で，シクロアルカンは炭素原子と水素原子のみからなる環構造を含む飽和炭化水素の総称である．アルカンとシクロアルカンは，反応性に乏しく，比較的不活性な化合物である．

7.1　物理的性質（沸点，融点）と構造の関連性

　アルカン alkane は分子式が C_nH_{2n+2} で表され，n が1増えるごとに CH_2 ずつ増えていく．アルカンは極性が小さいため，水にはほとんど溶けないが，有機溶媒（ヘキサン，ベンゼン，酢酸エチル，エーテルなど）にはよく溶ける．液体や固体のアルカンは，水よりも密度が小さく，水と混合すると溶けずに水に浮く．アルカンの沸点や融点は，一般に炭素原子の数が増加するにつれて高くなる．枝分かれのない直鎖状のアルカンでは，常温・常圧で，炭素原子の数が1～4のものは気体，5～17のものは液体，18以上のものは固体である（図7-1）．

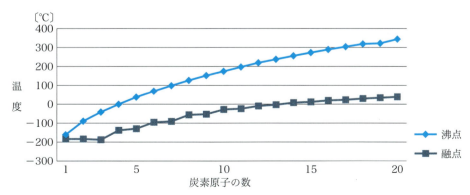

図7-1　直鎖アルカンの沸点と融点

分子量が増えるにつれて，沸点や融点が高くなるのは，分子間にはたらく引力である分子間力あるいは van der Waals 力が存在するからである．化合物を融解や沸騰させるためには，この分子間力以上のエネルギーを与える必要がある．アルカンを構成する炭素原子と水素原子の電気陰性度は近いため，各結合の分極は小さく，アルカンどうしにはたらく分子間力は相対的に弱い．アルカンのような非極性分子間にはたらく分子間力をとくに分散力とよぶ．

　アルカンどうしにはたらく分散力は，分子中の電子の分布が常に変化していることにより生じる．アルカンのような非極性の分子でも，電子の分布は，時間平均的には均一であるが，ある瞬間においては均一ではない．偶然に分子の一方が反対側よりも大きな電子の分布をもつと，分子は一時的な双極子をもつ．1つの分子が一時的な双極子をもつと隣接する分子に一時的な反対の双極子を生じさせ，結果として2分子が弱い力で引き合うことで，分子間相互作用が生じる．分散力の大きさは，分子どうしの接触面積が大きいほど大きくなる．したがって，分子が大きくなるほど分散力が大きくなり，沸点，融点も高くなる（図7-2）．

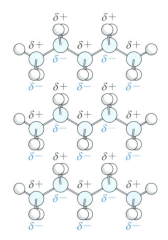

図7-2　ペンタンにはたらく分散力のイメージ

　枝分かれアルカンは，同じ炭素原子数の直鎖状のアルカンに比べて，沸点や融点が低い．枝分かれのない pentane は，沸点が36.1℃であるが，枝分かれが1ヵ所ある 2-methylbutane の沸点は28℃であり，枝分かれが2ヵ所ある 2,2-dimethylpropane の沸点は10℃である．枝分かれアルカンは，直鎖状のアルカンに比べてより球状に近いため表面積が小さく，作用する分散力も小さくなり，沸点も低くなる．

節末問題

問題 7.1 次のアルカンを沸点の高いものから順に並べなさい．
a. ヘキサン　　b. ヘプタン　　c. 2-メチルペンタン
d. 2,2-ジメチルブタン　　e. 2,3-ジメチルブタン

【解答】
b＞a＞c＞e＞d

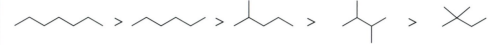

ヘプタン　　　　ヘキサン　　　2-メチルペンタン　　2,3-ジメチルブタン　　2,2-ジメチルブタン
(b.p. 98℃)　　(b.p. 69℃)　　(b.p. 61℃)　　　　(b.p. 58℃)　　　　　(b.p. 49℃)

直鎖のアルカンは炭素数が増えるほど，分子間にはたらく分散力が大きくなるため，沸点は高くなる．したがって，沸点はヘプタンの方がヘキサンよりも高い．同じ炭素数のアルカンは，枝分かれが増えるほど，分子の形が球状に近づくため表面積が小さくなり，分子間に作用する分散力も小さくなるため，沸点は低くなる．

7.2　シグマ結合と結合回転（Newman 投影式）

メタンの炭素原子は sp^3 混成軌道であり，メタンは正四面体構造である．このように sp^3 混成軌道の炭素原子からなる化合物は，立体的な 3 次元構造をしている（図 7-3）．

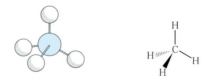

図 7-3　メタンの構造

エタンは，2 つの sp^3 混成軌道の炭素原子が単結合（σ 結合）で結合しており，この C–C 結合はその周りを自由に回転することができるので，さまざまな 3 次元的な形をとることができる（☞第 1 章 p. 11）．単結合の周りの回転による 3 次元的な原子配置の違いを**立体配座** conformation とよび，立体配座の異なる異性体を**立体配座異性体** conformational isomer という．

3 次元的な立体配座異性体を明確に紙面上に表記する方法には，**破線-くさび形表記法**と **Newman 投影式** Newman projection の 2 つの方法が用いられる．

破線-くさび形表記法とは，実線でつながれた原子は紙面上にあるものとし，紙面の手前に出ている原子をくさび形で，紙面の奥に向かう原子を破線（点線のくさび）でつなぐ（☞第 1 章 p. 20）．

Newman 投影式は，注目する C–C 結合の延長上から分子を眺め，奥側の炭素を円で，手前の炭素を円の中心位置で表す．奥側の炭素についている結合は円から出ている線で表し，手前の炭素についている結合は円の中心まで届く線で表

す．Newman 投影式は，隣接する 2 原子に結合する置換基の相対的な位置関係を表すのに適した方法である．手前の炭素と H_a の結合 $C-H_a$ と後ろの炭素と H_b の結合 $C-H_b$ のなす角度を二面角 dihedral angle（記号 θ）といい，σ結合の回転における 2 つの原子の位置関係を二面角という角度で示すことができる（図 7-4）．

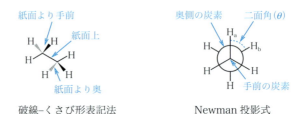

図 7-4　エタンの破線-くさび形表記法と Newman 投影式

エタンの C-C 結合を回転させると，さまざまな立体配座が生じ，その数は無限である．それぞれの立体配座は，C-H 結合の共有電子対どうしの反発により，異なったポテンシャルエネルギーをもち，ポテンシャルエネルギーが大きいほど不安定な配座である．

エタンの最もエネルギーが低く安定な配座は，6 本の C-H 結合が最も遠ざかった配座であり，この配座をねじれ形配座 staggered conformation という．また，最もエネルギーが高く不安定な配座は，6 本の C-H 結合が最も接近した配座であり，この配座を重なり形配座 eclipsed conformation という（図 7-5）．

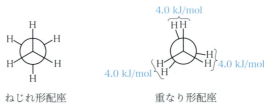

図 7-5　エタンのねじれ形配座と重なり形配座

二面角とポテンシャルエネルギーの関係を図 7-6 に示した．最も不安定な重なり形配座は，二面角が 0°，120°，240° である．最も安定なねじれ形配座は，二面角が 60°，180°，300° である．重なり形配座とねじれ形配座には，12 kJ/mol のエネルギー差がある．このエネルギーはねじれひずみ torsional strain とよばれている．3 つの等しい C-H 結合と C-H 結合の重なりによりもたらされるので，その 1 つの相互作用のエネルギーは 4.0 kJ/mol ということになる．12 kJ/mol のエネルギー差は室温では容易に超えられるので，室温ではエタンの C-C 結合は自由に回転しており，それぞれの立体配座を別々の配座異性体として分離することはできない．

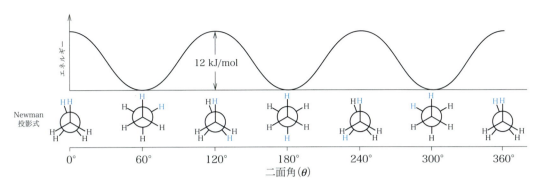

図 7-6　エタンの結合回転に対するポテンシャルエネルギー

7.3　ブタンの立体配座解析

アルカンの炭素数が増えると C−C 結合はすべて回転できるので，立体配座はさらに複雑になる．必ずしもすべてのねじれ形配座やすべての重なり形配座は，同じひずみエネルギーをもつわけではない．

ブタンの C2−C3 結合の回転について考える(図 7-7)と，C1 のメチル基と C4 のメチル基が最も接近した位置(二面角 0°)に配置するのが，<u>最も不安定な重なり形配座</u>である．この重なり形配座は，最も安定な配座(後述)に比べて，19 kJ/mol 不安定である．つまり 1 つの $CH_3 \Leftrightarrow CH_3$ ねじれひずみ(11 kJ/mol)と 2 つの H⇔H ねじれひずみ(4.0 kJ/mol)の合計が全ひずみエネルギーになる．

この配座から C2−C3 結合を 60° 回転させると，ひずみエネルギーが極小のねじれ形配座になる．この配座は 2 つのメチル基の二面角が 60° であり，<u>ゴーシュ形配座</u> gauche conformation とよばれる．この配座は，重なり形相互作用がなくても，2 つのメチル基の水素原子が互いに近づくため<u>立体ひずみ</u> steric strain が生ずる．そのひずみエネルギーは 3.8 kJ/mol である．

さらに，この配座から C2−C3 結合を 60° 回転させた<u>重なり形配座</u>は，最も安定な配座(後述)に比べて，16 kJ/mol 不安定である．つまり 2 つの $CH_3 \Leftrightarrow H$ ねじれひずみ(6.0 kJ/mol)と 1 つの H⇔H ねじれひずみ(4.0 kJ/mol)の合計が全ひずみエネルギーになる．

また，この配座から C2−C3 結合を 60° 回転させると，ひずみエネルギーが最小で最も安定なねじれ形配座になる．この配座は 2 つのメチル基の二面角が 180° であり，<u>アンチ形配座</u> anti conformation とよばれる．ブタンの二面角とポテンシャルエネルギーの関係を図 7-8 に示した．

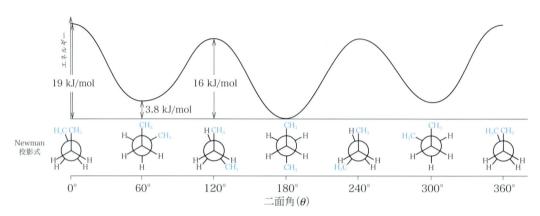

図 7-7　ブタンの C2−C3 結合の回転による重なり形配座，ゴーシュ形配座，アンチ形配座

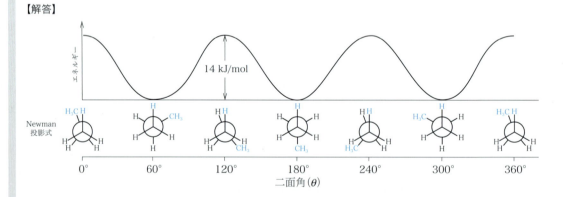

図 7-8　ブタンの C2−C3 結合回転に対するポテンシャルエネルギー

例題 7.1　プロパンの C1−C2 結合の回転における二面角とひずみエネルギーの関係を表すグラフを書きなさい．

【解答】

重なり形配座においては，1 つの $CH_3 \Leftrightarrow H$ ねじれひずみ (6.0 kJ/mol) と 2 つの $H \Leftrightarrow H$ ねじれひずみ (4.0 kJ/mol) の合計なので，全ひずみエネルギーは 14.0 kJ/mol である．

7.4 シクロアルカンの相対的安定性と環のひずみ

シクロアルカン cycloalkane は環構造を含む飽和炭化水素の総称で，その分子式は C_nH_{2n} で表され，n が 1 増えるごとに CH_2 ずつ増える．シクロアルカンは環の大きさにより，小員環(炭素数 3，4)，中員環(炭素数 7〜11)，大員環(炭素数 12 以上)に分類される．シクロアルカンは，鎖状のアルカンとは異なり，さまざまな要因により「ひずみ」が生じる．シクロアルカンのメチレン CH_2 1 個あたりのひずみエネルギーを図 7-9 に示す．小員環は大きなひずみがあるが，六員環のシクロヘキサンはひずみが最も小さく，七員環以上になるとひずみが大きくなり，14 員環以上になると再びひずみが小さくなる．全体の「ひずみ」には次の 3 種類のひずみが寄与している．

1. 結合角ひずみ angle strain：シクロアルカンを構成する炭素原子は sp^3 混成軌道であるため，結合角は $109.5°$ が最も安定であり，ひずみがない．環の大きさによりこの角度がとれない場合は，結合角が広げられたり圧縮されたりする．このひずみを結合角ひずみという．小員環の場合，結合角ひずみが大きい．
2. ねじれひずみ torsional strain：シクロアルカンでは，隣接する炭素原子どうしがねじれ形配座をとることができず二面角が $60°$ よりも小さくなる場合に，ねじれひずみが生じる．
3. 立体ひずみ steric strain：接近した原子や原子団の間の，反発的な相互作用に基づくひずみを立体ひずみという．

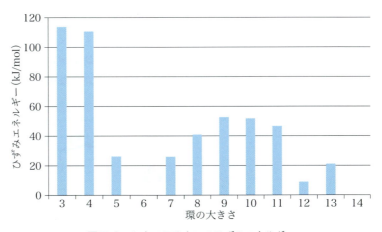

図 7-9 シクロアルカンのひずみエネルギー
CH_2 1 個あたりの燃焼熱から，鎖状アルカンの CH_2 1 個あたりの燃焼熱を差し引いて，環の大きさを乗じて求めた，シクロアルカンのひずみエネルギー．

7.4.1 シクロプロパン

シクロプロパンはシクロヘキサンと比較してひずみが大きい．シクロプロパンの3個の炭素を直線でつなぐと正三角形になるので，C–C–Cの結合角は60°であり，sp³混成軌道の結合角109.5°よりもかなり小さく，大きな結合角ひずみをもっている．実際，sp³混成軌道は完全に重なり合うことができないため，σ結合が曲がり，結合角104°の曲がった結合になっている(図7-10)．その結果，典型的なアルカンのC–C結合に比べてシクロプロパンのC–C結合は弱く，開環反応を起こしやすい．また，シクロプロパンの3個の炭素は同一平面上に位置するため，C–C結合は回転できず，隣接炭素原子間のC–H結合どうしは重なり形であることにより，大きなねじれひずみももっている．

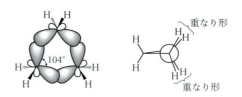

図7-10　シクロプロパンの曲がった結合と立体配座

7.4.2 シクロブタン

シクロブタンの結合角ひずみは，シクロプロパンの結合角ひずみよりも小さいが，4個のメチレンをもつために，大きなねじれひずみをもっている．シクロブタンの炭素は，同一平面上にはなく，折れ曲がった配座をとっている(図7-11)．1個の炭素は，残り3個の炭素がつくる平面から26°ずれている．この折れ曲がり配座は，結合角ひずみを大きくする反面，隣接するメチレンどうしのねじれひずみを減少させ，両者の相反する効果が釣り合ったところでひずみエネルギーが最小となる．隣接するメチレンは完全な重なり形にはなっていない．

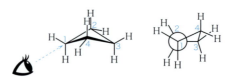

図7-11　シクロブタンの立体配座

7.4.3 シクロペンタン

シクロペンタンの炭素が同一平面上にある正五角形の構造をとればC−C−Cの結合角が108°になり，sp³混成軌道の結合角の109.5°に近くなり結合角ひずみはほとんどないが，隣接するメチレンどうしが重なり形になり，大きなねじれひずみが生じる．それを緩和するために，シクロペンタンの4個の炭素はほぼ同一平面上にあり，1個の炭素のみが平面上からずれた配座をとっている（図7-12）．この配座は，ふたがあいた封筒のような形をしているので，エンベロープ形配座（封筒形配座）envelope conformation とよばれている．

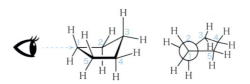

図7-12 シクロペンタンの立体配座

7.5 シクロヘキサンの立体配座（いす形と舟形）

シクロヘキサンは，ひずみがなくシクロアルカンの中で最も安定である．シクロヘキサンは折れ曲がったいす形の立体配座をとる（図7-13）ことで，すべての結合角は109.5°となり，結合角ひずみはない．また，隣接するすべてのC−H結合はねじれ形となっており，ねじれひずみもない．この配座は，背もたれ，座面，フットレストのある安楽いすのような形をしていることから，いす形配座 chair conformation とよばれる．

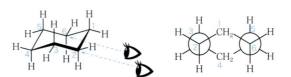

図7-13 シクロヘキサンのいす形配座

いす形配座のC4炭素をC2，C3，C5，C6の炭素と同じ高さまでもち上げた配座を半いす形配座 half-chair conformation という（図7-14）．半いす形配座はC3とC4，C4とC5の炭素が重なり形になっており，非常に不安定な配座である．

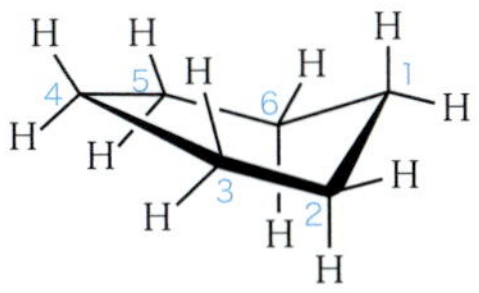

図7-14 シクロヘキサンの半いす形配座

半いす形配座のC4炭素をさらにもち上げた配座を，舟の形に似ていることから**舟形配座** boat conformation という(図7-15)．舟形配座も結合角ひずみはないが，ねじれひずみと立体ひずみのためいす形配座よりもかなり不安定である．C2, C3, C5, C6の炭素は同一平面にあり，C1とC4の炭素は平面の上方にある．C2, C3の炭素およびC5, C6の炭素はともに重なり形になっており，ねじれひずみを生じている．また，C1, C4の炭素に結合した水素原子は互いに接近しており，立体ひずみが生じている．したがって，舟形配座はいす形配座に比べて28 kJ/mol 不安定である．

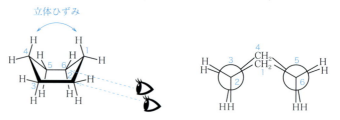

図7-15　シクロヘキサンの舟形配座

舟形配座のねじれひずみは，少しねじることによりいくらか少なくなり，23 kJ/mol まで減少させることができる．この配座を**ねじれ舟形配座** twist-boat conformation という(図7-16)．

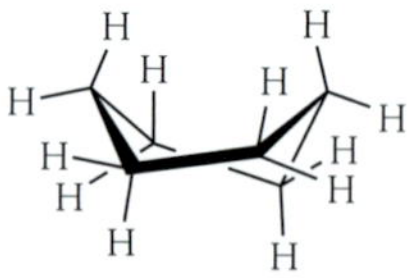

図7-16　シクロヘキサンのねじれ舟形配座

シクロヘキサンは一方のいす形配座からもう一方のいす形配座へ相互変換する．これを**環反転** ring-flip という．環反転は半いす形配座，ねじれ舟形配座，舟形配座を経て進行する．それぞれの配座と相対エネルギーの関係を図7-17に示す．

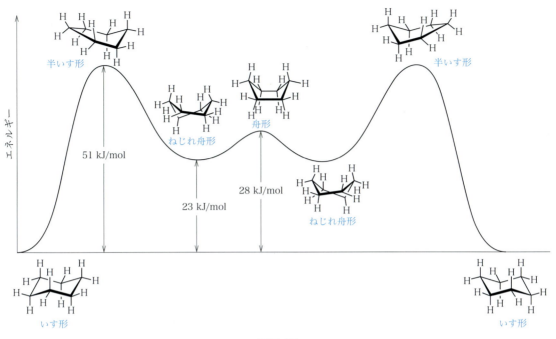

図 7-17
シクロヘキサンの一方のいす形配座からもう一方のいす形配座に相互変換するときの配座異性体とその相対的なエネルギーを表した．

7.6 置換シクロヘキサン：アキシアルとエクアトリアル

　シクロヘキサンの C–H 結合は 12 個あるが，これらはいす形配座の場合，2 種類に分類される（図 7-18）．1 つはシクロヘキサン環から垂直方向に伸びた 6 個の**アキシアル結合** axial bond であり，1 つは環からほぼ水平方向に伸びた 6 個の**エクアトリアル結合** equatorial bond である．アキシアルとは軸 axis を意味し，エクアトリアルとは赤道 equator を意味している．

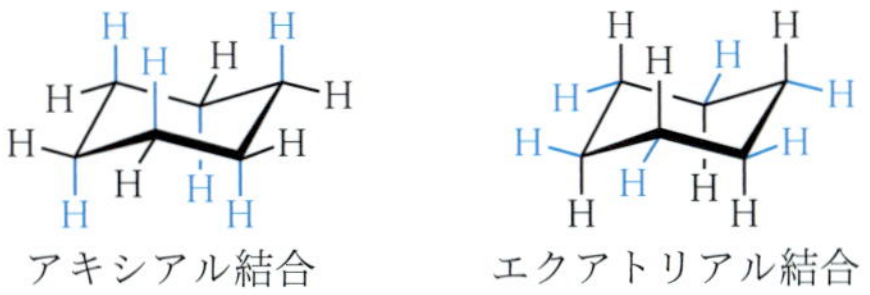

アキシアル結合　　エクアトリアル結合

図 7-18　アキシアル結合とエクアトリアル結合
それぞれ青色で示した．

　室温では六員環がすばやく環反転して，アキシアル結合とエクアトリアル結合は相互に変化している（図 7-19）．環反転にともなって，青色で示したアキシアル結合がエクアトリアル結合に，黒色で示したエクアトリアル結合がアキシアル結合に相互変換される．

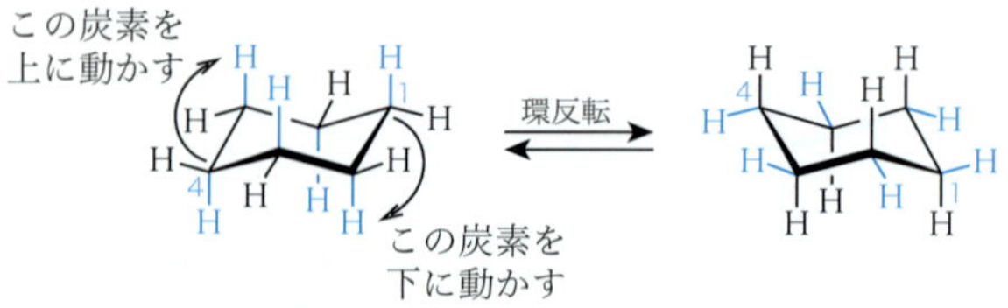

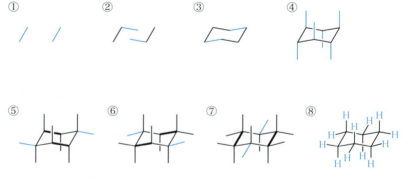

図 7-19 シクロヘキサンの環反転

これらは最も安定な立体配座であり，このいす形配座は，多環性の化合物や反応の遷移状態においてしばしばみられる重要な構造である．したがって，シクロヘキサンのいす形配座をきれいに描けるようになることは大切である．

【シクロヘキサンのいす形配座の書き方（図 7-20）】

①同じ高さから同じ長さの 2 本の斜めの平行線を引く．
②左側の線の上端と右側の線の下端から斜めの同じ長さの平行線を引く．
③ 2 本の同じ長さの平行線を引いてシクロヘキサン骨格にする．
④シクロヘキサン骨格の上向きの 3 つの頂点から，上向きに同じ長さの垂直な 3 本の線を引く．シクロヘキサン骨格の下向きの 3 つの頂点から，下向きに同じ長さの垂直な 3 本の線を引く．これらの線がアキシアル結合である．
⑤ 1 番右の炭素と 1 番左の炭素から，太線で示したシクロヘキサン骨格の結合と平行に 2 本の線を引く．
⑥右から 2 番目の炭素と左から 2 番目の炭素から，太線で示したシクロヘキサン骨格の結合と平行に 2 本の線を引く．
⑦右から 3 番目の炭素と左から 3 番目の炭素から，太線で示したシクロヘキサン骨格の結合と平行に 2 本の線を引く．⑤⑥⑦で引いた線がエクアトリアル結合である．
⑧すべての水素原子 H を書く．

図 7-20 シクロヘキサンのいす形配座の書き方
④アキシアルはすべて垂直に書き，⑤〜⑦エクアトリアルは環の太線の結合と平行に書く．

7.7　1,3-ジアキシアル相互作用

シクロヘキサンのいす形配座にはアキシアルとエクアトリアルの2種類の結合があるため、一置換シクロヘキサンは2つのいす形配座が存在する（図7-21）．

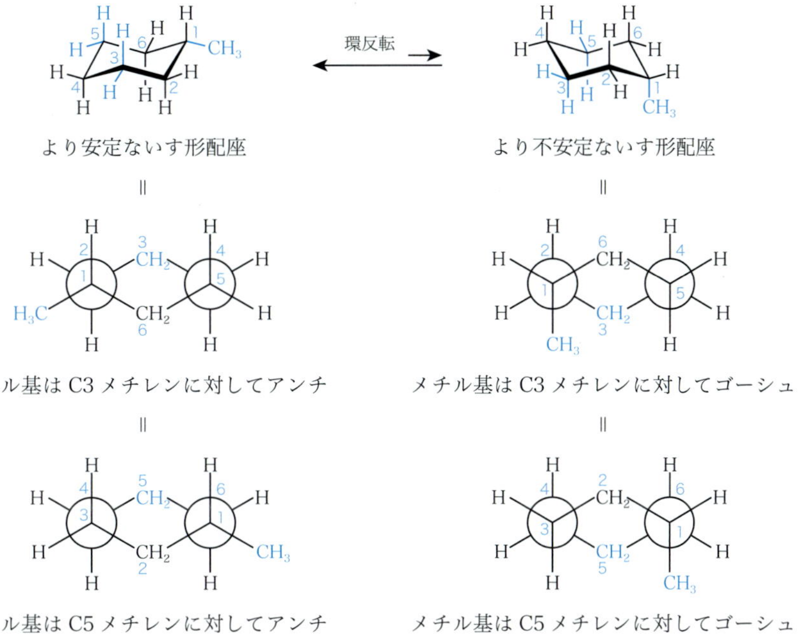

図7-21　メチルシクロヘキサンの2つのいす形配座

メチルシクロヘキサンのいす形配座は、メチル基がエクアトリアルの配座とメチル基がアキシアルの配座があるが、前者の方が安定である．メチル基がエクアトリアル位にある方が、その置換基が広い空間を占め、立体反発が小さいためである．メチル基がエクアトリアル位にある配座では、メチル基はC3メチレンとC5メチレンに対してアンチの関係になっており、分子の残りの部分から離れた位置に存在している．一方、メチル基がアキシアル位にある配座では、メチル基はC3メチレンとC5メチレンに対してゴーシュの関係になっており、メチル基の水素原子とC3, C5メチレンの水素原子間に立体反発がある．これら3つのアキシアル結合は互いに平行の関係にあるため、メチル基のように水素原子よりも嵩高い置換基がくると空間的に接近する．相互作用のある置換基が1, 3位の関係にあるため、これらの不利な立体相互作用を **1,3-ジアキシアル相互作用** 1,3-diaxial interaction という（図7-22）．

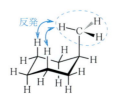

図7-22　1,3-ジアキシアル相互作用

1,3-ジアキシアル相互作用における立体ひずみの大きさは，表7-1に示すようにアキシアル置換基の性質と大きさに関係している．これは，アキシアル置換基と水素原子1個との1,3-ジアキシアル相互作用のエネルギーを表しているので，置換基がアキシアル位にある一置換シクロヘキサンのひずみエネルギーはこの値の2倍である．したがって，メチル基がアキシアル位にあるメチルシクロヘキサンのひずみエネルギーは，3.8 kJ/mol×2＝7.6 kJ/mol である．立体ひずみは，-CH$_3$＜-CH$_2$CH$_3$＜-CH(CH$_3$)$_2$＜-C(CH$_3$)$_3$ の順に増大し，これはアルキル基の嵩高さの増大する順と同じである．

表 7-1　一置換シクロヘキサンにおける立体ひずみ

Y	1,3-ジアキシアル相互作用のひずみ(kJ/mol)	
F	0.5	
Cl, Br	1.0	
OH	2.1	
CH$_3$	3.8	
CH$_2$CH$_3$	4.0	
CH(CH$_3$)$_2$	4.6	
C(CH$_3$)$_3$	11.4	
C$_6$H$_5$	6.3	
CO$_2$H	2.9	
CN	0.4	

節末問題

問題 7.2　クロロシクロヘキサンの2つのいす形配座を書き，すべての結合についてアキシアルかエクアトリアルかを示しなさい．また，どちらの配座が安定か答えなさい．

【解答】
青色で示したのがアキシアル，黒色で示したのがエクアトリアルである．
右の配座は Cl がアキシアルであるため，左の配座の方が安定である．

環反転

7.8　cis-trans 異性とシクロヘキサンの立体配座

シクロアルカンの2個の炭素原子にそれぞれ結合した水素原子の2個が別の置換基に置き換わった二置換シクロアルカンには，*cis* 置換体と *trans* 置換体がある．シクロヘキサンの隣り合った炭素の水素原子がメチル基で置き換わった1,2-ジメチルシクロヘキサンでは，2個のメチル基が環の上または下の同じ側にあるものを *cis* 置換体，2個のメチル基が環の上下の反対側にあるものを *trans* 置換体という（図7-23）．英文で表記する場合，「*cis-*」と「*trans-*」は斜体で書く．

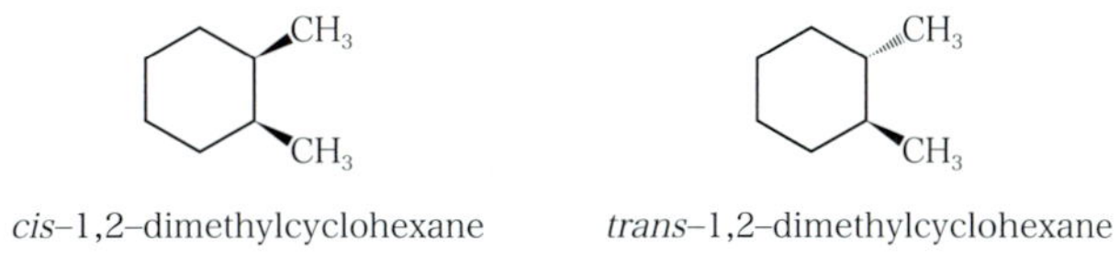

cis-1,2-dimethylcyclohexane　　　　　　*trans*-1,2-dimethylcyclohexane

図 7-23　1,2-ジメチルシクロヘキサンの *cis-trans* 異性

このうち *cis*-1,2-ジメチルシクロヘキサンは図 7-24 のように，2 つのいす形配座をとることができる．どちらの配座においても 1 つのメチル基はアキシアル，もう 1 つのメチル基はエクアトリアルになっている．また，どちらの配座においてもメチル基どうしはゴーシュになっている．したがって，両配座とも 1,3-ジアキシアル相互作用による 7.6 kJ/mol のひずみエネルギーとメチル基どうしのゴーシュ相互作用による 3.8 kJ/mol のひずみエネルギーがかかっているので，全体のひずみエネルギーは 11.4 kJ/mol である．両配座のエネルギー差はないので，配座間の平衡には偏りがない（図 7-24）．

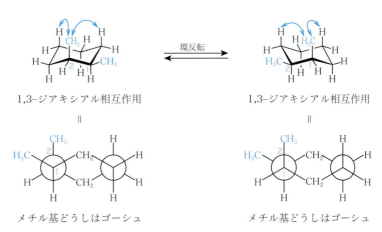

図 7-24　*cis*-1,2-ジメチルシクロヘキサンの 2 つのいす形配座

trans-1,2-ジメチルシクロヘキサンも図 7-25 のように 2 つのいす形配座をとることができる．2 つのメチル基がともにアキシアルになっている配座とそれが環反転した 2 つのメチル基がともにエクアトリアルになっている配座である．

2 つのメチル基がともにアキシアルになっている配座では，2 つのメチル基の 1,3-ジアキシアル相互作用により 7.6 kJ/mol×2＝15.2 kJ/mol のひずみエネルギーが生じているが，2 つのメチル基どうしはアンチになっているのでひずみエネルギーは生じていない．

一方，2 つのメチル基がともにエクアトリアルになっている配座では，1,3-ジアキシアル相互作用はないが，メチル基どうしはゴーシュになっているので，3.8 kJ/mol のひずみエネルギーが生じている．したがって，2 つのメチル基がともにエクアトリアルになっている配座の方が，11.4 kJ/mol 安定であり，平衡はこちらの配座に偏っている（図 7-25）．

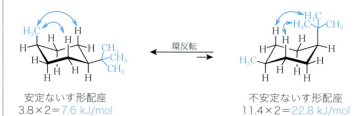

図 7-25 *trans*-1,2-ジメチルシクロヘキサンの 2 つのいす形配座

節末問題

問題 7.3 cis-1-*tert*-butyl-4-methylcyclohexane の安定ないす形配座と，それが環反転した不安定ないす形配座を書き，両配座間のひずみエネルギーの差を求めなさい．（p. 152 表 7-1 を参考にしなさい）

【解答】

安定ないす形配座
3.8×2＝7.6 kJ/mol

不安定ないす形配座
11.4×2＝22.8 kJ/mol

ひずみエネルギーの差：15.2 kJ/mol

安定ないす形配座は，嵩高い *tert*-ブチル基がエクアトリアルの配座である．この配座はメチル基のみに 1,3-ジアキシアル相互作用がはたらくため，ひずみエネルギーは 7.6 kJ/mol である．
一方，環反転した不安定ないす形配座は *tert*-ブチル基がアキシアルの配座である．この配座は *tert*-ブチル基のみに 1,3-ジアキシアル相互作用がはたらくため，ひずみエネルギーは 22.8 kJ/mol である．
したがって，両配座間のひずみエネルギーの差は 22.8－7.6＝15.2 kJ/mol である．

【章末問題】

●Newman投影式と立体配座
問題 7.X1 2-メチルブタンを C2−C3 結合の延長上からみて，最も安定な立体配座と最も不安定な立体配座を Newman 投影式を用いて書きなさい．

●シクロプロパンの安定性
問題 7.X2 *cis*-1,2-ジメチルシクロプロパンと *trans*-1,2-ジメチルシクロプロパンでは，どちらの方が安定か答えなさい．

●グルコースのいす形配座の安定性
問題 7.X3 β-D-グルコースの 2 つのいす形配座を書き，どちらの配座の方が安定か答えなさい．

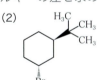

β-D-グルコース

●シクロヘキサン誘導体のいす形配座の安定性
問題 7.X4 次の化合物の安定ないす形配座と，それが環反転した不安定ないす形配座を書き，両配座のひずみエネルギーの差を求めなさい．（p. 152 表 7-1 を参考にしなさい）

(1)　(2)　(3)

【解答】

問題 7.X1

(安定な配座)

(不安定な配座)

安定な立体配座は，メチル基どうしのゴーシュ相互作用 3.8 kJ/mol のひずみエネルギーが作用しているのに対し，不安定な立体配座は 1 つの CH$_3$⇔CH$_3$ ねじれひずみ(11 kJ/mol)と 1 つの CH$_3$⇔H ねじれひずみ(6.0 kJ/mol)と 1 つの H⇔H ねじれひずみ(4.0 kJ/mol)が作用しているので，合計して 21 kJ/mol のひずみエネルギーになる．

問題 7.X2

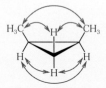 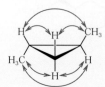

cis-1,2-ジメチルシクロプロパン　　trans-1,2-ジメチルシクロプロパン

シクロプロパンは隣接炭素原子間の C–H 結合は重なり形配座になっている．したがって，cis-1,2-ジメチルシクロプロパンは 1 つの CH$_3$⇔CH$_3$ ねじれひずみ(11 kJ/mol)と 2 つの CH$_3$⇔H ねじれひずみ(6.0 kJ/mol)と 3 つの H⇔H ねじれひずみ(4.0 kJ/mol)が作用しているので，合計して 35 kJ/mol のねじれひずみエネルギーをもっている．

それに対し，trans-1,2-ジメチルシクロプロパンは 4 つの CH$_3$⇔H ねじれひずみ(6.0 kJ/mol)と 2 つの H⇔H ねじれひずみ(4.0 kJ/mol)が作用しているので，合計して 32 kJ/mol のねじれひずみエネルギーをもっている．

したがって，trans-1,2-ジメチルシクロプロパンの方が安定である．

問題 7.X3

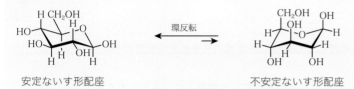

4つのヒドロキシ基と1つのヒドロキシメチル基が, β-D-グルコースの安定ないす形配座ではエクアトリアルであるのに対して, 不安定ないす形配座ではアキシアルになっている.

問題 7.X4

(1) 安定ないす形配座は–CO₂H 基がエクアトリアルであり, 1,3-ジアキシアル相互作用はない. 一方, 不安定ないす形配座は–CO₂H 基の 1,3-ジアキシアル相互作用により, 5.8 kJ/mol のひずみエネルギーが作用している.

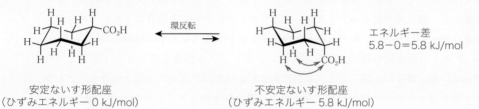

(2) 安定ないす形配座は Br 基の 1,3-ジアキシアル相互作用により 2.0 kJ/mol のひずみエネルギーがかかっている. 一方, 不安定ないす形配座は tert-Bu 基の 1,3-ジアキシアル相互作用により, 22.8 kJ/mol のひずみエネルギーが作用している. したがって, エネルギー差は 20.8 kJ/mol である.

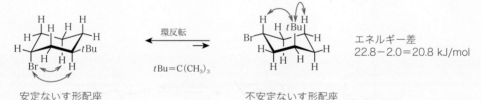

(3) 安定ないす形配座は iPr 基の 1,3-ジアキシアル相互作用により 9.2 kJ/mol のひずみエネルギーがかかっている. さらに, メチル基どうしのゴーシュ相互作用により 3.8 kJ/mol のひずみエネルギーが作用しており, 合計で 13 kJ/mol のひずみエネルギーになる. 一方, 不安定ないす形配座は 2 つのメチル基の 1,3-ジアキシアル相互作用により, 15.2 kJ/mol のひずみエネルギーが作用している. したがって, エネルギー差は 2.2 kJ/mol である.

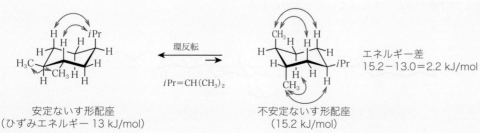

コラム-7

多環式分子の立体配座

　2つ以上のシクロアルカンが共通の結合上で縮環した多環式分子の立体配座について考えてみる.

　デカリンは, 2つのシクロヘキサンが1つの結合を共有して縮環している分子である. 2つのシクロアルカンが縮環しているので, このような分子をビシクロアルカンという (☞p. 80). デカリンは橋頭位 (共有している結合の両端の位置) の2つの水素原子の向きにより2つの異性体がある. 橋頭位の水素が同じ側を向いた *cis*-デカリンと反対側を向いた *trans*-デカリンである. これらデカリンの安定な立体配座は, 2つのシクロヘキサンのいす形配座を用いて表すことができる. 両者の立体的な形は, かなり異なっていることがわかる. また, *trans*-デカリンは環反転できないが, *cis*-デカリンは環反転することができる. *trans*-デカリンの左側の環は, 右側の環に2つのエクアトリアル結合でつながっている. 一般に環反転するとエクアトリアル結合はアキシアル結合になることから, 環反転が起こったとすると, 2つのエクアトリアル結合はともにアキシアル結合になってしまう. これでは環を形成することができないため, 環反転は起こらない. *cis*-デカリンの左側の環は, 右側の環にエクアトリアル結合とアキシアル結合でつながっている. 環反転が起こると, エクアトリアル結合はアキシアル結合になり, アキシアル結合はエクアトリアル結合になるので, 環反転を起こすことができる. *cis*-デカリンの両配座にはエネルギー差がないので, 実際は両配座の平衡混合物として存在している.

trans-デカリン

cis-デカリン

　ステロイドは, 3つの六員環と1つの五員環が縮環した多環式化合物で, 医薬品や天然物の構造に多くみられる. 男性ホルモンの1種であるテストステロンの代謝物であるアンドロステロンは, A/B環が *trans* になったステロイドである. それに対して, 代表的な胆汁酸であるコール酸は, A/B環が *cis* になったステロイドである. コール酸は, 少しだけ曲がった形をとっていることがわかる.

アンドロステロン

コール酸

Chapter 8 立体化学

1. 立体異性体と R/S 表記法
2. メソ化合物の構造的な特徴
3. Fischer 投影式によるキラルな化合物の書き方
4. 炭素原子以外の不斉中心をもつ化合物と軸不斉をもつ化合物

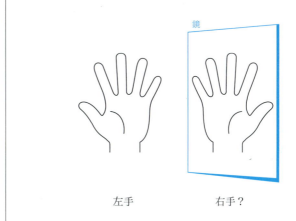

われわれの左手を鏡に映すと，鏡には右手によく似た鏡像がみえる．鏡に映ったものは，実物の左右対称，前後対称で，実物とは別のものになっており，われわれは実物(実像)と鏡に映ったもの(鏡像)を区別することができる．

　リモネンは，柑橘類の果皮に多く含まれるモノテルペンであり，香料として用いられている．リモネンには，(＋)-リモネンと(－)-リモネンがあり，これらは実像と鏡像の関係になっている．(＋)-リモネンはレモンのような匂いがするが，(－)-リモネンはオレンジのような匂いがする．われわれの鼻から匂いをもつ物質が入ると，その物質は嗅細胞の嗅覚受容体に結合し，電気信号が発生して脳へと伝達することで匂いを感じる．すなわち，われわれの嗅覚受容体は，実像と鏡像をしっかりと区別していることになる(図 8-1)．

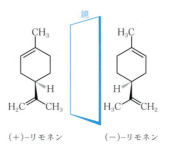

図 8-1　リモネンの構造

医薬品も実像と鏡像の違いにより，片方しか効かなかったり，効き方が異なったりする．薬物に作用する酵素や受容体は，主に L-アミノ酸からなるタンパク質でできているので，実像と鏡像を区別することができる．医薬品の構造の理解に不可欠な立体化学について理解しよう．

8.1 構造異性体と立体異性体

分子式が同じで異なる構造の化合物を異性体 isomer という．異性体は，構造異性体 constitutional isomer と立体異性体 stereo isomer の 2 つに分類される．

構造異性体とは，原子の結合する順序が異なる異性体をいう．さらに構造異性体は，butane と 2-methylpropane のように炭素骨格が異なる異性体，propan-1-ol と propan-2-ol のように官能基の位置が異なる異性体，ethanol と dimethyl ether のように官能基が異なる異性体に分類できる（図 8-2）．

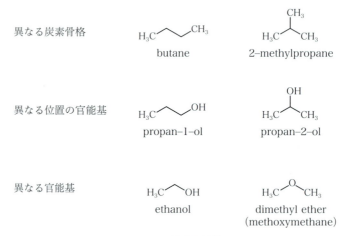

図 8-2 構造異性体

立体異性体は，同じ分子式をもち，原子の結合する順序は同じだが，3 次元的な配置の異なる異性体である．さらに立体異性体は，立体配座異性体 conformational isomer と立体配置異性体 configurational isomer に分類される．立体配座異性体は，分子内の単結合の回転によって生じる配置の異なる異性体であり，第 7 章で詳細に学んだ．立体配置異性体は，置換基の 3 次元的な配置が異なる異性体である．置換基の 3 次元的な配置を立体配置 configuration という．立体配座異性体は，特殊な場合を除き異性体間の相互変換が常に起こっているので，異性体を分離することはできないが，立体配置異性体は，分子内の単結合を回転させても同じ分子にはならないので，異性体を分離することができる．図 8-3 のように立体配置異性体は，エナンチオマー（鏡像異性体）enantiomer と，互いに鏡像の関係にない立体異性体であるジアステレオマー diastereomer に分類される．

8.1 構造異性体と立体異性体

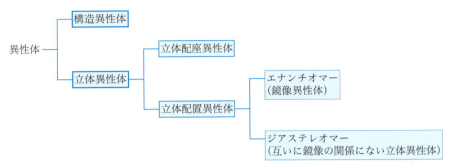

図 8-3 異性体の分類

節末問題

問題 8.1 次の分子式に対応する構造異性体をすべて書きなさい．
(1) C_6H_{14}　　　(2) $C_3H_6Br_2$　　　(3) $C_4H_{10}O$

【解答】

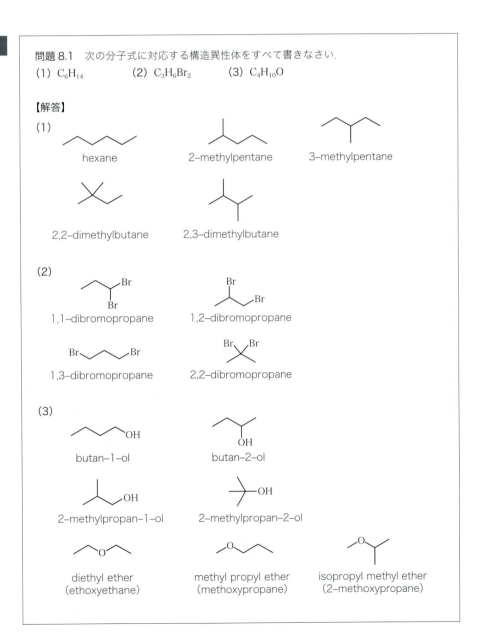

8.2 不斉炭素原子とエナンチオマー

まず，2-chlorobutane について考えてみよう．この分子を鏡に映すと元のもの(実像)と鏡像は一致しないことがわかる(図 8-4)．このように，実像と鏡像が互いに一致しない分子は**キラル** chiral であるといい，このような性質を**キラリティー** chirality という．「キラル」の語源はギリシャ語の"手"「*cheir*」からきているといわれている．

また，この際の実像と鏡像の関係を**エナンチオマー**(**鏡像異性体**)という．エナンチオマーは，右手と左手の関係と同じような関係にあり，sp^3 混成軌道の四面体炭素原子が異なる 4 つの置換基と結合している場合に生じ，このような炭素原子を**不斉炭素原子** asymmetric carbon atom という．炭素原子に限らず，窒素，硫黄，リン原子などを含む化合物もキラルなものが知られている．その中心原子は，**不斉原子** asymmetric atom, **不斉中心** asymmetric center, **キラル中心** chiral center とよばれる．

一方，butane の実像と鏡像は互いに重なり合い，同一化合物である(図 8-4)．このような分子は**アキラル** achiral とよばれる．「ア」はギリシャ語で否定を意味する接頭語「a」であり，「キラルでない」という意味を表している．

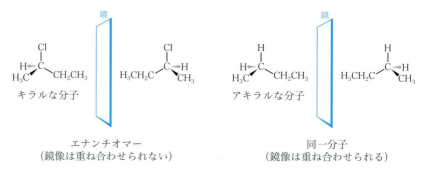

図 8-4　キラルな分子とアキラルな分子

分子がキラルかアキラルかは，分子内に**対称面**があるかどうかで決まる．その分子が分子内に対称面をもっていればアキラルである．対称面とは，分子の一方の構造が他方の構造の鏡像になるように分子を二分する面をいう．図 8-5 に示すように 2-chloropropane は分子内に対称面をもっておりアキラルな分子である．それに対して 2-chlorobutane は対称面をもっておらずキラルな分子である．2-chlorobutane のように不斉炭素原子を 1 つしかもたない分子は必ずキラルである．

天然から得られる化合物には，どちらか一方のエナンチオマーのみが優先的に存在するものが多い．たとえば，アミノ酸は L-アミノ酸がほとんどであり，糖類は D 体がほとんどである*．実験室でどちらか一方のエナンチオマーをつくり出すには，キラルな試薬を用いるなどの工夫が必要であり，通常の方法だと一般には両エナンチオマーの 1:1 の混合物が得られる．エナンチオマーの当量混合物を**ラセミ体** racemate という．

* D/L 表示法 ☞ p. 169

8.2 不斉炭素原子とエナンチオマー

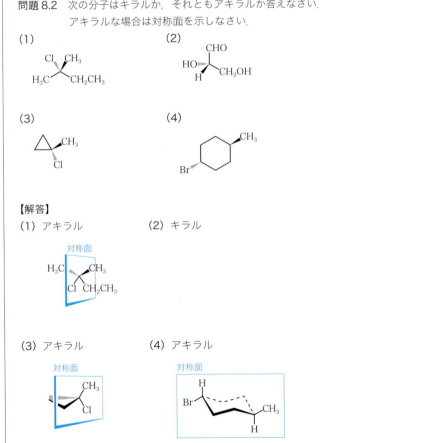

図 8-5 対称面とキラリティー

164　8　立体化学

節末問題

問題 8.3　次の化合物の組み合わせは，同一化合物か，互いにエナンチオマーか答えなさい．

(1)

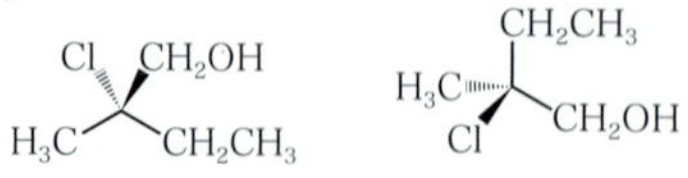

(2)

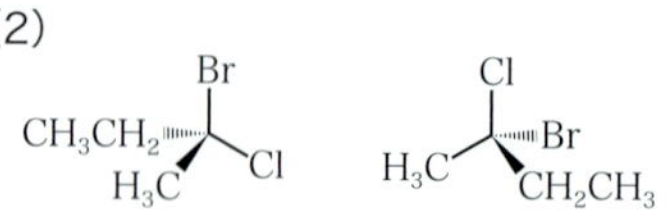

(3)

(4)

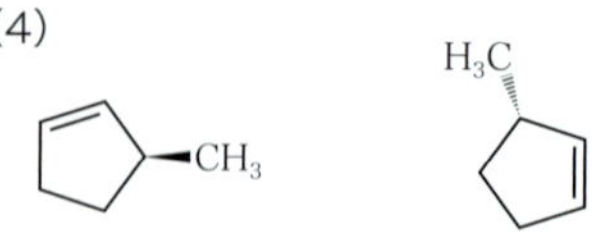

【解答】
(1) 同一化合物
(2) 同一化合物
(3) 互いにエナンチオマー
(4) 同一化合物

8.3　立体配置の表示法：R/S 表示法

　不斉中心をもつ分子を構造式で書く場合は，その立体配置を視覚的に表現することが可能であるが，不斉中心における置換基の 3 次元的な立体配置を普遍的に示す方法が必要である．R. S. Cahn, C. Ingold, V. Prelog の 3 人によって，立体配置を示す方法として R/S 表示法が開発された．手順は以下のとおりである（図 8-6）．

　不斉中心に結合した 4 つの置換基について，Cahn-Ingold-Prelog 則（CIP 則）に従って，①〜④の優先順位を決める．

　④番目の順位（最も低い順位）の置換基が自分から最も遠い位置になるように分子を配置する．

　①〜③の順位の置換基をたどって，右回り（時計回り）であれば R 配置（ラテン語の「右」rectus），左回り（反時計回り）であれば S 配置（ラテン語の「左」sinister）と決定する．

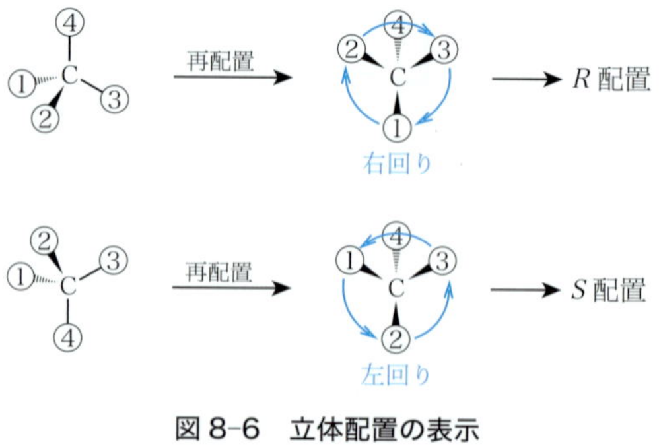

図 8-6　立体配置の表示

CIP 則による置換基の優先順位の決定は以下の規則に従う.

規則 1. 不斉中心に直接結合した 4 つの原子を比較する

原子番号が大きいほど優先順位は高い. 同位体については, 質量数の大きいほど優先順位は高い. 非共有電子対は最も優先順位が低い.

優先順位:I>Br>Cl>S>P>F>O>N>C>^{2}H>^{1}H>非共有電子対

規則 2. 直接結合している原子が同じ場合は, 違いが生じるまで原子をたどる

メチル基とエチル基を比べると, 最初の原子は炭素原子なので, 規則 1 からは同等である. その際は 2 番目の原子を比較する. メチル基の炭素原子は 3 つの水素原子と結合しているのに対して, エチル基の最初の炭素原子は水素原子 2 つと炭素原子 1 つと結合しているので, エチル基の方がメチル基よりも順位が高くなる(図 8-7).

同様に, エチル基とイソプロピル基を比べるとエチル基の最初の炭素原子は水素原子 2 つと炭素原子 1 つと結合しているのに対して, イソプロピル基の最初の炭素原子は水素原子 1 つと炭素原子 2 つと結合しているのでイソプロピル基の方がエチル基よりも順位が高くなる(図 8-7).

1-ヒドロキシエチル基とブロモメチル基を比べると, 1-ヒドロキシエチル基の最初の炭素原子は, O, C, H と結合しているが, ブロモメチル基の炭素原子は, Br, H, H と結合している. この場合比較するのは O と Br であり, ブロモメチル基の方が 1-ヒドロキシエチル基よりも順位が高くなる(図 8-7).

2-クロロエチル基とイソプロピル基を比べると, 2-クロロエチル基の最初の炭素原子は, C, H, H と結合しており, イソプロピル基の最初の炭素原子は, C, C, H と結合しているので, イソプロピル基の方が 2-クロロエチル基よりも順位が高くなる(図 8-7).

結合をたどっていく際, 優先順位に差が生じた時点で優先順位が決定されるので, その先の結合に優先順位の高い原子が結合しても考慮しない.

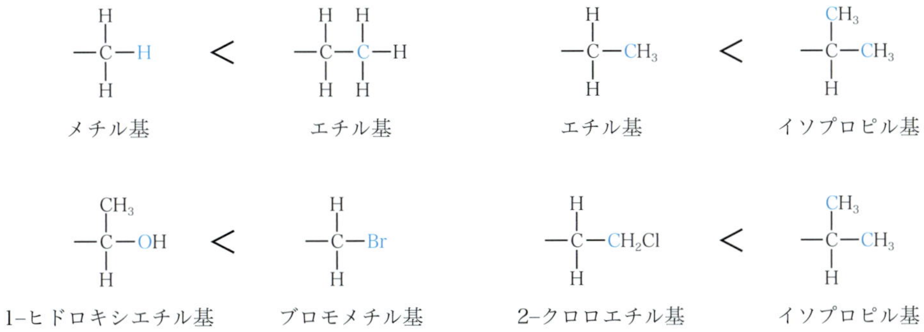

図 8-7 CIP 則優先順位(1)

規則 3. 多重結合は, 同じ原子が結合の数だけ置換した構造と等価と考える

多重結合(二重結合, 三重結合)の場合は, 結合している両原子がともに, もう一方の原子が 2 つまたは 3 つの単結合で置換されているものと考える. たとえば,

ビニル基の最初の炭素原子は，C，C，H と単結合し，次の炭素原子は C，H，H と単結合している構造と等価と考える．シアノ基やホルミル基も同様である（図 8-8）．

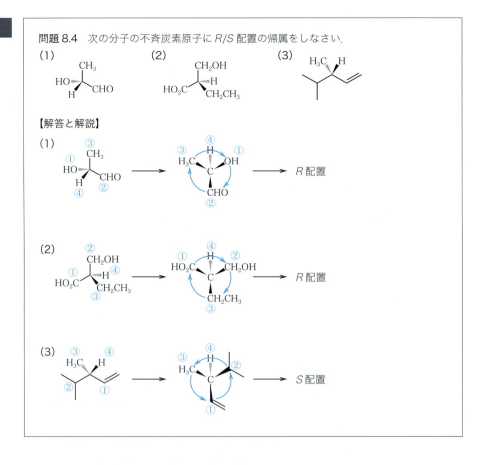

図 8-8　CIP 則優先順位（2）

節末問題

問題 8.4　次の分子の不斉炭素原子に R/S 配置の帰属をしなさい．

【解答と解説】

8.4 キラルな化合物の性質：比旋光度

光は電磁波の一種であり，太陽光や白熱灯の光は，進行方向に対して直角のあらゆる方向の面で振動している．この光を偏光レンズやニコルのプリズムなどの偏光子を通すと，1つの面でのみ振動する光が通過する．この光を平面偏光，振動面を偏光面という．

19世紀のはじめ，フランスの科学者 J.B.Biot は，平面偏光がショウノウの溶液や糖の溶液を通過すると偏光面が回転することを見出した．このように偏光面を回転させる現象を旋光性といい，このような性質をもつ物質を光学活性 optically active であるという（図8-9）．

偏光面が回転する角度 α を旋光度といい，偏光面を右回転（時計回り）させる物質を右旋性 dextrorotatory，偏光面を左回転（反時計回り）させる物質を左旋性 levorotatory であるという．一般に右回転には正の符号プラス（＋），左回転には負の符号マイナス（－）をつけて表す．天然に存在する（＋）-酒石酸は右旋性，（－）-モルヒネは左旋性である．

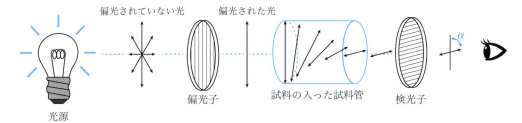

図8-9 旋光計の模式図

旋光度の大きさと回転の方向は旋光計という装置で測定することができる．旋光度 α は，試料溶液の濃度と測定管（セル）の長さに依存し，光の波長，測定温度，測定溶媒の種類によっても変化する．旋光度を物質固有の物理定数として扱うには，これらを規定する必要がある．これらを下に示すように規定した旋光度を比旋光度 specific rotation [α] という．一般に比旋光度は単位をつけないが，〔°〕をつける場合もある．測定波長は，ナトリウムのD線（589 nm）を用いることが多い．その場合はDと表記する．測定管の長さは 1 dm（＝10 cm）とする．試料溶液の濃度は，溶液 100 mL 中の溶質の質量〔g〕で表す．

$$[\alpha]_\lambda^T = \frac{\alpha}{l \times c}$$

[α]：比旋光度
T：測定温度〔℃〕
λ：測定波長〔nm〕
α：旋光度〔°〕
l：測定管（セル）の長さ〔dm：デシメートル〕 *1 dm＝10 cm
c：試料溶液の濃度〔g/100 mL〕

【表記の例】 $[\alpha]_D^{20}$ ＋25（c 1.0, CHCl$_3$）, $[\alpha]_D^{15}$ －87（c 2.0, CH$_3$CH$_2$OH）

互いに鏡像異性体の関係にある化合物の比旋光度は，プラス/マイナス（＋/−）の符号は異なるが，絶対値は同じである．たとえば，（＋）-乳酸は$[\alpha]_D+3.82$であるのに対して，（−）-乳酸は$[\alpha]_D-3.82$である．また，ラセミ体は（＋）-乳酸と（−）-乳酸の当量混合物なので，比旋光度は0（ゼロ）である．ラセミ体を表す記号としては，（±）を用いる．したがって，（±）-乳酸は（＋）-乳酸と（−）-乳酸の当量混合物を表している．

ある試料が単一のエナンチオマーか，あるいはエナンチオマーの混合物であるかは，試料の比旋光度によって決定することができる．たとえば，（＋）-乳酸の比旋光度は＋3.82なので，実測した比旋光度が正の値で＋3.82よりも小さい値であれば，その試料はエナンチオマーの混合物であり，（＋）-乳酸の方が（−）-乳酸よりも多く含まれていることがわかる．一方のエナンチオマーが他方よりもどのくらい過剰に含まれているかをエナンチオマー過剰率 enantiomeric excess で表す．エナンチオマー過剰率は光学純度 optical purity ともいい，実測の比旋光度から算出できる．たとえば純粋なエナンチオマーの比旋光度が＋100だとし，試料の比旋光度が＋90であった場合，エナンチオマー過剰率は90% ee となる．この試料の場合，90%が純粋なエナンチオマーで10%がラセミ体ということになる．したがって，95%の純粋なエナンチオマーと5%の他のエナンチオマーの混合物である．

$$\text{エナンチオマー過剰率}(\%)=\frac{\text{試料の比旋光度}}{\text{純粋なエナンチオマーの比旋光度}}\times100$$

例題8.1　ある有機化合物 500 mg をクロロホルムに溶解し 10.0 mL の溶液とし，長さ 10.0 cm の試料管に入れた．20℃でナトリウムの D 線の光を用いて旋光度を測定したところ，回転角は＋25.3°であった．比旋光度はいくらか答えなさい．

【解答】
500 mg を含む 10.0 mL の溶液なので，$c=0.500$ g/10.0 mL＝5.00 g/100 mL である．試料管の長さは 10 cm なので，$l=10$ cm＝1.0 dm である．あとは，下記の式に数値を代入すれば計算することができる．

$$[\alpha]^{T}_{\lambda}=\frac{\alpha}{l\times c}\quad\text{から}$$

$$[\alpha]^{20}_{D}=\frac{+25.3}{1.0\times5.00}$$
$$=+5.06$$

したがって，$[\alpha]^{20}_{D}=+5.06$（c 5.00, CHCl$_3$）となる．

8.5 不斉中心を2個以上もつ化合物：ジアステレオマー

不斉中心を1個しかもたない乳酸やL-アラニンのような化合物は，2つの立体異性体しか存在しない．複数の不斉中心をもつ化合物は，さらに多くの立体異性体が存在する．n個の不斉中心をもつ化合物は，最大で2^n個の立体異性体が存在する．

L-トレオニン(2S,3R)-2-amino-3-hydroxybutanoic acidは，必須アミノ酸の1種であり，2個の不斉中心をもっている．したがって，L-トレオニンの立体異性体は，L-トレオニンを含めて4種類存在する．これら4種の立体異性体は2組のエナンチオマー(鏡像異性体)に分類できる．(2S,3R)異性体と(2R,3S)異性体は，互いにエナンチオマーであり，(2R,3R)異性体と(2S,3S)異性体は，互いにエナンチオマーである．

エナンチオマー以外の立体異性体をジアステレオマー diastereomer という．つまり，(2S,3R)異性体のジアステレオマーは，(2R,3R)異性体と(2S,3S)異性体であり，(2R,3R)異性体のジアステレオマーは，(2S,3R)異性体と(2R,3S)異性体である(図8-10)．

エナンチオマーの関係にある化合物どうしは，比旋光度の符号は異なるが，沸点，融点，溶解度などの物理的および化学的性質は同じである．しかし，ジアステレオマーの関係にある化合物は，まったく別の化合物であるので，物理的および化学的な性質は異なっている．

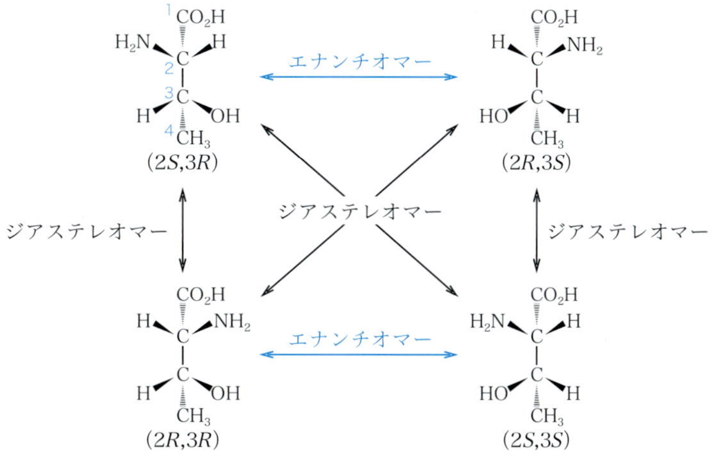

図8-10　2-アミノ-3-ヒドロキシブタン酸の4種類の立体異性体

*D/L表示法：D/L表示法は，R/S表示法が用いられる前に使用されていた絶対立体配置を表す表示法で，今でも糖やアミノ酸の絶対立体配置の表示に用いられている．天然から得られる糖やアミノ酸は，ほとんどがD-糖とL-アミノ酸であり，L-糖やD-アミノ酸はほとんど存在しない．

*R/S表示法を用いた命名：骨格炭素数が2個以上の場合，化合物名の先頭に「("不斉炭素の位置番号"+R)-」または「("不斉炭素の位置番号"+S)-」をつけて，不斉炭素がR/S配置のどちらなのかを示し，そのあとに化合物名を続ける．また，L-トレオニンのように不斉炭素が複数ある場合は，「(2S,3R)-」とそれぞれの位置番号とともにすべて記載する．

節末問題

問題 8.5 次の化合物のすべての立体異性体の構造式を書き，それらの関係（エナンチオマー，ジアステレオマー）を示しなさい．

(1) 2-bromo-3-iodobutane
(2) 1-fluoro-3-methylcyclopentane

【解答】

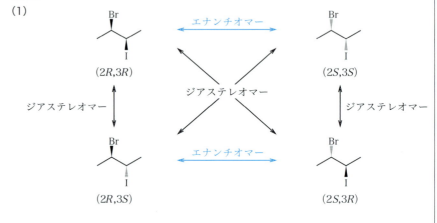

8.6 メソ化合物

不斉中心を 2 個以上もつ化合物の中には，その立体異性体が最大数(2^n 個)存在しない場合がある．酒石酸 tartaric acid は 2 個の不斉炭素をもつ化合物である．一般に 2 個の不斉炭素をもつ化合物は，最大で $2^2=4$ 個の立体異性体があるが，酒石酸の立体異性体は 3 個しかない．(＋)-酒石酸は (2R, 3R) の立体配置をもち，そのエナンチオマーである (－)-酒石酸は (2S, 3S) の立体配置をもっている．それぞれの化合物のジアステレオマーにあたるのは，(2R, 3S) 異性体と (2S, 3R) 異性体である．これら異性体は一見エナンチオマーのようにみえるが，実は同一化合物である．(2R, 3S) 異性体の構造式を紙面上で 180°回転させると (2S, 3R) 異性体になることがわかる．この化合物は，分子内に対称面をもっているので，アキラルな化合物である (図 8-11)．

このように不斉中心をもっているが，分子内に対称面をもっているためアキラルな化合物をメソ化合物 meso compound という．メソ化合物は分子内に対称面をもっているので比旋光度は 0 (ゼロ) である．

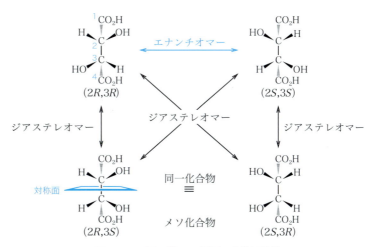

図 8-11　酒石酸の 3 種類の立体異性体

例題 8.2 次の化合物のすべての立体異性体の構造式を書き，それらの関係（エナンチオマー，ジアステレオマー，メソ化合物）を示しなさい．
(1) 1,3-dimethylcyclohexane
(2) 1,2-dimethylcyclohexane

【解答】

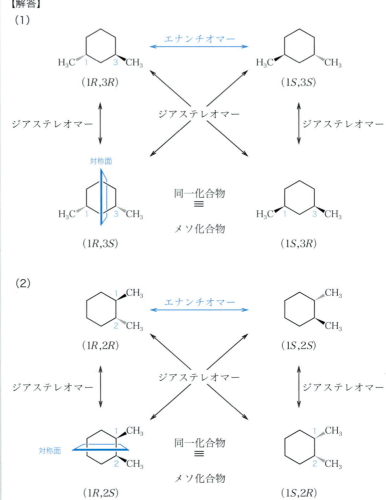

8.6 メソ化合物　173

節末問題

問題 8.6　次の化合物はキラルか，アキラルか答えなさい．

(1) H₃C—（H, Br, H, Br）—CH₃

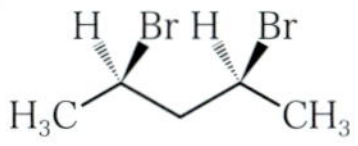

(2) H₃C—（Br, Br）—CH₃

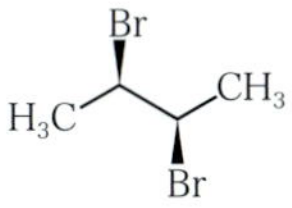

(3) H₃C—（OH, OH, OH, OH）—CH₃

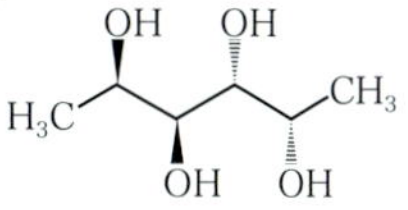

(4)

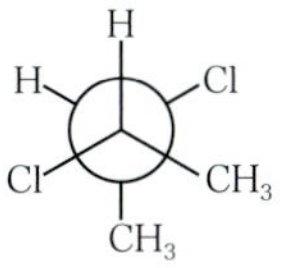

(5)

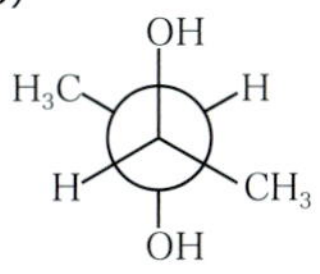

【解答】

(1)　対称面

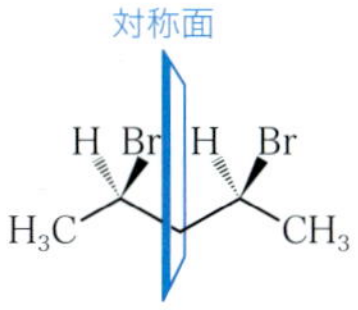

　メソ化合物 ⟶ <u>アキラル</u>

(2)　回転

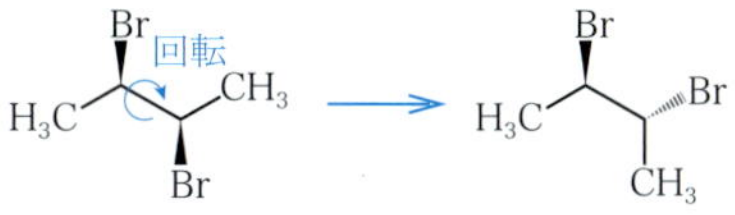

　対称面なし ⟶ <u>キラル</u>

(3)　回転 → 対称面

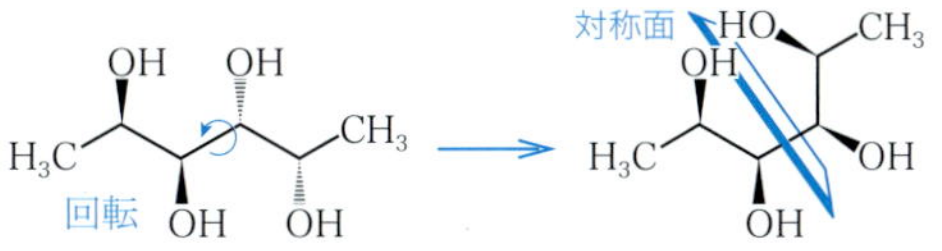

　メソ化合物 ⟶ <u>アキラル</u>

(4)　回転

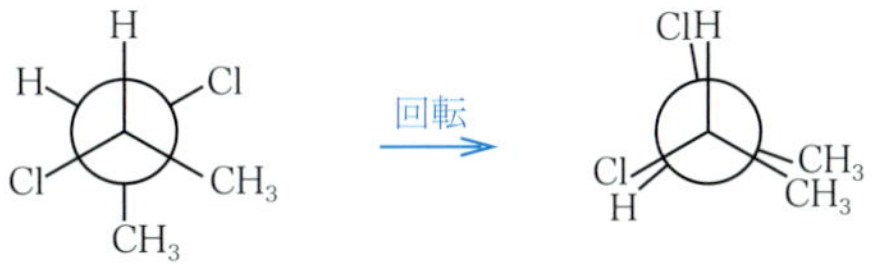

　対称面なし ⟶ <u>キラル</u>

(5)　回転 → 対称面

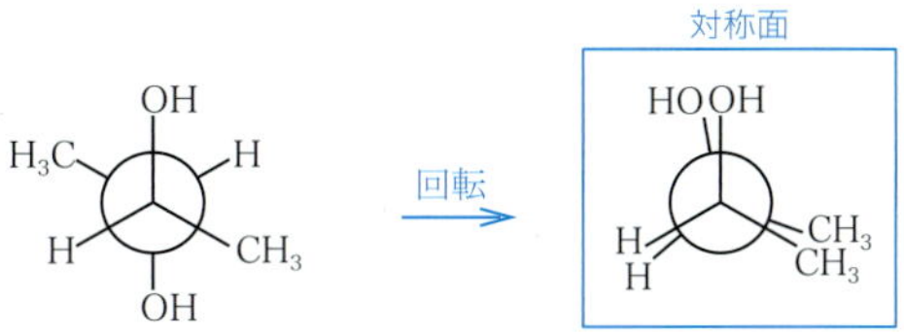

　メソ化合物 ⟶ <u>アキラル</u>

174　8　立体化学

8.7　Fischer 投影式

　これまでに，3次元的な構造をもつ化合物を明確に紙面上に表記する方法として，破線-くさび形表記法と Newman 投影式の 2 つを学んだ．多くの不斉中心をもつ化合物の場合，破線-くさび形表記法では，さまざまな書き方があり混乱をきたすことがある．また，1 つの Newman 投影式では，2 個の連続した不斉中心の立体配置を示すことしかできない．そこで，E. Fischer はこれらを簡単に示す方法である**Fischer 投影式** Fischer projection を考案した．

　Fischer 投影式は，四面体炭素を 2 本の交差する十字の線で表す方法である．上下の垂直の線は，紙面の後ろに向かう結合を表し，左右の水平の線は，紙面の手前に出ている結合を表している．(2R)–2–bromobutane の Fischer 投影式は図 8-12 のようになる．

*R/S 表示法を用いた命名：2-ブロモブタンのような不斉炭素が 1 個の場合，以前は不斉炭素の位置番号を示さず，「(R)-2-bromobutane」と表記していたが，IUPAC の 2013 勧告では不斉炭素の位置番号を省略せず，「(2R)-2-bromobutane」と表記することになった．

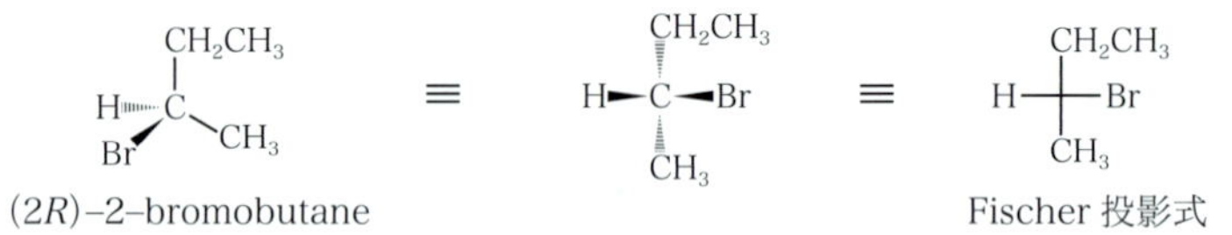

図 8-12　Fischer 投影式

　2 個以上の不斉中心をもつ化合物の Fischer 投影式は，四面体炭素を縦につないだ形で書く．つまり，炭素鎖を縦の実線で書き，各炭素に結合した置換基を左右の水平線で書く．下図のように (2R, 3R)–酒石酸も容易に書くことができる．糖類のように多数の不斉炭素原子をもつ化合物の構造式を書く場合，破線-くさび形表記法を用いるよりも Fischer 投影式を用いた方が便利である．糖類の構造式を Fischer 投影式では，ホルミル基(-CHO)を構造式の最上部に(主鎖の両端を比べ，酸化段階の高い方を上部に)書くことが慣例である(図 8-13)．

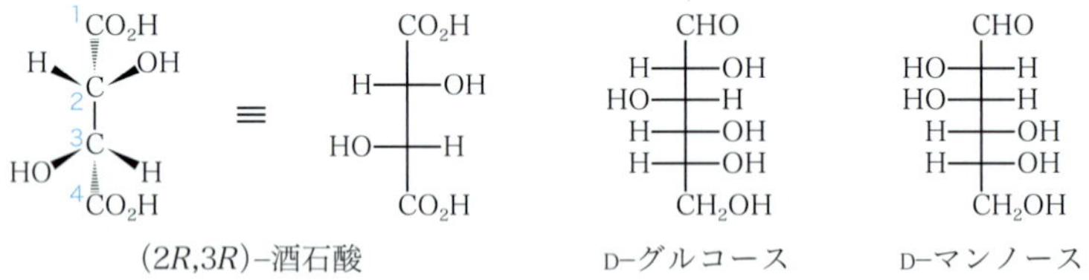

図 8-13　酒石酸，グルコース，マンノースの Fischer 投影式

8.7 Fischer 投影式　175

節末問題

問題 8.7　次の化合物について，破線-くさび形表記法を用いた構造式，Newman 投影式と Fischer 投影式を書きなさい．
(1) (2*R*)-2-chlorobutane
(2) (3*R*)-pentane-1,3-diol
(3) (2*R*, 3*S*)-2-bromo-3-chloropentane
(4) (3*S*, 4*R*)-4-methylhexan-3-ol

【解答】
立体化学を正しく示すことが大切である．下の構造式は一例．

(1) (2*R*)-2-chlorobutane

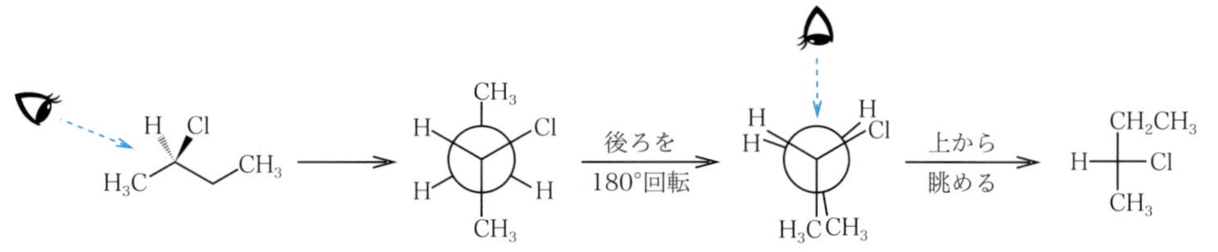

(2) (3*R*)-pentane-1,3-diol

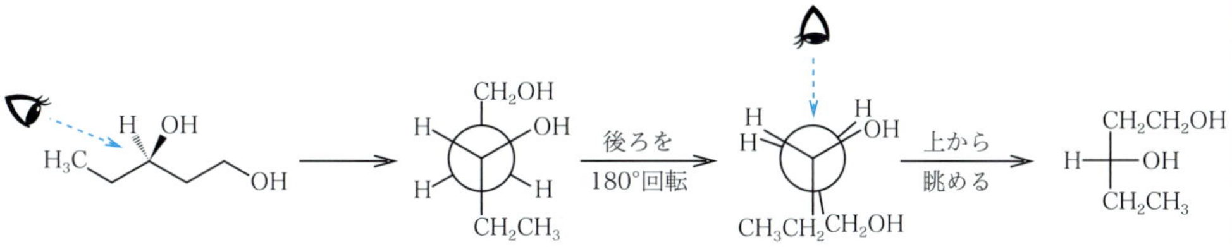

(3) (2*R*,3*S*)-2-bromo-3-chloropentane

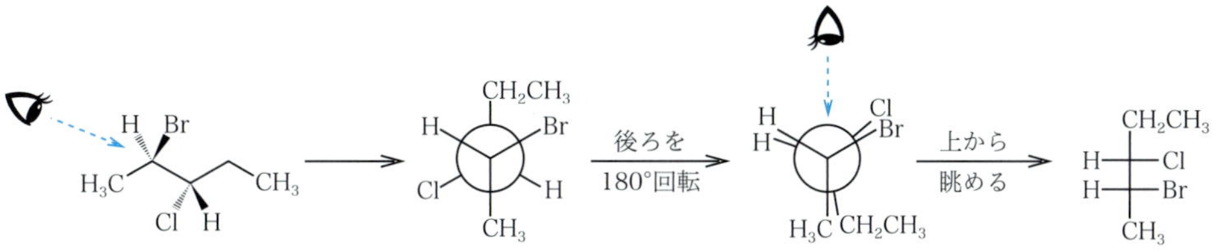

(4) (3*S*,4*R*)-4-methylhexan-3-ol

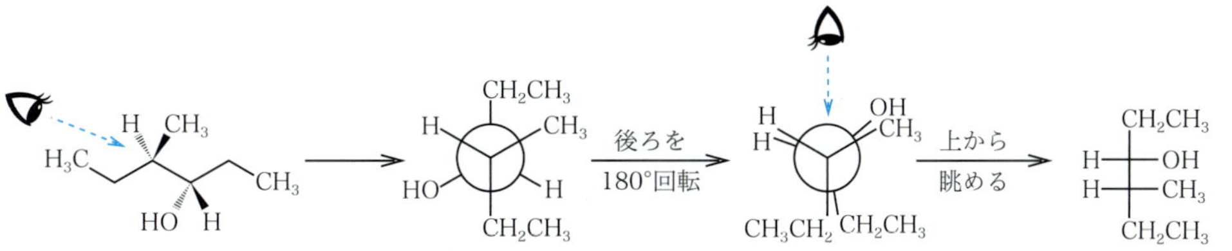

8.8 窒素，リン，硫黄の不斉中心

　四面体構造の炭素原子は，4つの異なる置換基が結合すれば不斉中心になる．炭素以外の窒素，リン，硫黄などの原子も4つの異なる置換基が結合すれば不斉中心になる場合がある．

　窒素原子に結合している4つの置換基のうちの1つが非共有電子対の場合，つまりエチルメチルアミンの窒素原子は，原理的には不斉中心であるが，実際はエナンチオマーを取り出すことはできない．エチルメチルアミンは，室温では両エナンチオマー間を相互変換する平衡状態にある．この反転は，窒素原子の混成軌道が sp^3 から sp^2 に変化した遷移状態を経由して進行する．この反転に必要なエネルギーは小さいため，室温ではエナンチオマー間の相互変換がきわめて速く起こる（図8-14）．

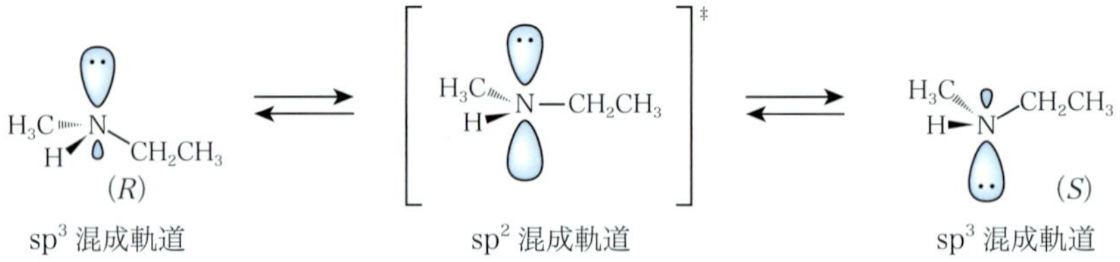

図8-14　アミンの反転

　第四級アンモニウムイオンは，4つの共有結合から成り立っているので，反転は起こらず，エナンチオマーを分離することが可能である．リン原子も4つの異なる置換基がつけばキラルとなり，硫黄原子もスルホキシドはキラルである（図8-15）．スルホキシドも非共有電子対をもつが，室温では反転が起こりにくく，エナンチオマーを分離することができる．

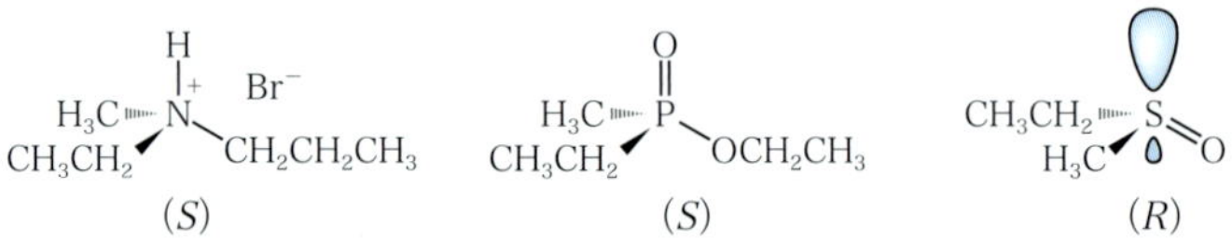

図8-15　窒素，リン，硫黄のキラル化合物

8.9 軸不斉をもつ化合物：アレン，BINAP

　不斉中心をもつことによって生ずるキラリティーを中心性キラリティーという．不斉中心をもたないにもかかわらずキラリティーをもつ化合物が知られている．アレン allene と BINAP はその代表的な例である．

　アレンは，3個の炭素の間に2つの二重結合が連続した C=C=C の部分構造をもつ不飽和炭化水素の総称である．アレン構造の両端の炭素は sp^2 混成軌道，中央の炭素は sp 混成軌道をとっている．両端の炭素とそれに結合した原子と中央の炭素は同一平面上にある．アレンはこのような平面が2組あり，それらの平面が中央の炭素上で直交している．そのため両端の炭素上の置換基がそれぞれ

異なるとき，キラリティーを示す（図8-16）．このように不斉炭素原子がないにもかかわらず，分子を通る軸の周りに置換基がキラルに配置されることにより生じるキラリティーを**軸不斉** axial chirality といい，エナンチオマーを分離することが可能である．

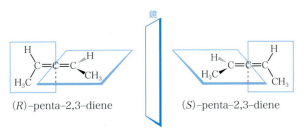

図8-16　キラルなアレン

BINAP（バイナップ）（2,2'-bis(diphenylphosphino)-1,1'-binaphthyl）も軸不斉をもつ化合物である（図8-17）．BINAP は 2 個のナフタレン環が単結合でつながった 1,1'-ビナフチル構造に由来した軸不斉をもっている．BINAP の PPh₂ ジフェニルホスフィノ基とナフタレン環の水素原子の立体障害のため，2 個のナフタレン環間の単結合の回転が制限さており，2 個のナフタレン環の平面が成す角度は約 90° に固定されている．このように単結合の回転阻害によって単離可能なエナンチオマーを生ずる現象を**アトロプ異性** atropisomerism という．BINAP は，医薬品や香料など，キラルな化合物を効率よく合成するための触媒として利用されている．

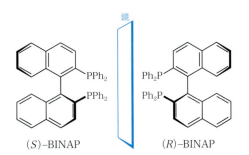

図8-17　キラルな BINAP

アレンや BINAP などの軸不斉をもつ化合物も R/S 表示をすることができる．分子をキラル軸の延長方向からみて，手前の炭素に結合した置換基の方が，奥の炭素に結合した置換基よりも優先するという条件を CIP 則に加える．

(R)-penta-2,3-diene の置換基の優先順位は，手前の炭素に結合したメチル基が①，手前の炭素に結合した水素が②，奥の炭素に結合したメチル基が③，奥の炭素に結合した水素が④となる．あとは，①②③④とたどると右回りなので R 配置である．この結果は，アレンの右からみても同じである．BINAP も同様に R/S 表示をすることができる（図8-18）．

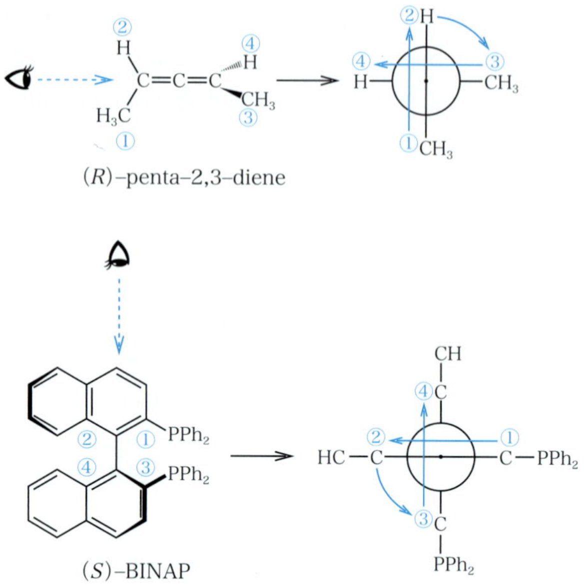

(R)–penta–2,3–diene

(S)–BINAP

図 8-18　軸不斉化合物の R/S 配置

【章末問題】

●エナンチオマー

問題 8.X1 次の化合物の組み合わせは，同一化合物か，互いにエナンチオマーか，またはジアステレオマーか答えなさい．

(1)

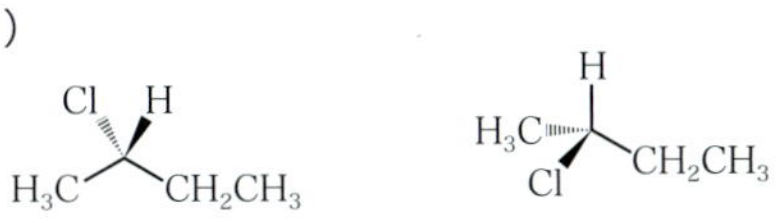

(2)

(3)

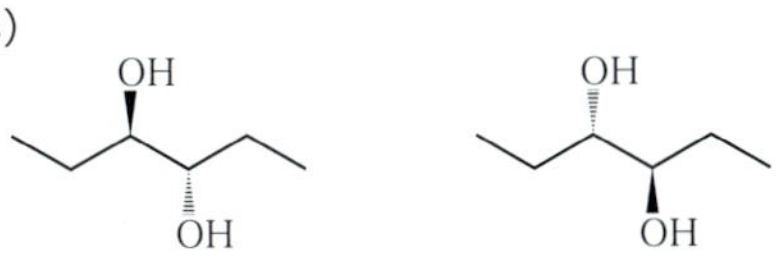

(4)

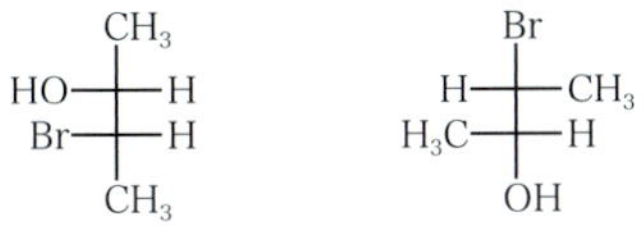

● Cahn-Ingold-Prelog 則

問題 8.X2 次の各組の置換基に Cahn-Ingold-Prelog 則に従った順位をつけなさい．

(1) $-CH_2CH_3$　$-C{\equiv}CH$　$-CH(CH_3)_2$　$-C(CH_3)_3$

(2) $-C(=O)-CH_3$　$-CO_2CH_3$　$-C{\equiv}N$　$-C(=O)-NH_2$

(3) $-N(H)-CH_3$　$-N(CH_3)-CH_3$　$-O-CH_3$　$-O-C(=O)-CH_3$

(4) $-CH{=}CH_2$　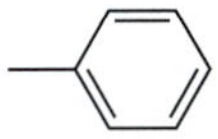　$-CH_2Br$　$-CH_2CH_2Br$

● *R*/*S* 配置の帰属

問題 8.X3 次の化合物の不斉中心に *R*/*S* 配置の帰属をしなさい．

(1)

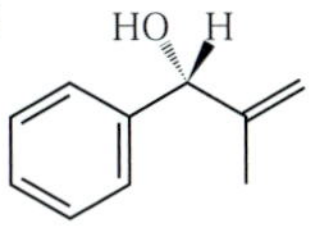

(2)

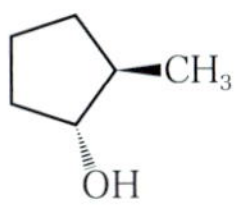

(3)

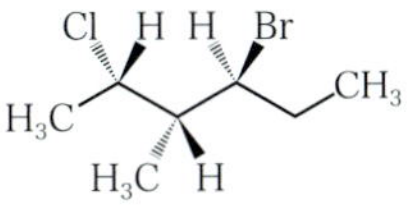

(4)

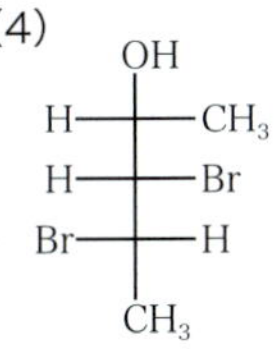

(5)

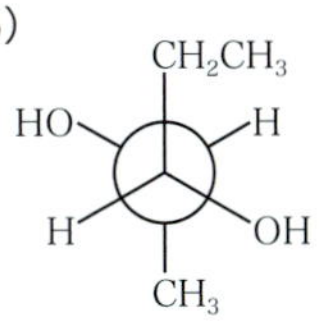

(6)

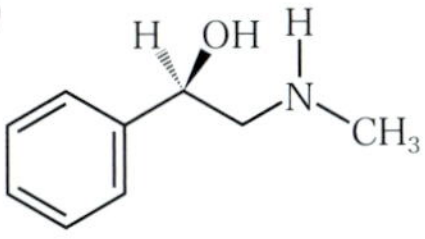

アドレナリン

(7)

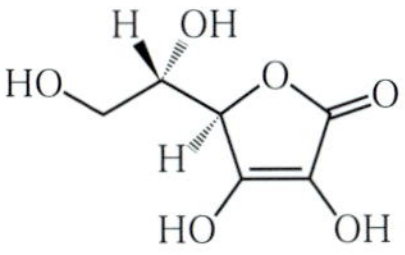

アスコルビン酸
（ビタミン C）

180　8　立体化学

● Fischer 投影式

問題 8.X4　空欄に置換基をいれ，破線–くさび形表記法を用いた構造式，Newman 投影式と Fischer 投影式を完成させなさい．

H_3C —［　　］［　　］—OH　＝　［　　］［　　］ CH_2CH_3 ／ CH_2OH ［　　］［　　］　＝　CH_2OH ［　　］［　　］ CH_2CH_3

(2R,3R)–2,3–dimethylpentan–1–ol

●メソ化合物

問題 8.X5　次の分子式をもつメソ化合物の構造式を書きなさい．

(1) $C_4H_{10}O_2$

(2) $C_5H_{12}O_2$

問題 8.X6　次の化合物はキラルか，アキラルか答えなさい．

(1) H_3C — ◯ —OH

(2) H_3C — ◯ — CH_3 ／ CH_3

(3) H_3C —┬— H ／ Cl —┼— H ／ Cl —┴— H ／ CH_3

(4) OH ／ H_3C —┬— H ／ HO —┼— H ／ H —┴— OH ／ CH_3

(5) H ／ $C=C=C$ ／ Br — CH_3 ／ H

(6) O_2N — ◯ — CO_2H ／ O_2N — ◯ — CO_2H

【解答】

問題 8.X1

(1) エナンチオマー　(2) 同一化合物　(3) 同一化合物　(4) ジアステレオマー

問題 8.X2

(1)　$-C\equiv CH$ ＞ $-C(CH_3)_3$ ＞ $-CH(CH_3)_2$ ＞ $-CH_2CH_3$

(2)　$-CO_2CH_3$ ＞ $-\overset{O}{\overset{\parallel}{C}}-NH_2$ ＞ $-\overset{O}{\overset{\parallel}{C}}-CH_3$ ＞ $-C\equiv N$

(3)　$-O-\overset{O}{\overset{\parallel}{C}}-CH_3$ ＞ $-O-CH_3$ ＞ $-\overset{CH_3}{\overset{|}{N}}-CH_3$ ＞ $-\overset{H}{\overset{|}{N}}-CH_3$

(4)　$-CH_2Br$ ＞ ◯ ＞ $-CH=CH_2$ ＞ $-CH_2CH_2Br$

【章末問題】　181

問題 8.X3

(1) ... (2) ... (3) ... (4) ...

(5) ... (6) ... (7) ...

問題 8.X4

問題 8.X5

(1) ... (2) ...

問題 8.X6

(1) 不斉中心なし ⟶ アキラル　(2) メソ化合物 ⟶ アキラル

(3) 対称面なし ⟶ キラル　(4) メソ化合物 ⟶ アキラル

(5) 軸不斉あり ⟶ キラル　(6) 軸不斉あり ⟶ キラル

ラセミックスイッチ

　すでにラセミ体として用いられている医薬品の片方のエナンチオマーが新たな医薬品として開発されることがある．このような医薬品開発をラセミックスイッチまたはキラルスイッチという．

　たとえば，ニューキノロン系抗菌薬であるオフロキサシン（タリビット®）はラセミ体の医薬品である．しかし，オフロキサシンのエナンチオマーのうち，(S)-(-)-体は抗菌活性を示すが，(R)-(+)-体は抗菌活性を示さない．また，副作用は(R)-(+)-体の方が(S)-(-)-体よりも強く発現する．そのため，(S)-(-)-体のみからなる医薬品として，レボフロキサシン（クラビット®）が開発された．レボフロキサシンの名前の「レボ」は，比旋光度の符号が「-」，すなわち左旋性 levorotatory であることからつけられている．

　また，セチリジン（ジルテック®）は抗ヒスタミン薬の1つで，アレルギー性鼻炎や蕁麻疹に用いられるラセミ体の医薬品である．(R)-(-)-体の方が(S)-(+)-体よりも30倍作用が強く，効果の持続時間も長い．そこで(R)-(-)-体のみからなる医薬品として，レボセチリジン（ザイザル®）が開発されたが，やはり名前に左旋性を示す「レボ」がついている．レボセチリジンは，セチリジンの半分量で同等の効果を示し，投与量が減ったことで，眠気などの副作用も少なくなったといわれている．

　医薬品の立体化学は，このように作用や副作用に直接関係するので大変に重要である．

オフロキサシン
（ラセミ体）

レボフロキサシン

セチジリン
（ラセミ体）

レボセチジリン

Chapter 9 ハロゲン化アルキル

1. ハロゲン化アルキルの高い反応性

2. どのように置換反応は進行するのか

3. どのように脱離反応は進行するのか

4. 置換反応と脱離反応のどちらが起こるかを決定するのは何か

> ハロゲン化アルキルは比較的安定なアルカンとは異なり，多様な反応性を示す．たとえば，置換反応や脱離反応である．有機化学の基本原理を理解するうえで，これらハロゲン化アルキルの反応は重要項目である．また，応用面では医薬品などの付加価値の高い化合物を合成する際に，ハロゲン化アルキルは重要な試薬や合成中間体となる．

アルカンの水素原子の1つをハロゲン原子(フッ素，塩素，臭素，ヨウ素)に置き換えた化合物が，ハロゲン化アルキル alkyl halide またはハロアルカン haloalkane である．

9.1 炭素–ハロゲン共有結合は分極している

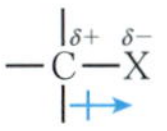

図 9-1 極性共有結合

ハロゲン原子は，炭素原子よりも電気陰性が大きい．そのため，σ結合を通して炭素原子から電子を引きつけ，ハロゲン原子は部分的に負電荷(δ^-)となる．逆に電子を取られた炭素原子は部分的に正電荷(δ^+)を帯びる．共有結合 C–X 間には双極子モーメントが生じる(図9-1)．ハロゲン化アルキルの性質や反応は，すべてこの極性共有結合に由来する．

表 9-1 メタンとハロメタン類との比較

	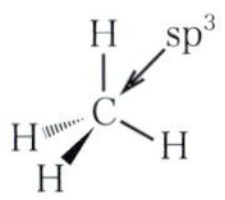 H	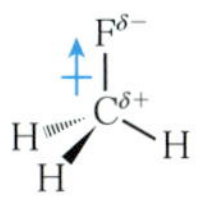 F	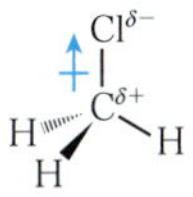 Cl	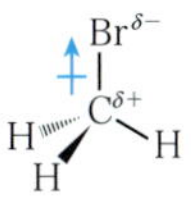 Br	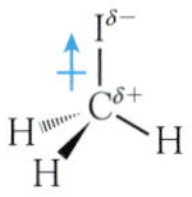 I
C–X の結合距離(100 pm)	1.09	1.39	1.78	1.93	2.14
C–X の結合解離エネルギー(kJ/mol)	440	461	352	293	240
双極子モーメント μ(D)	0	1.85	1.87	1.81	1.62

表9-1にメタンとハロメタンの性質を比べた．表にある値とともに，以下の項目を理解してほしい．

- ハロメタンもメタン同様に，sp^{3}炭素をもつ．すべてのハロメタンも四面体構造をとっており，結合角は 109.5°である．4 つの結合が同じ長さであるメタンは正四面体である．
- 塩素，臭素，ヨウ素の順に電気陰性度は小さくなり，その値に比例して対応するハロメタンの双極子モーメントも小さくなる．
- 原子番号の大きな元素ほど原子半径は大きくなる．C–X 結合のうち，C–I 結合が最も長く，C–F 結合が最も短い．
- C–X 結合の結合距離が長ければ長いほど，結合は弱くなる．つまり，結合解離エネルギーは小さくなる．C–I 結合が一番弱く，C–F 結合が最も強い．

9.2 ハロゲン化アルキルの代表的な反応：置換反応と脱離反応

ハロゲン化アルキルは，塩基性の試薬により主に 2 つの反応を起こす．1 つは求核試薬 nucleophile(Nu:$^-$)とハロゲン原子(X)が置き換わる置換反応 substitution reaction である．もう 1 つは，ハロゲン原子のついた炭素原子の隣の炭素(β 炭素)に結合している水素原子を塩基(B:$^-$)が引き抜き，二重結合を生じる脱離反応 elimination reaction である．

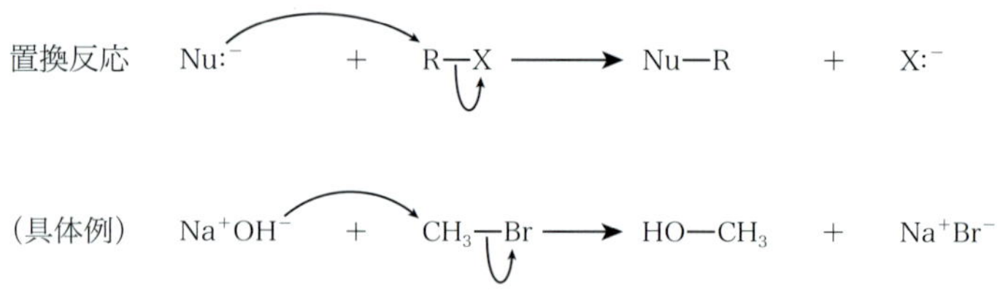

置換反応　　Nu:$^-$　　　＋　　R—X　　⟶　　Nu—R　　＋　　X:$^-$

(具体例)　　Na$^+$OH$^-$　　＋　　CH$_3$—Br　　⟶　　HO—CH$_3$　　＋　　Na$^+$Br$^-$

図 9-2　置換反応

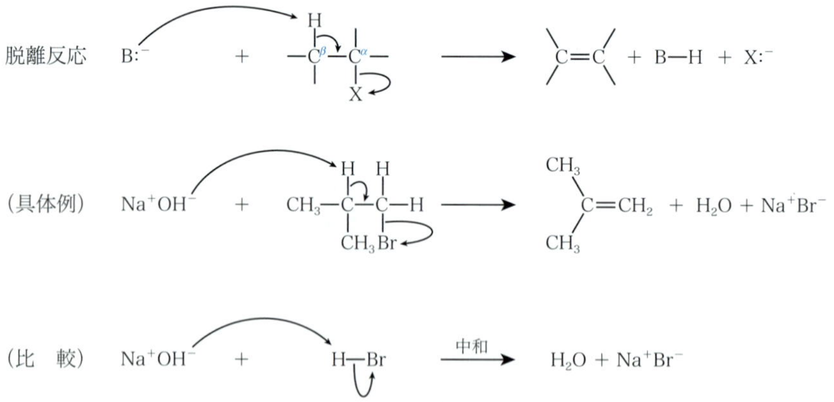

脱離反応　　B:$^-$　　　＋　　(C$^\beta$–C$^\alpha$ with H and X)　　⟶　　C=C　＋　B—H　＋　X:$^-$

(具体例)　　Na$^+$OH$^-$　　＋　　CH$_3$—C(CH$_3$)—C(H)(H)—H with Br　　⟶　　(CH$_3$)$_2$C=CH$_2$　＋　H$_2$O ＋ Na$^+$Br$^-$

(比　較)　　Na$^+$OH$^-$　　　＋　　H—Br　　$\xrightarrow{\text{中和}}$　　H$_2$O ＋ Na$^+$Br$^-$

図 9-3　脱離反応

置換反応(図 9-2)において，求核試薬は非共有電子対をもつ Lewis 塩基であり，負電荷(−)をもつものともたないものの 2 種類に分類できる(たとえば，OH$^-$と H$_2$O である)．また，電子対をもって離れていく X$^-$(この場合，ハロゲン化物イオン)を脱離基 leaving group という．図 9-1 で説明したように，ハロゲンのつ

いた炭素原子は部分的な正電荷(δ^+)を帯びているため，非共有電子対をもつ求核試薬(Nu:⁻)の攻撃を受けることから反応が始まる．そのため，この反応をとくに**求核置換反応** nucleophilic substitution reaction とよぶ．

脱離反応(図 9-3)の具体例の副生成物に注目したい．ここで生成したのは，アルケンのほか，水(H_2O)とNaBrである．これらは，臭化水素(HBr)と水酸化ナトリウム(NaOH)の中和反応で生じる生成物と同じである．脱離反応の進行は曲がった矢印で示した通りであるが，脱離により生じた臭化水素(HBr)を塩基NaOHで中和したとみることができる．強酸・強塩基からエネルギー的に安定なより弱い酸・塩基を生じる中和反応が起こることで脱離反応が進行する．

図 9-2 と図 9-3 で示した求核置換反応と脱離反応は競合する．その理由は求核試薬(Nu:⁻)が非共有電子対をもつため，H^+を受け取って塩基としてもはたらくことができるからである．反応物(基質 substrate)であるハロゲン化アルキルの構造，試薬や反応条件により，どちらかの反応が優先して起こる．これから，反応機構を含めて，この問題を考えていく．

9.2.1 脱離基

求核置換反応における一般的な基質は，ハロゲン化アルキルである．理由は，ハロゲン原子が良い脱離基だからである．脱離したハロゲン化物イオン(X^-)がより安定であるほど，優れた脱離基である(図 9-4)．

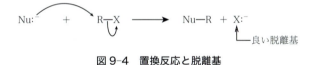

図 9-4 置換反応と脱離基

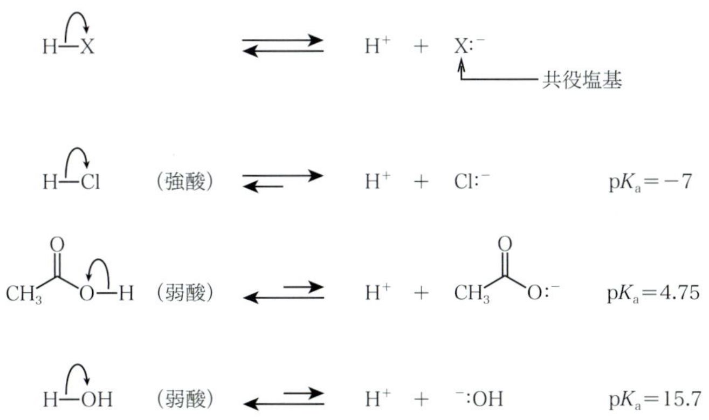

図 9-5 酸の解離(プロトンと共役塩基の生成)

ここで酸 H–X の解離について考えてみる．具体的な H–X として，塩化水素(HCl)，酢酸(CH_3COOH)および水(H_2O)を比較すると(図 9-5)，解離により，プロトン(H^+)を同じように生じる．各反応で異なる部分は共役塩基(X^-)である．つまり，強酸である塩化水素の場合，Cl^-がより安定であるため，よりイオン型

へ平衡が傾くと理解できる．反対に酢酸や水は，共役塩基が不安定であり分子型にとどまるため弱酸である．

ここで本題の脱離基については，H−X の酸性度から「良い脱離基(X^-)とは，強酸の共役塩基である」と単純に理解できる．表 9-2 に脱離基についてまとめた．F^- や OH^- は不安定で，その共役酸(HF と H_2O)は弱酸であるため，これらは良い脱離基にならない．

表 9-2　求核置換反応における脱離基

基質	脱離基		共役酸	p*K*a
R-I	I^-	良い脱離基	H-I	−10
R-Br	Br^-	良い脱離基	H-Br	−9
R-Cl	Cl^-	良い脱離基	H-Cl	−7
R-F	F^-	悪い脱離基	H-F	3.2
R-OH	OH^-	悪い脱離基	H_2O	15.7

9.3　S_N2 反応：反応機構と立体化学

ハロゲン化アルキルの置換反応がどのように進行するのか，1930 年代に Hughes と Ingold らは詳しく研究を行った．臭化メチルのように単純な反応基質の場合，反応速度は下式のように基質と試薬の濃度に比例する．このような反応を二次反応 second-order reaction という．

反応速度＝*k*[反応基質][試薬]

k：反応速度定数，[　]：濃度

Ingold らは，二次の反応速度と置換反応で起こる立体の反転(Walden（ワルデン）反転)の両方を説明する反応機構として，S_N2 反応[substitution(置換)，nucleophilic(求核的)，bimolecular(2 分子)の略]を提出した．S_N2 反応機構の特徴を以下に示す(図 9-6)．

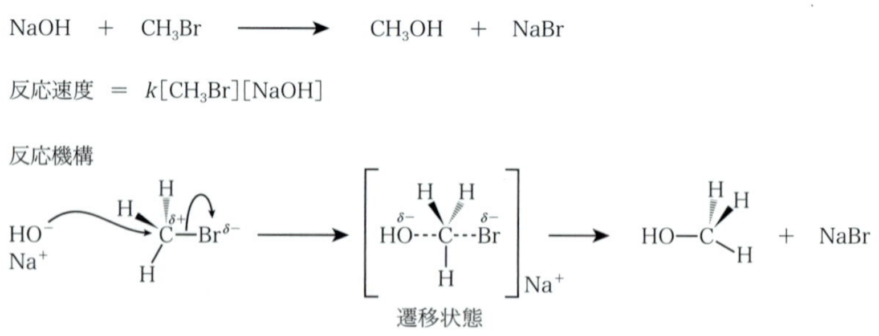
NaOH + CH3Br → CH3OH + NaBr
反応速度 = k[CH3Br][NaOH]
反応機構
HO⁻ Na⁺
δ+
Br δ−
δ−
HO---C---Br
Na⁺
遷移状態
HO—C
+ NaBr

図 9-6　S_N2 反応

- 求核試薬は，脱離基の反対側から炭素原子を攻撃する．
- S$_N$2 反応は，遷移状態 (transition state) という不安定な状態を通り，中間体を経ることなく，1 段階で進行する．
- 求核試薬が新しい結合をつくり，同時に脱離基が離れていくと炭素上の立体化学は反転 (inversion) する．

S$_N$2 反応における立体化学の反転は，光学活性体の基質を用いて考えると理解しやすい．図 9-7 では，不斉炭素が R 体から S 体へ，S 体から R 体へ，それぞれ立体化学が反転していることがわかる．

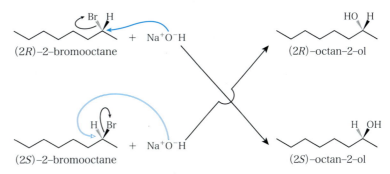

図 9-7 光学活性体の S$_N$2 反応（立体化学の反転）

例題 9.1 次の S$_N$2 反応の生成物を（立体化学を含めて）答えなさい．

(1) CH$_3$—(シクロペンタン)—Cl + $^-$OH ⟶ ☐

(2) CH$_3$—(シクロヘキサン)—Br + $^-$CN ⟶ ☐

【解答】
S$_N$2 反応では，求核試薬は脱離基とは反対側から攻撃していくことから，反応する炭素上の立体化学は反転する．しかし，反応に関係しない部分（この問題ではメチル基の部分）は，反応の後でも立体化学は変化しない．

(1) 立体化学は変化しない／立体化学が反転

(2) 立体化学は変化しない／立体化学が反転

節末問題

問題 9.1　次の化合物を反応基質として，$^{-}$CN と S_N2 反応を行った．
　　　　　生成物を(立体化学を含めて)答えなさい．

(1)

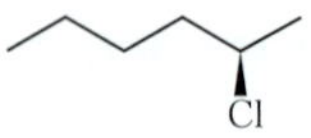

(2)

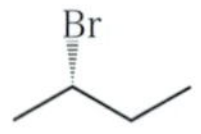

(3)

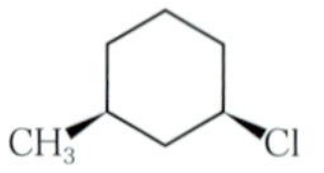

(4)

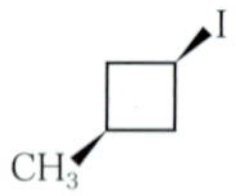

【解答】

(1)

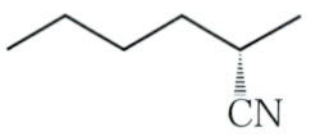

(2)

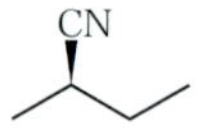

(3)

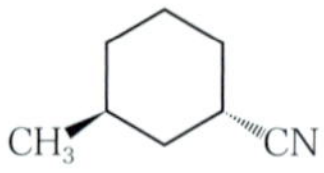

(4)

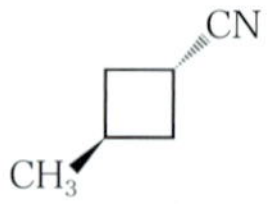

9.4　S_N1 反応：カルボカチオンの生成と立体化学(ラセミ化)

9.4.1　S_N1 反応の反応機構

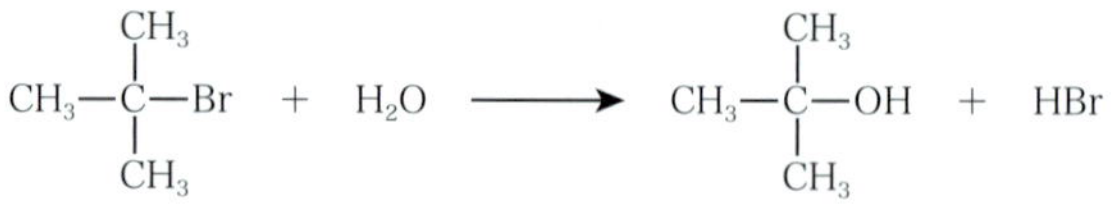

$$CH_3-\underset{\underset{CH_3}{|}}{\overset{\overset{CH_3}{|}}{C}}-Br \ + \ H_2O \ \longrightarrow \ CH_3-\underset{\underset{CH_3}{|}}{\overset{\overset{CH_3}{|}}{C}}-OH \ + \ HBr$$

図 9-8　臭化 t-ブチルの置換反応

　第三級ハロゲン化アルキルである臭化 t-ブチルと水との置換反応は，今まで述べてきた S_N2 反応とは大きく異なる(図 9-8)．NaOH を加えないこの条件では，臭化メチルは置換反応を起こさない．Ingold らは，実験値からこの反応速度は臭化 t-ブチルの濃度のみに依存していることを明らかにした．

　　　反応速度 ＝ $k[t\text{-}\mathbf{BuBr}]$

　したがって，反応速度の決定には水も水酸化物イオンも関与しておらず，反応基質の濃度のみがかかわる．このような反応を一次反応 first-order reaction という．この反応機構を S_N1 反応[substitution(置換)，nucleophilic(求核的)，unimolecular(1 分子)の略]という．

　1 段階で進んだ S_N2 反応とは異なり，S_N1 反応は，図 9-9 に示したように 3 段階で進行する．カルボカチオンを生じる第 1 段階❶は，他の段階❷❸よりもはるかに遅いため，全体の反応速度を決定する．この段階を律速段階 rate determining step または rate limiting step という．この反応では 2 つの

中間体が生じるが，次の段階が速いため，ごく短時間のみ存在する．この点が，中間体を生じない S_N2 反応との大きな違いである．

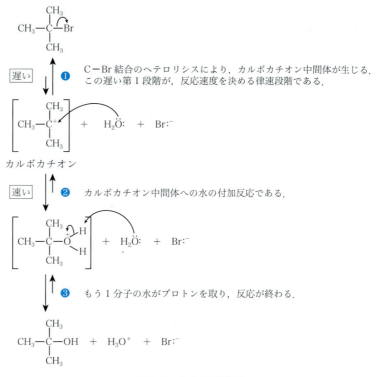

図 9-9　S_N1 反応機構

9.4.2 カルボカチオン

S_N1 反応の中間体として生じるカルボカチオンは，次の特徴をもつ（図 9-10）．

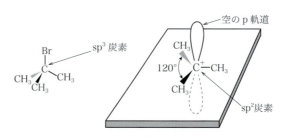

図 9-10　カルボカチオンの構造

- カルボカチオンは sp^2 混成軌道で，平面三方形構造 trigonal planar をとっている．
- 中心炭素は，空の p 軌道をもつ．
- カルボカチオンは，6 電子しかもたず，電子不足である．

カルボカチオンの安定性は，3価の炭素に結合するアルキル基の数に比例する（図9-11）．第三級のカルボカチオンが最も安定で，メチルカチオンが最も不安定である．この安定性は誘起効果により説明できる．すなわちアルキル基の数が増えるとより電子が流れ込み，カチオンが安定化される．

9.4.3 S_N1 反応の立体化学（ラセミ化）

光学活性な第三級ハロゲン化アルキルを水-アセトン中で反応させると，ラセミ体の第三級アルコールが生成する．この反応は S_N1 反応で進行する．先に示した反応機構（図9-9）と同様に考えることができる．図9-12は，光学活性な基質からの S_N1 反応である．S_N1 反応は，平面構造のカルボカチオン（A）を経由する．そのため，立体化学の情報が失われ，求核試薬である水分子は（A）の面の左右どちらからも同じ比率で反応することができる．水が右側から攻撃したものは S 体の生成物を，左側から攻撃したものは R 体の生成物を与える．したがって，生成物はラセミ体となる．このように，光学活性な基質からラセミ体を生じる反応をラセミ化 racemization という（図9-12）．

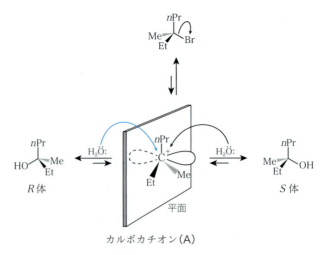

図9-12 S_N1 反応におけるラセミ化

9.4 S_N1 反応：カルボカチオンの生成と立体化学（ラセミ化）　191

例題 9.2　次の S_N1 反応の生成物を（立体化学を含めて）答えなさい．

(1)

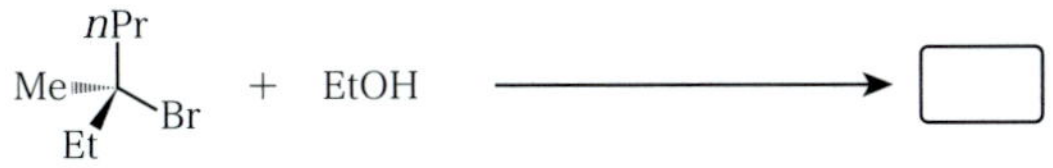

(2)

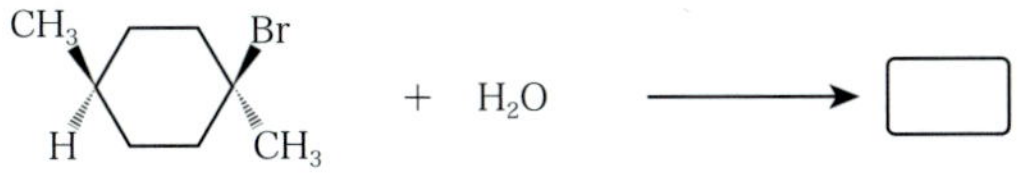

【解答】

(1) S_N1 反応は，中間体として平面構造のカルボカチオンを生じる．したがって，ラセミ化をともなって反応は進行し，生成物を与える．非共有電子対をもつエタノールは，水分子と同じように求核試薬として反応する．

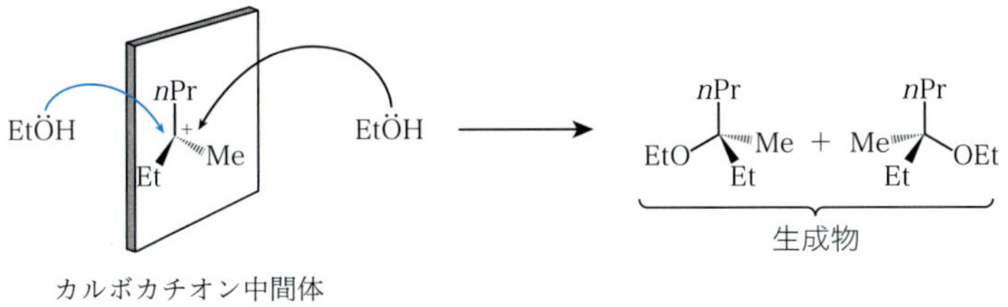

(2) 生じたカルボカチオン中間体に，水分子が a と b の 2 つの経路から反応する．生じる 2 つの化合物はジアステレオマーの関係にある混合物である．この混合物を波線（〜〜〜）を使って表すことがある．

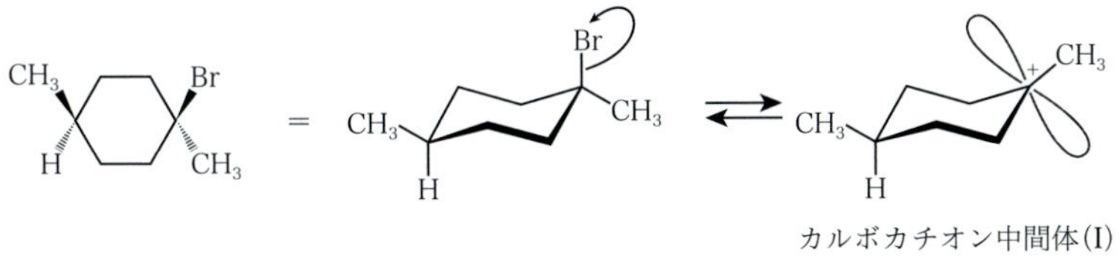

カルボカチオン中間体(I)

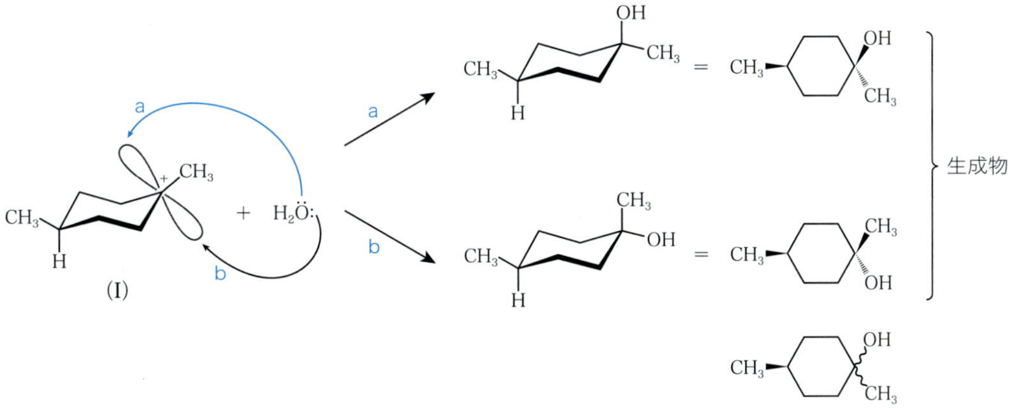

節末問題

問題 9.2　次の化合物を基質としてメタノール中で S_N1 反応を行った.
　　　　　生成物を(立体化学を含めて)答えなさい.

(1)　　tBuCl

(2)　（化学構造：Me, nPr, Et, Cl で置換された不斉炭素）

(3)　（化学構造：シクロヘキサン環に Cl, CH$_3$, tBu）

(4)　（化学構造：ベンゼン環に Br, CH$_3$, CH$_3$ で置換された炭素）

【解答】

(1)　　tBu—O—CH$_3$

(2)　（化学構造：Me, nPr, Et, OCH$_3$）
　　　（ラセミ体）

(3)　（化学構造：シクロヘキサン環 OCH$_3$, CH$_3$, tBu と CH$_3$, OCH$_3$, tBu）

　　　∥

　　　（化学構造：シクロヘキサン環 tBu, OCH$_3$, CH$_3$）

(4)　（化学構造：ベンゼン環に OCH$_3$, CH$_3$, CH$_3$）

9.5　S_N1 と S_N2 反応に影響する因子：基質，求核試薬，脱離基，溶媒

9.5.1　基質

　表 9-3 に Ingold らの実験結果に基づくハロゲン化アルキルと OH$^-$ の置換反応における二次反応速度(S_N2 反応)と一次反応速度(S_N1 反応)をまとめた.結果から以下のことがわかる.

表 9-3　基質ハロゲン化アルキルの S_N1 と S_N2 反応における相対速度

$$OH^- + Alkyl\text{-}Br \xrightarrow[\text{EtOH(80\%)–H}_2\text{O(20\%)}]{55℃} Alkyl\text{-}OH + Br^-$$

	CH$_3$-Br	CH$_3$CH$_2$-Br	iPr-Br	tBu-Br	
S_N2　二次反応速度 (sec^{-1} mol^{-1})	2140	170	4.7	—	} $\times 10^{-5}$
S_N1　一次反応速度 (sec^{-1})	—	—	0.24	110	

1.　S_N2 反応では臭化メチルの反応が最も速く，次に臭化エチルで，第二級のブロミドでは反応速度は遅くなる.

2.　第三級の臭化 t-ブチルでは，S_N2 反応は起こらず，S_N1 反応が進行する.

3. S_N2 反応では，求核試薬がハロゲン化アルキルに接近しなければならず，基質の嵩高さが反応速度に影響する．
4. S_N1 反応では，中間体であるカルボカチオンを生じる必要があるため，第三級の臭化 *t*-ブチルのみで，S_N1 反応が進行した．

基質の構造，S_N2 反応と S_N1 反応との関係を図 9-13 にまとめた．

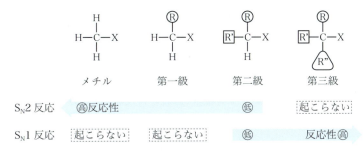

図 9-13　基質の構造と S_N2 反応，S_N1 反応の反応性

sp^2 炭素に直接ハロゲン原子が結合している化合物では，S_N2 反応，S_N1 反応ともに起こらない（図 9-14）．S_N2 反応では，求核試薬の攻撃が不可能なこと，S_N1 反応では，中間体として必要なカチオンが不安定なためである．

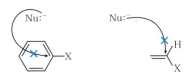

図 9-14　sp^2 炭素-ハロゲン原子

9.5.2 求核試薬

求核試薬は S_N1 反応の律速段階に関与しない．したがって，求核試薬の濃度や性質は，S_N1 反応の反応速度に影響しない．しかし，S_N2 反応では，求核試薬の濃度や性質が反応速度に関係する（☞ p. 186）．以下，S_N2 反応における求核試薬についての重要点を述べる．

1. 図 9-15 に示すように，負に荷電した求核試薬（CH_3O^-）は，その共役酸（CH_3OH）よりも強い求核性 nucleophilicity を示す．
2. 求核性を示す原子が同じであれば，求核試薬の求核性と塩基性に相関関係がある．
   例）塩基性と求核性：[弱] $H_2O < ROH < RCOO^- < HO^- < CH_3O^-$ [強]
3. 求核性は，同族の場合，周期表の下ほど強くなる．
   例）$OH^- < SH^-$，$Cl^- < Br^- < I^-$

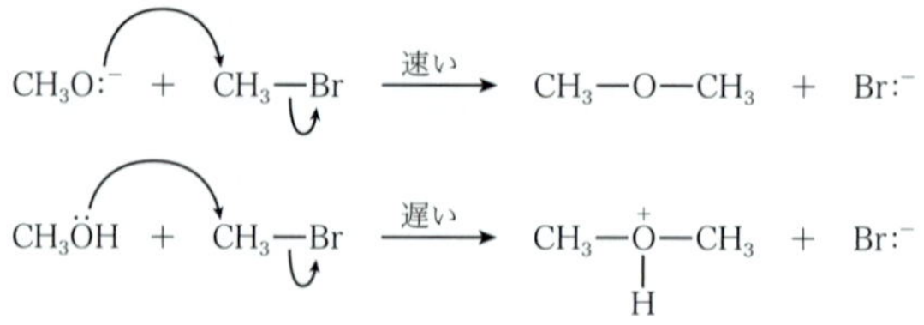

$CH_3O:^- + CH_3-Br \xrightarrow{速い} CH_3-O-CH_3 + Br:^-$

$CH_3\ddot{O}H + CH_3-Br \xrightarrow{遅い} CH_3-\overset{+}{\underset{H}{O}}-CH_3 + Br:^-$

図 9-15　負に荷電した求核試薬の反応は速い

9.5.3　脱離基

脱離基に関してはすでに本章（☞p. 184）で述べたが，もう一度重要点を強調する．S_N2 反応でも S_N1 反応でも，<u>良い脱離基とは，脱離後の X^- が強酸の共役塩基である</u>．すなわち，Cl^-，Br^-，I^-，トシラートアニオン（☞第 12 章 p. 262）のような弱塩基（強酸の共役塩基）である．

- 脱離能（脱離しやすさ）：$F^- \ll Cl^- < Br^- < I^- < TsO^-$

9.5.4　溶媒

S_N2 反応では，溶媒が反応速度に大きく影響する．<u>プロトン性溶媒</u> protic solvent（-OH 基や -NH 基を含む溶媒）は，求核試薬を囲み S_N2 反応を遅くする（図 9-16a）．極性官能基をもつが，-OH 基や -NH 基をもたない<u>極性非プロトン性溶媒</u> polar aprotic solvent は，求核試薬のカチオンを囲み込むことによって，裸のアニオンをつくり，S_N2 反応を加速する（図 9-16b）．

S_N1 反応でも，溶媒が反応速度に大きく影響する．プロトン性溶媒はカルボカチオンを安定化できるため，反応速度を増大する（図 9-16c）．

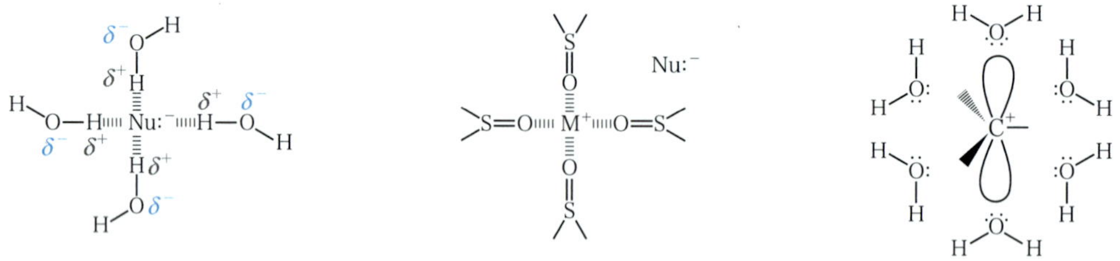

(a) プロトン性溶媒（水）によるアニオンへの溶媒和

(b) 極性非プロトン性溶媒（DMSO）による M^+ への溶媒和

(c) 水によるカルボカチオンへの溶媒和

図 9-16　溶媒和
DMSO : dimethyl sulfoxide

S_N2 反応と S_N1 反応に影響する因子について，表 9-4 にまとめた．

表 9-4　S_N1 および S_N2 反応を有利にする因子

	S_N1 反応	S_N2 反応
基質	安定なカルボカチオンを生成する 第三級ハロゲン化アルキルが主	立体障害の小さなハロゲン化アルキル メチル＞第一級＞第二級
求核試薬	弱い Lewis 塩基か中性分子 H_2O, MeOH, EtOH など	塩基性で負電荷をもつ試薬が 中性のものより有利
脱離基	S_N1 および S_N2 反応ともに，脱離した後，より安定な アニオン(塩基性の弱いアニオン)を与えるものほど有利 ($F^-\ll Cl^-<Br^-<I^-<TsO^-$)	
溶媒	水，アルコールなどの プロトン性溶媒	DMSO や DMF などの 極性非プロトン性溶媒

DMF：*N,N*-dimethyl formamide

9.6　脱離反応：脱ハロゲン化水素

　本章(☞p. 184)ですでに述べたように，ハロゲン化アルキルは塩基性の試薬で 2 つの反応を起こす．置換反応と脱離反応である(図 9-17)．これまで，置換反応について反応機構を含め，詳しくみてきた．これ以降は脱離反応について考えていく．

　水素(H)とハロゲン原子(X)が脱離することから，この(脱離)反応を脱ハロゲン化水素という．脱離基である X がついた炭素を α 炭素といい，その隣の炭素を β 炭素という．β 炭素に結合している水素を β 水素ともいう．脱ハロゲン化水素で引き抜かれる水素は β 炭素に結合しているため，この反応を β 脱離 β elimination という．

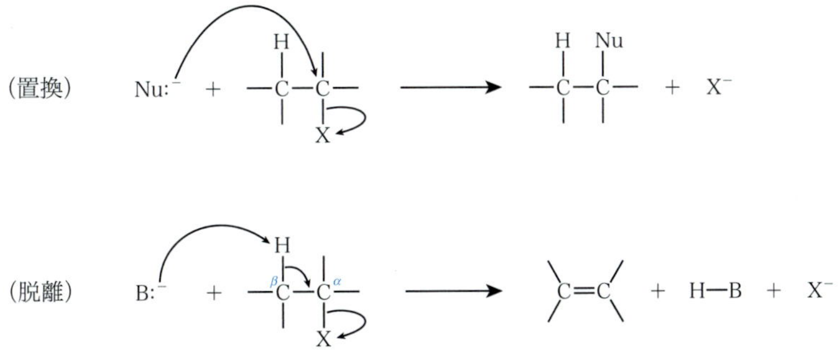

図 9-17　置換反応と脱離反応

　脱離反応によく使用する塩基を表 9-5 にまとめた．ナトリウムエトキシドのようなアルコールの共役塩基は，アルコールにアルカリ金属を反応させて合成する．これらはすべて強塩基であることとカリウム *tert*-ブトキシド($KOC(CH_3)_3$, *t*BuOK)のみが立体的に大きな強塩基であることを覚えておいてほしい．

表 9-5 脱ハロゲン化水素に用いる代表的な塩基

Na⁺ ⁻OH	水酸化ナトリウム	
Na⁺ ⁻OCH₃	ナトリウムメトキシド	小さな強塩基
Na⁺ ⁻OCH₂CH₃	ナトリウムエトキシド	
K⁺ ⁻OC(CH₃)₃	カリウム tert-ブトキシド	大きな強塩基

節末問題

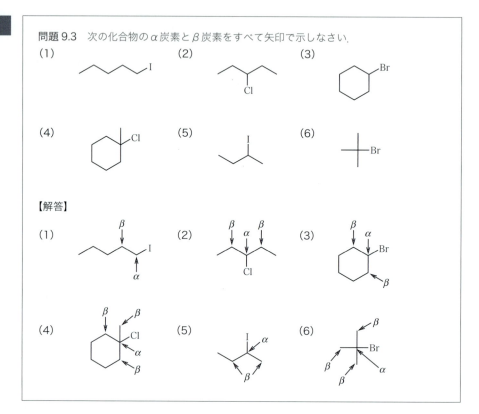

問題 9.3 次の化合物のα炭素とβ炭素をすべて矢印で示しなさい．

9.7 E2 反応と E1 反応

9.7.1 E2 反応

置換反応の反応機構と同様，1920-1930 年代に Ingold らはハロゲン化アルキルの脱離反応についても詳しく研究を行った．

臭化イソプロピルをエタノール中でナトリウムエトキシド（EtONa）と加熱（55℃）するとプロペンを生じる．反応速度は，反応基質である臭化イソプロピルの濃度と試薬である EtONa の濃度の両方に比例する．したがって，この反応は二次反応である．Ingold らは，このような脱離反応を E2 反応 [elimination（脱離），bimolecular（2 分子）の略] と名づけた．E2 反応機構の特徴（図 9-18）を以下に示す．

1. 引き抜かれる水素（β水素），β炭素，α炭素，および脱離する臭素原子が同一平面上にあるとき，反応が開始する（次節参照）．
2. E2 反応は，S_N2 反応同様，遷移状態という不安定な状態を通り，中間体を経ることなく 1 段階で進行する．

$$\text{EtONa} \quad + \quad \text{CH}_3\text{CHBrCH}_3 \longrightarrow \text{CH}_2{=}\text{CHCH}_3 \quad + \quad \text{EtOH} \quad + \quad \text{NaBr}$$

反応速度 $= k[\text{CH}_3\text{CHBrCH}_3][\text{EtONa}]$

k：反応速度定数，［ ］：濃度

（反応機構）

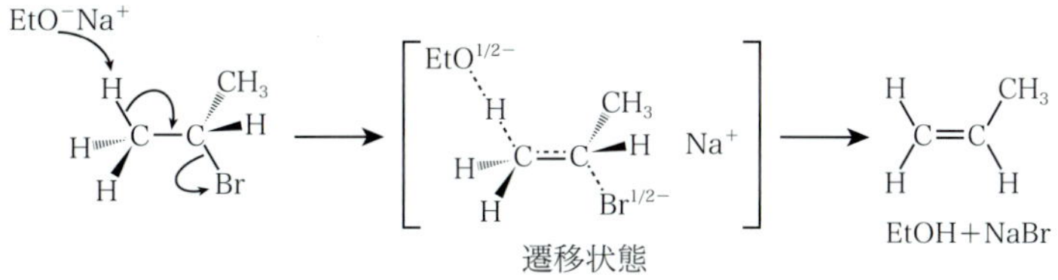

図 9-18　E2 反応

9.7.2　E1 反応

　塩化 *t*-ブチルをエタノール–水中で加熱(65℃)すると，置換した化合物の他に脱離反応生成物が生じる(図9-19)．基質が第三級のハロゲン化アルキルのため，置換反応はカルボカチオン中間体を経る $\text{S}_\text{N}1$ 反応である．

　脱離反応も同じくカルボカチオン中間体から生じるが，このような反応を E1 反応[elimination(脱離)，unimolecular(1分子)の略]といい，Ingold らが提出した．図9-20 にその詳細を示す．

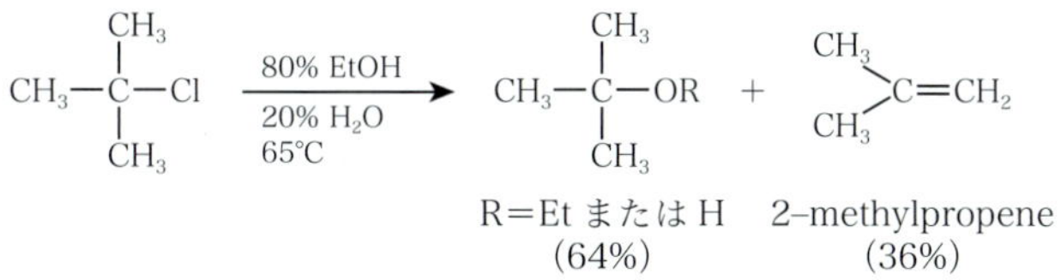

R＝Et または H　2–methylpropene
(64%)　　　　　(36%)

図 9-19　塩化 *t*-ブチルの置換反応と脱離反応

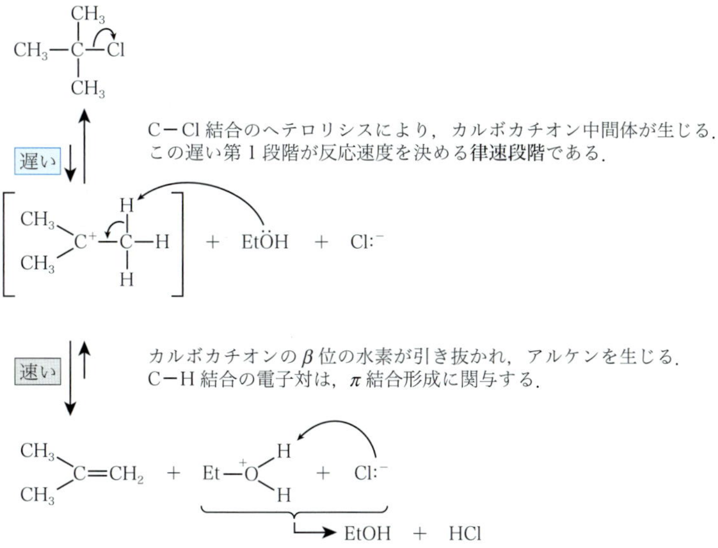

C－Cl 結合のヘテロリシスにより，カルボカチオン中間体が生じる．この遅い第1段階が反応速度を決める**律速段階**である．

カルボカチオンの β 位の水素が引き抜かれ，アルケンを生じる．C－H 結合の電子対は，π 結合形成に関与する．

図 9-20　E1 反応

節末問題

問題 9.4 次のハロゲン化アルキルの組み合わせで，E2 反応の反応性が最も高いものと，E1 反応の反応性が最も高いものを選びなさい．

(1) a. 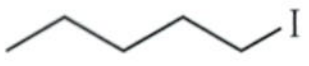 [構造式] b. 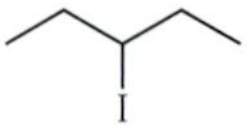 [構造式] c. 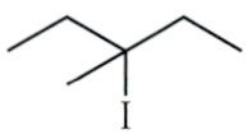 [構造式]

(2) a. 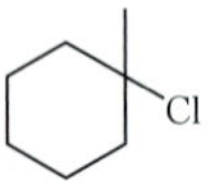 [構造式] b. 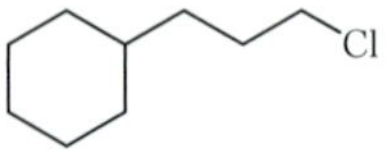 [構造式] c. 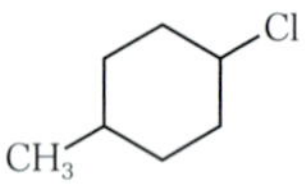 [構造式]

【解答】
E2 反応では第一級が，E1 反応では第三級ハロゲン化アルキルが有利である．
(1) E2 反応：a　E1 反応：c
(2) E2 反応：b　E1 反応：a

9.8 Zaitsev 則：小さな強塩基を用いると安定な多置換アルケンが生成する

9.8.1 アルケンの安定性

アルケンの cis-trans 異性体で，互いの安定性は異なる．アルケンの trans 体は，その cis 体よりも安定である．それは cis 体の場合，立体反発が trans 体よりも大きいためである（図 9-21）．

*E/Z 表示法☞p. 216

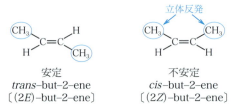

図 9-21　cis 体と trans 体の比較*

アルケンの安定性は，二重結合に結合している置換基の数に比例している．一般にアルケンにアルキル基が置換するほど，アルケンの安定性は増大する．これはアルキル基の電子供与性のため，二重結合が安定になるのが 1 つの理由である（図 9-22）．

$$H_2C=CH_2 < H_2C=CHR < RHC=CHR \leq H_2C=CR_2 < R_2C=CHR < R_2C=CR_2$$

一置換　　｜-------- 二置換 ---------｜　三置換　　四置換

小 安定性　　　　　　　　　　　　　　　安定性 大

図 9-22　アルケンの安定性

9.8.2 Zaitsev 則

1875 年にロシアの化学者 Zaitsev は，塩基によりハロゲン化アルキルが脱離

反応を起こすとき，より安定な多置換のアルケンが主生成物になることを発表した．これが **Zaitsev 則**（ザイツェフ）である．具体的な反応例を図 9-23 に示す．2 つの反応とも 2 種類の水素 H_a，H_b が存在するが，多置換のアルケンを与える H_a が脱離する．Zaitsev 則の理由は，遷移状態が二重結合の構造に近く，多置換の構造がより安定であるためと説明できる．β脱離で，より多置換のアルケンが主として生成したとき，この脱離反応は Zaitsev 則に従った，という．

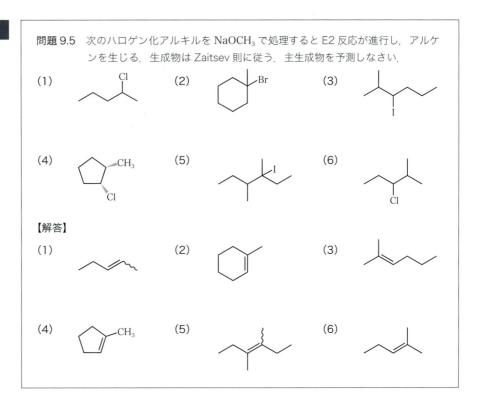

図 9-23 Zaitsev 則：安定な多置換のアルケンが生成

9.9 E2 反応の立体化学

引き抜かれる水素，β炭素，α炭素，そして脱離基Xが同一平面上にあるとき，E2反応が進行する（図9-24）．これは，脱離反応により生成するπ結合がアルケンの平面に直行する立体配座をとるためである．この立体的条件を満たす配座は2つ存在する．水素とXが反対に位置する**アンチペリプラナー配座** antiperiplanar conformation と，水素とXが同じ向きに位置する**シンペリプラナー配座** synperiplanar conformation である．アンチペリプラナー配座が可能なときは，E2反応はその立体配座で進行する．アンチペリプラナー配座がとれないときのみ，シンペリプラナー配座から反応が進行する．

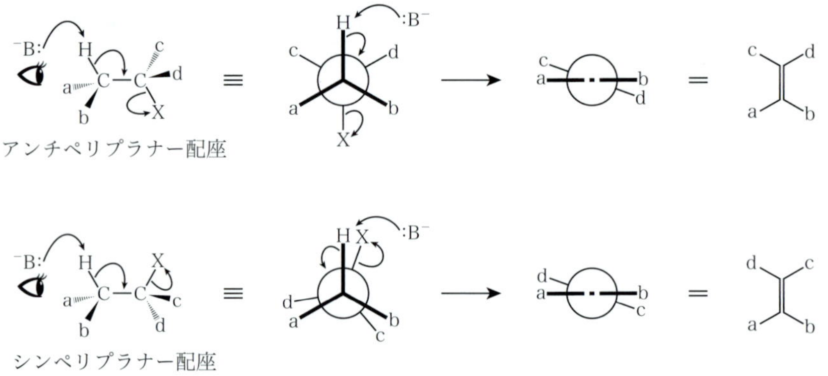

図 9-24　E2反応遷移状態における原子の空間配列

シクロヘキサン誘導体のE2反応では，アンチペリプラナー配座が重要となる．まずクロロシクロヘキサンの脱離反応を考える（図9-25）．第7章（☞p. 149）ですでに学んだようにシクロヘキサン環はいす形配座が安定で，置換基がある場合には2つの立体配座が存在する．図9-25の，塩素が**アキシアル** axial（＝垂直方向）の配座（A）と**エクアトリアル** equatorial（＝水平方向）の配座（B）では，大きな置換基（塩素）がエクアトリアル位である（B）がより安定である．しかし，その配座には，脱離する塩素とアンチペリプラナー配座にあるβ水素が存在しない．そのため，この配座でE2反応は起こらない．一方，大きな置換基がアキシアル位である（A）は不安定であるが，脱離する塩素とアンチペリプラナー配座にある2個のβ水素が存在する．したがって，E2反応はこの配座のみから進行する．つまり，<u>シクロヘキサン誘導体のE2反応では，脱離基はアキシアル位でなければならない</u>．

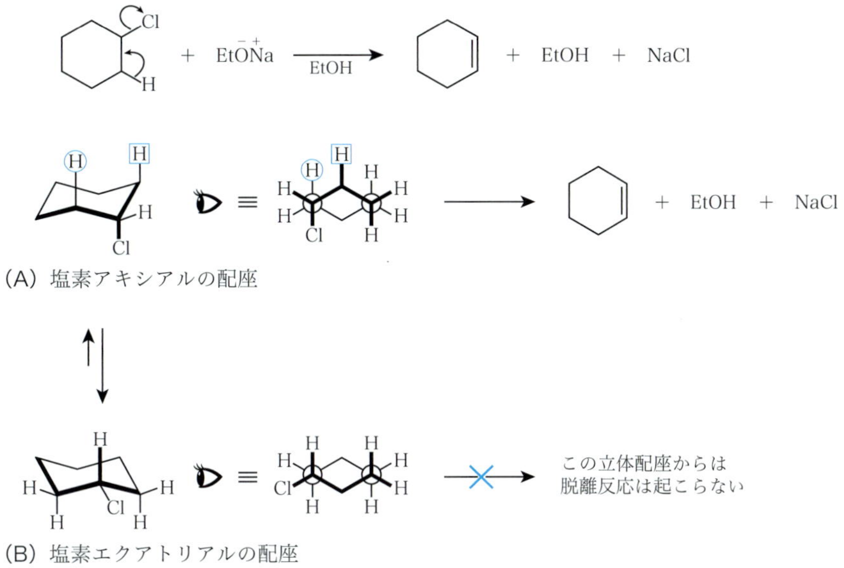

(A) 塩素アキシアルの配座

(B) 塩素エクアトリアルの配座

この立体配座からは
脱離反応は起こらない

図 9-25　クロロシクロヘキサンの脱離反応 (E2 反応)

　次に塩化ネオメンチル neomenthyl chloride と塩化メンチル menthyl chloride
の E2 反応について立体化学の視点から考える (図 9-26). 塩化ネオメンチルの
安定ないす形配座は，メチル基とイソプロピル基がエクアトリアル位の (A) であ
る. この配座にはアキシアル位の塩素が存在し，2 つの β 水素とアンチペリプラ
ナー配座の関係にある. したがって，E2 反応はこの配座で進行し，Zaitsev 則に
従い，主として多置換のアルケン 1-メンテンが生成する. 安定な配座から反応
が進行するので，この E2 反応は速い.

　塩化メンチルには，2 つの立体配座 (B) と (C) が考えられる. すべての大きな
置換基がエクアトリアル位をとっている (B) が，より安定である. しかし，この
配座には脱離基 (塩素) とアンチペリプラナー配座の関係にある β 水素が存在しな
い. したがって，この配座 (B) からは E2 反応は進行しない. 一方，(C) はすべ
ての大きな置換基がアキシアル位にあり，不安定である. しかし，この配座には
塩素とアンチペリプラナー配座の関係にある β 水素が 1 つだけ存在する. その
ため，位置特異的に反応は進行し，2-メンテンのみが生成する. この反応は，
不利な立体配座から進行するため，反応速度は非常に遅い.

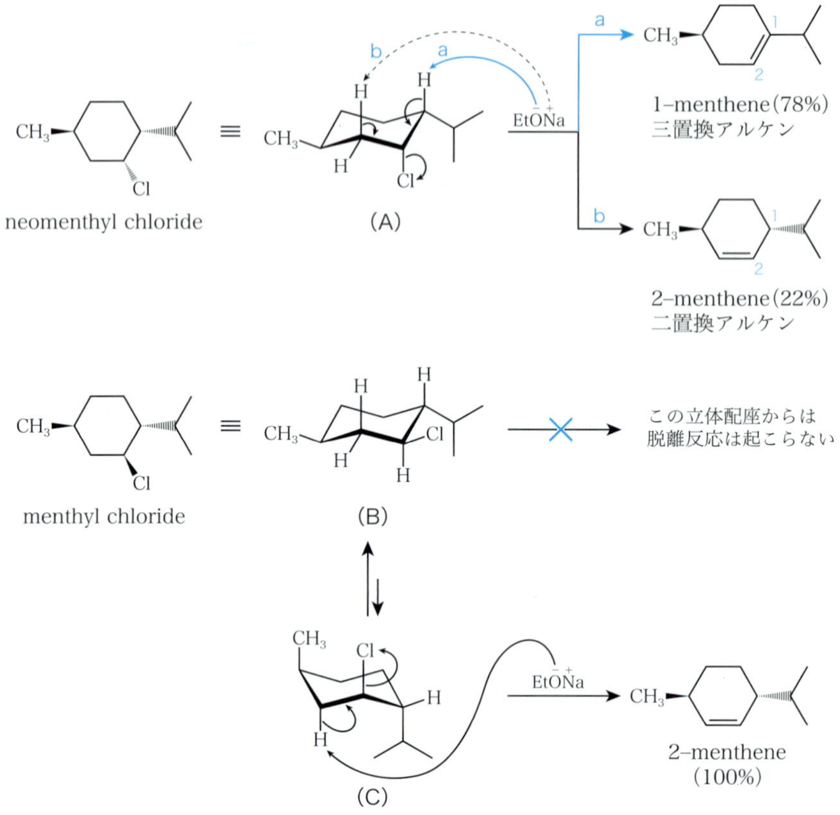

図9-26 塩化ネオメンチルと塩化メンチルのE2反応

節末問題

問題9.6 次の反応の主生成物は1-メチルシクロヘキセンである。この理由を説明しなさい。

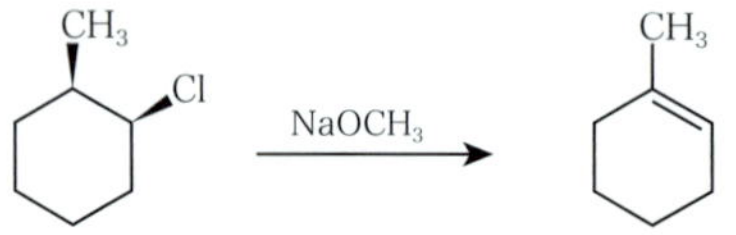

主生成物

【解答】

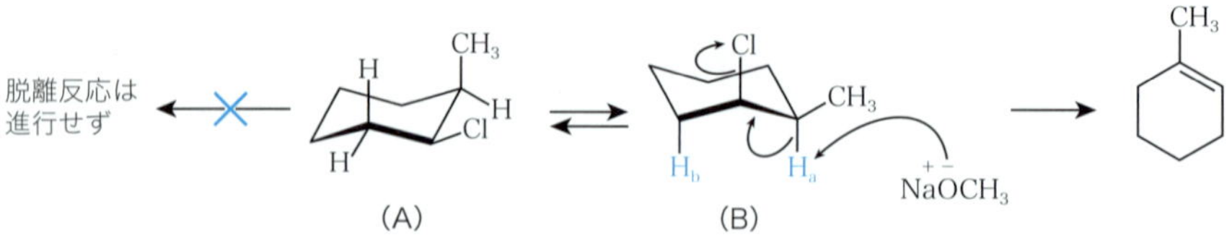

脱離反応は
進行せず

(A)　　　　(B)

cis-1-クロロ-2-メチルシクロヘキサンの安定ないす形配座は(A)と(B)である。(A)では、脱離基Clがエクアトリアルで、互いにアンチペリプラナーとなるβ水素は存在せず、脱離反応は起こらない。(B)では、Clはアキシアルであり、互いにアンチペリプラナーとなるβ水素(H_a, H_b)が2個存在する。Zaitsev則に従い、H_aが引き抜かれ、三置換のアルケンが主に生成する。

9.10 置換反応 vs 脱離反応

これまで，反応基質であるハロゲン化アルキルの挙動，とくに反応について考えてきた．ここで生成物に目を向けると，多様な化合物が合成できることがわかる．求核置換反応，とくに S_N2 反応を用いれば，ハロゲンを他の官能基に変換できる．また，脱離反応，とくに E2 反応を用いれば，位置選択的に対応するアルケンを合成できる．第 10 章(☞p. 220)で述べるように，アルケンも反応性に富み，さらに多くの官能基に導くことができる．この節では以下を目的とする．

1. S_N2 反応に利用できる試薬と生成物を整理する
2. ハロゲン化アルキルの置換反応と脱離反応を制御する因子を理解する

9.10.1 S_N2 反応を用いる官能基変換

表 9-6 に有機化学や有機合成に用いる代表的な求核試薬とその性質，さらに生成する官能基についてまとめた．重要点をまとめる．弱塩基性の求核試薬(例えば NaCN)は，主に置換反応しか起こさない．強塩基性の求核試薬は，主に基質の構造によって，置換反応，脱離反応，どちらの反応も起こす．

表 9-6　求核試薬(Nu:⁻)と置換反応により生成する官能基

$$R-X+Nu:^- \longrightarrow R-Nu+X:^-$$

求核試薬(Nu:⁻)	性質	生成物	官能基
NaOH	強塩基	R-OH	alcohol
NaOCH₃	強塩基	R-OCH₃	ether
NaOCH₂CH₃	強塩基	R-OCH₂CH₃	ether
CH₃COONa	弱塩基	R-OCOCH₃	ester
NaCN	弱塩基	R-CN	nitrile
NaC≡CR′	強塩基	R-C≡C-R′	alkyne
NaN₃	弱塩基	R-N₃	azide
NaSH	弱塩基	R-SH	thiol
NaSCH₃	弱塩基	R-SCH₃	sulfide

9.10.2 置換反応と脱離反応を制御する因子

すべての求核試薬(Nu:⁻)は，非共有電子対をもつ．したがって，同時に Lewis 塩基とみなすことができる．求核試薬がカルボカチオンまたはカチオン性炭素原子($C^{\delta+}$，C-X)と反応する場合，求核試薬としてはたらく(図 9-27a)．しかし求核試薬(Nu:⁻)がプロトン(H^+)と反応する場合には，塩基としてはたらいたことになる(図 9-27b)．仮に同じ試薬を用いても，基質の種類や反応条件によって，置換反応と脱離反応が競合することがある．

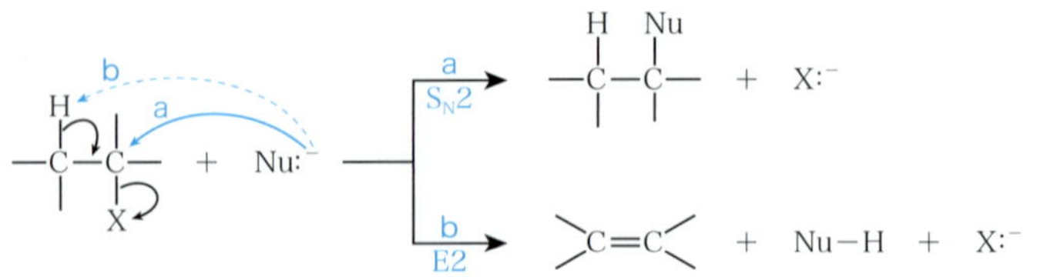

図 9-27　置換反応と脱離反応

　以下，基質であるハロゲン化アルキルの種類によって，置換反応が起こるのか，または脱離反応が起こるのか，それぞれ理解していく．なお，先に述べた通り，求核試薬が弱塩基性である場合，主に置換反応が起こる．裏を返せば，強塩基性の求核試薬(たとえば，EtONa や tBuOK)を用いる反応が問題であると，あらかじめ覚えておいてほしい．

9.10.2.1　第一級ハロゲン化アルキルの反応

　第一級ハロゲン化アルキルの反応(図 9-28)では，❶メトキシドアニオン(CH_3O^-)のように小さな強塩基の場合，置換反応(S_N2 反応)が主となる．❷弱塩基の求核試薬は，置換反応のみを起こす．❸ただし，大きな強塩基(tBuOK)のみ，脱離反応(E2 反応)が主に進行する．立体障害のため，炭素を攻撃するよりも β 位の水素を引き抜く方が容易であるためである．

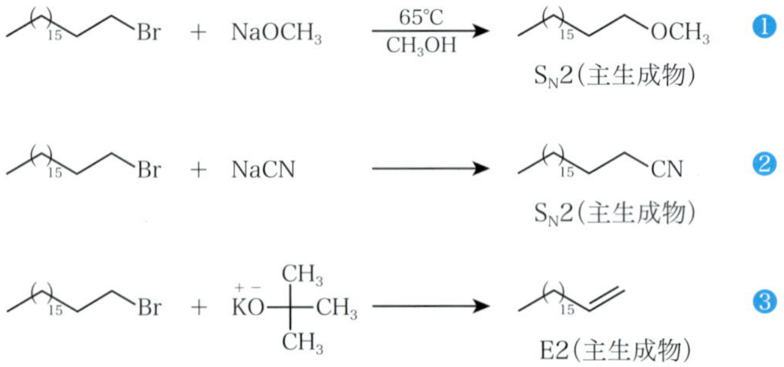

図 9-28　第一級ハロゲン化アルキルの反応

9.10.2.2　第二級ハロゲン化アルキルの反応

　第二級ハロゲン化アルキルの場合が最も複雑である(図 9-29)．❶弱塩基求核試薬の場合，置換反応(S_N2 反応)を起こす．その際，第二級ハロゲン化アルキルが不斉中心をもっていると，置換反応後その立体化学は反転する．❷メトキシドアニオンのように小さな強塩基の場合，脱離反応(E2 反応)が主となる．その際，Zaitsev 則に従い，多置換のアルケンが生成する．❸大きな強塩基(tBuOK)の場合，脱離反応(E2 反応)が主に進行するが，置換基の少ないアルケンを生成する．これも塩基の立体障害のため，第二級の水素よりもメチル基の水素の方が近づきやすいためである．

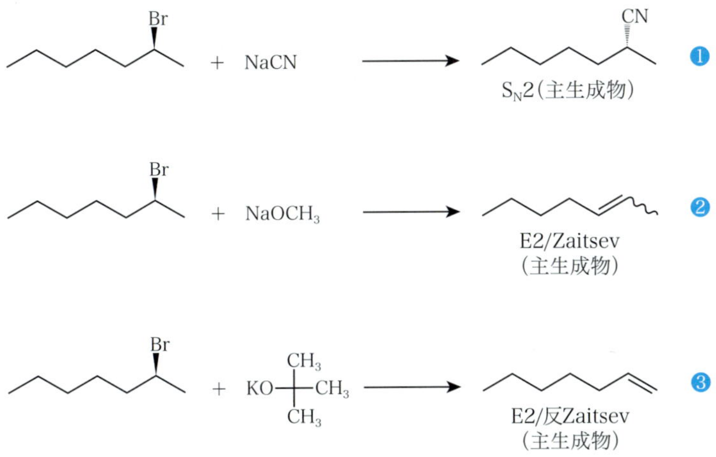

9.10 置換反応 vs 脱離反応　　205

図9-29　第二級ハロゲン化アルキルの反応

9.10.2.3　第三級ハロゲン化アルキルの反応

　第三級ハロゲン化アルキルの反応(図9-30)は以下のとおりである.

　❶エタノール–水中で加熱すると, S_N1 反応と E1 反応の両方が起こる. ❷エトキシドアニオン($C_2H_5O^-$)のような小さな強塩基を用いた場合, E2 反応が進行し, 主に Zaitsev 則に従った多置換のアルケンを生じる. ❸大きな強塩基(tBuOK)を用いた場合, 脱離反応(E2 反応)が主に進行するが, 置換基の少ないアルケンを生成する. これも塩基の立体障害のため, 第二級の水素よりもメチル基の水素の方が近づきやすいためである.

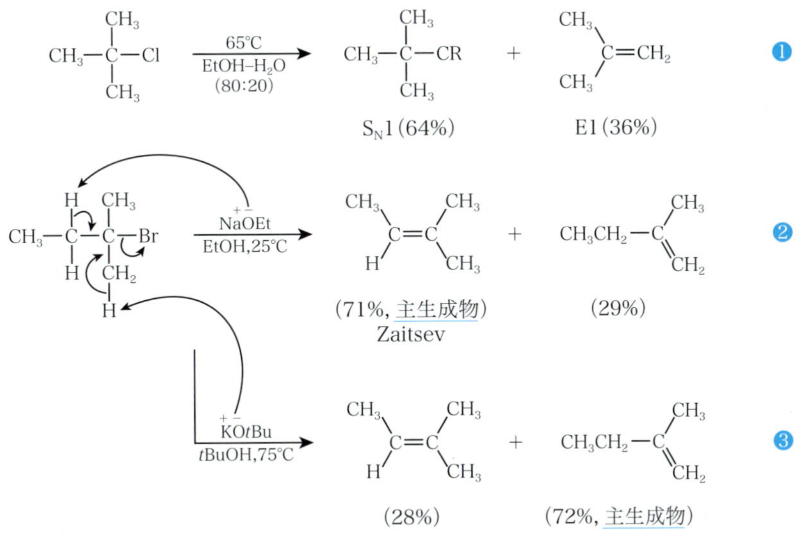

図9-30　第三級ハロゲン化アルキルの反応

これまで述べてきたように，ハロゲン化アルキルの反応は多岐にわたり，複雑にみえるかもしれない．しかし，たった2つの問い「第何級のハロゲン化アルキルか？」「試薬は，弱塩基，強塩基，大きな強塩基のどれか？」に答えるだけで，置換反応，脱離反応，反応経路などを瞬時に予測することができる．図9-31は，考え方をフローチャートにまとめたものである．このチャートに沿えば，この章で学んだことを理解し，確認できるはずである．

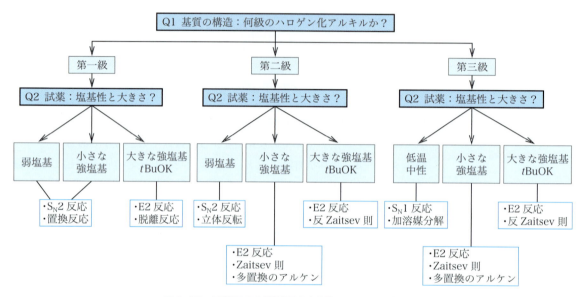

図9-31　置換反応と脱離反応を制御する因子と考え方

節末問題

問題 9.7 次の反応の主生成物を予測しなさい．

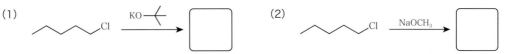

(1) ペンチルクロリド + KOC(CH₃)₃ → □
(2) ペンチルクロリド + NaOCH₃ → □
(3) trans-クロロシクロヘキサン + NaOCH₃ → □
(4) trans-クロロシクロヘキサン + NaSH → □
(5) 2-ブロモペンタン + NaOCH₃ → □
(6) 2-ヨード-2-メチルブタン + KOC(CH₃)₃ → □

【解答】

(1) CH₃CH₂CH=CHCH₃ のような末端アルケン構造 (pent-1-ene)

(2) CH₃(CH₂)₄OCH₃

(3) シクロヘキセン

(4) trans-2-メルカプトシクロヘキサン (SH)

(5) (E)-2-ペンテン (> (Z)-2-ペンテン)

(6) 2-メチル-1-ブテン

(5)の解説：

ラセミ体 = S体 + R体

まず S 体の配座を Newman 投影法で考えると，Zaitsev 則（☞ p. 198）に従い，かつ脱離基 Br と引き抜かれる水素がアンチの関係にある配座が 2 つ（I, II）存在する．

配座 I, II ともに Br と Et はゴーシュの関係にある．一方，メチル基とエチル基は，I ではアンチの関係で，II ではゴーシュの関係であるため，配座 I が II より安定である．このため，*trans* 体（*E* 体）が選択的に生成する．

208　9　ハロゲン化アルキル

【章末問題】

●反応の理解

問題 9.X1　空欄に生成物を加え，反応を完成させなさい.

(1) CH₃CH₂CH₂Br $\xrightarrow{\text{NaCN}}$ [　　]

(2) シクロヘキシル-I $\xrightarrow{\text{NaSH}}$ [　　]

(3) CH₃CH₂I $\xrightarrow{\text{NaC≡C—CH₂CH₃}}$ [　　]

(4) sec-ブチル-Br $\xrightarrow{\text{NaN₃}}$ [　　]

(5) CH₃CH₂CH₂CH₂Cl $\xrightarrow{\text{NaOCH₃}}$ [　　]

(6) trans-シクロペンチル-Br $\xrightarrow{\text{CH₃COONa}}$ [　　]

(7) CH₃CH₂CH₂CH₂Cl $\xrightarrow{\text{NaI}}$ [　　]

(8) CH₃CH₂CH₂Br $\xrightarrow{\text{NaOCH₂CH₃}}$ [　　]

●反応機構の理解

問題 9.X2　次の S_N2 反応の反応機構を曲がった矢印を使って表しなさい.

(1) CH₃CH₂CH₂Br　+　CH₃O⁻　⟶　CH₃CH₂CH₂OCH₃　+　Br⁻

(2) trans-ヨードシクロヘキサン　+　CN⁻　⟶　cis-シアノシクロヘキサン　+　I⁻

(3) 2-クロロペンタン　+　N₃⁻　⟶　2-アジドペンタン　+　Cl⁻

●合成の初歩

問題 9.X3 空欄に適切な試薬あるいは出発物質を加え，反応を完成させなさい．

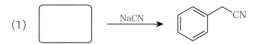

(1) ☐ → NaCN → PhCH₂CN

(2) iBuCH₂I → ☐ → iBuCH₂OEt

(3) (S)-2-chloropentane → ☐ → (S)-2-pentanethiol

(4) ☐ + CH₃COONa → trans-4-methylcyclohexyl acetate

(5) ☐ + NaC≡CH → 1-hexyne

(6) ☐ + NaN₃ → (S)-4-azido-1-pentene

(7) PrCl → ☐ → PrOH

(8) CH₃I + ☐ → cyclohexyl methyl ether

●合成への応用

問題 9.X4 ハロゲン化アルキルを出発物質または試薬として使い，次の化合物の合成経路を考えなさい．

(1) dipropyl ether (2) cyclohexanecarbonitrile (3) cyclopentyl ethyl ether

(4) allyl acetate (5) 3-methylbutane-1-thiol (6) benzyl azide

●S_N2反応，S_N1反応，E2反応およびE1反応

問題 9.X5 次の各問に答えなさい．

(1) 次の各化合物を NaOCH₃ と反応させよ．主生成物を予測しなさい．
(2) 次の各化合物を KOtBu と反応させよ．主生成物を予測しなさい．

a. 2-chloropentane b. 1-iodopentane c. 2-bromo-2-methylbutane

d. 4-phenyl-1-iodobutane e. 1-chloro-3-methylbutane f. bromocyclohexane

●E2反応の立体化学

問題 9.X6 NaOCH₃ で，次の化合物の E2 反応を行った．主生成物を予測しなさい．

(1)  (2)  (3)  (4)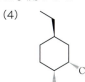

● E2 反応の立体化学

問題 9.X7 NaOCH₃ で，Newman 投影法で表したハロゲン化アルキルの E2 反応を行った．それぞれの主生成物を予測しなさい．

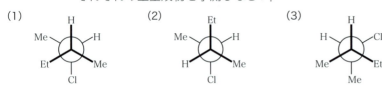

【解答】

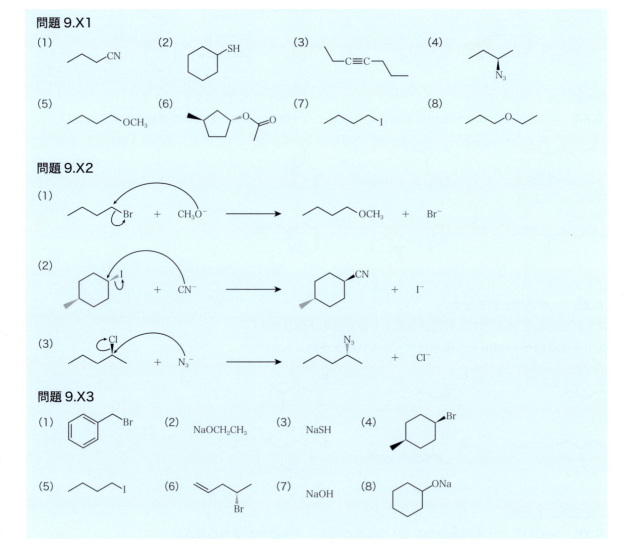

【章末問題】　211

問題 9.X4

(1) 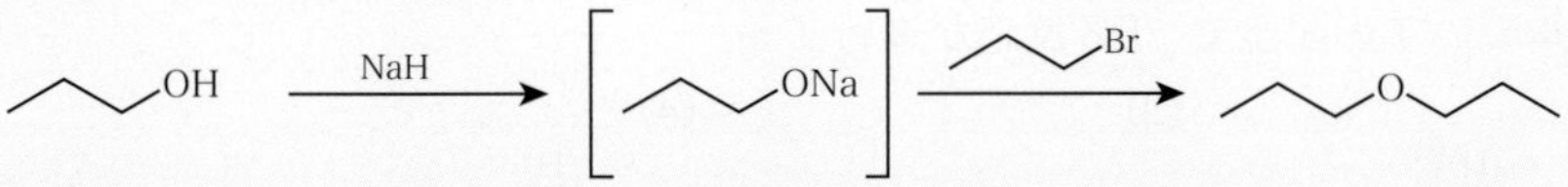 プロパノール + NaH → [プロポキシナトリウム] + プロピルブロミド → ジプロピルエーテル

(2) 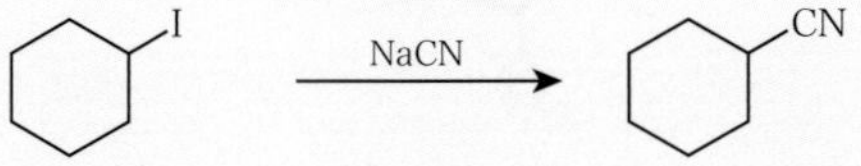 シクロヘキシルヨージド + NaCN → シクロヘキサンカルボニトリル

(3) 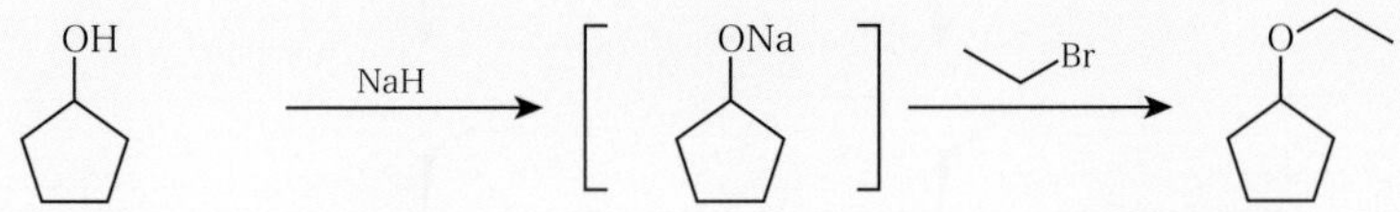 シクロペンタノール + NaH → [シクロペントキシナトリウム] + エチルブロミド → シクロペンチルエチルエーテル

(4) 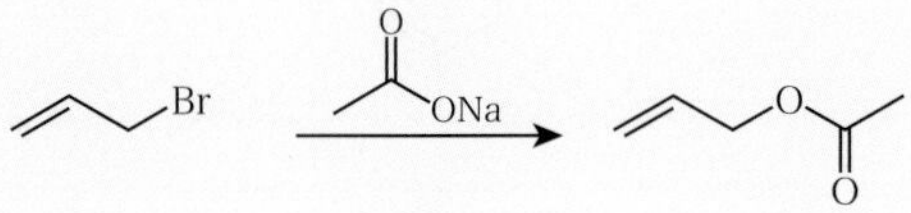 アリルブロミド + 酢酸ナトリウム → 酢酸アリル

(5) 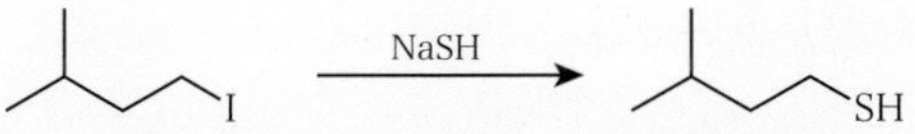 イソアミルヨージド + NaSH → イソアミルチオール

(6) 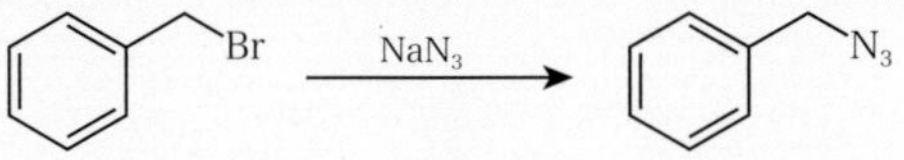 ベンジルブロミド + NaN₃ → ベンジルアジド

問題 9.X5

(1)

a.

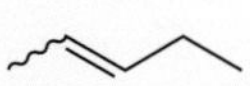

b. 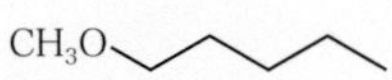 CH₃O～～～

c.

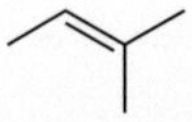

d. 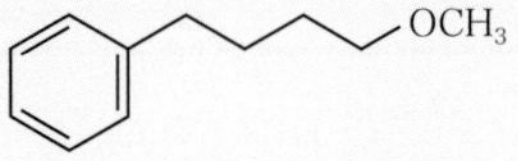 ～OCH₃

e. 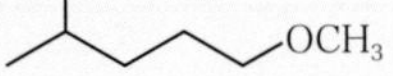 ～OCH₃

f.

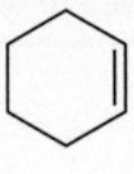

(2)

a.

b.

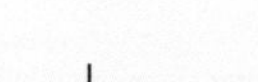

c.

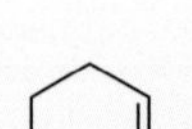

d.

e.

f.

問題 9.X6
脱離基である Cl がアキシアルのいす形配座で，E2 反応が進行する．

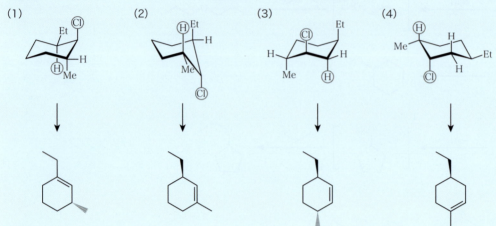

問題 9.X7
脱離基である Cl と β 水素がアンチペリプラナー配座で，E2 反応が進行する．

コラム-9

生体内反応での脱離基

ハーバード大学の故 Frank Westheimer 教授は，1987 年に "Why nature choose phosphates"（なぜ自然は，リン酸塩を選んだのか）と題する有名な総説を発表した（Science, 235, 1173-1178, 1987）．

すべての生命体の内部でも，ここで学んだ有機化学の置換反応や脱離反応が起こっている．S_N1, S_N2, E1, そして E2 と反応機構もまったく同じである．しかし，大きく異なることがある．それは「脱離基」である．この章で述べた良い脱離基の条件を外れ，ハロゲン化物イオンではなく，自然界はリン酸イオンや二リン酸イオンを使用している．

有機化学では，ハロゲン化アルキルのように反応性の高い官能基が必要である．リン酸エステルのように反応性が低い官能基を有機化学で使うことはできず，リン酸は，有機化学では脱離基とはなりえない．その理由は，リン酸が弱酸であるからである．一方，この章で考えてきたハロゲン化アルキルは，水中では目的の反応を起こす前に加水分解されてしまい，生体内反応には適さない．さらに，ハロゲン化アルキルは，酵素をはじめ生体成分を直接アルキル化してしまい，毒性を示す．

一方，生体内反応では，負電荷をもつリン酸エステルが脱離する官能基となる．これらは，水中で加水分解されることなく安定で，酵素が存在するときのみ反応する．しかも，負電荷をもつことでリン酸エステル類は脂質でできた細胞膜（油層）を通り抜けることができず，細胞内に留まる．

上記 2 つの例から，脱離基について，有機化学者と自然の選択を目的別に理解できる．そして，そのどちらの選択も正しいことがわかる．

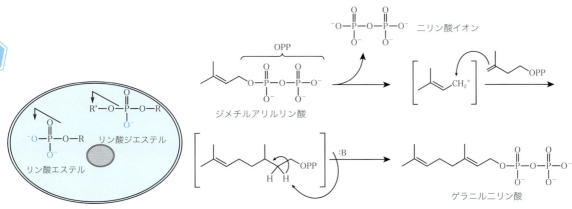

細胞内にとどまるリン酸化合物　　　生体内での反応：テルペノイドの生合成

Chapter 10 アルケンとアルキン

1. アルケンへの付加反応はどのように起こるのか
2. Markovnikov 則とはどのような規則か
3. 付加反応の選択性をどのように説明するのか
4. カルボカチオンの安定性
5. アルケンとアルキンへの水の付加はどのような反応か
6. アルキンもアルケンと同様な反応をする

アルケンとアルキンは,炭素–炭素二重結合あるいは炭素–炭素三重結合をもつ化合物である(図10-1).最も単純なアルケンであるエテン(エチレン)は,2つの sp^2 混成の炭素原子からなる平面状の構造であり,二重結合は σ 結合と π 結合からできている.直線状の分子であるエチン(アセチレン)は,2つの sp 混成の炭素原子からなり,三重結合は σ 結合と2本の π 結合からできている.本章ではアルケンとアルキンの付加反応をまとめて学ぶが,いずれの反応でも σ 結合に比較して弱い結合である π 結合が関与している.

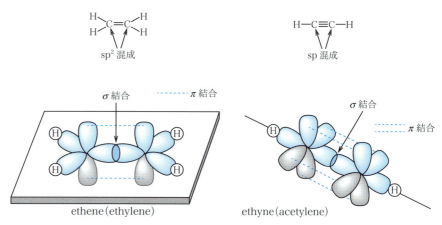

図 10-1　エテンとエチンの結合と軌道

10.1　アルケンのジアステレオマー:*E/Z* 表示法

ジアステレオマー diastereomer はエナンチオマー以外の立体異性体のことであり,*cis-trans* 異性体も含まれる.but-2-ene には,2つのメチル基が二重結合の同じ側にある *cis* 異性体と反対側にある *trans* 異性体がある(図10-2).二重結合に3つあるいは4つの異なる置換基をもつアルケンにも立体異性体が存在するが,*cis/trans* の名称は不明確になり適用できない.

図 10-2　*cis-trans* 異性体

そこで *E/Z* 表示法を用いることで，*cis/trans* の定義を拡張し，すべての置換様式のアルケンの立体化学を表示することができる(図 10-3)．

まず，Cahn-Ingold-Prelog 則(キラル中心の立体配置を *R/S* で表示する際に用いた規則〔☞第 8 章 p. 165〕)により，二重結合の左右のそれぞれの炭素原子上の 2 つの置換基について優先する方を選ぶ．そして，優先する左右の 2 つの置換基が，二重結合を挟んで反対側にある場合は *E*(ドイツ語の *entgegen*)，同じ側にある場合は *Z*(ドイツ語の *zusammen*)を化学名の前につける*．

* *E/Z* 表示法を用いた命名：化合物名の先頭に「(“二重結合の位置番号”+*E*)-」または「(“二重結合の位置番号”+*Z*)-」をつけて，そのあとに化合物名を続ける．
1993 勧告では二重結合が 1 つの場合には位置番号を省略していたが，2013 勧告では立体異性体が生じる場合は位置番号を省略しないことになった．

(*E*)-　　(□は優先する置換基)　　(*Z*)-

(具体例)

(1*Z*)-1-bromo-1-chloro-2-methylbut-1-ene　　(2*E*)-3-(propan-2-yl)hex-2-ene

図 10-3　*E/Z* 表示法

節末問題

問題 10.1　次のアルケンについて，*E/Z* 表示法を用いて命名しなさい．

(1) 　(2)

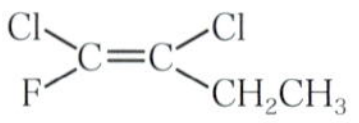

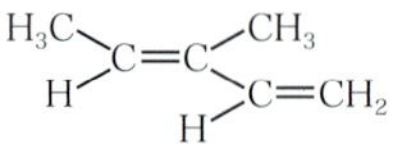

【解答】
(1) (1*Z*)-1,2-dichloro-1-fluorobut-1-ene
(2) (3*E*)-3-methylpenta-1,3-diene

10.2　アルケンの相対的安定性：水素化熱による理解

cis-but-2-ene と *trans*-but-2-ene の構造を比較すると，*cis* 体では 2 つのメチル基が接近している．したがって，*cis* 体は 2 つのメチル基の立体的な反発が分子のエネルギーを高めて，*trans* 体より不安定である(図 10-4)．

cis-but-2-ene　(不安定)　　*trans*-but-2-ene　(安定)

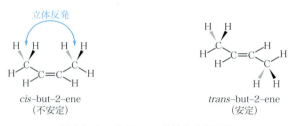

図 10-4　*cis/trans* 異性体の安定性

アルケンの異性体が水素化によって同じアルカンを生成するとき，水素化熱の違い（差）を実験で求めればアルケンの相対的安定性がわかる．水素化熱は，アルケンに2つの水素原子が付加してアルカンを生成する際に放出される熱量である．たとえば，水素化熱は，but-1-ene ＞ *cis*-but-2-ene ＞ *trans*-but-2-ene の順に小さくなる．いずれも水素化によって butane を生成するので，3つの異性体はこの順により安定であることが理解できる（図 10-5）．

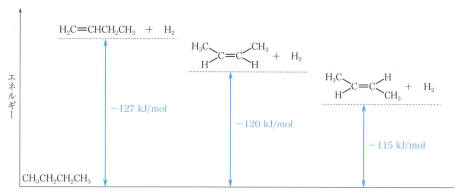

図 10-5　アルケンの水素化熱と安定性

二重結合上の置換基の数によってアルケンを一置換から四置換に分類して，それらの相対的安定性の順を示す（図 10-6）．無置換であるエテンが最も不安定で，アルキル置換基の数が増すほど安定になる．また，一般的に *trans* 異性体は *cis* 異性体より安定である．

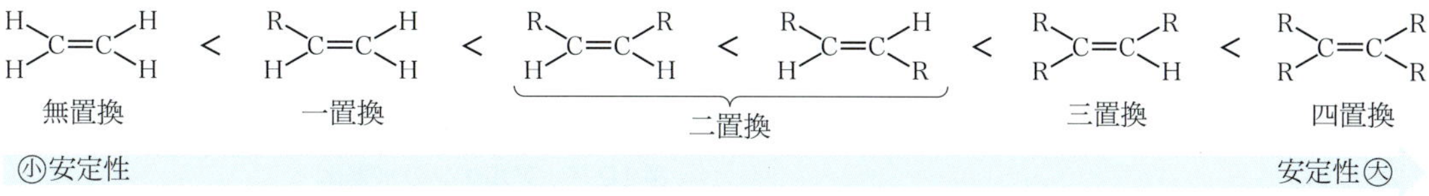

図 10-6　置換様式とアルケンの安定性

例題 10.1　2-methylbut-1-ene と 2-methylbut-2-ene の安定性を比較しなさい．

【解答】

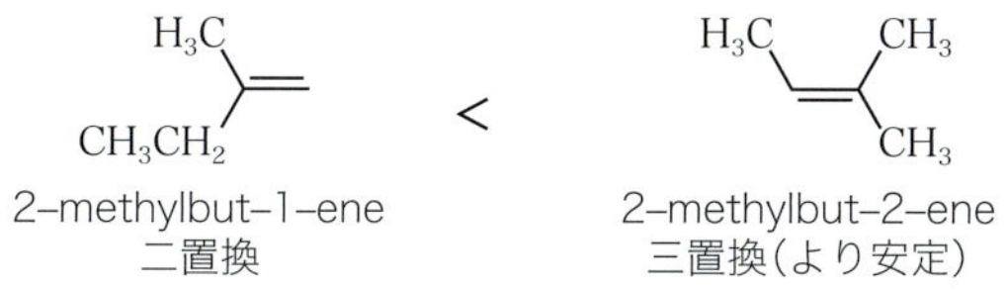

2-methylbut-1-ene　＜　2-methylbut-2-ene
二置換　　　　　　　　三置換（より安定）

10.3　アルケンの水素化とシン付加

前節で述べたアルケンに水素(H_2)を付加させる反応では,パラジウム炭素(Pd/C),アダムス触媒(PtO_2), Raney ニッケル(Ra-Ni)などの金属触媒が必要である.触媒を用いて不飽和結合に水素を付加する反応は,接触還元 catalytic reduction(あるいは接触水素化 catalytic hydrogenation)という.触媒は,水素分子に作用して金属表面の触媒に結合した「活性化された水素」をつくり出し,この「活性化された水素」が,やはり触媒と相互作用している二重結合に付加する(図 10-7).

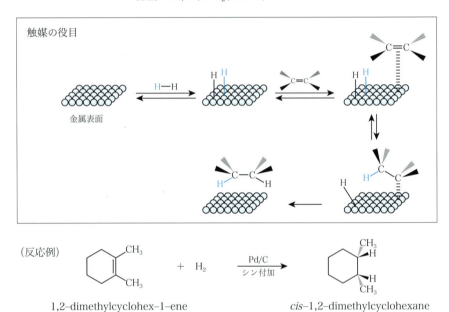

図 10-7　アルケンの水素化

この反応は溶媒には溶けない触媒の表面で起こるため,不均一系の反応という.

図から明らかなように,「2つの水素」は二重結合の同じ面から付加しており,これをシン付加 syn addition という.したがって, 1,2-dimethylcyclohex-1-ene の反応では, *cis*-1,2-dimethylcyclohexane が選択的に生成する.

節末問題

問題 10.2　Pd/C 触媒の存在下，重水素 D_2 を用いて 1-methylcyclohex-1-ene の重水素化を行った．生成物の構造式を書きなさい．

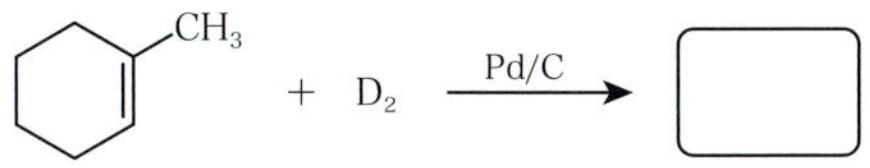

（構造式：1-methylcyclohex-1-ene ＋ D_2 $\xrightarrow{\text{Pd/C}}$ ☐）

【解答】

（構造式：シクロヘキサン環に CH_3，D，D，H が付加した生成物）

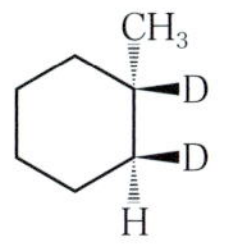

10.4　アルキンの水素化：シン付加とアンチ付加

　アルキンの三重結合の水素化反応では，触媒を使い分けることによりアルカンまたはアルケンが生成する（図 10-8）．アルケンの反応と同様に Pd/C を用いて十分な量の H_2 を反応させるとアルケンを経由してアルカンが得られる．一方，Lindlar 触媒[*]のようなより活性の低い触媒を用いると，アルケンが生成した段階で反応を止めることできる．この反応では，三重結合の 1 つの π 結合の軌道に触媒表面から水素がシン付加して cis-アルケンが選択的に得られる．

[*] Lindlar 触媒：炭酸カルシウムに担持したパラジウムを酢酸鉛（Ⅱ）とキノリンで処理して調製する．金属の表面は Pd/C よりも不活性な構造である．

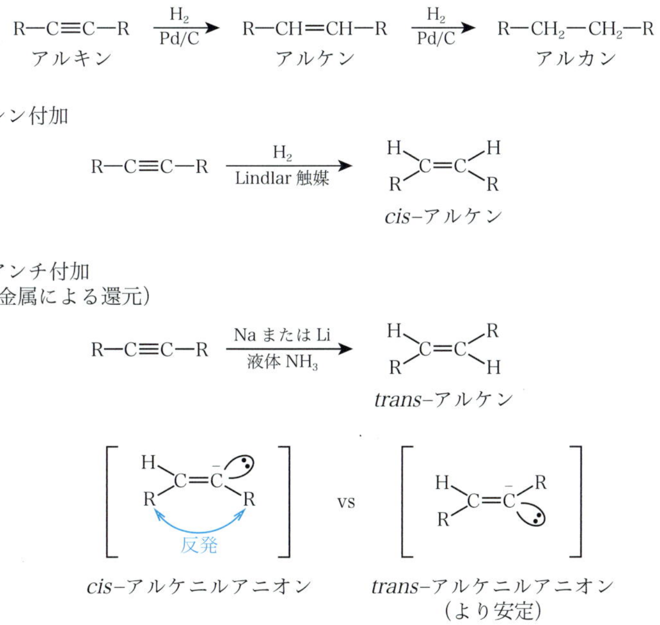

$$R-C\equiv C-R \xrightarrow{\substack{H_2 \\ Pd/C}} R-CH=CH-R \xrightarrow{\substack{H_2 \\ Pd/C}} R-CH_2-CH_2-R$$
アルキン　　　　　　　　　　アルケン　　　　　　　　　　アルカン

シン付加

$$R-C\equiv C-R \xrightarrow{\substack{H_2 \\ \text{Lindlar 触媒}}}$$
cis-アルケン

アンチ付加
（金属による還元）

$$R-C\equiv C-R \xrightarrow{\substack{\text{Na または Li} \\ \text{液体 } NH_3}}$$
trans-アルケン

cis-アルケニルアニオン　　vs　　trans-アルケニルアニオン
（反発）　　　　　　　　　　　　　　　　　　　（より安定）

図 10-8　アルキンの還元

アルキンを *trans*-アルケンに還元するためには，反応機構がまったく異なる水素化反応を用いる．Na, Li などの金属を還元剤として用いて，液体アンモニア中で反応を行う．この反応は，三重結合部分に金属から 1 電子が移動して，次にアンモニアがプロトンを供与する段階が，2 回起こって進行する．アルケニルアニオンの段階で立体的に有利な *trans* 配置になると考えられる．このように，2 つの水素原子が反対側に付加する反応の立体化学をアンチ付加 anti addition という．

節末問題

問題 10.3　but-2-yne から(2*Z*)-but-2-ene と(2*E*)-but-2-ene をそれぞれ合成する反応式を書きなさい．

【解答】

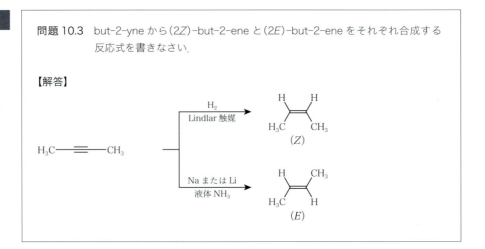

10.5　アルケンへの求電子付加反応

アルケンの炭素–炭素二重結合は求核的な部位であり，π結合の電子対を試薬 E–Nu の δ⁺ 部位に供与して反応し，カルボカチオン中間体と :Nu⁻ を生成する．中間体のカルボカチオンは求電子的であり，試薬(:Nu⁻)の電子対を受け入れて反応する．このような機構で進行するアルケンの反応を，求電子付加反応 electrophilic addition という．エテンと臭化水素(HBr)の反応では二重結合のπ結合と H–Br の σ 結合が切断され，C–H と C–Br の 2 本の σ 結合が新たに生成する．π結合は σ 結合よりも弱い結合であるため，生成する 2 本の σ 結合の結合力の和が切断される 2 本の結合力の和を上回っている．すなわち，反応エネルギー図に示したように，この反応は発エルゴン的(エネルギーが放出される)反応である(図 10-9)．

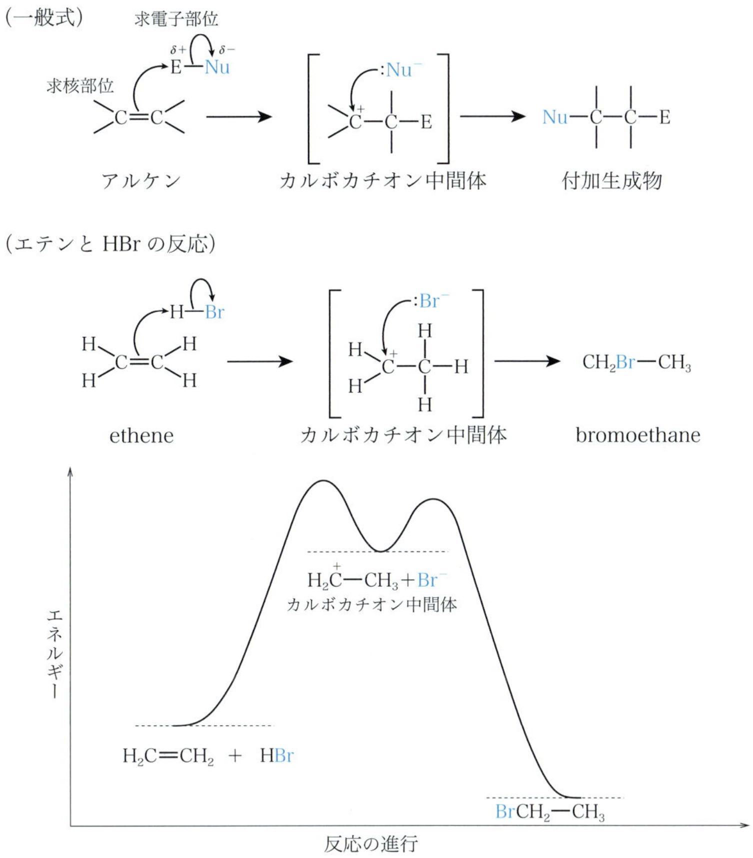

10.5 アルケンへの求電子付加反応　221

（一般式）

アルケン　　　　カルボカチオン中間体　　　付加生成物

（エテンと HBr の反応）

ethene　　　　　カルボカチオン中間体　　　bromoethane

図 10-9　アルケンの求電子付加反応と反応エネルギー図

　反応の第 1 段階では，H–Br の水素原子がプロトンとして二重結合に付加してカルボカチオン中間体が生成する．第 2 段階では，臭化物イオン Br^- が求核試薬としてカルボカチオン中間体に付加する．反応エネルギー図は，カルボカチオン中間体を経由する反応（S_N1 反応，芳香族求電子置換反応）に類似している．第 1 段階の活性化エネルギーは第 2 段階よりもはるかに大きく，カルボカチオン中間体を生成する第 1 段階が反応の律速段階である．

節末問題

問題 10.4　cyclohexene への HCl の求電子付加の反応機構を書きなさい．

【解答】

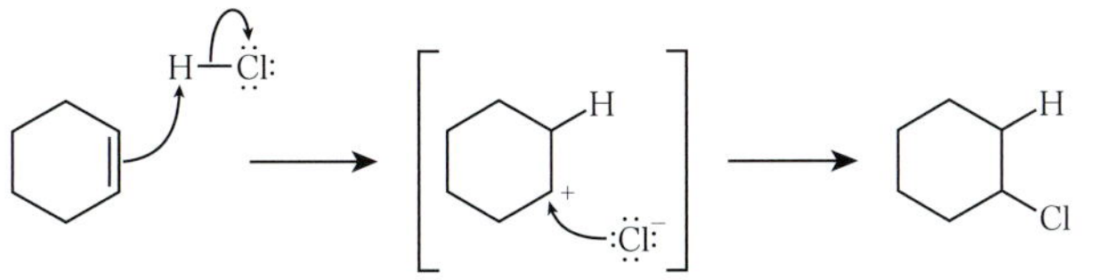

10.6 アルケンへのハロゲン化水素の付加：Markovnikov則

ハロゲン化水素はアルケンに求電子付加反応して，ハロゲン化アルキルを生成する．

2-methylprop-1-ene と HBr の反応では，2-bromo-2-methylpropane が生成する（図10-10）．この反応では，H と Br の付加の位置が逆である 1-bromo-2-methylpropane は生成しない．このような反応の位置選択性は，**Markovnikov則**とよばれる．

> - Markovnikov則とは，非対称アルケンへのハロゲン化水素 HX の付加反応では，水素 H はアルキル置換基のより少ない二重結合炭素につく，という規則である．

図10-10 アルケンへの臭化水素の付加：Markovnikov則

この反応では，HBr によるプロトン化が Markovnikov 則に従って一方の二重結合炭素で起こっている．なぜ他方の二重結合炭素では起こらないのか．次節で，Markovnikov 則が成立する理由を考えてみよう．

節末問題

問題 10.5　生成物の構造式を書きなさい．

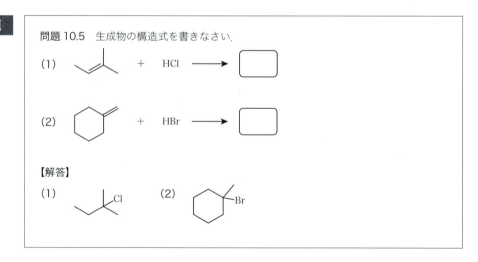

10.7 カルボカチオンの構造と安定性

カルボカチオン中間体を経由する反応を考えるためには，カルボカチオンの構造と安定性について理解することが必要である．カルボカチオンは，アルキル置換基の数により下記のように分類でき，級数が大きいほどより安定である（図10-11）．

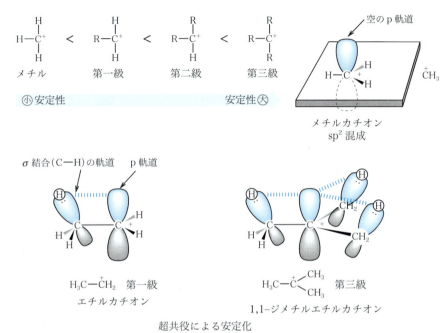

図 10-11　カルボカチオンの構造と安定性

カルボカチオンは，超共役 hyperconjugation と誘起効果 inductive effect（☞第9章 p.190）により安定化されている*．

メチルカチオンの炭素原子は sp^2 混成であり，電子が存在しない空の p 軌道が平面構造の上下に分布している．一方，エチルカチオンでは，空の p 軌道と隣接するメチル基の σ 結合（C−H）の軌道が重なり合って相互作用することにより，正電荷が分散して安定化が起こる．これを超共役という．超共役が可能である隣接した σ 結合（C−H）を多くもつカルボカチオン，すなわち級数が大きいカルボカチオンほどより安定になる．

Markovnikov 則はカルボカチオンの安定性の観点から説明できる．カルボカチオン中間体に至る反応エネルギー図（図10-12）をみると，より安定な第三級カルボカチオン中間体を生成する反応の活性化エネルギーは，より不安定な第一級カルボカチオン中間体を生成する反応の活性化エネルギーよりも小さく，反応が速やかに進行することがわかる．より安定なカルボカチオン中間体は，Markovnikov 則に従ったアルケンへの HBr によるプロトンの付加により生成する．

*アルキル基の誘起効果について：炭素原子の電気陰性度が水素原子よりも大きいため，アルキル基は σ 結合を介して結合した炭素原子に電子を供与できる．このようなアルキル基の電子供与性の誘起効果は，カルボカチオンの安定性に寄与する．

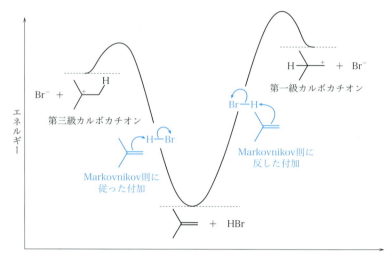

図 10-12　反応エネルギー図

10.8　オキシ水銀化-脱水銀化：水の形式的な Markovnikov 付加

アルケンと酢酸水銀(II)を，水を含んだテトラヒドロフラン(THF)溶液中で反応させて，次に水素化ホウ素ナトリム($NaBH_4$)で処理するとアルコールが得られる（図 10-13）．この反応は<u>オキシ水銀化-脱水銀化</u> oxymercuration-demercuration とよばれ，形式的には二重結合に水(H と OH)が付加している．

反応経路は，まずアルケンと水銀塩から三員環構造と考えられる水銀イオン中間体が生成して，次に水分子が求核試薬として攻撃する．脱プロトン化を経て安定な有機水銀化合物が得られる．この化合物の C–Hg 結合は，$NaBH_4$ との反応により容易に C–H 結合に変換される．水銀イオン中間体への H_2O の付加は，アルキル基の数がより多い方の炭素原子で起こる．これは，アルキル置換基の多い炭素原子が部分正電荷をもつ遷移状態の方が，より安定であるためである．脱水銀化後では，H はアルキル置換基のより少ない二重結合炭素についており，付加の位置選択性は Markovnikov 則に類似している．

- アルケンのオキシ水銀化-脱水銀化では，H と OH が Markovnikov 付加する．

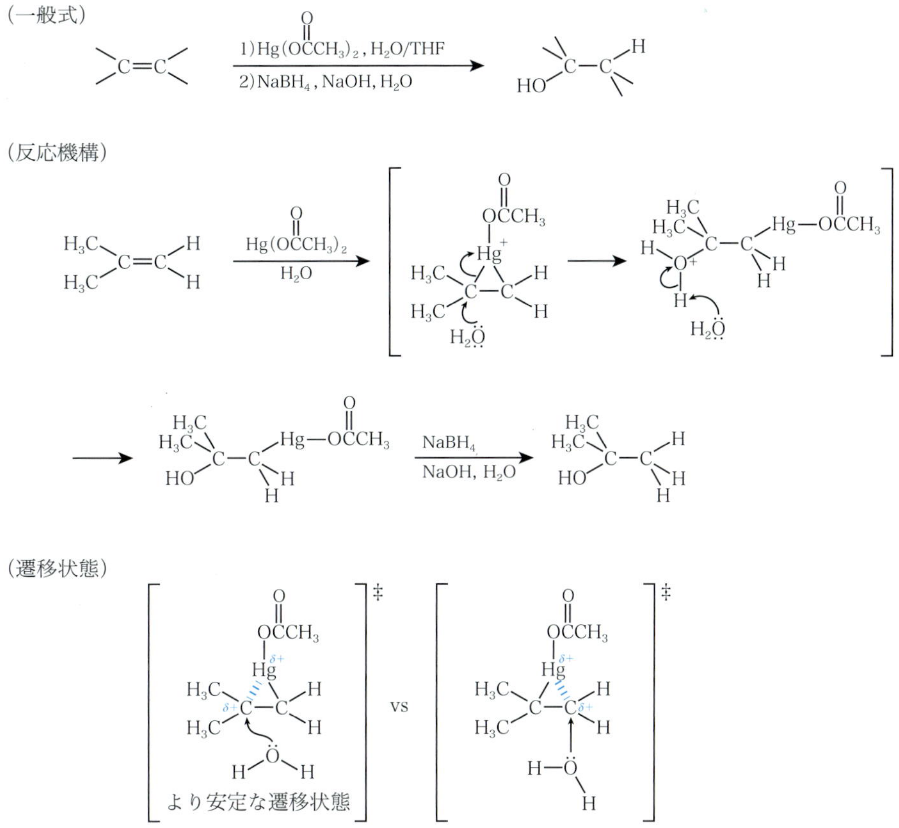

（一般式）

（反応機構）

（遷移状態）

より安定な遷移状態　　vs

図 10-13　アルケンのオキシ水銀化-脱水銀化

　アルキンでは，水銀(II)イオン触媒を用いて水を直接付加させることができる．生成したエノールは，互変異性を経てカルボニル化合物になる．末端アルキンの反応では，Markovnikov 付加により生成したエノールが異性化してメチルケトンを与える（図 10-14）．

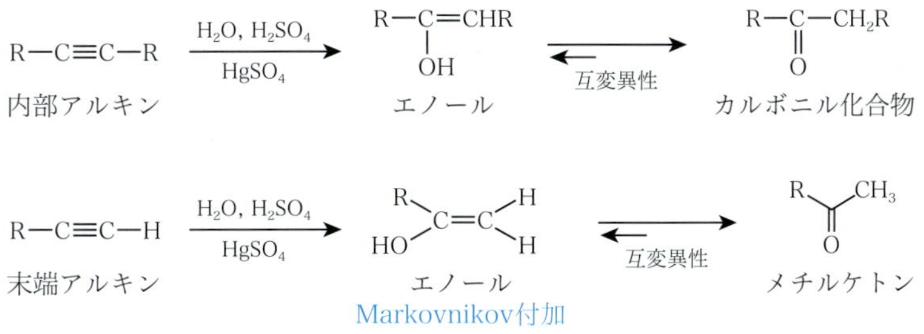

内部アルキン　　　　　　　　エノール　　　カルボニル化合物

末端アルキン　　　　　　　　エノール　　　メチルケトン
Markovnikov付加

図 10-14　アルキンの水銀(II)イオン触媒による水の付加反応

節末問題

問題 10.6　生成物の構造式を書きなさい.

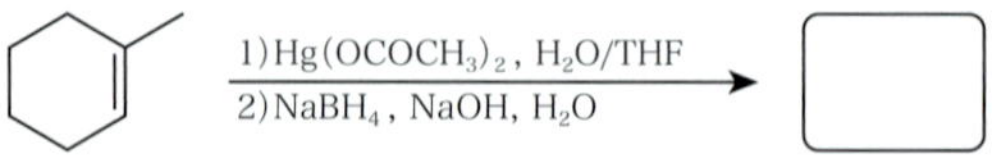

1)Hg(OCOCH₃)₂, H₂O/THF
2)NaBH₄, NaOH, H₂O

【解答】

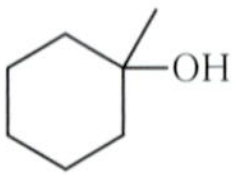

OH

10.9　ヒドロホウ素化–酸化：水の形式的な逆 Markovnikov 付加，シン付加

　ヒドロホウ素化–酸化 hydroboration-oxidation は，前節の反応とは位置選択性が異なる水の形式的な付加反応である[*]．まず，アルケンとボラン(BH₃)をテトラヒドロフラン溶液中で反応させてアルキルボランとした後，塩基性の過酸化水素水で処理すると酸化が起こりアルコール化合物が得られる．(図10-15)．形式的に付加した水(H₂O)の H は，BH₃ から供給されている．便宜上，BH₃ の1つの H が反応したとして表示するが，実際には3つの H 原子すべてが反応するので 1 mol の BH₃ に対してアルケン 3 mol が反応する．

[*] ヒドロホウ素化反応：Herbert C. Brown(元・米国パデュー大学教授，2004 年没)により発見された．有機ホウ素化学に果たした功績により，Brown 教授には 1979 年にノーベル化学賞が与えられた．

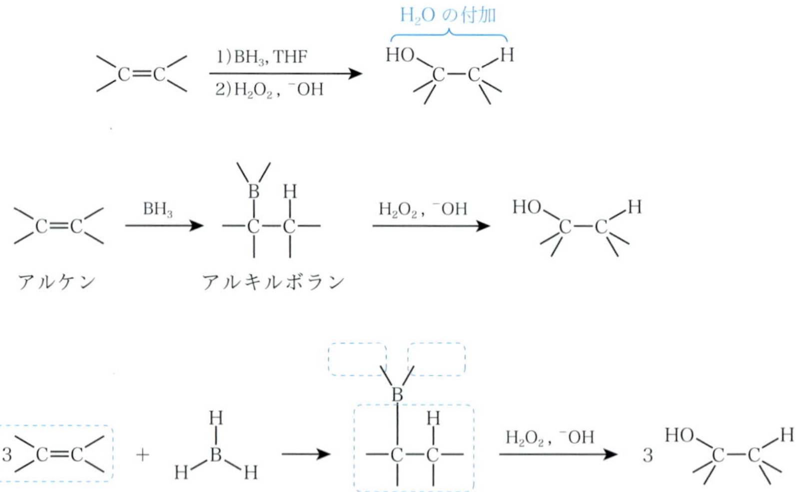

図 10-15　ヒドロホウ素化–酸化の一般式

　1-メチルシクロペンタ-1-エンのヒドロホウ素化–酸化では，*trans*-2-メチルシクロペンタン-1-オールが選択的に生成する．この反応には，形式的な水(H₂O)の付加として3つの特徴がある(図10-16)．

- ボランの付加の立体化学は，Ｈとホウ素原子(B)が二重結合の一方の面から結合しており，シン付加である．
- ＨがＨのより少ない二重結合炭素に付加しており，「逆 Markovnikov 付加」である．
- アルキルボランの酸化反応によるアルコールの生成段階では，炭素原子の立体配置は保持される．

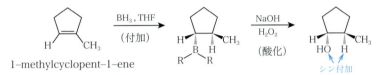

図 10-16　1-メチルシクロペンタ-1-エンのヒドロホウ素化-酸化

付加反応の位置選択性と立体選択性を，反応機構に基づいて考えてみよう(図 10-17)．BH_3 は Lewis 酸であり，sp^2 混成軌道のホウ素原子は空の p 軌道を有している求電子試薬である．BH_3 がアルケンに求電子付加をする段階が反応の選択性を決めている．BH_3 の B と H は 1 段階の反応で二重結合の一方の面に付加する(シン付加)．π 結合の電子と B の空の p 軌道が相互作用して，四中心遷移状態を経て付加が進行すると考えられる．

* ボラン(BH_3)のアルケンへの付加反応の位置選択性は，遷移状態の電子的な要因によっても支持される．アルキル置換基の多い炭素原子が部分正電荷をもつ遷移状態の方が，より安定なためである．

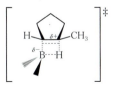

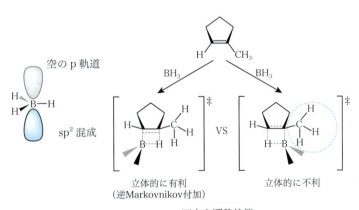

図 10-17　ボランの構造と付加の様式

アルケンが非対称である場合，BH_3 の付加は図のように 2 通り考えられるが，BH_3 とアルケンのアルキル置換基の立体障害を考えると，一方の付加が有利であることがわかる．したがって，BH_3 のホウ素原子はアルケンのアルキル置換基を避けて，Ｈがより少ない二重結合炭素側に付加する(逆 Markovnikov 付加)*．

アルキンもヒドロホウ素化-酸化により形式的な水の付加を受ける．アルケンの反応と同様に，シン付加，逆 Markovnikov 付加で生成したエノールが互変異

228　10　アルケンとアルキン

性してカルボニル化合物が生成する（図10-18）.

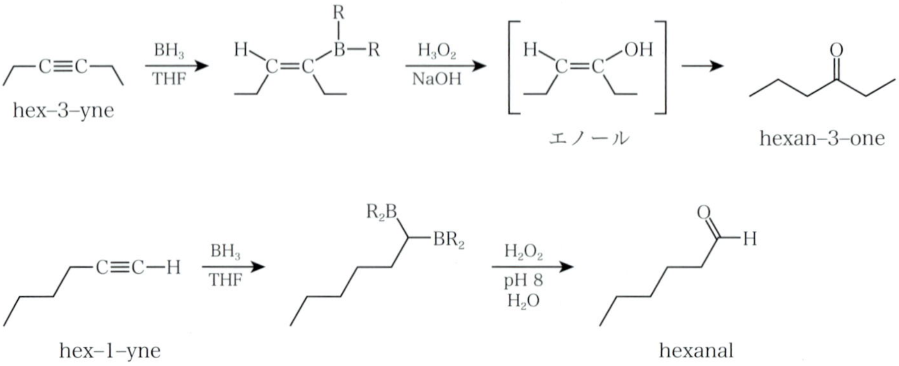

図10-18　アルキンのヒドロホウ素化-酸化反応

節末問題

問題10.7　生成物の構造式を書きなさい.

(1)　$(CH_3)_2C=CH_2$　$\xrightarrow[\text{2)H}_2\text{O}_2, \ ^-\text{OH}]{\text{1)BH}_3, \ \text{THF}}$　　□

(2)　　$\xrightarrow[\text{2)H}_2\text{O}_2, \ ^-\text{OH}]{\text{1)BH}_3, \ \text{THF}}$　　□

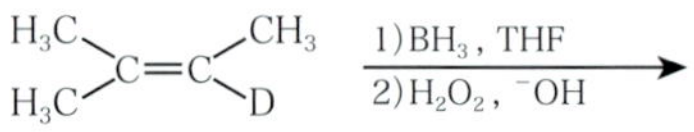

【解答】

(1)　$(CH_3)_2CHCH_2OH$　　　(2)　

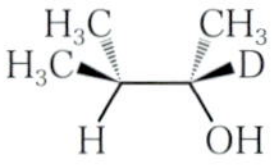

10.10　ハロゲンの付加反応：アンチ付加

　塩素（Cl_2）と臭素（Br_2）はアルケンに求電子付加して1,2-ジハロゲン化物（*vic*-ジハロゲン化物）を与える*. この付加反応では，ハロゲン分子とアルケンのπ結合の電子が作用して三員環のハロニウムイオン中間体とハロゲン化物イオン（:X^-）が生成する. 次に，求核試薬であるハロゲン化物イオン（:X^-）がハロニウムイオン中間体を攻撃して三員環が開裂する. この反応は，三員環が上面を遮蔽しているため，:X^-の攻撃はC-X結合の反対側（図では下方向）から起こる. したがって，2つのハロゲン原子はもとの二重結合平面の上下から付加したことになり，アンチ付加である（図10-19）.

* *vic*-と*gem*-：*vic*-（vicinal, 隣接の）は，隣り合った炭素原子上での二置換を意味する. これに対して，同じ炭素原子上での二置換には*gem*-（geminal, 二重の）を用いる（☞p. 235）

（一般式）

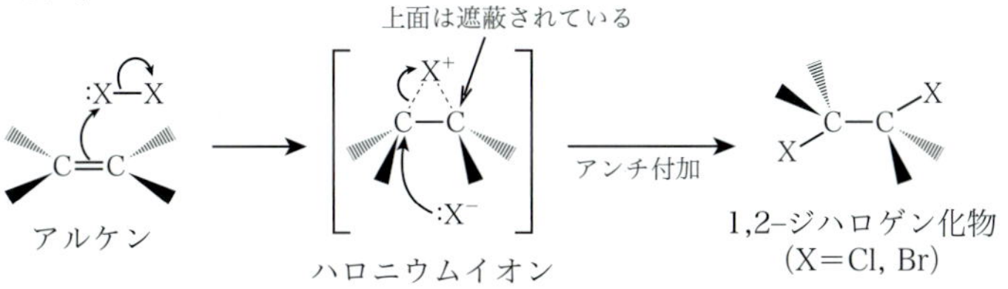

上面は遮蔽されている

アルケン　　　　　　　　　ハロニウムイオン　　アンチ付加　　　1,2-ジハロゲン化物
（X＝Cl, Br）

（反応例〔アンチ付加〕）

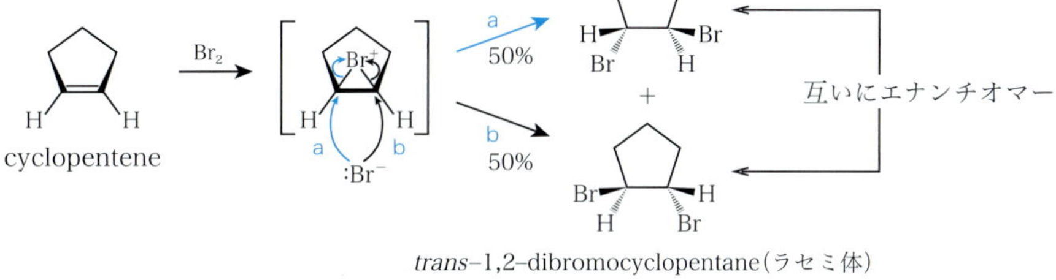

cyclopentene　　Br₂

a 50%

b 50%

互いにエナンチオマー

trans-1,2-dibromocyclopentane（ラセミ体）

図10-19　アルケンへのハロゲンの付加反応

　シクロペンテンとBr₂との反応では，中間体への臭化物イオンの攻撃が2つの方向(a)と(b)から同じ割合で起こる．したがって，*trans*-1,2-dibromocyclopentane のラセミ体が得られる．次節では，(2*E*)-but-2-ene と(2*Z*)-but-2-ene に対するBr₂の付加反応の立体化学を考える．

節末問題

問題10.8　図10-19では，Br₂はシクロペンテンの環の上方向から攻撃した反応を示している．Br₂がシクロペンテンの環の下方向から攻撃した場合の反応機構を書いて，同様にラセミ体が生成することを確認しなさい．

【解答】

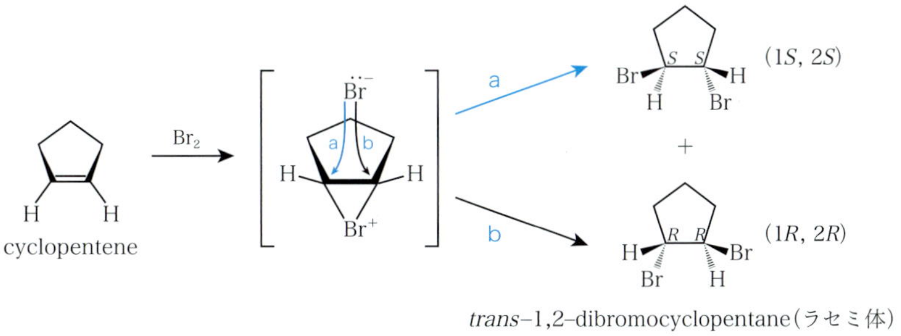

cyclopentene　　Br₂

a

b

(1*S*, 2*S*)

(1*R*, 2*R*)

trans-1,2-dibromocyclopentane（ラセミ体）

10.11　立体特異的なハロゲンの付加反応

　立体異性体の関係にある(2*E*)-but-2-ene と(2*Z*)-but-2-ene に対するBr₂の付加では，それぞれの反応の生成物である1,2-ジハロゲン化物の立体化学に注意しなければならない．反応は，三員環のブロモニウムイオン中間体に臭化物イオンが2つの方向(a)と(b)から攻撃してアンチ付加で起こる．(*E*)-体の反応で

は，得られる2つの生成物は同一化合物であり，2つのキラル中心をもつが，分子内に対称面があるためメソ化合物である．一方，(Z)-体へのアンチ付加で得られる2つの生成物はエナンチオマーの関係にあり，前節のシクロペンテンの反応と同様にラセミ体である（図10-20）．このような反応は，<u>立体特異的[*]</u> stereospecific であるという．この立体特異的な反応では，出発物質の E/Z の立体化学の違いが，アンチ付加の反応過程を経て生成物の2つのキラル中心の立体化学の関係に反映されている．

[*] 立体特異的：出発物質である立体異性体のそれぞれが，立体異性体の関係にある生成物にそれぞれ変換される反応の特徴をいう．

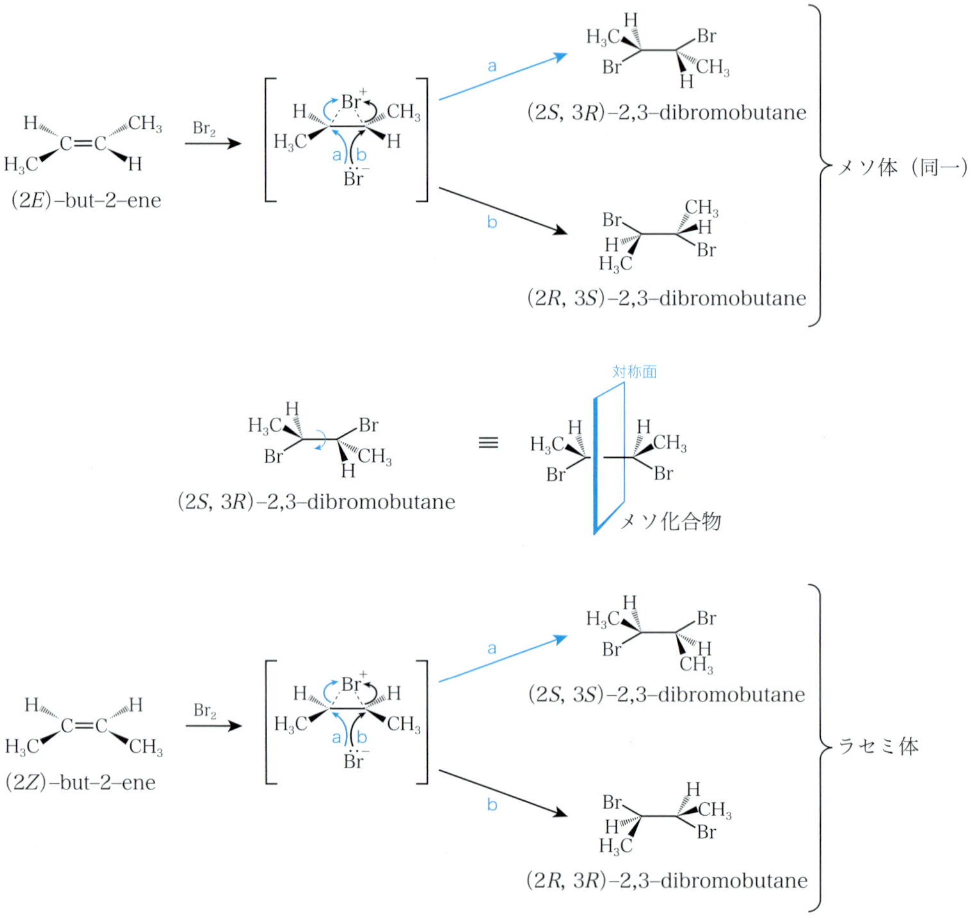

図10-20 立体特異的な付加

節末問題

問題10.9 (3Z)-hex-3-ene への Cl_2 の付加の反応機構を書きなさい．

【解答】

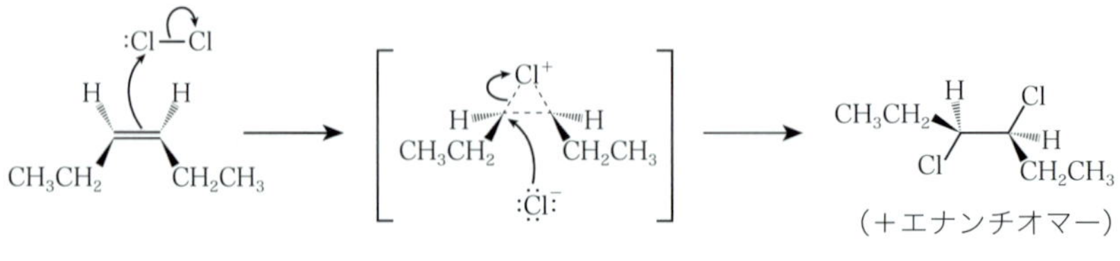

（＋エナンチオマー）

10.12　水存在下でのハロヒドリンの生成：アンチ付加　　231

10.12　水存在下でのハロヒドリンの生成：アンチ付加

前節のアルケンの反応では，中間体のハロニウムイオンに求核試薬のハロゲン化物イオンが攻撃した．この反応に用いる溶媒は CCl_4 などで，溶媒中に存在する求核試薬はハロゲン化物イオン $:X^-$ だけであった．では，反応を水溶液中で行うと結果はどうなるであろうか．1,2-ジハロゲン化物は生成せず，$-OH$ と $-X$（$X=Cl$, Br）が隣接するハロヒドリン[*1] halohydrin が反応生成物である（図10-21）．

[*1] ハロヒドリン：X が塩素の場合，クロロヒドリン chlorohydrin という．X が臭素の場合，ブロモヒドリン bromohydrin という．

（一般式）

$$\text{>C=C<} \ + \ X_2 \ + \ H_2O \ \longrightarrow \ -\overset{\overset{\displaystyle X}{|}}{C}-\overset{\overset{\displaystyle |}{\underset{\displaystyle OH}{|}}}{C}- \quad (X=Cl, Br)$$

alkene　　　　　　　　　　　　　　　　halohydrin

（反応機構）

アンチ付加

位置選択性

$$\underset{\text{2-methylprop-1-ene}}{\overset{H_3C}{\underset{H_3C}{>}}C=C\overset{H}{\underset{H}{<}}} \ + \ Br_2 \ + \ H_2O \ \longrightarrow \ \underset{\text{1-bromo-2-methylpropan-2-ol}}{H_3C-\overset{\overset{\displaystyle OH}{|}}{\underset{\overset{\displaystyle |}{CH_3}}{C}}-CH_2Br}$$

第三級カルボカチオンに近い構造　　　　　　　　　　第一級カルボカチオンに近い構造

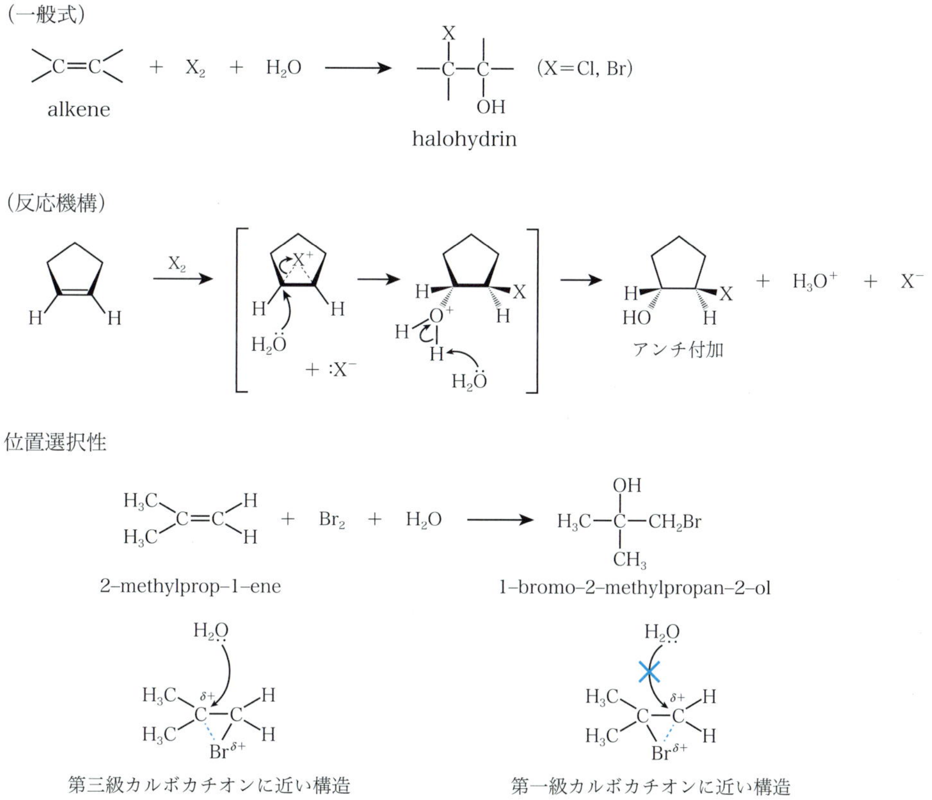

図10-21　ハロヒドリンの生成

[*2] 水だけでなく，メタノールやエタノールも同様に求核試薬となる．

反応機構は X_2 の付加反応に類似しているが，溶媒の水分子は大過剰に存在し，求核試薬としてハロニウムイオンを攻撃する[*2]．さらに脱プロトン化を経てハロヒドリンが生成する．反応の立体化学は，やはりアンチ付加（X と OH が *trans*）である．非対称アルケンである 2-methylprop-1-ene への Br と OH の付加では，1-bromo-2-methylpropan-2-ol が得られる．反応の位置選択性は，Markovnikov 則と同様にカルボカチオン中間体の安定性を考えて説明できる．三員環中間体の C–Br 結合は電気陰性度の違いで分極しているが，2 つのメチル基をもつ炭素原子が部分正電荷を有するより安定なカルボカチオンに近い構造の中間体に，求核試薬の水分子が攻撃していると考えられる．

節末問題

問題 10.10 生成物の構造式を書きなさい．

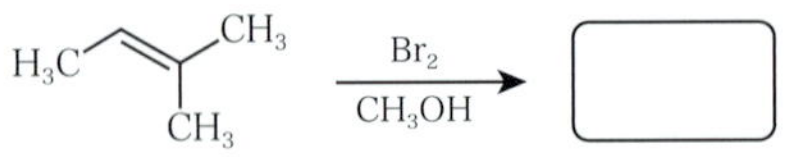

H₃C-C(CH₃)=C(CH₃)-H →[Br₂ / CH₃OH]→ □

【解答】

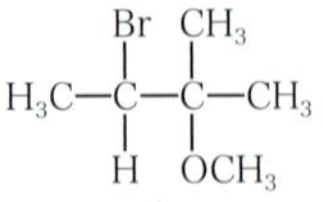

H₃C-C(H)(Br)-C(CH₃)(OCH₃)-CH₃

10.13 カルベンの構造と反応：シクロプロパンの生成（シン付加）

2価の炭素原子をもつ化学種 :CR₂ は**カルベン** carbene とよばれる．炭素原子の最外殻電子は6つしかなく，電荷をもたない．電気的には中性であるがオクテット則を満足していないため電子不足の化学種である．クロロホルムと塩基の反応により発生するジクロロカルベン（:CCl₂）の炭素原子は，ほぼ sp^2 混成である．電子対は sp^2 混成軌道に存在し p 軌道は空である*（図 10-22）．

*一重項カルベンと三重項カルベン：sp^2 混成のカルベンには，電子のスピン状態により一重項カルベンと三重項カルベンがある．一重項カルベンでは電子対が sp^2 混成軌道に入っており，三重項カルベンでは不対電子2つが sp^2 混成軌道と p 軌道に1つずつ入っている．ジクロロカルベン :CCl₂ では一重項カルベンの方が安定であり，空の p 軌道が求電子部位としてはたらいている．

一重項カルベン

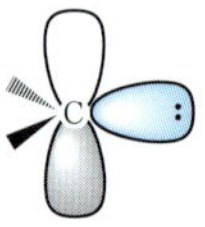

三重項カルベン

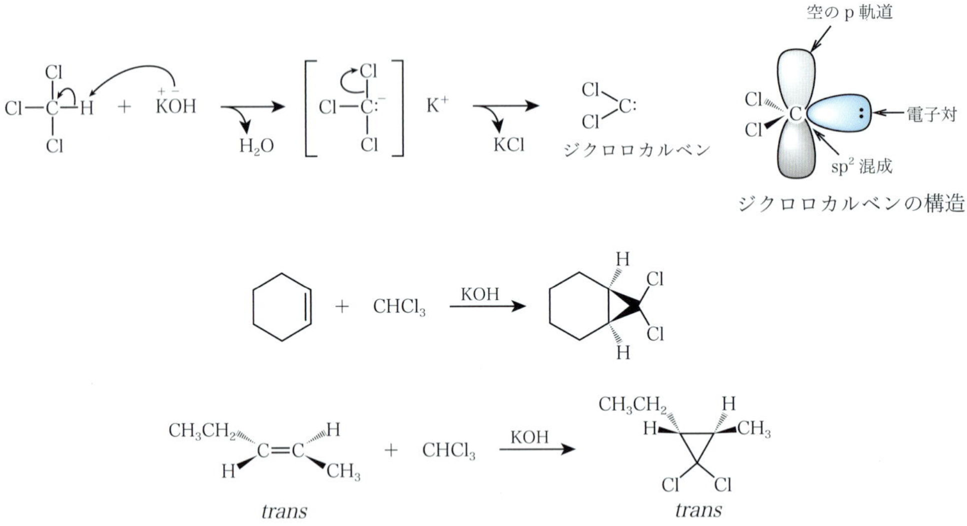

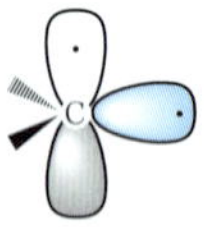

図 10-22 アルケンとジクロロカルベンの反応

カルベンは求電子試薬として二重結合と容易に反応する．この付加反応は，中間体を経由しない1段階で起こりシクロプロパン化合物が生成する．ジクロロカルベンはアルケンと反応してジクロロシクロプロパン化合物を与える．この反応は，カルベンが二重結合平面の一方の面から攻撃するシン付加であり，立体特異的に進行する．*trans*-アルケンからは *trans*-シクロプロパンが特異的に得られる．

> **節末問題**
>
> 問題 10.11 *cis*-アルケンである(2*Z*)-pent-2-ene と CHCl₃/KOH の反応式を書き，立体特異的な反応であることを示しなさい．
>
> 【解答】
>
>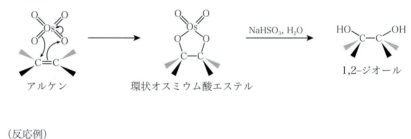

10.14 四酸化オスミウム(OsO₄)によるシン-1,2-ジヒドロキシ化

四酸化オスミウム(OsO₄)はアルケンにシン付加して環状のオスミウム酸エステルを与える．この中間体を単離せずにNaHSO₃やH₂Sで還元的に処理をすると，Os−O結合が開裂して1,2-ジオールが生成する．OsO₄の2つの酸素原子は，二重結合の一方の面に付加するのでシン-1,2-ジヒドロキシ化1,2-dihydroxylationとなる．シクロペンテンの反応では，メソ化合物である*cis*-cyclopentane-1,2-diolが得られる(図10-23)．

(一般式)

アルケン → 環状オスミウム酸エステル → 1,2-ジオール

(反応例)

cyclopentene → *cis*-cyclopentane-1,2-diol (メソ化合物)

図 10-23　アルケンと四酸化オスミウムの反応

> **節末問題**
>
> 問題 10.12 マレイン酸と四酸化オスミウムの反応を行い，ジオール体を得た．反応式を書きなさい．また，生成物は光学活性か答えなさい．
>
> 【解答】
>
> HOOC−COOH → (1) OsO₄ (2) NaHSO₃, H₂O → メソ体(光学不活性) メソ酒石酸

10.15 アルケンの開裂反応：KMnO₄ による開裂とオゾン分解

アルケンの酸化では，二重結合が開裂する反応がある．過マンガン酸カリウム (KMnO₄) は，中性あるいは酸性条件のもとでアルケンと反応すると，二重結合が開裂して2つのカルボニル化合物に変換される．アルデヒドが生成した場合には，さらにカルボン酸まで酸化された生成物を与える．末端アルケン ($\supset$C=CH₂) では，カルボニル化合物と CO_2 が生成する (図 10-24)．

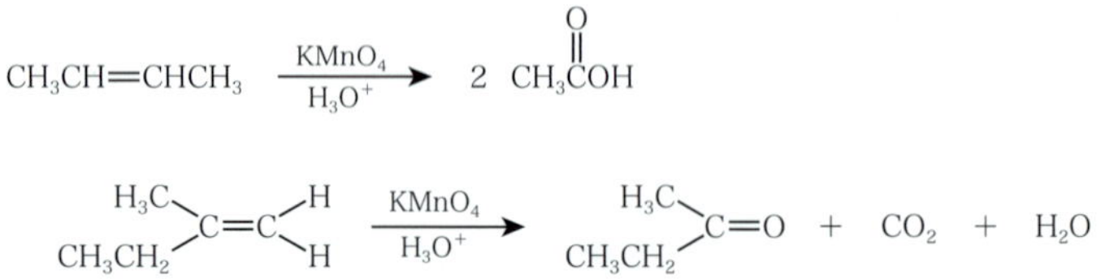

図 10-24 アルケンの KMnO₄ による開裂

オゾン ozone (O_3) は二重結合を開裂させる優れた試薬である．オゾンはアルケンと低温で反応して付加生成物を与える．この付加生成物は，転位反応によりオゾニド ozonide とよばれる不安定な化合物になる．オゾニドは単離することなく亜鉛 (Zn) やジメチルスルフィド 〔(CH₃)₂S〕などの還元剤で処理して，生成物として2つのカルボニル化合物を得る．この過程はオゾン分解 ozonolysis とよばれ，2つの生成物の C=O 部分を重ね合わせるともとの二重結合になるため，アルケンの二重結合の位置を決める構造決定に用いることができる (図 10-25)．図 10-24 の KMnO₄ による反応と異なり，オゾン分解の場合，生成したアルデヒドはそのまま単離できる．

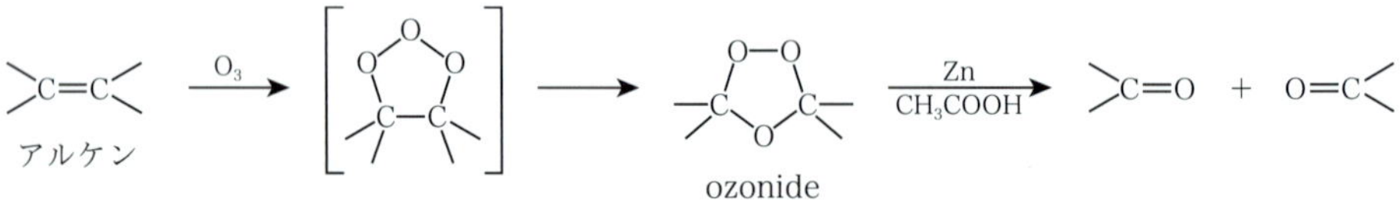

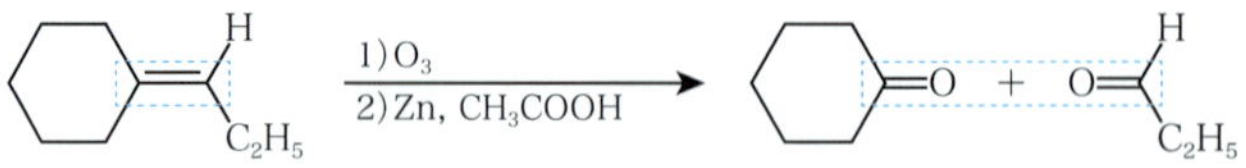

図 10-25 オゾン分解

節末問題

問題 10.13　アルケン (A) にオゾンを反応させた後，亜鉛/酢酸で処理したところ acetone と 2-methylpropanal が得られた．(A) の構造式を答えなさい．

【解答】

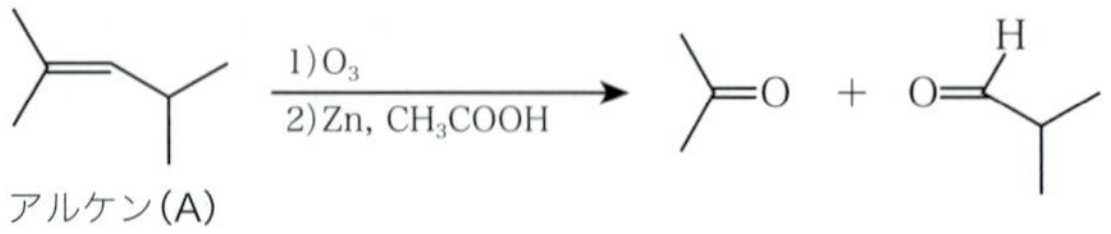

10.16 アルキンへの付加反応：ハロゲン，ハロゲン化水素

一般的にアルキンはアルケンと同様に，ハロゲンやハロゲン化水素の求電子付加を受ける（図10-26）．塩素（Cl_2）と臭素（Br_2）は，1 mol当量が反応するとアンチ付加が起こり，trans-ジハロアルケンが得られる．2 mol当量以上の試薬を用いた場合は，さらに付加が起こりテトラハロアルカンを与える．

アルキンへの1 mol当量のハロゲン化水素HX（X=Cl, Br）の付加反応では，通常HとXがアンチ付加したハロアルケンが得られる．さらにHXが反応するとgem-ジハロアルカンが生成する．末端アルキンに1 mol当量のHXを反応させると，Markovnikov則に従って付加が起こり，H原子が末端の炭素原子に付加したハロアルケンが得られる．

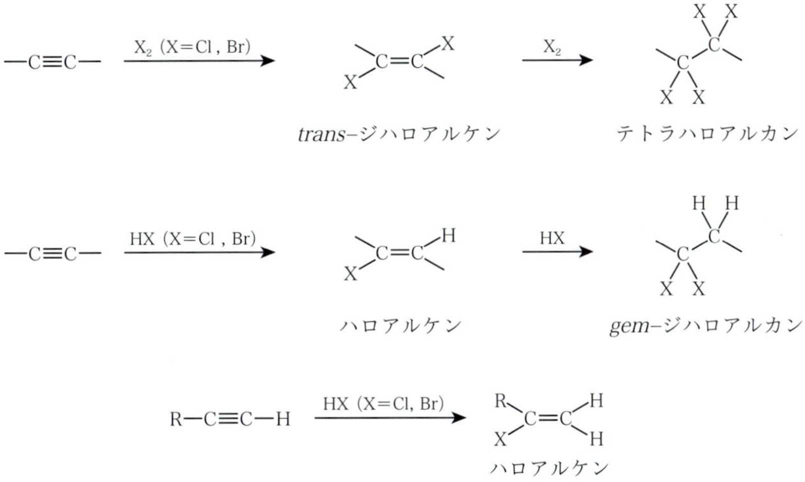

図10-26　アルキンへのハロゲン，ハロゲン化水素の付加反応

節末問題

問題10.14　生成物の構造式を書きなさい.

(1) 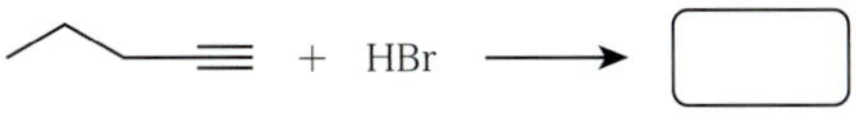 + HBr ⟶ ☐

(2) HOOC—≡—COOH + Br_2 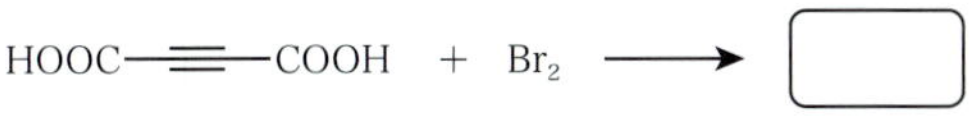 ⟶ ☐

【解答】

(1)

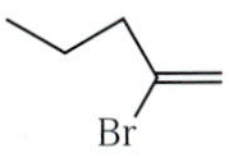

(2)

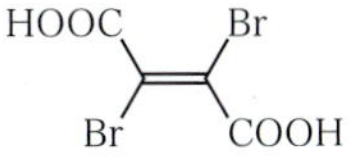

【章末問題】

●命名法の理解

問題 10.X1 次のアルケンについて，E/Z 表示法を用いて命名しなさい．

(1)  (2)

(3) (4)

(5) (6)

●安定性の理解

問題 10.X2 次のアルケンの安定性を比較しなさい．

(1) a. b. c.

(2) a. b. c.

(3) a. b. c.

(4) a. b. c.

●反応の理解

問題 10.X3 生成物の構造式を書きなさい．

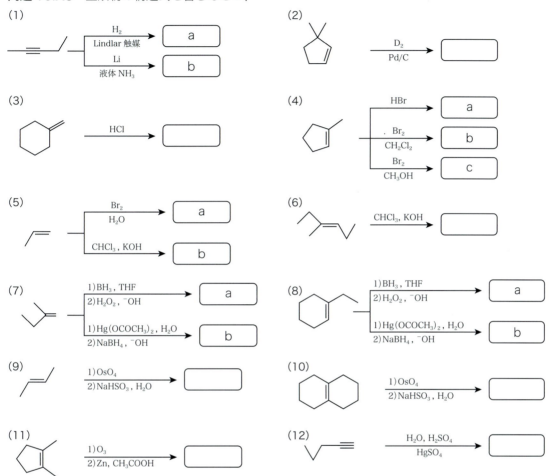

【解答】

問題 10.X1

(1) (2*E*)-3-methylpent-2-ene

(2) (2*Z*)-3-methylpent-2-ene

(3) (1*Z*)-1,2-dichloro-1-fluoroethene

(4) (2*E*)-2-chlorobut-2-ene

(5) (3*Z*)-2-chlorohex-3-ene

(6) (1*E*)-2-ethyl-1-fluorobuta-1,3-diene

238   10 アルケンとアルキン

問題 10.X2

(1) b＜a＜c （より安定）　　(2) c＜b＜a （より安定）

(3) b＜c＜a （より安定）　　(4) b＜c＜a （より安定）

問題 10.X3

(1) a.　　　　　　　b.

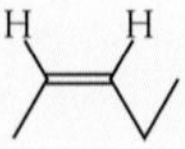

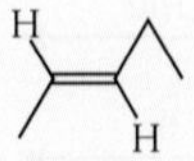

(2) 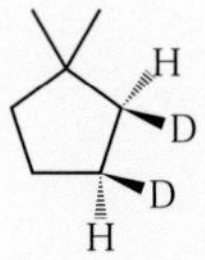　　　　　　　　(3)

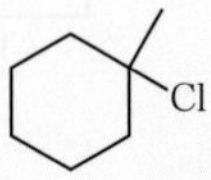

(4) a. 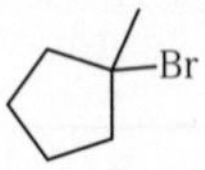　　　　b. 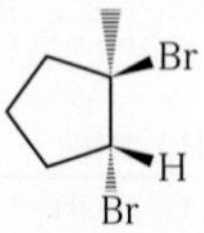　　　　c.

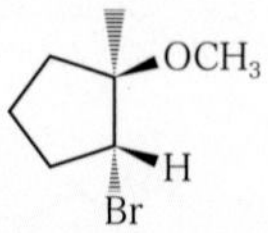

(5) a. 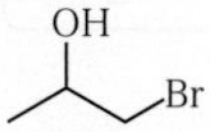　　　　b.

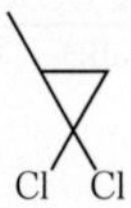

(6)

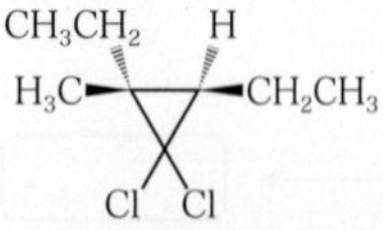

(7) a. 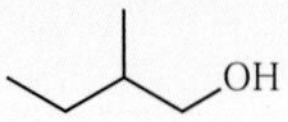　　　　b.

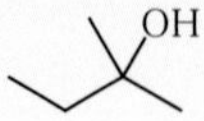

(8) a. 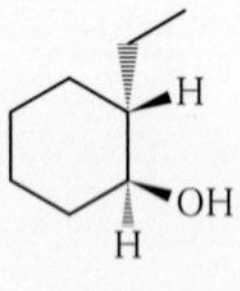　　　　b.

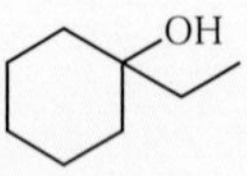

(9) 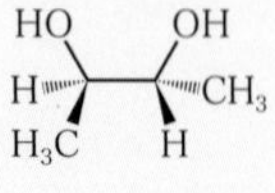　　　　　　(10)

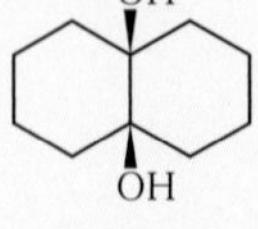

(11) 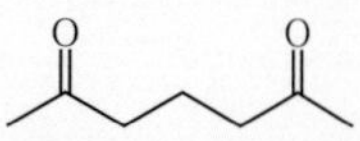　　　　　　(12)

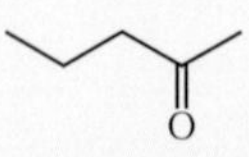

*(2), (4)b, (4)c, (6), (8)a, (9) は＋エナンチオマーである.

コラム-10

エテンからアセトアルデヒド：触媒から学ぶこと
────────────────────────────────

「Hoechst–Wacker 法」とよばれる，エテンからアセトアルデヒドを工業的に大規模生産する反応がある．この反応は高校の化学の教科書にも載っているが，それはアセトアルデヒドが酢酸や他の化成品の合成原料としてきわめて有用な物質だからである．

$$H_2C=CH_2 \ + \ H_2O \ + \ PdCl_2 \ \longrightarrow \ CH_3CHO \ + \ Pd(0) \ + \ 2\,HCl$$

$$Pd(0) \ + \ 2\,CuCl_2 \ \longrightarrow \ PdCl_2 \ + \ 2\,CuCl$$

$$2\,CuCl \ + \ \frac{1}{2}O_2 \ + \ 2\,HCl \ \longrightarrow \ 2\,CuCl_2 \ + \ H_2O$$

────────────────────────────────

$$H_2C=CH_2 \ + \ \frac{1}{2}O_2 \ \longrightarrow \ CH_3CHO$$

エテン
（エチレン）   アセトアルデヒド

　この反応では，パラジウムと銅の2種類の金属塩を触媒として用いる．エテンのπ電子と Lewis 酸である塩化パラジウム（$PdCl_2$）が作用して錯体を形成するステップから反応が始まる．水が付加してアセトアルデヒドが生成すると，パラジウムは HCl を放出して0価になる．0価のパラジウムは塩化銅（$CuCl_2$）によって酸化されてもとの2価に戻る．ここで1価に還元された銅は，酸素（O_2）によって酸化されてまた2価になる．一連の反応で，$PdCl_2$ と $CuCl_2$ は消費されずに触媒としてはたらいており，エテンは酸素（O_2）のみでアセトアルデヒドに酸化されたことになる．1957年にドイツで開発された有機金属化学の大成功例である．
　Hoechst–Wacker 法が開発される以前の，アセトアルデヒドの大量生産もやはり効率が良い触媒反応で行われていた．2価の水銀塩を触媒とするエチンへの水の付加反応である（☞p. 225）．ところがこの反応では有毒なメチル水銀も生成し，それが住民の生活圏に排出されて多くの人々が被害にあった．いわゆる「水俣病」である．

H—C≡C—H $\xrightarrow{\text{HgSO}_4,\ \text{H}_2\text{O}}$ $\begin{matrix} H \\ H \end{matrix}\!C\!=\!C\!\begin{matrix} OH \\ H \end{matrix}$ $\longrightarrow$ $H_3C\!-\!\overset{\displaystyle O}{\underset{}{C}}\!-\!H$

　「パラジウム」と「水銀」は触媒として反応の効率を高め有用な物質であるアセトアルデヒドをつくり出し，工業生産による社会への貢献をした．しかし，そこには明暗があり“化学技術の発展”と“繰り返してはいけない悲劇”があった．

Chapter 11 ラジカルの構造と反応

1. ラジカルの発生法

2. メタンの塩素化

3. アルキルラジカルの構造と安定性

4. 共鳴により安定化される炭素ラジカルは何か

5. ラジカルを経由する有用な反応は何か

ラジカルという言葉は，化学の世界ではある化学種に用いられる．フリーラジカルあるいは遊離基ともよばれ，化学反応性に富み生体内の現象にも深くかかわっている．有機化学において炭素ラジカルは，連鎖機構で進行する反応の中間体として重要な役割を果たしている．ラジカルを経由する反応のなかには，イオンを経由する極性反応とは異なる特徴をもち，有機化合物の合成に有用なものがある．

11.1 ラジカルの生成：ホモリシス

ラジカル radical とは，不対電子 unpaired electron をもつ化学種(分子，原子)であり，正電荷や負電荷をもつイオンとは区別される．2つの原子間の共有結合A−Bの開裂の様式には2通りある(図11-1)．電子対を1電子ずつに分けて結合を開裂すると，2つのラジカルが生成する．この過程をホモリシス homolysis (均等開裂)といい，1電子の移動を釣り針のような矢印 ⌢ で示す．一方，カーブした矢印 ⤵ で示す2電子の移動による結合の切断は，ヘテロリシス heterolysis (不均等開裂)といい，正電荷と負電荷をもつ2つのイオンが生成する．

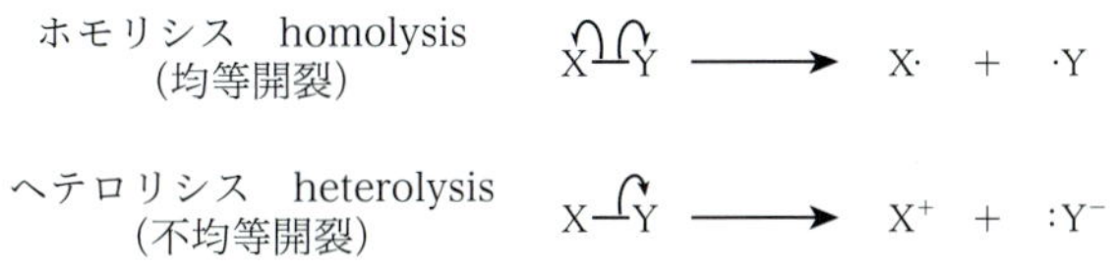

ホモリシス homolysis
(均等開裂) $X \cdot \cap \cap Y \longrightarrow X\cdot + \cdot Y$

ヘテロリシス heterolysis
(不均等開裂) $X - Y \longrightarrow X^+ + :Y^-$

図 11-1 結合の開裂：ホモリシスとヘテロリシス

11.2 結合解離エネルギーとラジカルの安定性

結合力が小さく弱い結合が切断されやすいことは容易に予想される．結合が形成されるとエネルギーは放出され，結合が開裂するときにはエネルギーの吸収が起こる(図11-2)．特定の1つの結合をホモリシスによって切断して，2つのラジカルを発生させるのに必要なエネルギーを，その結合の結合解離エネルギー bond dissociation energy といい，$DH°$ で表す．$DH°$ は実験で求めることができ，結合の強さを表している(表11-1)．

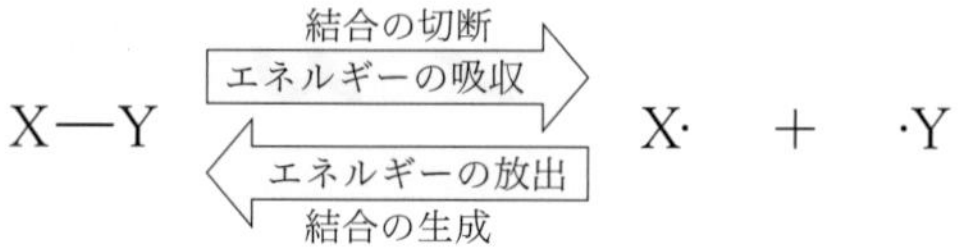

$$X—Y \quad \xrightarrow[\substack{\text{エネルギーの放出} \\ \text{結合の生成}}]{\substack{\text{結合の切断} \\ \text{エネルギーの吸収}}} \quad X\cdot \;+\; \cdot Y$$

図 11-2　結合とエネルギー

表 11-1　結合解離エネルギー $DH°$ (25℃, kJ/mol)の比較

H—H	435	Cl—Cl	243
H_3C—CH_3	368	Br—Br	192
CH_3CH_2O—H	431	I—I	151
		HO—OH	213

$$\underset{\text{C}_6\text{H}_5\overset{O}{\overset{\|}{\text{C}}}\text{O}—\text{O}\overset{O}{\overset{\|}{\text{C}}}\text{C}_6\text{H}_5 \quad 139}{}$$

　弱い単結合をもつ化合物は，光照射($h\nu$)や加熱($\varDelta$)によりホモリシスを起こしてラジカルが生成する(図 11-3)．ヨウ素，臭素，塩素などのハロゲン分子は，光照射によりホモリシスを起こしてハロゲンラジカルを生成する．また，過酸化物 peroxide (RO−OR)の酸素-酸素結合も弱く，開裂して対応する酸素ラジカルを与える．

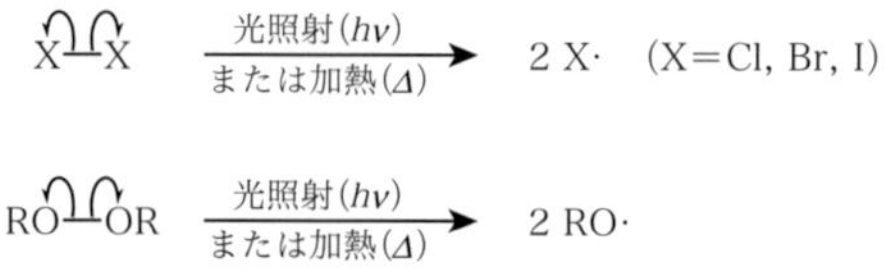

$$X \overset{\frown\frown}{} X \quad \xrightarrow[\text{または加熱}(\varDelta)]{\text{光照射}(h\nu)} \quad 2\,X\cdot \quad (X=Cl,\ Br,\ I)$$

$$RO \overset{\frown\frown}{} OR \quad \xrightarrow[\text{または加熱}(\varDelta)]{\text{光照射}(h\nu)} \quad 2\,RO\cdot$$

図 11-3　ラジカルの生成

　基本的な炭素ラジカルであるアルキルラジカルは，炭素-水素結合のホモリシスによって発生する．簡単なアルカンの $DH°$(C−H 結合に関する)を表 11-2 に示す．$DH°$ の値を比較することにより，生成するアルキルラジカルの相対的安定性がわかる．

表 11-2　アルカンの結合解離エネルギー $DH°$ (25℃, kJ/mol)

$$-\overset{|}{\underset{|}{\text{C}}}-\text{H} \quad \longrightarrow \quad -\overset{|}{\underset{|}{\text{C}}}\cdot \;+\; \cdot\text{H}$$

H_3C—H	435	$(CH_3)_2CHCH_2$—H	410
CH_3CH_2—H	410	$(CH_3)_2CH$—H	395
$CH_3CH_2CH_2$—H	410	$(CH_3)_3C$—H	381

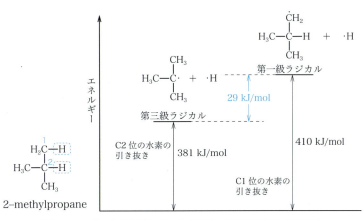

図 11-4　2-メチルプロパンから発生するラジカルの安定性

2-methylpropane の C2 位の水素の引き抜きでは$(CH_3)_3C\cdot$ が，また C1 位の水素の引き抜きでは$(CH_3)_2CHCH_2\cdot$ が生成する（図11-4）．2つのアルキルラジカルは，炭素ラジカル上のアルキル置換基の数により，それぞれ第三級，第一級とよぶ．この結合開裂では，いずれの反応でも水素ラジカル H· が生成するので，結合解離エネルギーの差である 29 kJ/mol が，2つのアルキルラジカルの安定性の差になる．したがって，第三級は第一級より 29 kJ/mol だけ安定であるといえる．

このように結合解離エネルギーの値などを調べることにより，アルキルラジカルの相対的安定性はメチル＜第一級＜第二級＜第三級の順であることがわかる（図11-5）．炭素ラジカル上のアルキル基の数で安定性が変わる理由は，超共役の考え方で説明する（☞ p. 245）．

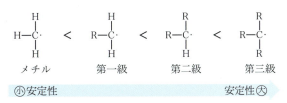

図 11-5　アルキルラジカルの相対的安定性

11.3　メタンの塩素化：ラジカル連鎖反応

メタンと塩素ガスを高温（300℃以上）に加熱するか光照射すると，塩素化反応が起こる．極性反応では反応性に乏しいメタンが，クロロメタンになり，さらに塩素化が進行してジクロロメタン，トリクロロメタン，テトラクロロメタンに変換される（図11-6）．

$$CH_4 + Cl_2 \xrightarrow{h\nu} CH_3Cl + HCl$$

$$\downarrow Cl_2, h\nu$$

$$CH_2Cl_2 \xrightarrow[h\nu]{Cl_2} CHCl_3 \xrightarrow[h\nu]{Cl_2} CCl_4$$

図 11-6　メタンの塩素化反応

この塩素化は，ラジカル連鎖反応 radical chain reaction とよばれる特徴的な反応機構で進行する（図 11-7）．反応の第 1 段階は，塩素（Cl_2）が加熱または光照射によってホモリシスを起こし塩素ラジカル（Cl·）が発生する反応である．第 2 段階では，メタン（CH_4）と Cl· との反応によりメチルラジカル（CH_3·）と塩化水素（HCl）が生成する．第 3 段階では，CH_3· が Cl_2 と反応して，クロロメタン（CH_3Cl）を与えて Cl· が発生する．ここで発生した Cl· は，また第 2 段階の反応に用いられるため，第 2 段階と第 3 段階は繰り返して進行することになる．このようにラジカル中間体を経由して反応機構がサイクルを形成している反応をラジカル連鎖反応という．そして，第 1 段階を開始段階 initiating step，第 2 段階と第 3 段階を成長段階 propagating step という．

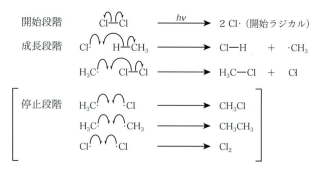

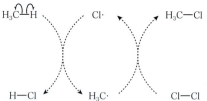

図 11-7　メタンの塩素化：ラジカル連鎖反応

なお，この反応では望まないラジカルどうしの結合（カップリング）もわずかに起こっている．その反応は新たなラジカルが発生せず，ラジカル連鎖反応を止める段階として停止段階 terminating step という．

メタンのラジカル連鎖反応による塩素化では，まずクロロメタンが生成するがこの段階で止まらずに，さらに塩素化が起こりジクロロメタン，トリクロロメタン，テトラクロロメタンも生成する．したがって，いずれか 1 つのハロメタン

を合成する方法としては問題がある．しかし，過剰量のメタンを用いれば，ほぼクロロメタンのみを合成できる．

> **例題 11.1** プロパンと Cl_2 を光照射しながら反応させて，モノクロロ化された（塩素置換が 1 回起こった）生成物を 2 つ得た．
> 連鎖成長段階の反応式をそれぞれ書きなさい．
>
> 【解答】
>
>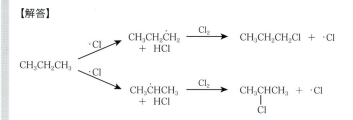

11.4 アルキルラジカルの構造：sp² 混成炭素

アルキルラジカルのなかで最も単純な構造であるメチルラジカルは，ほぼ平面構造であることが機器分析からわかっている．したがって炭素原子の 3 つの sp^2 混成軌道それぞれに水素原子が結合して，不対電子が p 軌道に存在することになる．それはメチルカチオンと類似の構造である（図 11-8）．

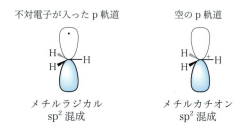

図 11-8 メチルラジカルの構造：メチルカチオンとの比較

他のアルキルラジカルも，ラジカル中心はほぼ平面構造の sp^2 混成の炭素原子を有している．カルボカチオンの安定性が超共役によって説明されたように，同じ sp^2 混成であるアルキルラジカルの相対的安定性（図 11-5 参照．メチル＜第一級＜第二級＜第三級の順）も超共役の考え方で説明できる．エチルラジカルでは，不対電子が入っている p 軌道と隣接する σ 結合（C–H）の軌道が重なり合うことにより，σ 結合の電子対が p 軌道に流れ込み非局在化する．このような軌道間の相互作用に基づく超共役により，アルキルラジカルは安定化される．アルキル置換基の数が多い（級数の大きい）ラジカルの方が超共役の効果が大きくなり，より安定である（図 11-9）．

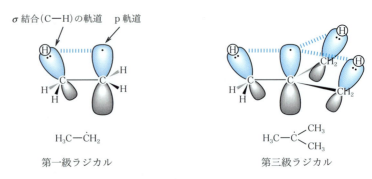

図11-9　アルキルラジカルの超共役による安定化

例題 11.2　(CH$_3$)$_2$CHCH$_2$CH$_3$ の C–H 結合のホモリシスで生成する炭素ラジカルの構造をすべて書き，安定性の大きい順に並べなさい．

【解答】

(CH$_3$)$_2$ĊCH$_2$CH$_3$　>　(CH$_3$)$_2$CHĊHCH$_3$　>　$\begin{matrix}\text{ĊH}_2 \\ | \\ \text{CH}_3\text{CHCH}_2\text{CH}_3 \\ \wr\wr \\ (\text{CH}_3)_2\text{CHCH}_2\text{ĊH}_2\end{matrix}$

第三級　　　　　　　　　　第二級　　　　　　　　　　第一級

11.5　アリルラジカルとベンジルラジカル

アリル位とベンジル位は，カルボカチオンやカルボアニオンが共鳴安定化を受ける位置である．アリルラジカル allyl radical とベンジルラジカル benzyl radical のラジカル中心は sp^2 混成の炭素であり，不対電子が存在する p 軌道は隣接する二重結合の π 結合の軌道と十分に重なり合える．したがって，不対電子と π 結合の電子が非局在化する共鳴構造式で表され，いずれのラジカルも安定化されている（図 11-10）．

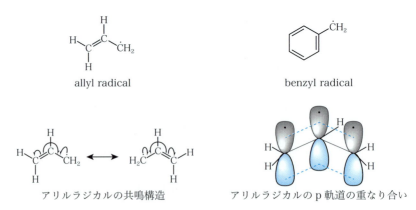

図11-10　アリルラジカルとベンジルラジカル

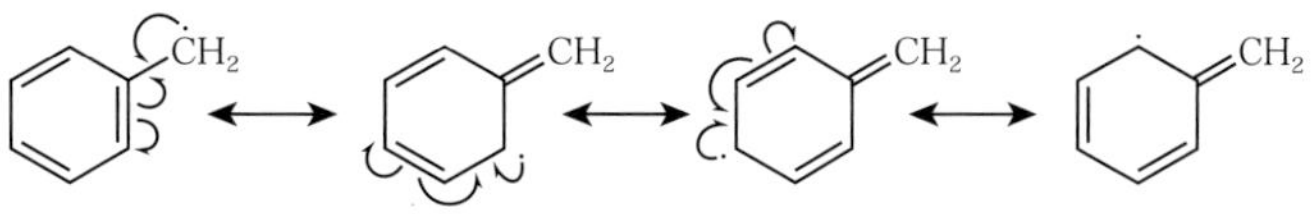

ベンジルラジカルの共鳴構造

図11-10 つづき

アリルラジカルとベンジルラジカルが安定化されていることは，アルキルラジカルやビニルラジカルなどの結合解離エネルギーの大きさとの比較からも明らかである(図11-11)．また，この共鳴による安定化は超共役の効果よりはるかに大きいこともわかる．したがって，アルケンやアルキルベンゼンのC-H結合のホモリシスでは，安定化されるアリルラジカルやベンジルラジカルが優先して生成する．

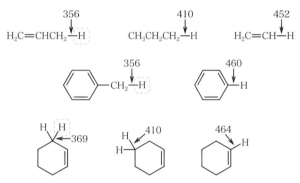

図11-11 結合解離エネルギー $DH°$ の比較 (25°C, kJ/mol)

アリル位とベンジル位の臭素化は，共鳴により安定化されたラジカル中間体を経由して臭素置換基を導入する有用な反応である．シクロヘキセンに N-ブロモスクシンイミド N-bromosuccinimide (NBS) を光照射しながら反応させると，アリル位の水素原子が臭素原子で置換された 3-bromocyclohex-1-ene が得られる(図11-12)．

この臭素化はラジカル連鎖反応である．第1段階は，臭素ラジカル(Br·)とシクロヘキセンが反応してアリル位の水素原子が引き抜かれアリルラジカルとHBrが生成する．なお，この開始段階のBr·は，NBS中に含まれるわずかな量のBr₂またはHBrが光照射でホモリシスを起こし発生したと考えられる．次に，アリルラジカルはBr₂と反応して臭素置換された生成物とBr·を与える．HBrはNBSと反応してBr₂を発生してこれがアリルラジカルと反応している．Br·は，さらにシクロヘキセンとの反応を繰り返して連鎖機構が進行する．

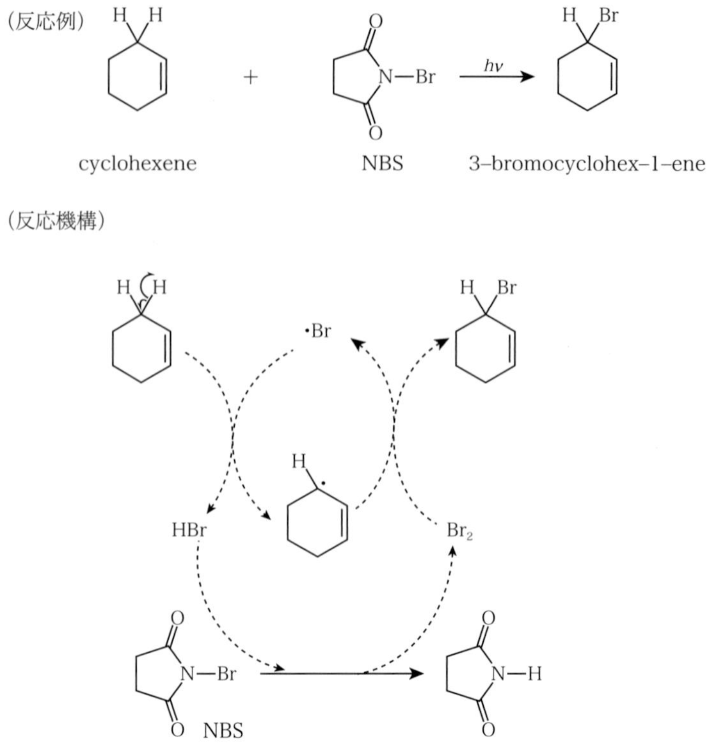

（反応例）

cyclohexene　　　　　　+　　　　　　NBS　　　$\xrightarrow{h\nu}$　　　　3–bromocyclohex–1–ene

（反応機構）

図11-12　アリル位の臭素化

　ベンジル位の臭素化も，NBS を用いるラジカル反応で行うことができる．プロピルベンゼンからは，(1-ブロモプロピル)ベンゼンが選択的に得られる（図11-13）.

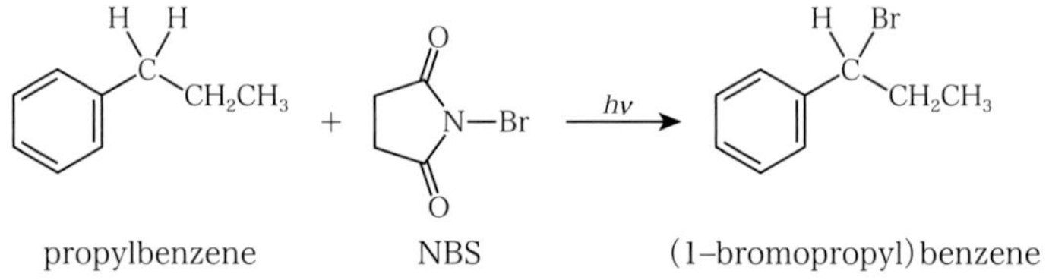

propylbenzene　　　　　　+　　　　　　NBS　　　$\xrightarrow{h\nu}$　　　　(1–bromopropyl)benzene

図11-13　ベンジル位の臭素化

　二重結合あるいは芳香環の臭素化がイオン機構 ionic mechanism で進行するのに対して，ラジカル機構 radical mechanism による臭素化では二重結合や芳香環に直接反応するのではなく，アリル位またはベンジル位で反応することに注目しよう.

例題 11.3 hex-1-ene に NBS を光照射しながら反応させたところ，臭素化された 2 つの生成物（構造異性体）が得られた．
ラジカル中間体を含めて反応式を書きなさい．

【解答】

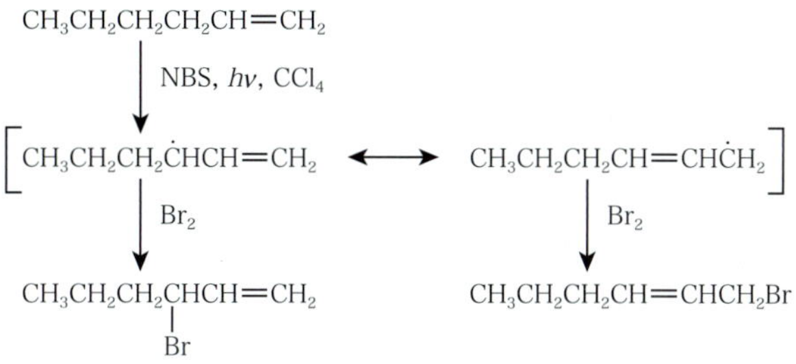

$CH_3CH_2CH_2CH_2CH=CH_2$

↓ NBS, hv, CCl_4

$[CH_3CH_2CH_2\dot{C}HCH=CH_2 \longleftrightarrow CH_3CH_2CH_2CH=CH\dot{C}H_2]$

↓ Br_2 （左）　↓ Br_2 （右）

$CH_3CH_2CH_2\underset{|}{C}HCH=CH_2$ 　　$CH_3CH_2CH_2CH=CHCH_2Br$
　　　　　　　　Br

11.6　ラジカル中間体を経由するアルケンへの付加反応：逆 Markovnikov 付加

アルケンへのラジカルの付加は，最も基本的で重要な反応形式の 1 つである．アルケンへの臭化水素の求電子付加は，カルボカチオンの反応中間体を経由して進行し Markovnikov 則に従った生成物を与えた（☞第 10 章 p. 222）．しかし，過酸化物（RO−OR）を加えてアルケンと臭化水素の反応を行うと，付加の位置選択性が反対の生成物が得られる．たとえば，2-methylpropene からは 1-bromo-2-methylpropane が生成する．この場合は，逆 Markovnikov 付加体が生成したことになる（図 11-14）．

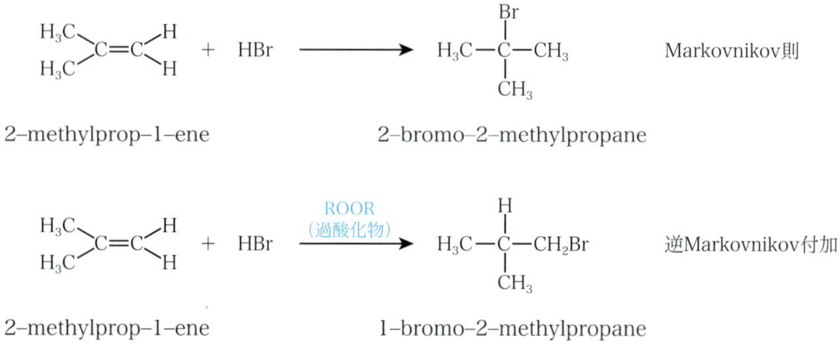

$H_3C \quad \overset{H_3C}{\underset{H_3C}{}}C=C\overset{H}{\underset{H}{}} + HBr \longrightarrow H_3C-\overset{Br}{\underset{CH_3}{C}}-CH_3$ 　　Markovnikov 則

2-methylprop-1-ene　　　　　　　2-bromo-2-methylpropane

$\overset{H_3C}{\underset{H_3C}{}}C=C\overset{H}{\underset{H}{}} + HBr \xrightarrow{\underset{（過酸化物）}{ROOR}} H_3C-\overset{H}{\underset{CH_3}{C}}-CH_2Br$ 　　逆 Markovnikov 付加

2-methylprop-1-ene　　　　　　　1-bromo-2-methylpropane

図 11-14　アルケンと HBr の反応：Markovnikov 則と逆 Markovnikov 付加

- アルケンへの HBr のラジカル付加は逆 Markovnikov 付加体を生成する．

この付加反応はラジカル連鎖機構で起こっている(図11-15). 開始剤である過酸化物のホモリシスによって生じた RO· ラジカルが HBr と反応すると, ROH と Br· になる. Br· が 2-methylprop-1-ene の C1 位を攻撃して炭素ラジカル中間体を与える. このラジカル中間体が HBr と反応して, 臭化アルキルと Br· を生成する. Br· は, さらに出発物質のアルケンと反応してラジカル連鎖機構が進行する. この付加反応の位置選択性は, ラジカル中間体の安定性に基づいて説明できる(図11-16). Br· が 2-methylprop-1-ene の C2 位へ攻撃すると反応中間体は第一級ラジカルであるが, C1 位への攻撃では第三級ラジカルが生成する. より安定な第三級ラジカルを生成する反応がエネルギー的に有利であるため, Br· の C1 位への攻撃が優先して起こっている.

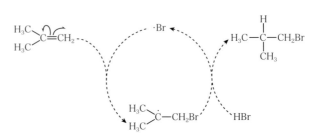

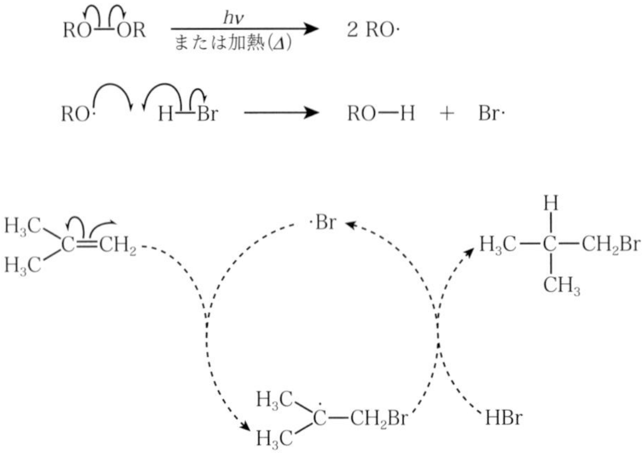

図 11-15 ラジカル連鎖反応

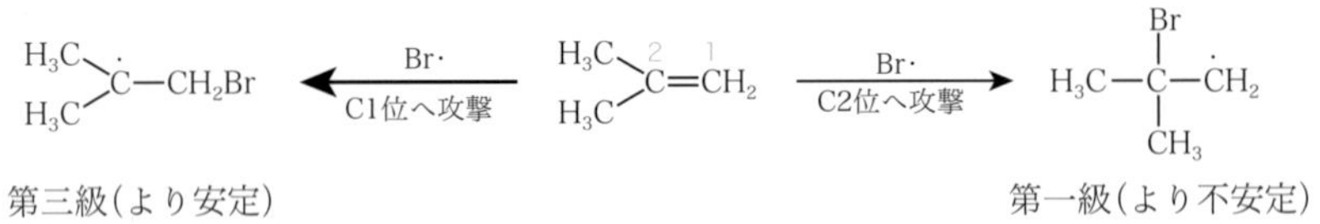

図 11-16 ラジカル中間体の安定性

アルケンと HBr の付加反応は, イオン機構(極性反応)では Markovnikov 則に従うが, ラジカル機構では逆 Markovnikov 付加体を与える. イオン機構では H⁺(HBr の H)の付加で生成するカルボカチオンの安定性が, 一方, ラジカル機構では Br·(HBr の Br)の付加で生成する炭素ラジカルの安定性が位置選択性を決めている. 反応中間体の安定性が位置選択性を支配している点では共通している. なお, 過酸化物の存在下で, HCl や HI をアルケンに付加させても同種の反応が起こることはなく, このラジカル反応は HBr に特徴的である.

節末問題

問題 11.1 次の反応の生成物の構造式を書きなさい．

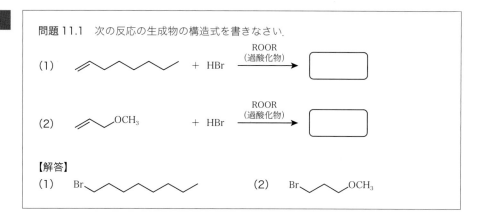

【章末問題】

●ラジカル反応の理解

問題 11.X1 空欄に構造式を書き反応式を完成させなさい．

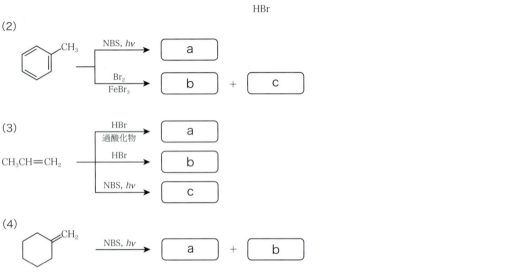

●ラジカルの生成と安定性の理解

問題 11.X2 ラジカル反応の開始剤である過酸化ベンゾイル（$C_6H_5CO-O-O-COC_6H_5$）は，$O-O$ 結合が開裂して酸素ラジカルを生成した後，二酸化炭素が脱離して炭素ラジカルを与える．それぞれのホモリシスの過程を矢印で示して反応式を書きなさい．

問題 11.X3 1,4-dimethylcyclohexane の C−H 結合のホモリシスで生成する 3 種類の炭素ラジカルの構造式を書き，安定性の大きい順に並べなさい．

●反応機構の理解

問題 11.X4 光照射下で，cyclohexane と Cl_2 を反応させて chlorocyclohexane を得た．ラジカル連鎖反応の機構を書きなさい．

問題 11.X5 過酸化物 ROOR の存在下，2-methylbut-1-ene と HBr の反応を行った．キラル中心をもつ生成物がラセミ体として得られる理由を説明しなさい．

【章末問題】 253

【解答】

問題 11.X1

(1) a. $H_2C=CH-\dot{C}H_2$ b. $H_2\dot{C}-CH=CH_2$ c. $H_2C=CHCH_2Br$

(2) a. (構造式: ベンゼン環に CH_2Br) b. (構造式: ベンゼン環に CH_3 と Br) c. (構造式: ベンゼン環に CH_3 と Br)

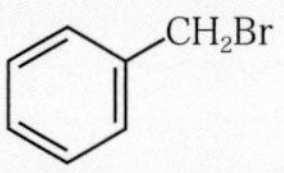

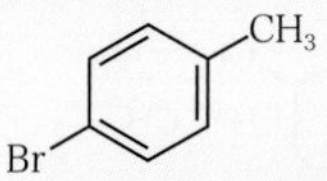

(3) a. $CH_3CH_2CH_2Br$ b. $CH_3\underset{Br}{CH}CH_3$ c. $BrCH_2CH=CH_2$

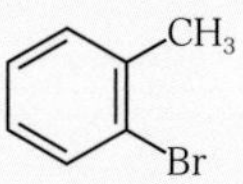

(4) a. (構造式: シクロヘキサンに $=CH_2$ と Br) b. (構造式: シクロヘキセンに CH_2Br)

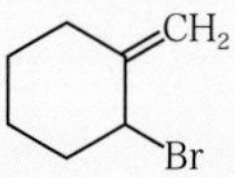

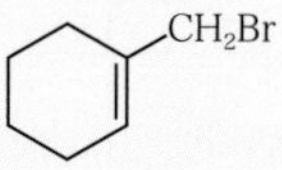

(5) a. (構造式: ベンゼン環に $\underset{}{CHCH_3}$, Br) b. (構造式: ベンゼン環に $CH=CH_2$) c. (構造式: ベンゼン環に CH_2CH_2Br)

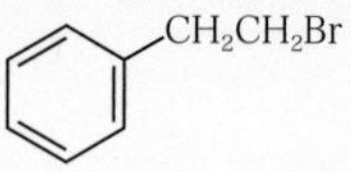

問題 11.X2

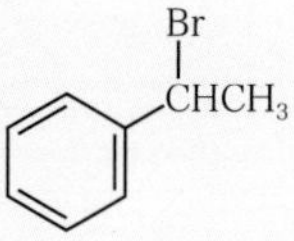

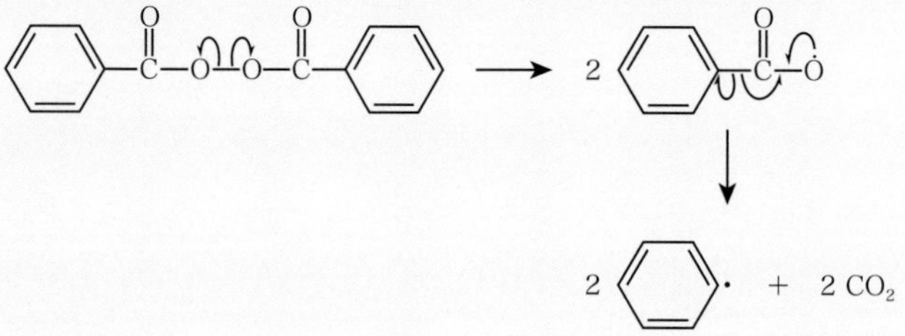

(反応機構図) $\longrightarrow$ 2 (ベンゾイルオキシラジカル)

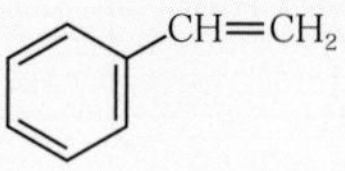

$\downarrow$

2 (フェニルラジカル) $\cdot$ + 2 CO$_2$

問題 11.X3

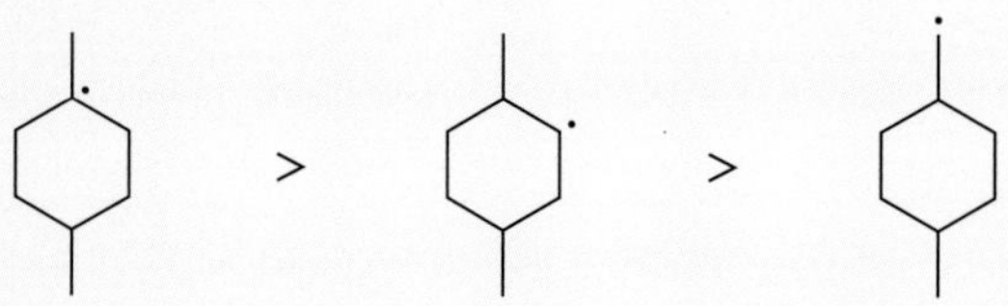

(ラジカル構造式) > (ラジカル構造式) > (ラジカル構造式)

第三級　　　　　　第二級　　　　　　第一級
(より安定)

254   11 ラジカルの構造と反応

問題 11.X4

$$Cl-Cl \xrightarrow{h\nu} 2\,Cl\cdot$$

問題 11.X5

中間体ラジカルで不対電子をもつ炭素原子は，sp^2 混成をとり平面構造である．
HBr との反応は，平面の上下から同じ割合で起こるためラセミ体が生成する．

コラム-11

不対電子をもつ一酸化窒素「・NO」

　一酸化窒素(NO)は，不対電子を1つもつ分子でラジカルである．常温で無色・無臭の気体であり，反応性の高い分子として知られている．

　NOは1980年代に「血管内皮細胞由来弛緩因子」であることが示唆されて以来，生体内で重要な作用をしているラジカル分子として注目された．NOは体内ではアルギニンから生合成されるが，血管拡張因子としての循環器系への作用以外にも，脳神経系，消化器系，生殖器系，免疫系の広い範囲で生理機能に関与していることが明らかにされている．1998年には，「循環器系における信号伝達物質としてのNOの発見」に対してR. F. Furchgott, L. J. Ignarro, F. Muradの3名がノーベル生理学・医学賞を受賞している．

　一方でラジカル分子NOは，ナイロン6の合成原料であるε-カプロラクタムの工業的な生産においても有効に利用されている．塩化ニトロシル(O=N-Cl)は，光照射でN-Cl結合がホモリシスを起こして・NOと塩素ラジカルを発生する．塩素ラジカルはシクロヘキサンと反応して，シクロヘキシルラジカルを与える．・NOはシクロヘキシルラジカルとカップリングしてニトロソシクロヘキサンが生成する．その後，オキシムへの異性化を経て，Beckmann転位によりε-カプロラクタムが合成される．この方法で年間約10万トンを製造している．

　NOは，窒素酸化物(NOx)の1つであり大気汚染の原因物質として「厄介者扱い」されているが，"不対電子をもつラジカル分子"としてのはたらきは生体内でも化学工業においても貢献が大きい．

Chapter 12 アルコール，エーテル，チオール

1. アルコールやエーテルの物理化学的性質

2. アルコールのヒドロキシ基の変換反応

3. エーテル結合の形成・開裂反応

4. 生体内でのスルファニル基のはたらき

アルカンの水素原子の1つをヒドロキシ基に置き換えた化合物がアルコールである．アルコールはわれわれの身の回りに存在する最も身近な化合物群であり，医薬品中にも多くみられる．

エーテル結合を含むエーテル化合物は，ほとんどの試薬と反応しない非常に安定な化合物であるが，強酸によりエーテル結合は開裂する．一方，三員環エーテルであるエポキシドはひずみをもつ構造のため，求核試薬の攻撃により，容易に開環反応を起こす．

チオールはアルコールの酸素原子が硫黄原子に置き換わった化合物であり，生体内の酸化・還元において重要な役割を果たしている．これら化合物の物理化学的性質や反応性を学ぶことは，医薬品がどのように合成されるかを学習するうえで基礎となる．

12.1　代表的な化合物と命名

アルコール alcohol は，炭化水素の水素原子をヒドロキシ基($-$OH)で置換した化合物である．IUPAC 命名法では，ヒドロキシ基が結合する炭素を含む最も長い炭素鎖を母体とし，その母体水素化物または炭化水素(alkane)名の語尾の「$-$e」を接尾語「$-$ol」に変える．位置番号はヒドロキシ基の結合している炭素の番号が最も小さくなるようにつける．ヒドロキシ基が環に結合している場合は，ヒドロキシ基の結合している炭素から環の番号をつける．それゆえ，環に結合しているヒドロキシ基の番号は"1"である．しかし命名法では間違える可能性がない場合には，しばしば"1"を省略する．アルコールはヒドロキシ基をもつ炭素に結合している炭素原子数により，第一級，第二級，第三級に分類される．また，分子内にヒドロキシ基を2個以上有するものを多価アルコールとよぶ．

エーテル ether は，酸素原子にアルキル基またはアリル基が2つ結合している化合物である．IUPAC 命名法では，2つのアルキル基のうち，炭素鎖が長いほうを母体とし短い炭素鎖をアルキルオキシ基として命名する．ただし，炭素数4以下のアルキルオキシ基では，アルコキシ基の名称を用いることが認められている．また，簡単なエーテルには慣用名が用いられることが多い．酸素についている2つの置換基をアルファベット順に並べ，エーテルをつけて命名する．環の中に酸素原子をもつエーテルを，環状エーテルとよぶ．

チオール thiol は，炭化水素の水素原子をスルファニル基($-$SH)で置換した化

合物である．IUPAC 命名法では，スルファニル基が結合する炭素を含む最も長い炭素鎖を母体とし，その母体名に接尾語「-thiol」を加える．より優先する置換基が他にあるときはスルファニル基を母体名の前につける．図12-1 に代表的なアルコール，エーテル，チオールの構造式と IUPAC 名を示す．

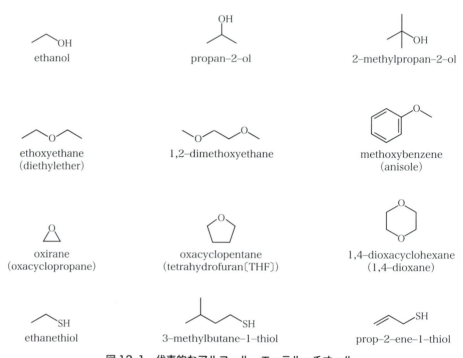

図12-1　代表的なアルコール，エーテル，チオール

12.2　アルコールとエーテルの物理的性質
12.2.1　アルコールの物理的性質

アルコール分子中のヒドロキシ基の酸素と水素は，電気陰性度の違いのため，酸素は δ^- に水素は δ^+ に分極している．したがって液体状態のアルコールは，アルコール分子どうしで水素結合*hydrogen bond を形成することができる（図12-2）．また，ヒドロキシ基は水素結合受容体であり供与体でもある．

*水素結合：水素の部分的な正電荷と近傍にある酸素，窒素，フッ素原子上の部分的な負電荷との間の引力．

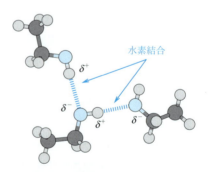

図12-2　液体状態のエタノール

液体状態のアルコールは，分子間に水素結合のネットワークを形成し，会合しているため，気体状態になるには分子間水素結合を切断するためのエネルギーが必要となる．水素結合1つの結合エネルギーは約4〜20 kJ/molであるが，多数のアルコール分子が分子間水素結合により結びついているため，同程度の分子量のアルコールとアルカンでは，アルコールの方が非常に高い沸点を示す．たとえば，メタノールとエタンはほぼ同じ分子量であるが，沸点は100℃以上の差がある（表12-1）．

表12-1　アルコールとアルカンの沸点と水に対する溶解度

		分子量	沸点（℃）	水に対する溶解度
methanol	CH_3OH	32.0	64.7	無限大
ethane	CH_3CH_3	30.1	−88.5	不溶
ethanol	CH_3CH_2OH	46.1	78.3	無限大
propane	$CH_3CH_2CH_3$	44.1	−42.2	不溶
propan-1-ol	$CH_3CH_2CH_2OH$	60.1	97.2	無限大
ethane-1,2-diol	$HOCH_2CH_2OH$	62.1	197.3	無限大
butan-1-ol	$CH_3CH_2CH_2CH_2OH$	74.1	117.3	7.4 g/100 g*
pentan-1-ol	$CH_3CH_2CH_2CH_2CH_2OH$	88.2	138.3	2.7 g/100 g**
butane-1,4-diol	$HOCH_2CH_2CH_2CH_2OH$	90.1	229.2	無限大

* 25℃，** 22℃　　　　　　　　　　　[*, **: From Merk INDEX, 15th edition]

この水素結合の存在は，アルコールが水に溶けやすいという性質にも関係している．アルカンや芳香族炭化水素は，水溶性をほとんど示さないが，親水性hydrophilicityのヒドロキシ基をもつ化合物は比較的水への溶解度が高い．これは，アルコール分子が水と水素結合を形成することができるためである．このように，極性をもつ官能基（ヒドロキシ基，カルボキシ基やアミノ基など）は化合物の水溶性を高める親水性基とよばれる．

メタノール，エタノールは水に非常によく溶けるが，ブタン-1-オールやペンタン-1-オールでは水溶性が低下する（表12-1）．これは，分子中の炭化水素部分（アルキル基）の割合が大きくなり，その性質が炭化水素の性質と似てくるためである．アルキル基は非極性で水に溶けにくく，疎水性hydrophobicityである．つまり，高分子量のアルコールは，分子中の炭化水素部分の割合が大きくなり，水に溶けにくくなる．

12.2.2　エーテルの物理的性質

エーテル分子は，折れ線構造であり，酸素原子に結合している水素原子をもっていないため，分子間で水素結合を形成することができない．それゆえ，エーテルは，ほぼ同じ分子量のアルコールに比べ沸点が低い．たとえば，ジエチルエーテル（分子量：74，沸点：35℃）とブタン-1-オール（分子量：74，沸点：117℃）では沸点の差が80℃以上ある．

一方，エーテルは水分子と水素結合を形成することができる．その結果，同じ分子量の炭化水素よりは水に溶けやすい．また，親水性のヒドロキシ基をもたな

いため，有機化合物をよく溶かすことから，ジエチルエーテルやテトラヒドロフラン（THF）は有機合成化学において溶媒としてよく用いられる．

12.3　アルコールの合成：アルケンへの水の付加

アルコールはハロゲン化アルキルと水酸化物イオンの求核置換反応やGrignard 試薬[*1]とカルボニル化合物の求核付加反応（☞第 14 章 p. 294）などによって得る．一方，アルケンへの水の求電子付加反応によっても得ることができる．これは水和 hydration とよばれる反応である．工業的には，エタノールはエテンをリン酸存在下高温で水蒸気と反応することにより生産されている（図 12-3）．

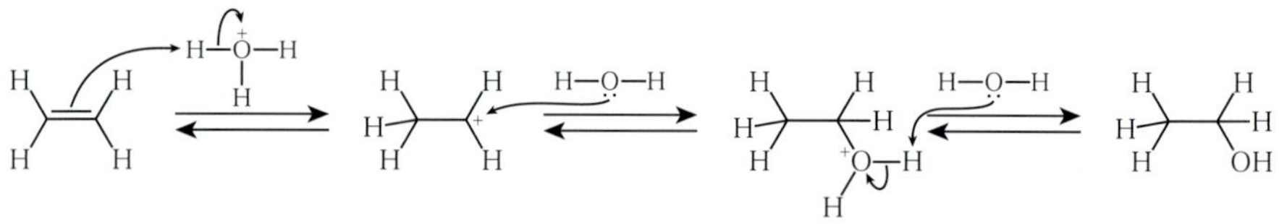

[*1] Grignard 試薬：R-MgX で表される有機金属化合物．

図 12-3　エテンへの水和反応によるエタノールの合成

反応はエテンのプロトン化によりカルボカチオンが生成し，水が求核試薬[*2]として攻撃することによりエタノールが生成する．非対称アルケンとの反応では，Markovnikov 則[*3]（☞第 10 章 p. 222）に従って位置選択的に付加する．水和反応は酸によるアルコールの脱水反応の逆反応であり，この反応は可逆反応である．

その他に，アルケンはヒドロホウ素化-酸化，オキシ水銀-脱水銀によってもアルコールに変換される（☞第 10 章 p. 224）．

[*2] 求核試薬：電子対を与えて新しい共有結合を形成することができる化学種．

[*3] Markovnikov則：二重結合の求電子付加反応において，水素がより多く置換した炭素に水素が付加するという経験則．

12.4　アルコールから脱離基への変換：オキソニウムイオン，メシラート，トシラート

アルコールのヒドロキシ基（-OH）は，求核試薬により置換することができない悪い脱離基である．すなわち，アルコールは求核置換反応を起こさない．しかし，アルコールのヒドロキシ基を良い脱離基に変換することにより，求核置換反応を起こせるようになる．

12.4.1　アルコールのハロゲン化

第一級，第二級，および第三級アルコールは，ハロゲン化水素（HI, HBr, HCl）と求核置換反応し，ハロゲン化アルキルを生成する．この反応は酸触媒によってヒドロキシ基がプロトン化され，良い脱離基のオキソニウムイオンとなり進行する．

第二級および第三級アルコールのハロゲン化水素による置換反応は，カルボカチオン中間体を経由する S_N1 機構（☞第 9 章 p. 188）で進行する（図 12-4a）．第三級カルボカチオンは第二級カルボカチオンに比べ容易に生成するため，第三級アルコールは第二級アルコールよりも速やかに求核置換反応が起こる．したがって，第三級アルコールの HCl や HBr によるハロゲン化は 0℃でも進行するが，第二級アルコールでは加熱が必要である．

一方，第一級アルコールのハロゲン化水素による置換反応は，S_N2 機構（☞第 9 章 p. 186）で進行する．この反応では，酸とアルコールが反応しオキソニウムイオンを形成する．このプロトン化されたアルコールが結合している炭素を，ハロゲン化物イオンが攻撃することにより，水分子が脱離してハロゲン化アルキルが生成する（図 12-4b）．

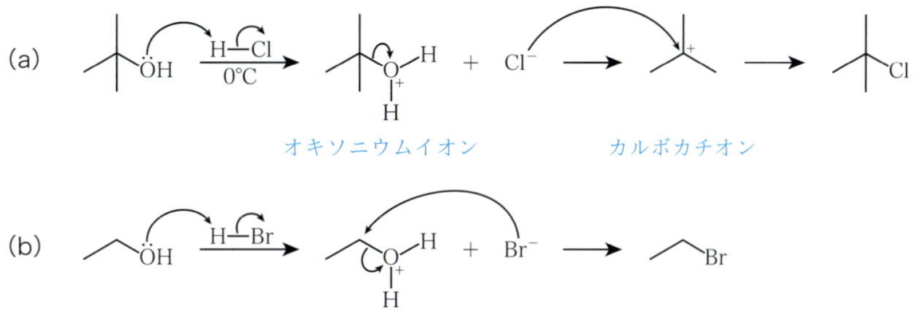

図 12-4　ハロゲン化水素によるアルコールのハロゲン化反応

ハロゲン化水素によるハロゲン化以外に $SOCl_2$ や PBr_3 を用いる方法がある．これらの方法は，より温和な条件で第一級および第二級アルコールをハロゲン化アルキルへと変換することができる．第一級および第二級アルコールに $SOCl_2$ をピリジン存在下で反応させることにより塩化アルキルが生成する．この反応は反応系内でヒドロキシ基を良い脱離基であるクロロ亜硫酸エステルに変換し，塩化物イオンの背面攻撃により容易に脱離する S_N2 機構で進行する（図 12-5a）．生成物は Walden 反転[*] により立体配置の反転が起こった塩化アルキルが得られる．

第一級および第二級アルコールと PBr_3 との反応では臭化アルキルが生成する．この反応は反応系内でヒドロキシ基を良い脱離基であるジブロモ亜リン酸エステルに変換し，臭化物イオンの背面攻撃により容易に脱離する S_N2 機構で進行する（図 12-5b）．

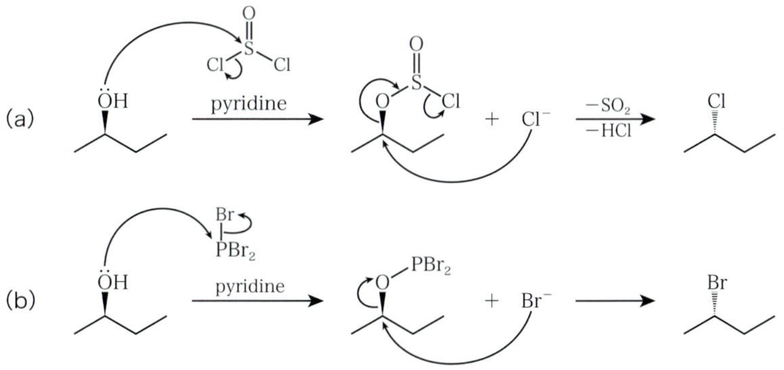

[*] Walden 反転：S_N2 反応で化合物中の脱離基をもつ炭素の立体配置が反転すること．化学者 Paul Walden によって最初に見出された．

図 12-5　$SOCl_2$ および PBr_3 によるアルコールのハロゲン化反応

12.4.2 アルコールのメシル化とトシル化

アルコールは塩化メタンスルホニルまたは塩化 *p*-トルエンスルホニルをピリジン存在下に反応させることにより，ヒドロキシ基をメシル化またはトシル化できる（図12-6）．このようなメシラートやトシラートはヒドロキシ基と異なり，良い脱離基である．塩化 *p*-トルエンスルホニルがよく用いられており，アルコールをトシラートに変換し活性化した後，一般的な S_N2 反応条件下で求核試薬と反応する．トシラートは反応性が高いので，室温で幅広い求核試薬と容易に置換反応を起こし，合成上非常に有用である．

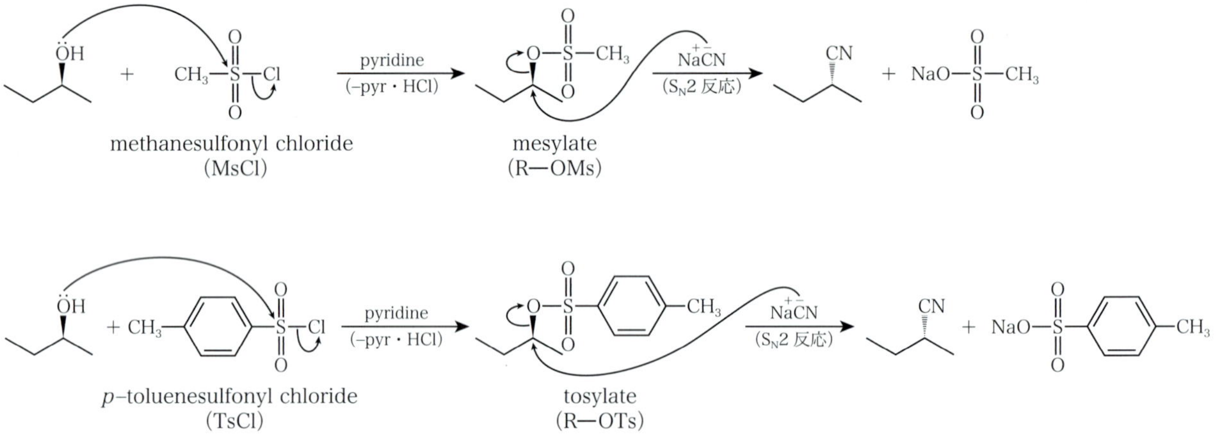

図12-6 アルコールのメシル化とトシル化

12.5 Williamson のエーテル合成：S_N2 反応

ハロゲン化アルキルと金属アルコキシドを反応させることにより容易にエーテルを合成できる（図12-7）．この反応は S_N2 機構で反応が進行し，このようなエーテル合成法を Williamson のエーテル合成とよぶ．

金属アルコキシドは強塩基であるため，これらをエーテル合成に用いる場合は立体障害の小さい第一級ハロゲン化アルキルが望ましい（図12-7a, b）．第二級ハロゲン化アルキルの場合，脱離反応（E2）が競合的に起こり，目的とするエーテルの他にアルケンを与える．第三級ハロゲン化アルキルを用いた場合は，S_N2 より E2 反応が優先的に起こりアルケンを与える（図12-7c）．

また，Williamson のエーテル合成はハロゲン化アルコールを用いることにより環状エーテルを合成することができる（図12-7d, e）．

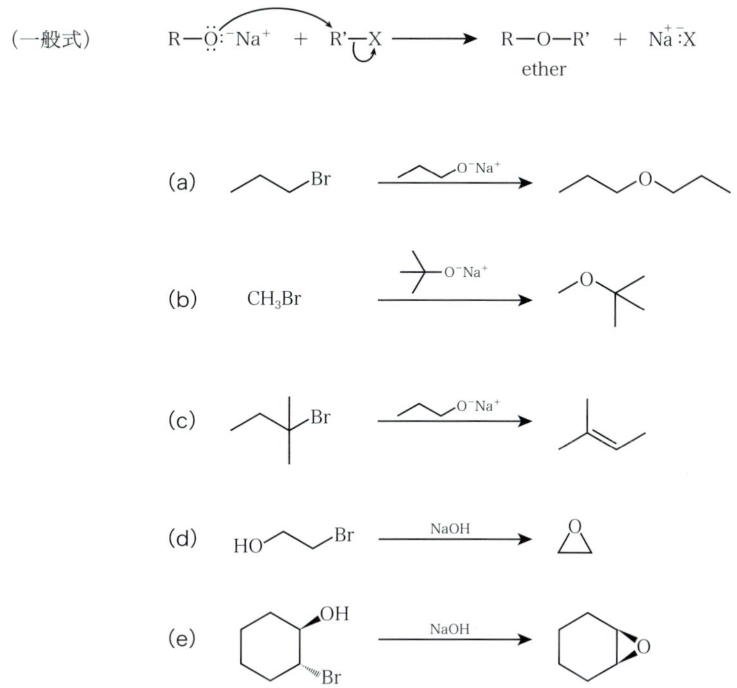

図 12-7　Williamson のエーテル合成

12.6　エーテルの開裂反応

　エーテルは一般的にかなり安定な物質であり，有機化学で用いられる多くの試薬に対して不活性である．それゆえ，ジエチルエーテル，t-ブチルメチルエーテルおよびテトラヒドロフラン(THF)などは，有機合成化学の反応溶媒として広く有機合成に用いられる．

　しかし，エーテルは酸素と徐々に反応し過酸化物を生成する．また，強酸(HBrやHI水溶液)によってもエーテル結合は開裂する．この反応は典型的な求核置換反応であり，S_N1 または S_N2 機構で進行する．いずれの機構で進行するかは，エーテルの酸素に結合しているアルキル置換基によって異なる．

　第一級アルキル基どうしからなるエーテルでは，強酸(HX)とエーテルにより生成したアルキルオキソニウムイオンを強酸より生成した求核試薬(X^-)が攻撃することにより，第一級ハロゲン化アルキルと第一級アルコールが生成する(図12-8a)．また第一級と第二級アルキル基からなるエーテルでは，求核試薬が立体障害の少ない第一級アルキル基の炭素を攻撃する(図12-8b)．その結果，通常は選択的な開裂により，第一級ハロゲン化アルキルと第二級アルコールが生成する．いずれの場合も反応は S_N2 機構で進行する．一方，第三級アルキル基，ベンジル基，アリル基をもつエーテルは安定化されたカルボカチオン中間体を生成するため，反応は S_N1 機構で進行する(図12-8c)．

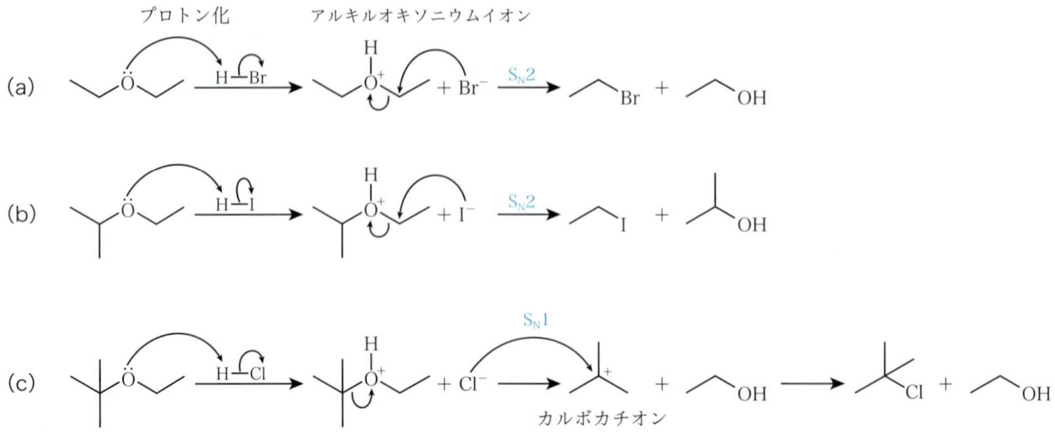

264   12　アルコール，エーテル，チオール

プロトン化　　　　　アルキルオキソニウムイオン

(a)

(b)

(c)

カルボカチオン

図 12-8　強酸(HX)によるエーテル結合の開裂

節末問題

問題 12.1　次の反応の生成物を答え，反応機構を曲がった矢印を使って表しなさい.

(1) 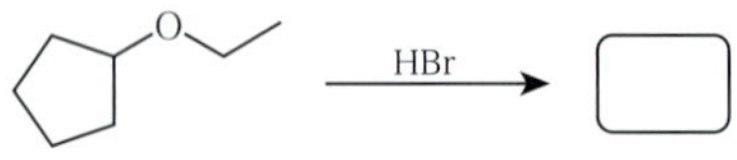 　(2)

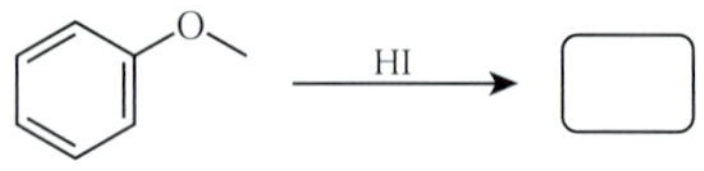

(3) 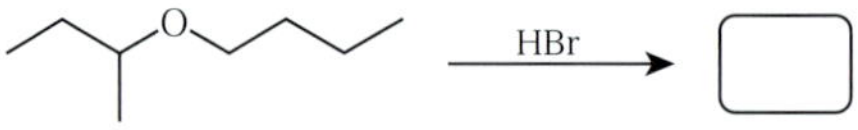 　(4)

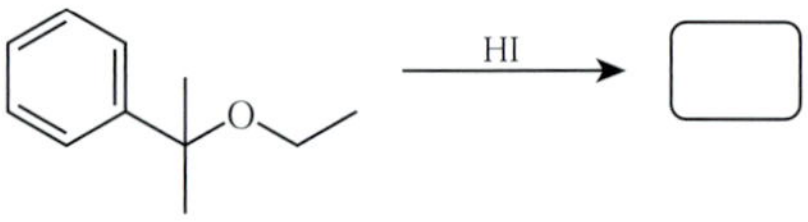

【解答】

(1)

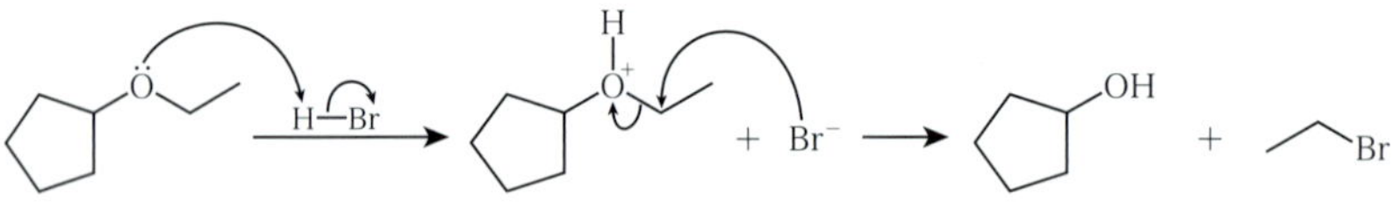

(2)

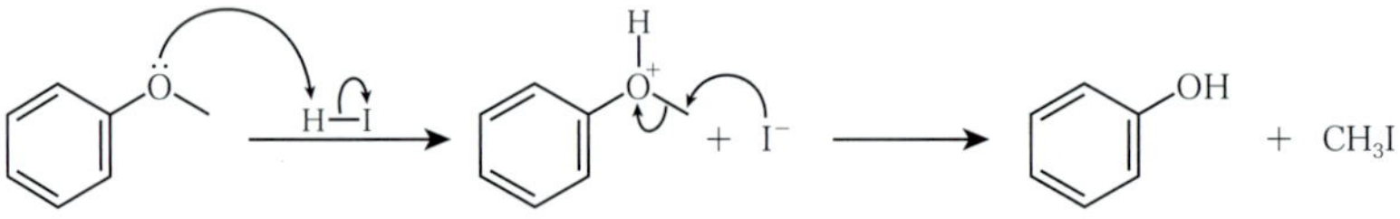

(3)

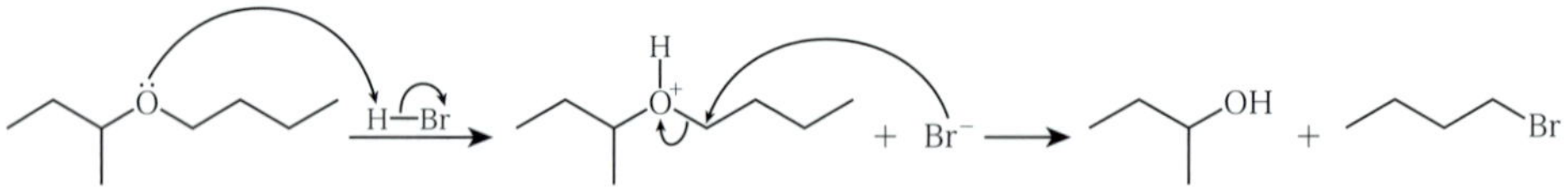

(4)

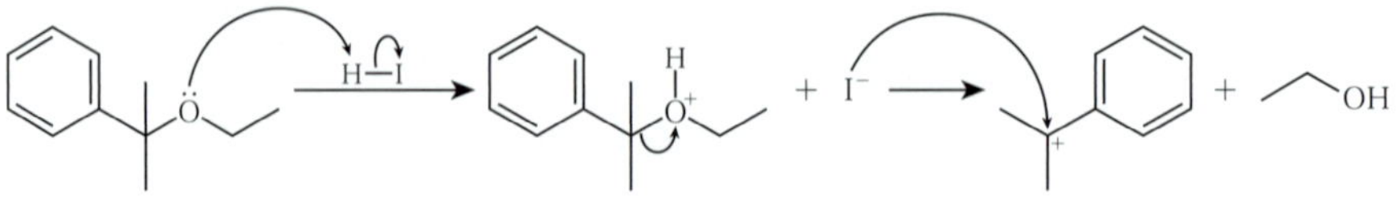

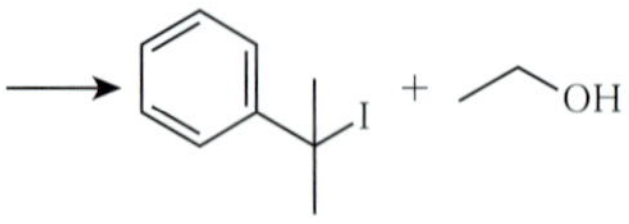

12.7 クラウンエーテルの包接現象：ホスト−ゲストケミストリー

クラウンエーテル crown ether は1960年代にアメリカの化学者 Pedersen により発見された分子である．クラウンエーテルは環状構造をもつポリエーテルで，分子の形が王冠（クラウン）に似ている分子である．クラウンエーテルは「X-クラウン-Y-エーテル」[*1]のように命名され，Xは環を構成する原子の数，Yは酸素原子の数である（図12-9）．すなわち，18員環で6個の酸素を含むクラウンエーテルは18-クラウン-6-エーテルとよぶ．

クラウンエーテルの重要な性質は，塩化ナトリウムや過マンガン酸カリウムなどの有機溶媒に不溶な塩を有機溶媒に溶かすことである．この現象は，クラウンエーテル中央の酸素原子によって囲まれた空孔部分に，金属陽イオン（Li^+，K^+，Na^+ など）が強く配位し，金属錯体を形成するためである．18-クラウン-6-エーテルは K^+ と強く配位し，包接化合物 inclusion compound を形成することにより，過マンガン酸カリウムをベンゼンに溶解することができる[*2]（図12-9）．その結果，この溶液はアルケンを酸化する有用な試薬となる．また，空孔の大きさを変えることにより，Li^+ や Na^+ を取り込むことが可能である．このように特定の分子を選択的に認識できる空間を提供する分子をホストとよび，そこに取り込まれる分子をゲストとよぶ．また，クラウンエーテルを代表とするこの分野をホスト−ゲストケミストリー host-guest chemistry という．

このようなクラウンエーテルの包接現象は，後に分子認識化学，超分子化学へと発展した．

[*1] 一般に"エーテル"は省略し，「X-クラウン-Y」と表すことが多い．

[*2] 無機塩である過マンガン酸カリウムはベンゼンなどの有機溶媒に溶けない．クラウンエーテル存在下，ベンゼンに可溶となり，あざやかな紫色の溶液となる．この色から「purple benzene」とよばれる．

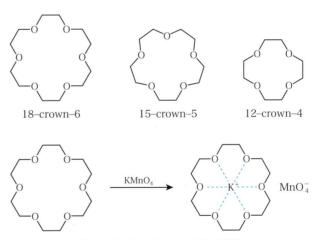

図12-9 クラウンエーテルの構造

12.8 エポキシドの合成と開環反応

エポキシド epoxide は，鎖状または環状の中にある2つの炭素原子に酸素原子が直接結合したひずみのある三員環[*3]の環状エーテルの総称である．そのひずんだ構造から他のエーテル化合物に比べ，求核試薬との反応性が高い．

12.8.1 エポキシドの合成

エポキシドの工業的合成法としてエチレンの銀触媒存在下による酸化がある

[*3]
オキシラン
oxirane

266　12　アルコール，エーテル，チオール

（図 12-10a）．実験室では一般的に，アルケンを過酸 peroxy acid と反応させることにより合成する．用いる過酸は，過酢酸，トリフルオロ過酢酸，メタクロロ過安息香酸(*m*CPBA) などがある（図 12-10b）．また，ハロヒドリン*halohydrin を塩基で処理し，分子内 Williamson エーテル合成により得ることもできる（図 12-10c）．

*ハロヒドリン：ハロゲンとヒドロキシ基をもつ化合物（☞p. 231）.

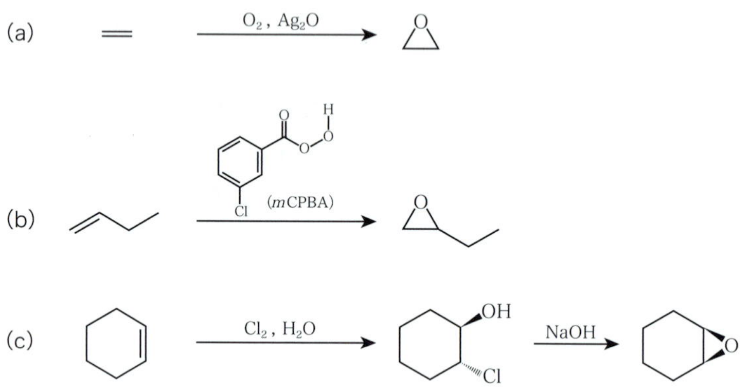

図 12-10　エポキシドの合成

12.8.2　求核試薬によるエポキシドの開環反応(塩基性条件下)

　エーテルは，求核置換反応を起こす前に酸によるプロトン化が必要であるが，エポキシドは三員環のひずみのため，プロトン化しなくても求核試薬による背面攻撃により開環反応を起こす(図 12-11a〜c)．この場合，反応は S_N2 機構と同様に進行する．非対称の置換エポキシドでは，求核試薬が立体障害の少ない炭素（置換基の少ないほうの炭素原子）に位置選択的に攻撃し，開環反応を起こす(図 12-11d)．

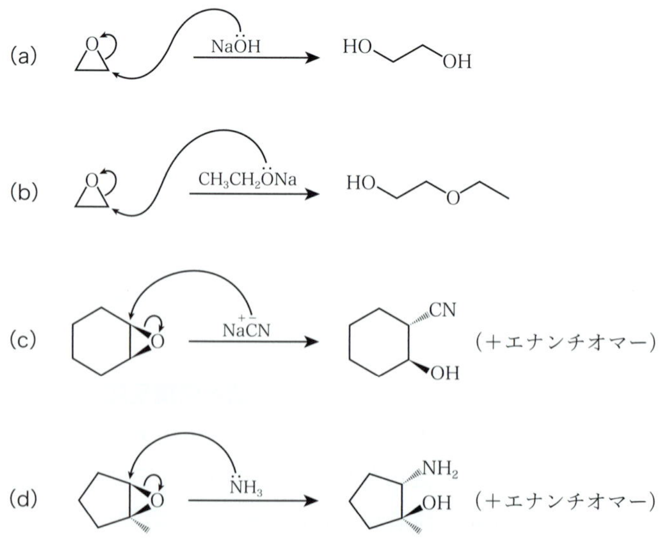

図 12-11　求核試薬によるエポキシドの開環反応

例題 12.1 次の反応の生成物を答えなさい．

(1) ![epoxide] + CH₃ONa/CH₃OH → ☐　　(2) ![cyclohexene oxide] + CH₃CH₂ONa/CH₃CH₂OH → ☐

【解答】
求核試薬によるエポキシドの開環反応は S$_N$2 機構により進行する．すなわち，求核試薬は立体障害の少ない炭素の背面より攻撃し，立体配置の反転をともなった化合物が生成する．

(1) → HO-C(CH₃)₂-CH₂-OCH₃

(2) → trans-2-エトキシシクロヘキサノール (OCH₂CH₃ と OH がトランス)

12.8.3 酸によるエポキシドの開環反応

エポキシドは他のエーテルと同様にハロゲン化水素と反応する（図12-12a）．酸によりプロトン化されたエポキシドは反応性が非常に高く，比較的弱い求核試薬（水，アルコールなど）による背面攻撃によって開環する（図12-12b）．その際，ラセミ体を生成する．非対称の置換エポキシドでは，求核試薬が部分正電荷で多置換の炭素を攻撃し位置選択的に開環する．すなわち，より安定なカルボカチオンを経由するよう（S$_N$1 様機構）に反応が進行する．

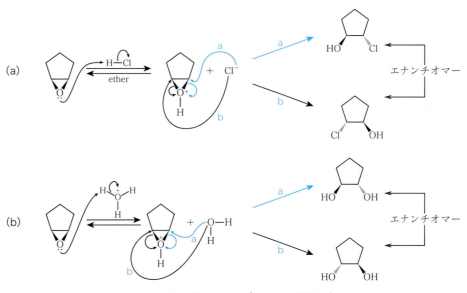

図12-12 酸によるエポキシドの開環反応

エポキシドの開環反応

- 塩基性条件下では，求核試薬は最も立体障害の少ない炭素を背面攻撃する．
- 酸性条件下では，求核試薬は最も置換基が多い炭素を背面攻撃する．
- いずれの条件下においても，エポキシドの開環反応は位置選択的 regioselective で立体選択的 stereoselective に反応が進行する．

例題 12.2 次の反応の生成物を答えなさい．

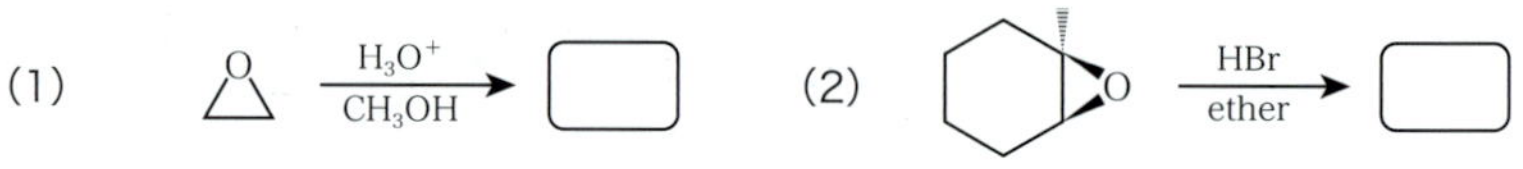

(1) 　(2)

【解答】

酸性条件下におけるエポキシドの開環反応では，プロトンによるエポキシド酸素のプロトン化が必要である．プロトン化された酸素はその原子上に正電荷をもち，隣接する炭素との間の電子をより強く引きつける．その結果，メタノールなどの比較的弱い求核試薬によって，多置換の炭素が攻撃される．

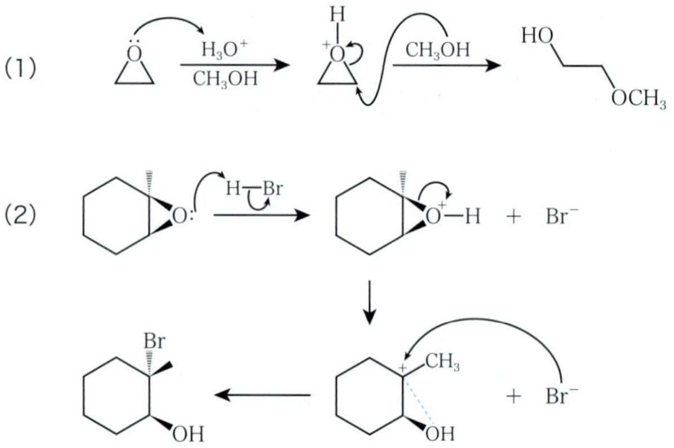

(1)

(2)

節末問題

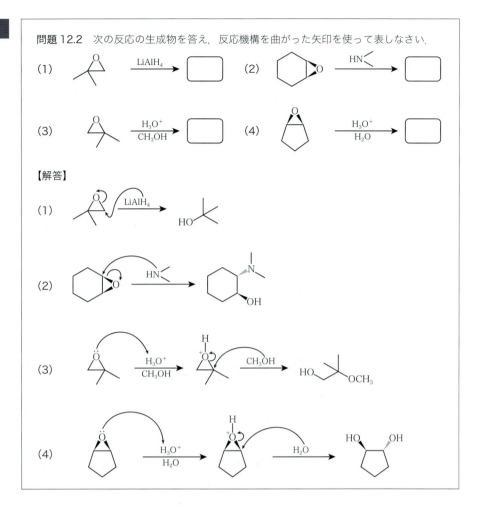

12.9　硫黄を含む重要な官能基と命名法

　硫黄は周期表において酸素と同じ16族である．重要な官能基として，ヒドロキシ基の酸素を硫黄に置換したスルファニル基や，エーテルの酸素を硫黄に置換したスルフィド基などがある．アルコールの硫黄類似体であるチオールはアルコールと同様に命名し母体アルカンに「-thiol」をつけることにより命名する．図12-13に硫黄を含む重要な官能基を示す．

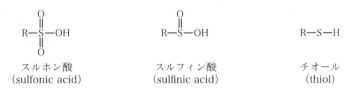

図 12-13　硫黄を含む重要な官能基

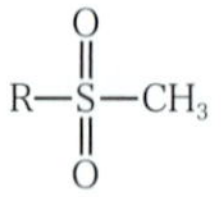

| メシル基
(mesyl) | トシル基
(tosyl) | ジスルフィド
(disulfide) |

| スルホン基
(sulfone) | スルホキシド基
(sulfoxide) | スルフィド基
(sulfide) |

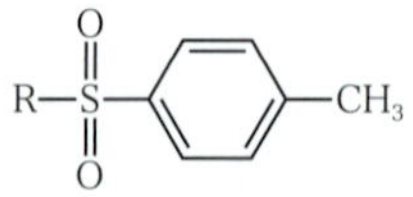

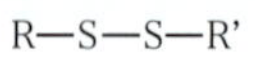

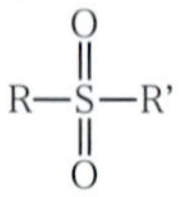

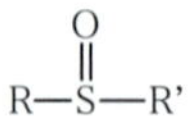

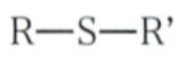

図 12-13　つづき

12.10　生化学や薬学領域におけるチオールとジスルフィド

　チオールの酸化による ジスルフィド結合 disulfide bond（S−S 結合）の生成やその逆反応の S−S 結合の還元は自然界において重要な反応である．なぜなら，タンパク質やペプチドはその構造中にシステインを含み，スルファニル基[*]は酸化反応により，タンパク質やペプチドの主鎖を橋かけした S−S 結合を形成する．この S−S 結合はタンパク質やペプチドが機能をもつために重要なはたらきをしている．また，S−S 結合の形成は，細胞が酸化的分解から細胞自身を保護する過程にも関与している．グルタチオンは，システインを含むアミノ酸 3 残基よりなるペプチドで，遊離のスルファニル基を含む．グルタチオンは，細胞に害を及ぼす過酸化水素やラジカル反応基と反応し，細胞障害を回避する．このとき，グルタチオンは酸化されてグルタチオンジスルフィドとなる（図 12-14）．グルタチオンジスルフィドは NADPH とグルタチオンレダクターゼにより還元されグルタチオンに戻る．

[*] -SH 基の名称
接尾語：thiol
接頭語：sulfanyl

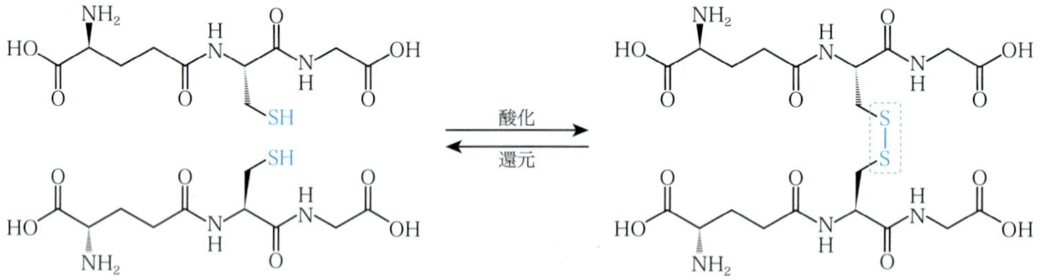

図 12-14　グルタチオンとグルタチオンジスルフィド

12.10 生化学や薬学領域におけるチオールとジスルフィド　271

*プロドラッグ：薬物の吸収性や体内動態の不利な点を改善するため，薬物の構造の一部を化学的に変換したものをプロドラッグという．生体内で酵素などによる構造変換を受けることで，活性を発現する薬物に戻り，薬理作用を示す．

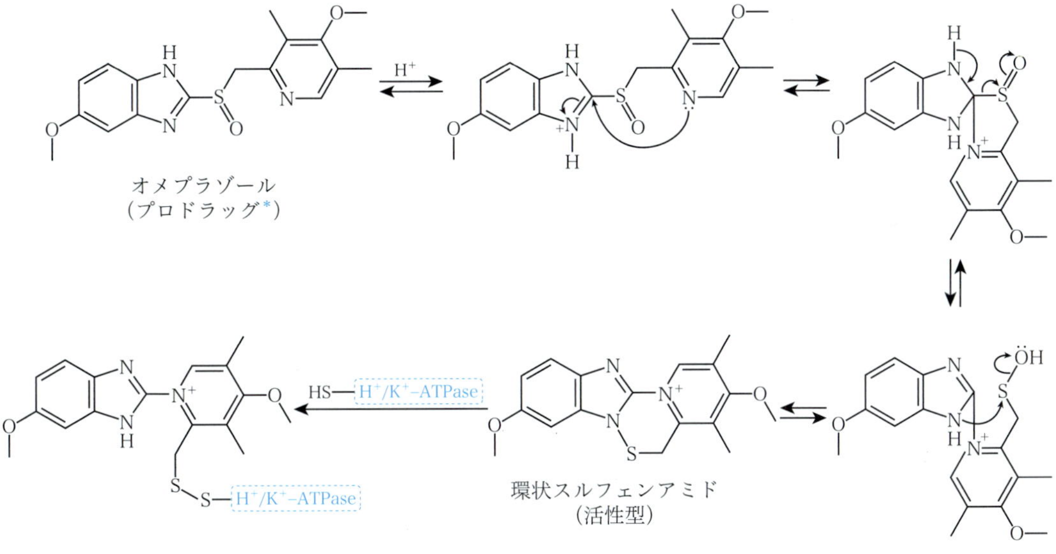

　消化性潰瘍治療薬であるオメプラゾールの胃酸による構造変化と酵素との反応を図 12-15 に示す．胃酸は，胃の壁細胞から分泌細胞へ H^+ を汲み出し，K^+ を分泌細胞から壁細胞内へ取り込む H^+/K^+-ATPase によって産生されている．オメプラゾールは胃内において図 12-15 に示す電子移動により活性型の環状スルフェンアミドとなり，H^+/K^+-ATPase 中のシステインのスルフェニル基の求核攻撃を受け，S-S 結合を形成する．このようにオメプラゾールは，H^+/K^+-ATPase と共有結合(S−S 結合)を形成することにより酵素活性を阻害し，胃酸分泌を抑制する．

図 12-15　オメプラゾールの反応機構

272   12 アルコール，エーテル，チオール

【章末問題】

●反応の理解

問題 12.X1　空欄に生成物を加え，反応を完成させなさい．

(1) 　CH$_3$CH$_2$CH$_2$OH　$\xrightarrow{\text{HBr, }\Delta}$　□

(2) 　(1-メチルシクロペンタノール)　$\xrightarrow{\text{HCl}}$　□

(3) 　CH$_3$CH$_2$CH$_2$OH　$\xrightarrow[\text{pyridine}]{\text{CH}_3\text{SO}_2\text{Cl}}$　□

(4) 　(シクロヘキセン)　$\xrightarrow{m\text{CPBA}}$　□

(5) 　(シクロペンチルエチルエーテル)　$\xrightarrow[\text{H}_2\text{O}]{\text{HI}}$　　a　＋　b

(6) 　(エポキシシクロペンタン)　$\xrightarrow{\text{H}_2\text{O/H}_3\text{O}^+}$　□

(7) 　(エポキシシクロヘキサン)　$\xrightarrow{\text{NH}_3}$　□

●反応機構の理解

問題 12.X2　次の反応の生成物を答え，反応機構を曲がった矢印を使って表しなさい．

(1) 　(2-ブタノール)　$\xrightarrow[\text{pyridine}]{\text{PBr}_3}$　□　

(2) 　(アニソール)　$\xrightarrow{\text{HI}}$　□

(3) 　(スチレンオキシド)　$\xrightarrow{\text{NH}_3}$　□　

(4) 　(エポキシシクロヘキサン)　$\xrightarrow{\text{H}^+,\ \text{CH}_3\text{OH}}$　□

●合成の初歩

問題 12.X3 空欄に適切な試薬あるいは出発物質を加え，反応を完成させなさい．

(1) $\boxed{}$ $\xrightarrow[\text{pyridine}]{\text{SOCl}_2}$

(2) $\boxed{}$ $\xrightarrow{\text{HCl}}$

(3) $\boxed{}$ $\xrightarrow[\text{pyridine}]{}$

(4) $\boxed{}$ $\xrightarrow{\text{NaH}}$

(5)

(6)

(7)

(8) $\boxed{}$ $\xrightarrow{\text{H}^+,\ \text{CH}_3\text{OH}}$

●合成への応用

問題 12.X4 次の各問に答えなさい．

(1) (2R)-3-methylbutan-2-ol を出発物質として (2R)-3-methylbutan-2-amine と (2S)-3-methylbutan-2-amine を生成する合成経路を考えなさい．

(2) エタノールを用いて 2-ethoxy-2-methylpropane を生成する合成経路を考えなさい．

(3) ニトロベンゼンを出発物質として塩化ベンゼンジアゾニウム塩を経由し，アニソールを生成する合成経路を考えなさい．

(4) but-1-ene を出発物質として 1-aminobutan-2-ol を生成する合成経路を考えなさい．

(5) シクロペンテンを出発物質として *cis*-cyclopentane-1,2-diol と *trans*-cyclopentane-1,2-diol を生成する合成経路を考えなさい．

274 12 アルコール，エーテル，チオール

【解答】

問題 12.X1

(1) 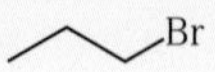 〔CH₃CH₂CH₂Br 構造〕

(2) 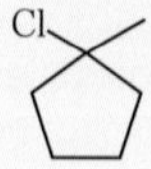 〔1-クロロ-1-メチルシクロペンタン構造〕

(3) 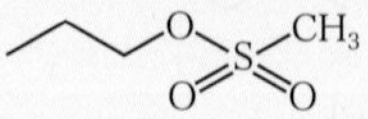 〔プロピル メタンスルホナート構造〕

(4) 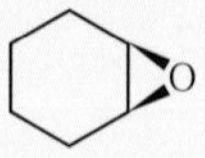 〔シクロヘキセンオキシド構造〕

(5) a. 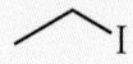 〔ヨードエタン構造〕　　b. 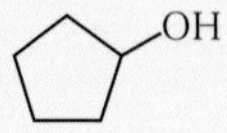 〔シクロペンタノール構造〕

(6) 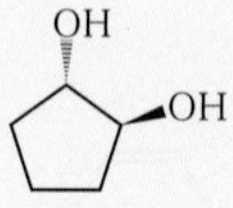 〔cis-1,2-シクロペンタンジオール構造〕

(7) 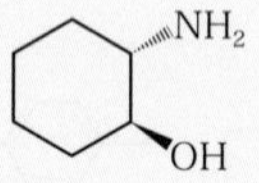 〔trans-2-アミノシクロヘキサノール構造〕

*(6)，(7)は＋エナンチオマー

問題 12.X2

(1) 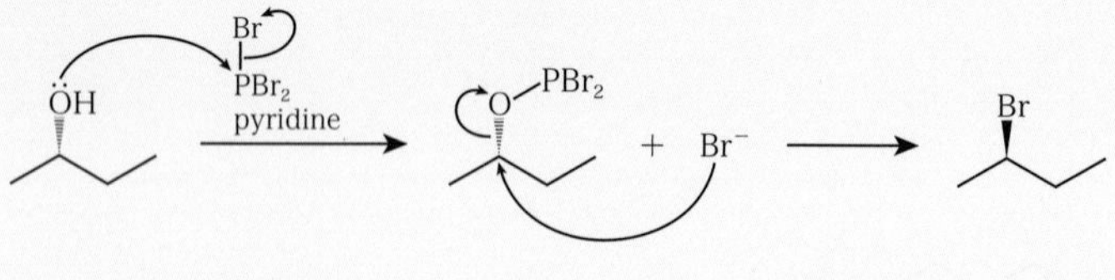 〔反応機構図：sec-ブタノール → PBr₂, pyridine → 中間体 ＋ Br⁻ → 2-ブロモブタン〕

(2) 〔反応機構図：アニソール → H—I → プロトン化中間体 ＋ I⁻ → CH₃I ＋ フェノール〕

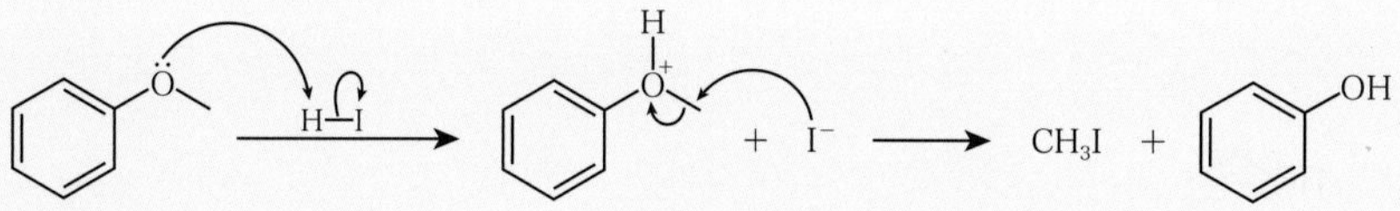

(3) 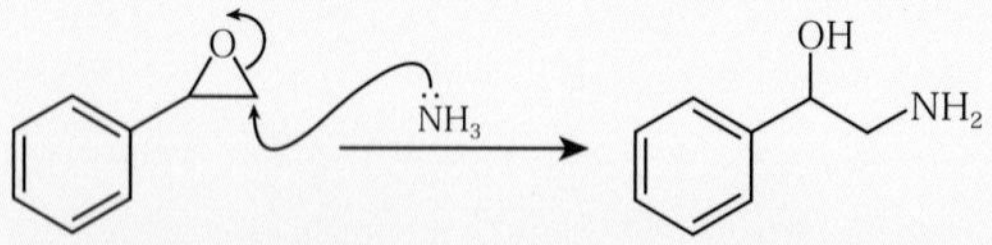 〔反応機構図：スチレンオキシド → NH₃ → 2-アミノ-1-フェニルエタノール〕

(4) 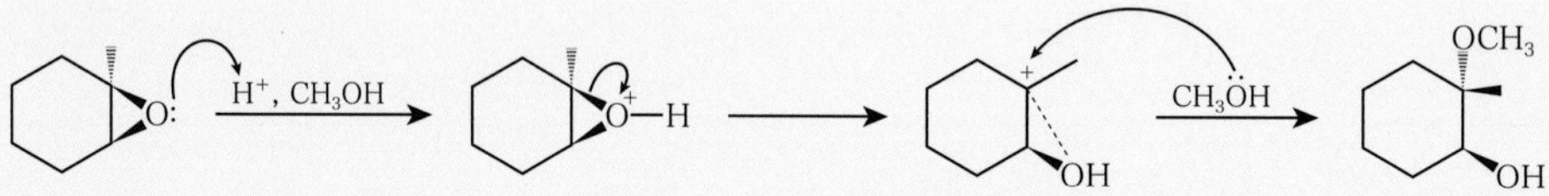 〔反応機構図：シクロヘキセンオキシド → H⁺, CH₃OH → プロトン化中間体 → カルボカチオン → CH₃OH → trans-2-メトキシシクロヘキサノール〕

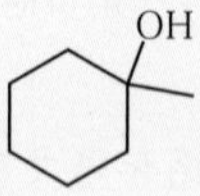

問題 12.X3

(1) 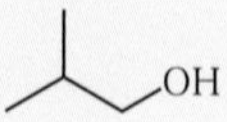 〔2-メチル-1-プロパノール構造〕

(2) 〔1-メチルシクロヘキサノール構造〕

(3) 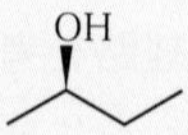 〔2-ブタノール構造〕

(4) 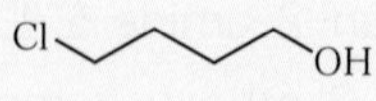 〔4-クロロ-1-ブタノール構造〕

(5) HBr

(6) HI

(7) NaCN

(8) 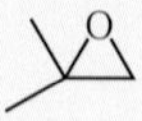 〔2-メチルオキシラン構造〕

問題 12.X4

(1)
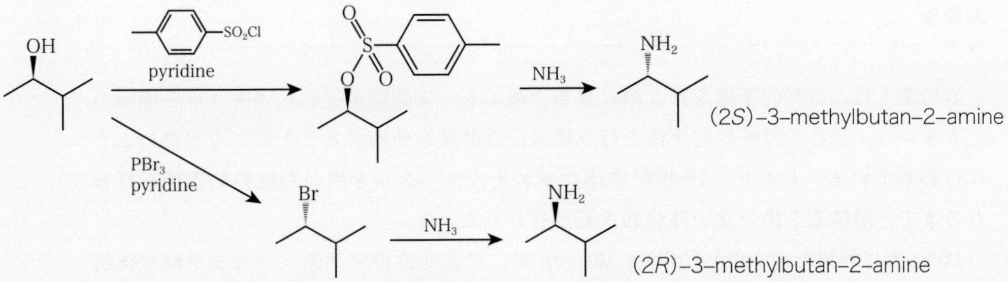
OH
SO2Cl
pyridine
NH2
NH3
(2S)-3-methylbutan-2-amine
PBr3
pyridine
Br
NH3
NH2
(2R)-3-methylbutan-2-amine

(2)
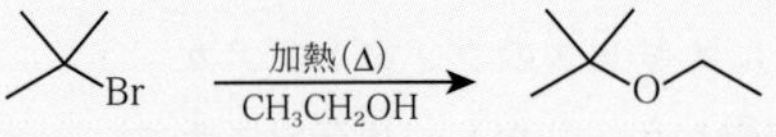
Br
加熱(Δ)
CH3CH2OH
O

(3)
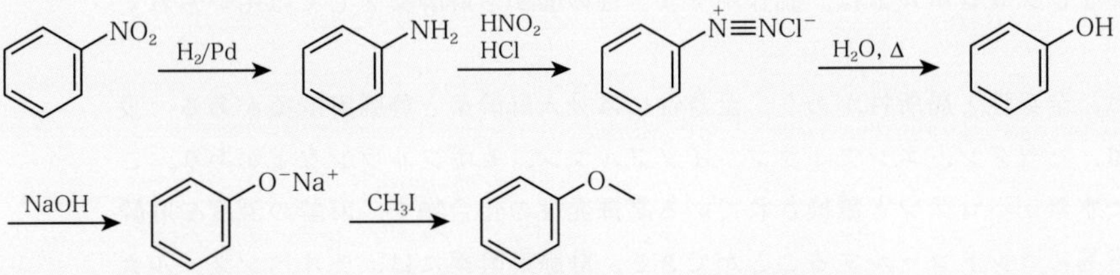
NO2
H2/Pd
NH2
HNO2
HCl
N≡NCl−
H2O, Δ
OH
NaOH
O−Na+
CH3I
O

(4)
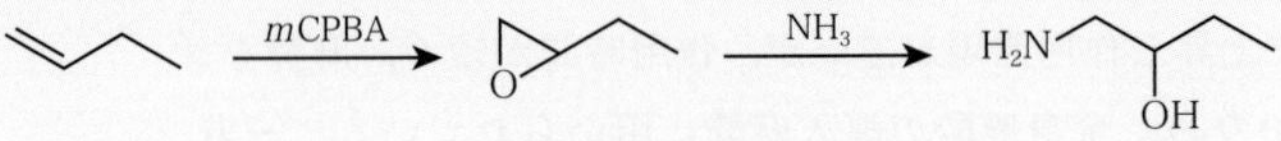
mCPBA
O
NH3
H2N
OH

(5)
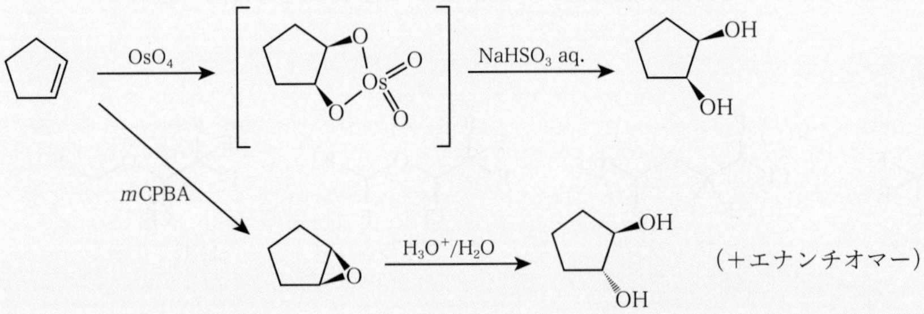
OsO4
O
Os
O
NaHSO3 aq.
OH
OH
mCPBA
O
H3O+/H2O
OH
OH
(＋エナンチオマー)

コラム-12

麻酔薬

　麻酔薬とは，外科的手術を行う際に患者の痛みを一定時間可逆的に消失させる薬物のことをいう．現在では外科的手術を行う場合，麻酔薬を使用することがごく当然のように行われている．しかし，19世紀中頃にジエチルエーテルを用いた外科的手術が行われるまで，麻酔薬を用いない外科的手術が行われていた．

　1846年に外科医のJohn Collins Warrenは，アメリカのマサチューセッツ総合病院でジエチルエーテルを麻酔薬として用いた外科的手術をはじめて行った．その後，麻酔薬としてクロロホルムが使用されるようになり，1853年にイギリスのヴィクトリア女王はレオポルド王子を出産するときにクロロホルムを使用した．しかし，現在ジエチルエーテルおよびクロロホルムは，副作用や安全性の面から麻酔薬としては用いられていない．

　麻酔薬には，全身性と局所性があり，全身性には吸入麻酔薬と静脈麻酔薬がある．吸入麻酔薬には，ハロタン，エンフルラン，イソフルラン，セボフルランなどがあり，これらは高度に水素がハロゲンと置換されている高揮発性の化合物で，麻酔の深度や麻酔持続時間を容易にコントロールすることができる．静脈麻酔薬には，チオペンタールナトリウムやプロポフォールなどがある．チオペンタールナトリウムは，静脈内への単回投与によって速やかに血中濃度が上昇し作用発現が速いが，作用時間が短く，麻酔をコントロールするのは容易ではないため，全身麻酔の導入麻酔に用いられている．一方，プロポフォールは麻酔の導入と，持続点滴静注により麻酔中の睡眠の維持に用いられている．

吸入麻酔薬

ハロタン　　エンフルラン　　イソフルラン　　セボフルラン

静脈麻酔薬

チオペンタールナトリウム　　プロポフォール

Chapter 13 フェノール

1. フェノールの合成法

2. 置換フェノールの酸性度

3. フェノールの求電子置換反応

4. [3.3]シグマトロピー転位
   （Claisen 転位，Cope 転位）

> フェノールを基本骨格にもった化合物群は，われわれの身の回りに多く存在する．フェノール類は，医薬品や天然物から抗酸化剤や合成高分子の原料などの工業製品まで，非常に幅広い分野にみられる重要な化合物群である．フェノール類の物理化学的性質や反応性を学ぶことは，有機化学を学習するうえで基礎となる．

13.1 代表的な化合物と命名

　ベンゼンの水素原子の1つをヒドロキシ基に置き換えた化合物を**フェノール** phenol とよび，芳香環であるベンゼン環の sp^2 混成軌道の炭素にヒドロキシ基が結合した化合物をフェノール類とよぶ．フェノール類は，医薬品，生理活性天然物，生体内情報伝達物質の部分構造として含まれており，非常に重要な化合物である．代表的な化合物として，クレゾールやサリチル酸，ヒドロキシ基を2個含むカテコールなどがある．また，カテコールを含む重要な生体内情報伝達物質としてアドレナリンなどがある．代表的な化合物を図 13-1 に示す．

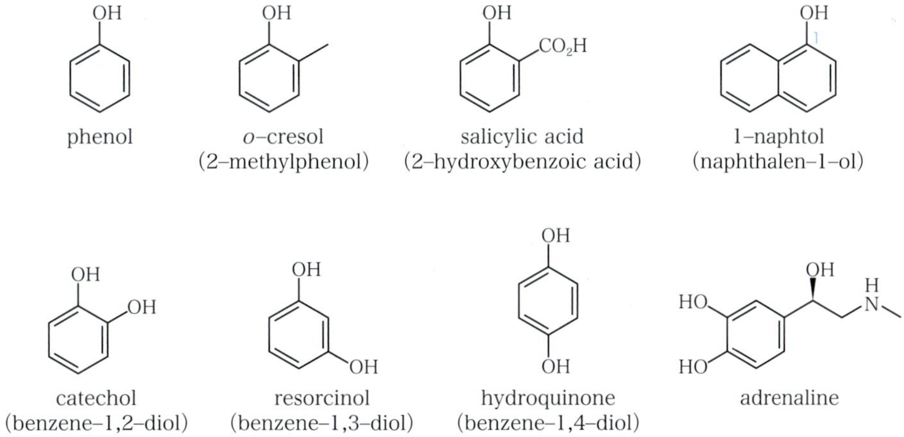

phenol

o-cresol
(2-methylphenol)

salicylic acid
(2-hydroxybenzoic acid)

1-naphtol
(naphthalen-1-ol)

catechol
(benzene-1,2-diol)

resorcinol
(benzene-1,3-diol)

hydroquinone
(benzene-1,4-diol)

adrenaline

図 13-1　代表的なフェノール類

13.2 合成法：ジアゾニウム塩，Dow 法，クメン法

　フェノールは，コールタールを分留することにより得られる．工業的合成法にはベンゼンを原料とした，ベンゼンスルホン酸のアルカリ融解，クロロベンゼンを用いた Dow 法やベンゼンとプロピレンを用いたクメン法などがある．また実験室では，アニリンからジアゾニウム塩に変換し，酸性水溶液中で加熱すること

278   13 フェノール

によりフェノールを得る．ジアゾニウム塩，Dow 法およびクメン法によるフェノールの合成法を図 13-2 に示す．

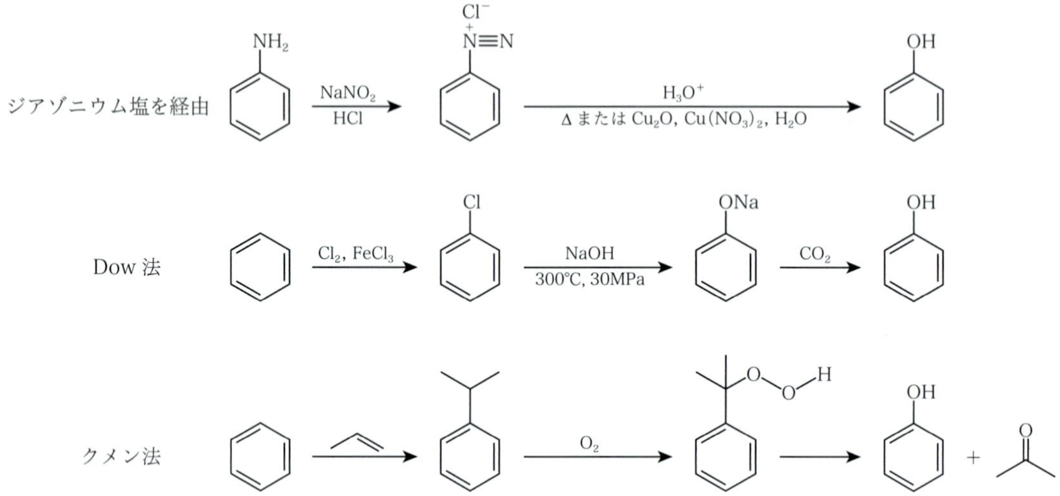

図 13-2　フェノールの合成法

13.3　フェノールの酸性度

　フェノールのヒドロキシ基はアルコールに比べ酸性度が大きくフェノールの pK_a は約 10 である．これは一般のアルコールに比べ，きわめて大きい酸性度である．たとえば，フェノールと同様に，炭素からなる六員環にヒドロキシ基が結合したシクロヘキサノールの pK_a は約 16 であり，フェノールより弱い酸となる．フェノールとシクロヘキサノールの酸解離平衡を図 13-3 に示す．

*共役塩基：酸から水素がプロトンとして脱離して生成した化学種．

　この酸性度の違いはフェノールから生成される共役塩基*conjugate base であるフェノキシドアニオンの安定性によって説明できる．図 13-3 に示すように，フェノキシドアニオンはベンゼン環上の π 電子を用いることにより，4 種類の共鳴構造がある．フェノキシドアニオンの酸素上の電子が 3 種類の共鳴構造に分散できる．その結果，非共有電子対が非局在化することによりフェノキシドアニオンが安定に存在する．一方，シクロヘキサノールの共役塩基は共鳴構造がないため，非共有電子対が酸素原子上に局在し，不安定である．

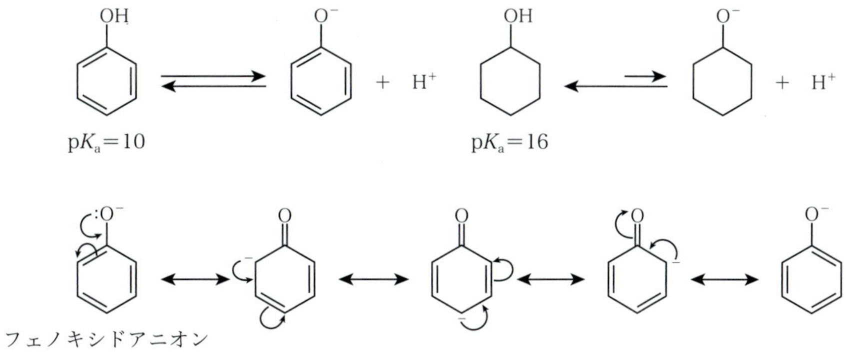

13.3 フェノールの酸性度　279

図 13-3　フェノールとシクロヘキサノールの酸解離平衡とフェノキシドアニオンの共鳴構造

　この共役塩基の安定化は，ベンゼン環上の置換基の影響を強く受ける．すなわち，フェノール類は置換基の種類により無置換のフェノールより強い酸や弱い酸になることができる．フェノールにアミノ基やメチル基などの電子供与性基が置換したとき，酸性は弱くなる．一方，ニトロ基やハロゲンなどの電子求引性基が置換したとき，酸性は強くなる．4-アミノフェノールと4-ニトロフェノールから生成するフェノキシドアニオンの共鳴構造を図13-4に示す．

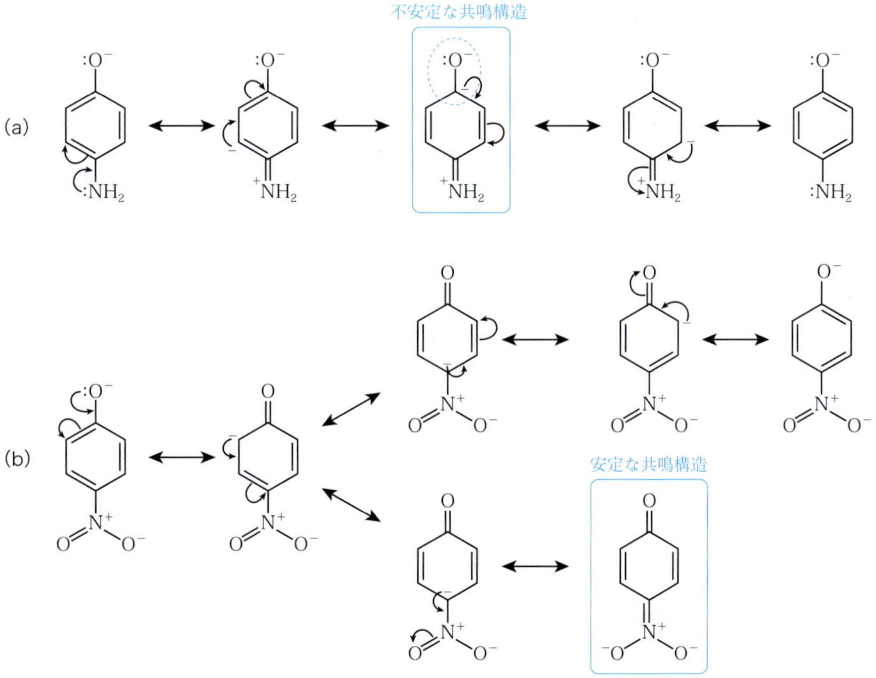

図 13-4　4-アミノフェノールと4-ニトロフェノールから生成するフェノキシドアニオンの共鳴構造

　電子供与性基のアミノ基が置換したフェノールでは，2つの負電荷が隣どうしにある不安定な共鳴構造が存在する（図13-4a）．したがって，フェノキシドアニオンはフェノールのときより不安定になり，酸性が弱くなる．反対に，電子求

引性基のニトロ基が置換したフェノールでは，フェノキシドアニオンの共鳴構造の数が1個多く存在し，フェノールと比較して酸素上の非共有電子対がより広範囲に非局在化していることがわかる（図13-4b）．その結果，フェノキシドアニオンはフェノールのときより安定になり，酸性が強くなる．この効果は，電子求引性基がオルトまたはパラ位に置換されたときに顕著である．フェノール誘導体の pK_a を図13-5に示す．

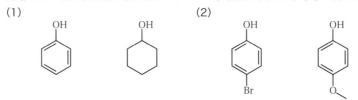

図13-5　フェノール誘導体の pK_a

例題13.1　次の化合物の組み合わせについて，酸性の強さを不等号で答えなさい．

(1) [フェノール と シクロヘキサノール]　　(2) [4-ブロモフェノール と 4-メトキシフェノール]

【解答】
酸性の強さは共役塩基の安定性を考える．すなわち，共役塩基が安定であるほど酸性が強くなる．共役塩基の共鳴構造が書ける場合は，電子の非局在化でその構造は安定している．また，フェノール誘導体の共役塩基では，そのオルトまたはパラ位に電子求引性基が存在する場合は安定化されるが，電子供与性基の場合は不安定となり，酸性が弱くなる．

(1) フェノール ＞ シクロヘキサノール　　(2) 4-ブロモフェノール ＞ 4-メトキシフェノール

節末問題

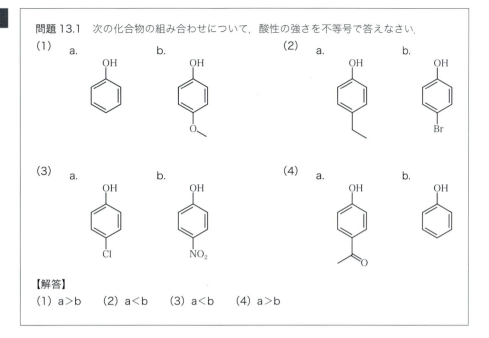

問題 13.1 次の化合物の組み合わせについて，酸性の強さを不等号で答えなさい．

【解答】
(1) a>b　　(2) a<b　　(3) a<b　　(4) a>b

13.4 芳香族求電子置換反応

フェノールのベンゼン環は，電子供与性基であるヒドロキシ基の共鳴効果[*1]により，著しく活性化されている．

それゆえニトロニウムイオン NO_2^+ やハロゲン分子などの求電子試薬[*2]と容易に求電子置換反応を起こす(図13-6a〜c)．反応速度は無置換のベンゼンに比べて約1,000倍速くなる．

たとえば，ベンゼンのニトロ化反応では，濃硝酸-濃硫酸50℃という条件が必要であったのに対し，フェノールの場合は希硝酸のみ，かつ室温で反応が進行する(図13-6b)．また臭素化においても，フェノールは臭素水と反応して2,4,6-トリブロモフェノールを定量的に与える(図13-6c)．ベンゼンの臭素化に Lewis酸の $FeBr_3$ が必要であったことと比較すると，フェノールがいかに活性化されているかが理解できる．

ヒドロキシ基は比較的強い電子供与性基(オルト-パラ配向性置換基)のため，4-メチルフェノールの求電子置換反応の配向性は，ヒドロキシ基によって支配される(図13-6d, e)．

[*1] 共鳴効果：π結合を介して伝わる電子の移動によってもたらされる効果．

[*2] 求電子試薬：電子対を受け取って新しい共有結合を形成することができる化学種．通常，E^+ で表す．

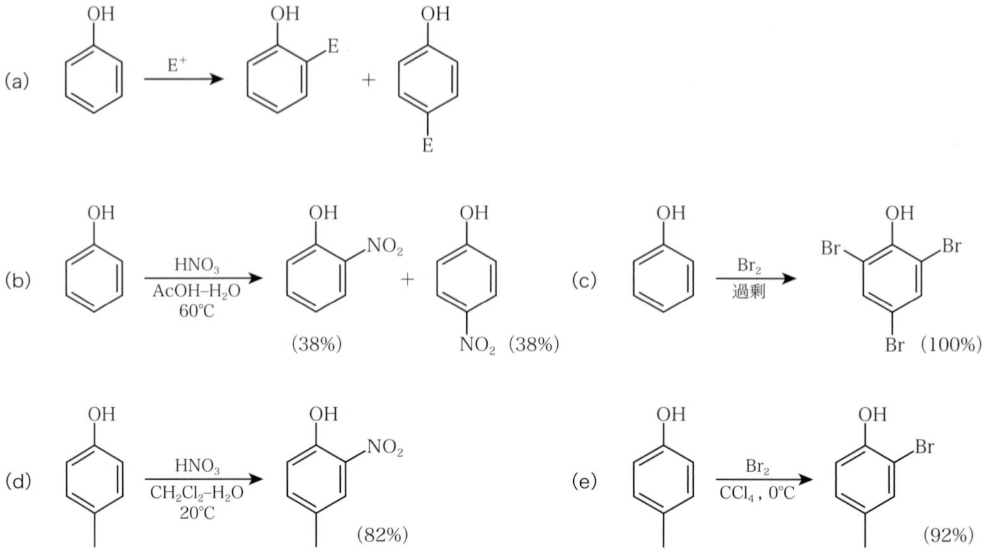

図 13-6　フェノールおよび一置換フェノールの求電子置換反応の配向性

フェノールは Friedel(フリーデル)–Crafts(クラフツ) 反応においても反応性の高い基質である．Friedel–Crafts アルキル化反応によりイソプロピルフェノールやジブチルヒドロキシトルエン(BHT, 2,6–ビス(1,1–ジメチルエチル)–4–メチルフェノール)が生成する(図 13–7a, b)．BHT は抗酸化作用を有し，酸化防止剤として，化粧品や食品などに用いられている．また，Friedel–Crafts アシル化反応によりフェノール，無水フタル酸と触媒量の硫酸存在下，加熱することにより，pH 指示薬であるフェノールフタレインが生成する(図 13–7c)．反応機構は，反応性の高いフェノールのパラ位に無水フタル酸のアシル基による求電子置換反応が起こり生成する．

その他の求電子置換反応として，Kolbe(コルベ)–Schmitt(シュミット) 反応について説明する(図 13–7d)．Kolbe らはフェノールと金属ナトリウムを二酸化炭素雰囲気下で加熱することにより，サリチル酸が得られることを発見した．その後，Schmitt らによりナトリウムフェノキシドを高温・高圧下で二酸化炭素と反応させることにより，ほぼ定量的にサリチル酸を得る方法が開発された．反応機構は，ベンゼン環が二酸化炭素から求電子攻撃を受けることにより反応が進行すると考えられている．この反応は，世界で最も古い合成医薬品であるアスピリンの合成に使用されている．

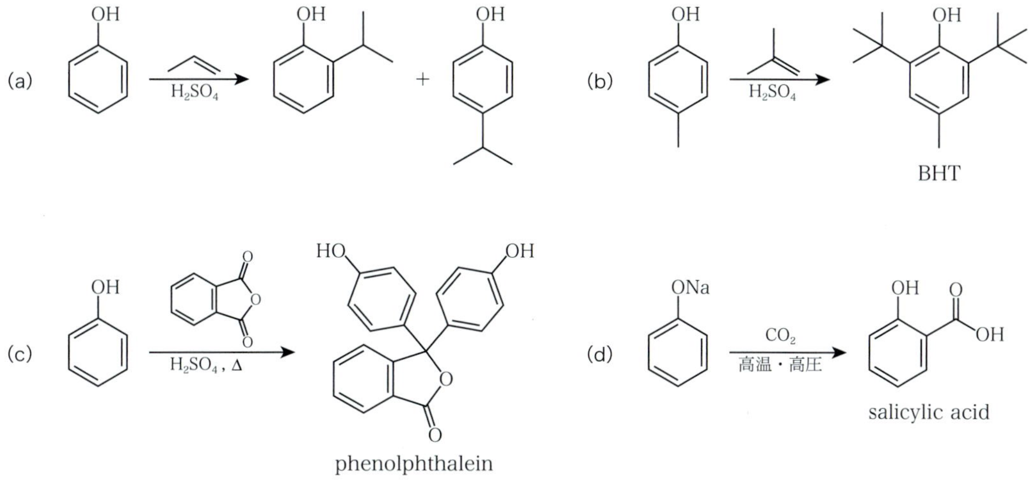

図13-7 フェノールの Friedel–Crafts 反応と Kolbe–Schmitt 反応

13.5 Claisen 転位

有機反応は，イオン反応，ラジカル反応，およびペリ環状反応 pericyclic reaction の3種類に大きく分類することができる．イオン反応は電子対の移動が一方向に起こり結合を形成し，ラジカル反応は電子1個ずつの移動が起こり結合を形成する．ペリ環状反応はこれらの反応とまったく異なり，反応は環状の遷移状態を経由し，中間体を形成することなく，結合の形成と切断が協奏的に起こる協奏反応 concerted reaction である．ペリ環状反応はその反応様式から，環化付加反応 cycloaddition，シグマトロピー転位 sigmatropic reaction，電子環状反応 electrocyclic reaction に分類される．

[3.3]シグマトロピー転位とは，σ結合が開裂すると同時に六員環イス形遷移状態を経由し，新たなσ結合が形成され，π電子系が転位する転位反応[*] rearrangement reaction である（図13-8a）．切断される結合の末端にある原子を1とし，そこから位置番号をつけ，新たに生成する結合の両端となる原子の位置番号を決定する．その2つの位置番号を用いて，転位反応の名称をつける．この場合，3と3の位置に新しい結合ができることから，[3.3]シグマトロピー転位という．これまでに知られている最も古い例が図13-8b に示される Claisen 転位である．

アリルフェニルエーテルを加熱すると，[3.3]シグマトロピー転位が起こり，o-アリルフェノールが得られる．反応は六員環イス形遷移状態を経由して進行する．Claisen 転位は直鎖のアリルビニルエーテルでも起こる（図13-8c）．

[*] 転位反応：反応に際して，原子または原子団の結合位置が変わる反応（☞ p. 94）.

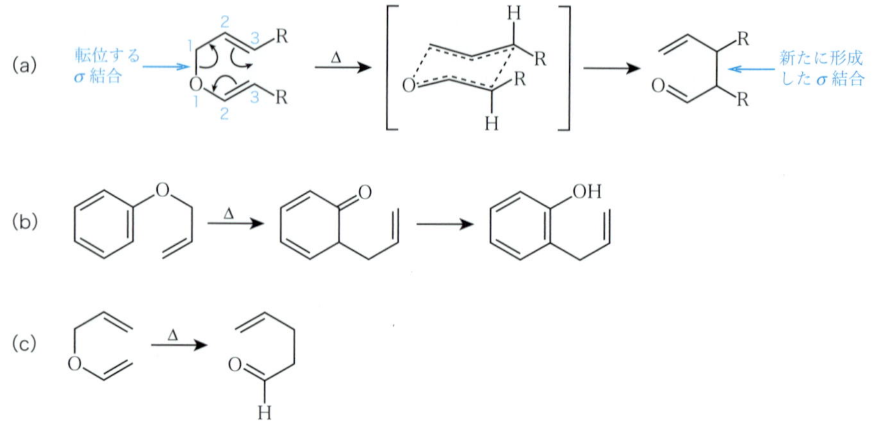

図 13-8　Claisen 転位

　一方，主鎖がすべて炭素からなる[3.3]シグマトロピー転位を Cope 転位とよび（図 13-9a），Cope 転位の類似反応として，ヒドロキシ基が導入された oxy-Cope 転位がある（図 13-9b）．また，アリルフェニルエーテルのベンゼン環上のオルト位の両方に置換基が存在する場合，p-アリルフェノールが得られる．これは，Claisen 転位に引き続き Cope 転位が起こっていると考えられている（図 13-9c）．

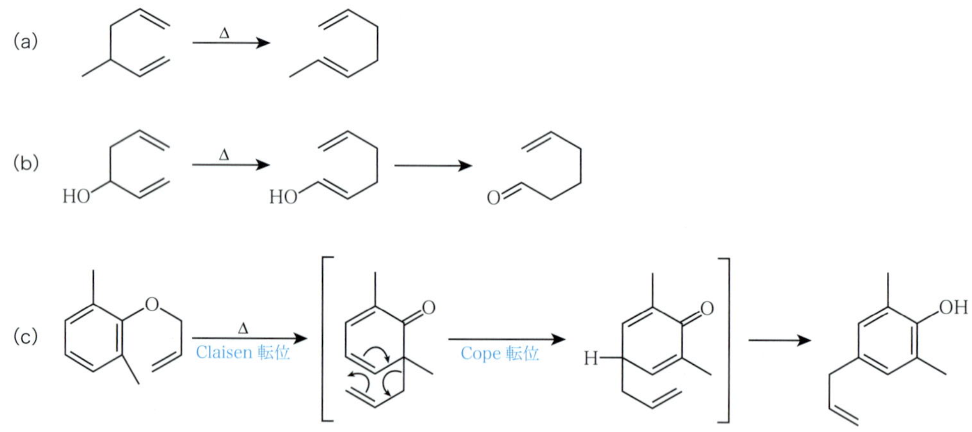

図 13-9　Cope 転位とその類似反応

　反応成分に窒素や硫黄を有する類縁反応まで含み，すべての[3.3]シグマトロピー転位の総称として Claisen-Cope 転位とよぶことがある．ちなみに，Fischerのインドール合成では，2つの窒素を含むヒドラゾンの[3.3]シグマトロピー転位を経由している（図 13-10a）．また，Fischer のインドール合成は，抗炎症薬のインドメタシンの合成に用いられている（図 13-10b）．

　以上のように，[3.3]シグマトロピー転位は合成化学上有用な反応である．

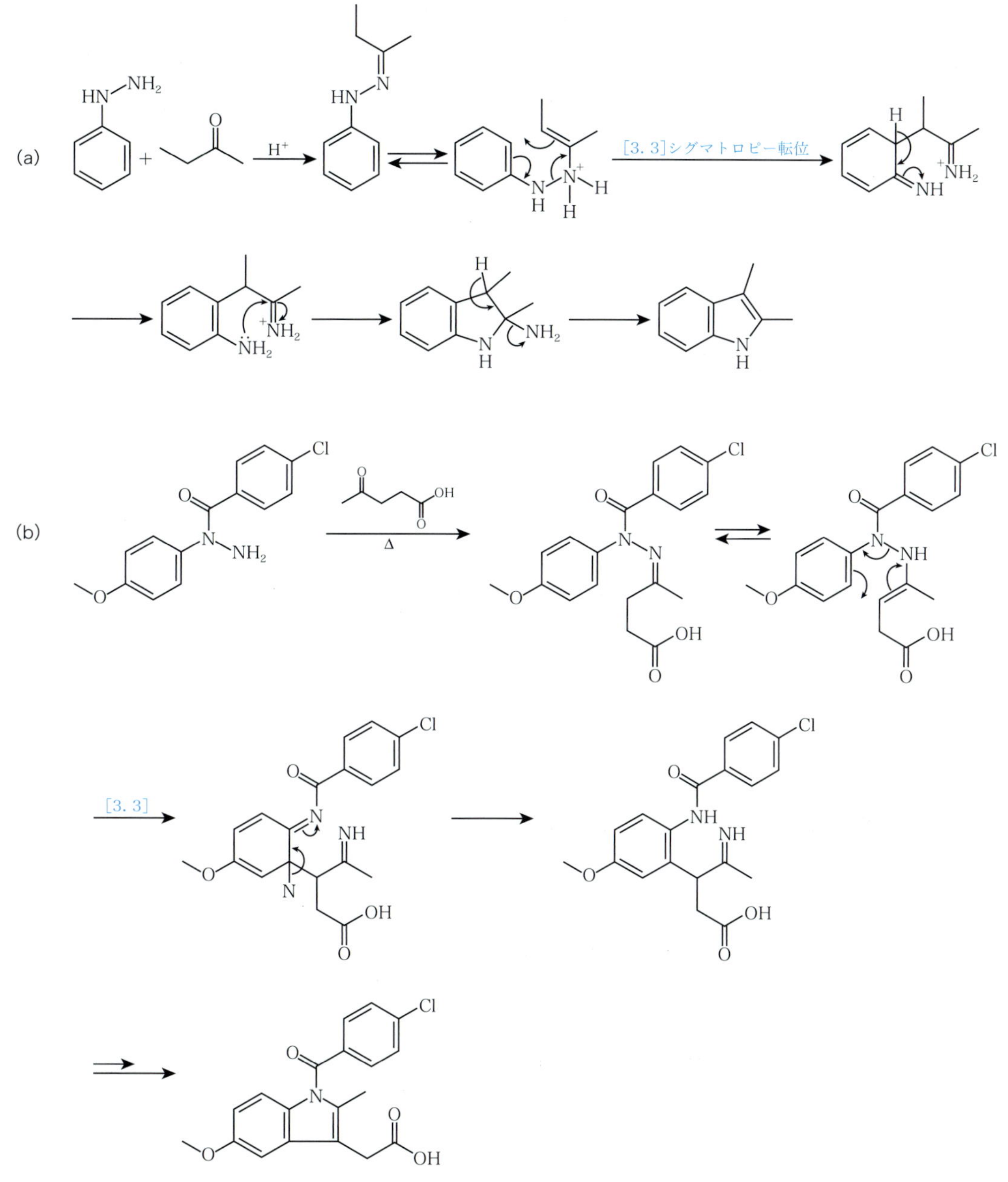

13.5 Claisen 転位　285

図 13-10　Fischer のインドール合成とインドメタシンの合成

例題 13.2 次の反応の生成物を答えなさい．

(1)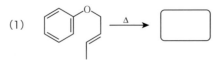

(2)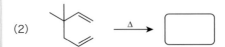

【解答】
(1) アリルフェニルエーテル誘導体の Claisen 転位である．[3,3]シグマトロピー転位が起こり，いったんケトン体を与えるが，より安定なエノール体へと変化し o-アリルフェノール誘導体が得られる．

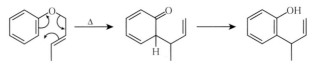

(2) 3,3-ジメチルヘキサ-1,5-ジエンの Cope 転位である．[3,3]シグマトロピー転位が起こり 6-メチルヘプタ-1,5-ジエンが得られる．

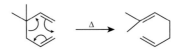

節末問題

問題 13.2 次の反応の生成物を答えなさい．

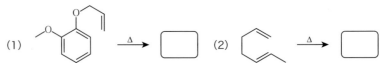

【解答】

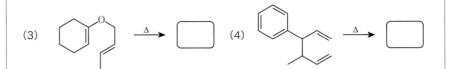

【章末問題】 287

【章末問題】

●フェノール誘導体の酸性度の理解

問題 13.X1 次の化合物の組み合わせについて，酸性の強さを不等号で答えなさい．

(1) a. (OH, 4-NH₂) b. (OH)

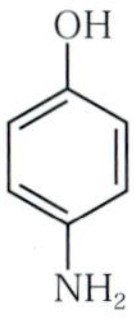

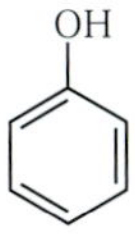

(2) a. (OH, 4-CHO) b. (OH, 4-Cl)

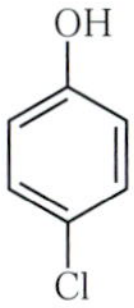

(3) a. (OH, 4-CH₃) b. (OH, 4-COOH)

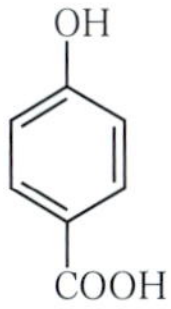

(4) a. (OH) b. (OH, 4-OCH₃) c. (OH, 4-NO₂)

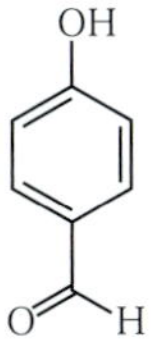

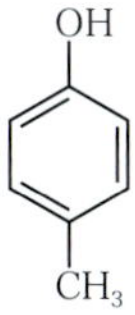

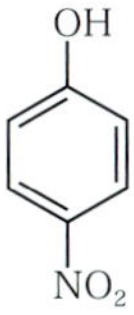

(5) a. (OH, 4-COCH₃) b. (OH, 4-NHCOCH₃) c. (OH, 4-Br)

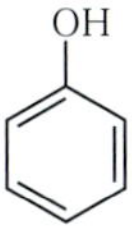

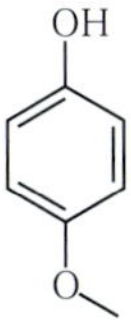

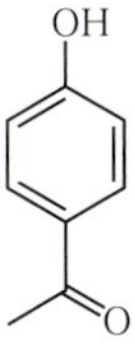

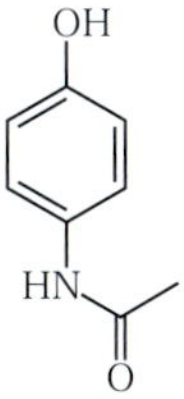

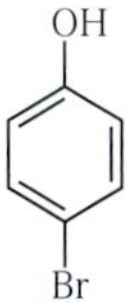

●反応の理解

問題 13.X2 空欄に生成物を加え，反応を完成させなさい．

(1) フェノール $\xrightarrow[\text{過剰}]{Cl_2}$ □

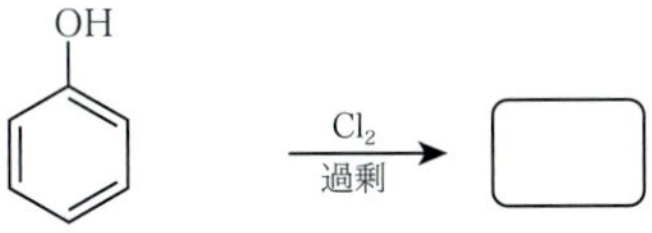

(2) フェノール $\xrightarrow[\text{H}_2\text{SO}_4]{SO_3}$ □

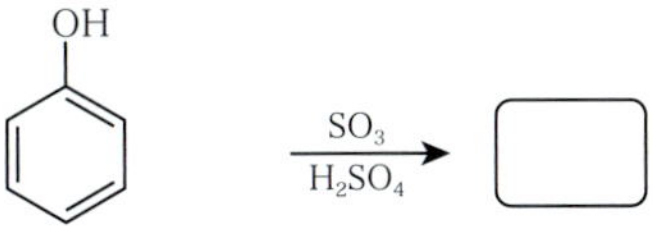

(3) □ $\xrightarrow{\Delta}$ □

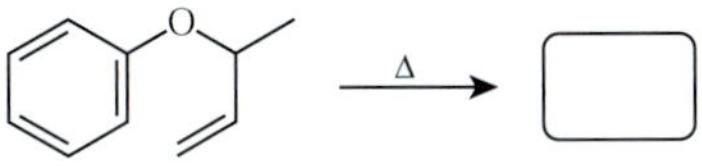

(4) □ $\xrightarrow{\Delta}$ □

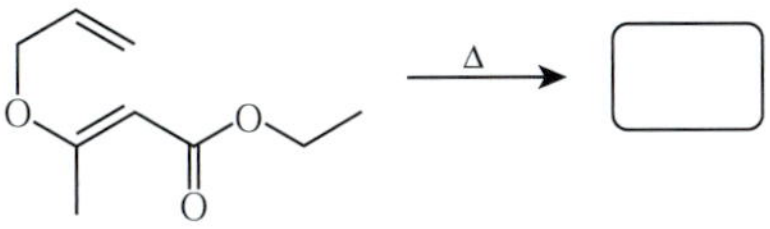

(5) □ $\xrightarrow{\Delta}$ □

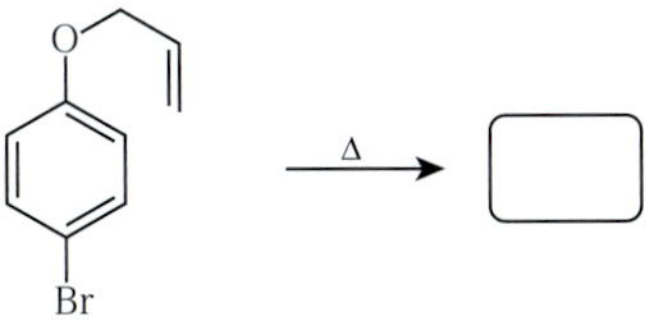

(6) □ $\xrightarrow{\Delta}$ □

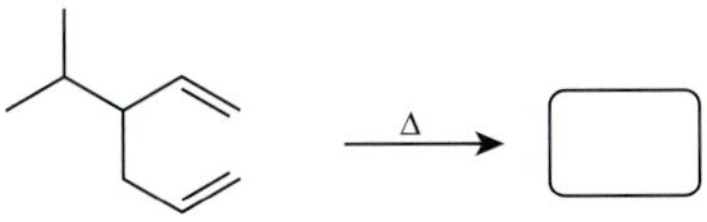

(7) □ $\xrightarrow{\Delta}$ □

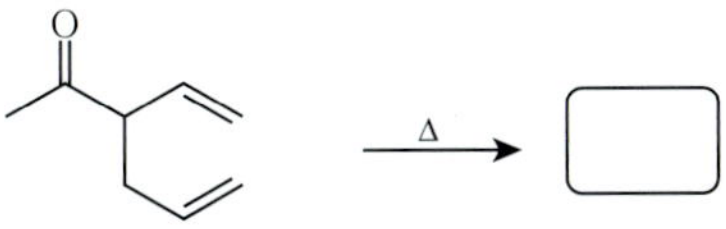

(8) □ $\xrightarrow{\Delta}$ □

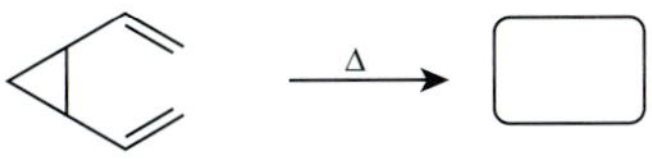

288 13 フェノール

●反応機構の理解

問題13.X3 次の反応の生成物を答え，反応機構を曲がった矢印を使って表しなさい．

(1) [構造式: 4-ヒドロキシ安息香酸] + HNO₃ / H₂SO₄ → □

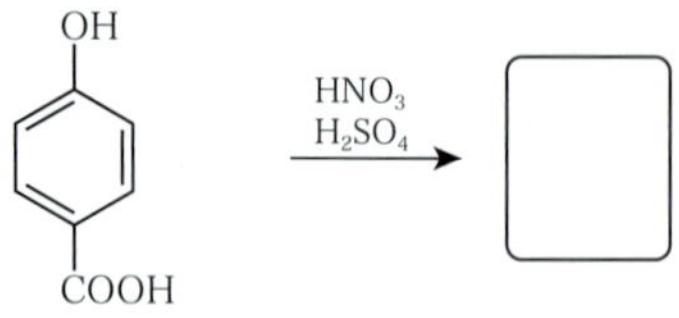

(2) [構造式: 4-ヒドロキシベンゼンスルホン酸] + Br₂ → □

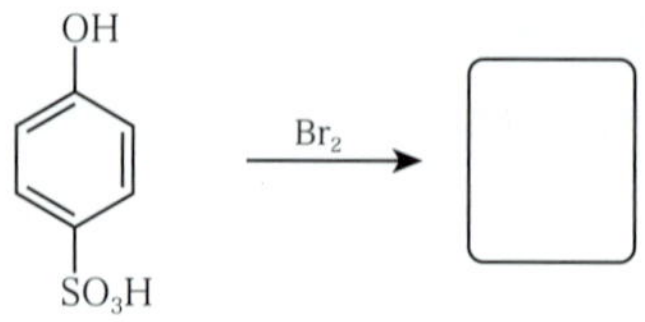

(3) [構造式: 3-メチルフェノール] + HNO₃ / H₂SO₄ → □

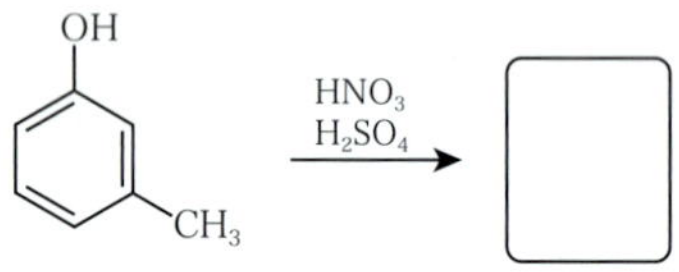

●合成の初歩

問題13.X4 空欄に適切な試薬あるいは出発物質を加え，反応を完成させなさい．

(1) □ + HNO₃ / H₂SO₄ → [構造式]

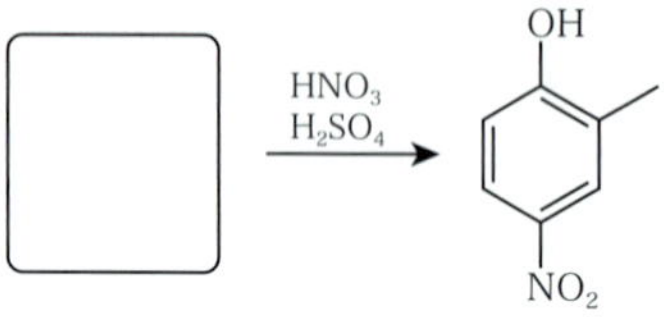

(2) □ + HNO₃ / H₂SO₄ → [構造式]

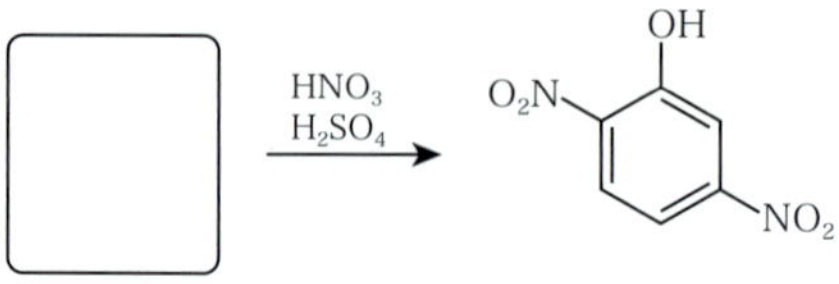

(3) □ + Cl₂ / FeCl₃ → [構造式]

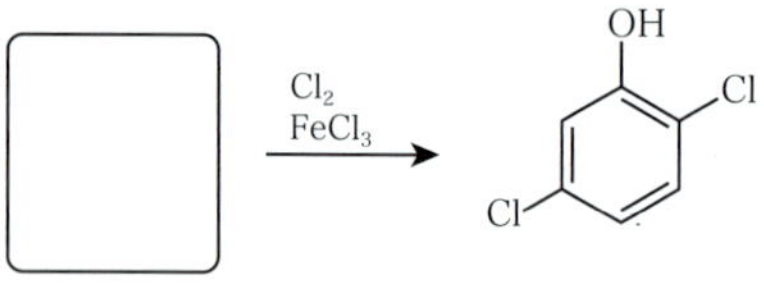

(4) [構造式] + □ → [構造式]

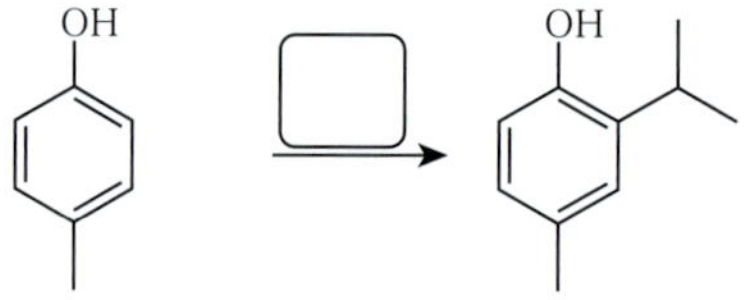

(5) □ →Δ [構造式]

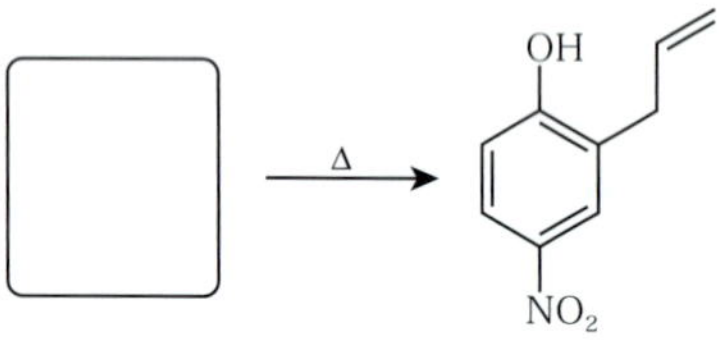

(6) □ →Δ [構造式]

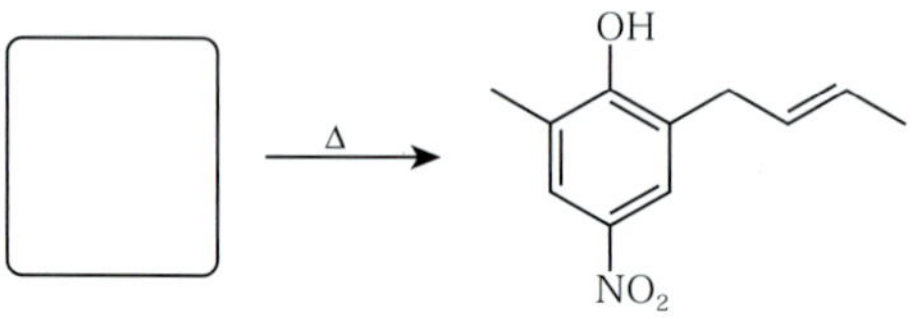

(7) □ →Δ [構造式]

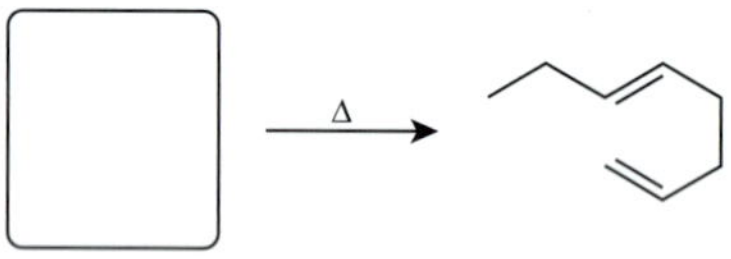

(8) □ →Δ [構造式]

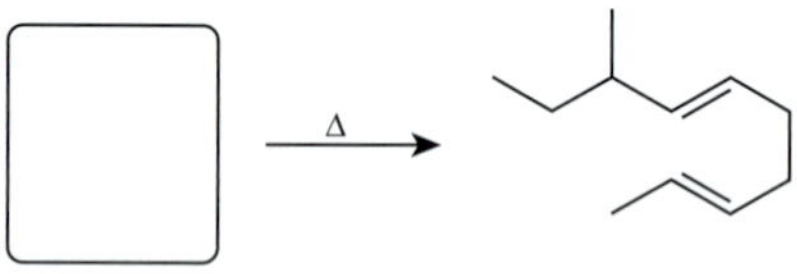

【解答】

問題13.X1

(1) b＞a

(2) a＞b

(3) b＞a

(4) c＞a＞b

(5) a＞c＞b

【章末問題】　289

問題 13.X2

(1)

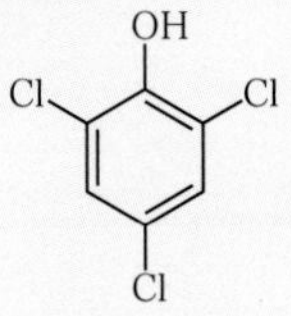

(2)

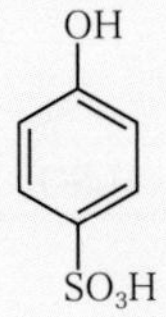

(3)

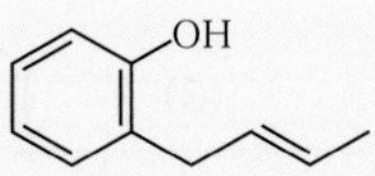

(4)

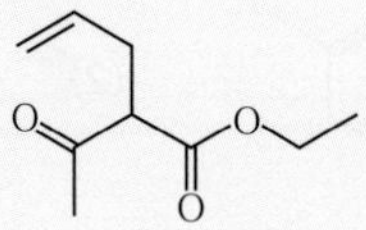

(5)

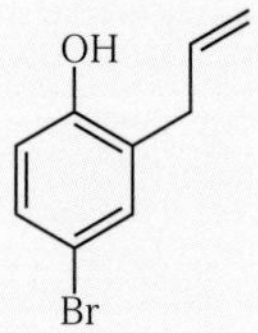

(6)

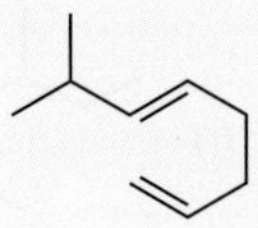

(7)

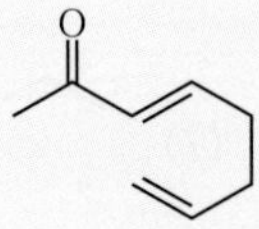

(8)

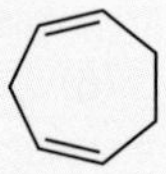

問題 13.X3

(1)

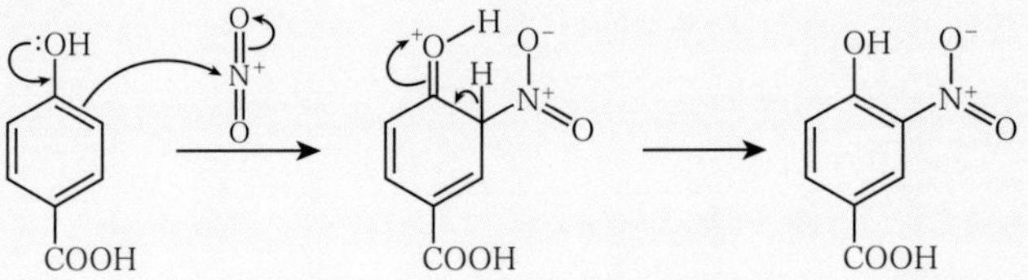

(2)

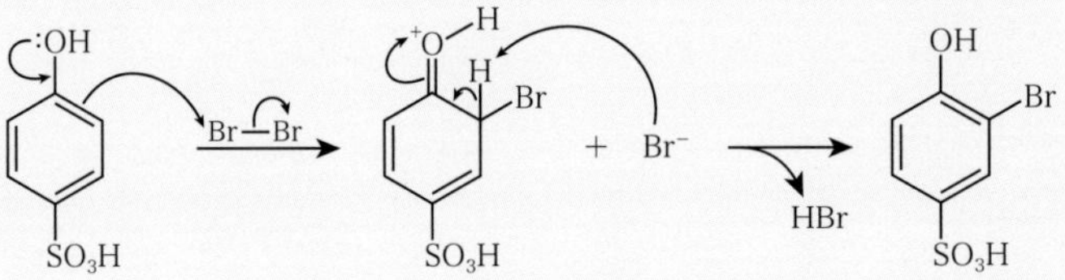

(3)

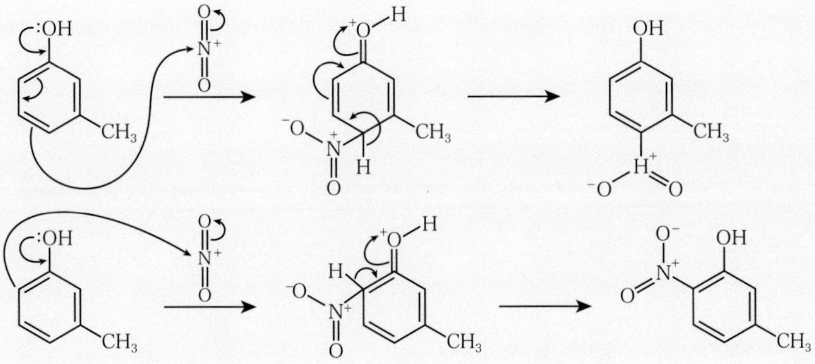

問題 13.X4

(1) 2-メチルフェノール (o-クレゾール) (2) 3-ニトロフェノール (3) 3-クロロフェノール (4) アリル + H₂SO₄

(5) 4-ニトロフェニル アリル エーテル (6) 2-メチル-4-ニトロフェニル (1-メチルアリル) エーテル (7) 3-エチル-1,5-ヘキサジエン (8) 3-エチル-2,4-ジメチル-...ジエン

コラム - 13

ポリフェノールと抗酸化作用

　ポリフェノールとは，分子内に複数のフェノール性水酸基を有する植物成分の総称である．ポリフェノールには，フラボノイドで茶やワインなどに含まれるカテキン（エピカテキン，エピカテキンガレート，エピガロカテキン，エピガロカテキンガレートなど）やアントシアニン，フェノール酸でコーヒーに含まれるクロロゲン酸，ウコンに含まれるクルクミンなどが有名であり，これらフェノール類には抗酸化作用がある．生体内では，細菌やウイルスの感染やストレスなどにより反応性が高い活性酸素が発生する．活性酸素は生体内で有用な反応をつかさどっている一方，しばしば生体の構成成分を損傷することがある．フェノール類は自らが活性酸素によって酸化されることにより，他の分子が酸化されることを防ぐ．そこで，これらポリフェノールを摂取することにより，生体は酸化的ストレスから保護されると考えられている．

　1992 年にボルドー大学の Serge C. Renaud が，赤ワインに豊富に含まれているポリフェノールが動脈硬化や脳梗塞を防ぐ抗酸化作用があると発表した．この発表は，後に日本における赤ワインブームを引き起こすきっかけになったといわれている．なお近年では，茶に含まれる抗酸化作用を有するカテキンが話題になっている．

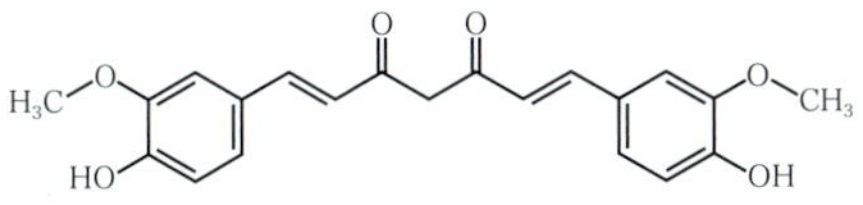

クルクミン

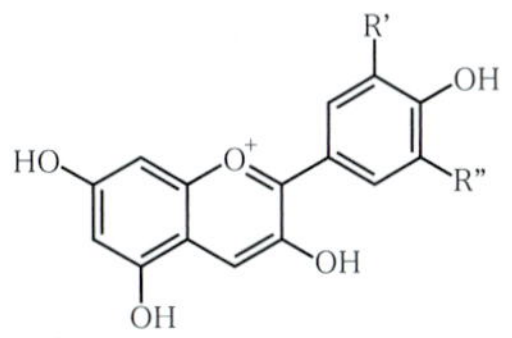

アントシアニンのアグリコン（アントシアニジン）

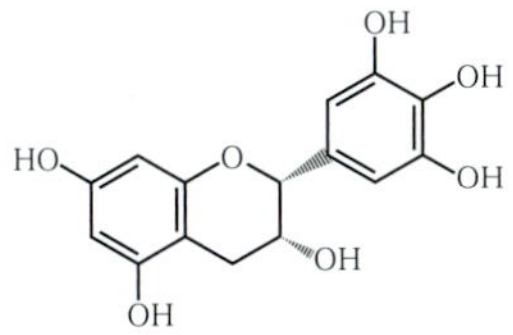

エピガロカテキン

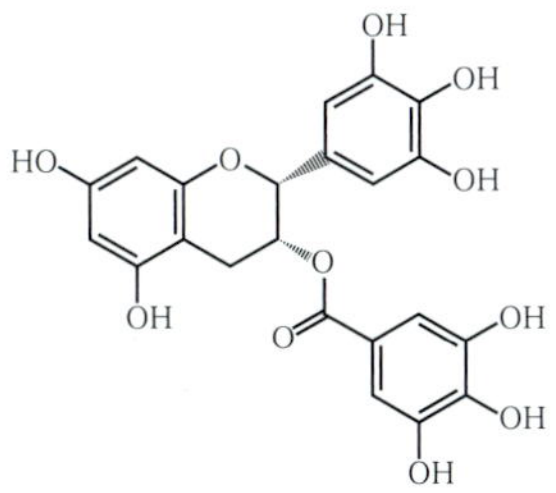

エピガロカテキンガレート

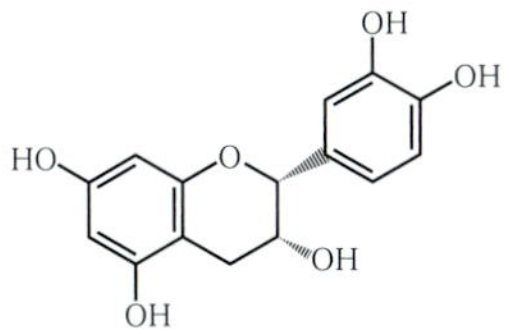

エピカテキン

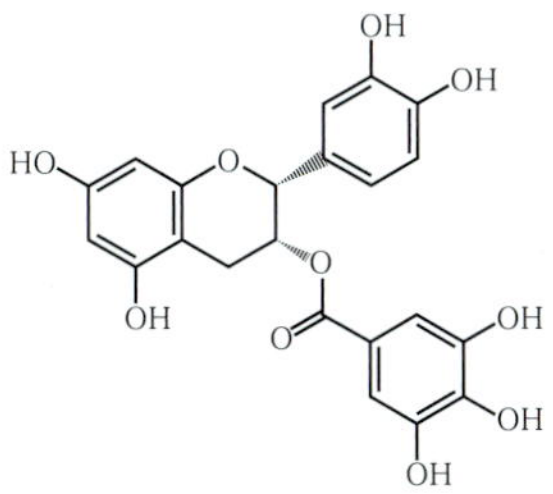

エピカテキンガレート

Chapter 14 カルボニル基：酸化還元と有機金属

1. カルボニル基の分極
2. NaBH₄ および LiAlH₄ を用いたカルボニル化合物の還元反応
3. アルコールの酸化反応によるカルボニル化合物の合成
4. 代表的な有機金属試薬：有機リチウム試薬と Grignard 試薬
5. カルボニル化合物と有機金属試薬の反応

> カルボニル基をもつ化合物のことをカルボニル化合物とよぶ．カルボニル化合物は天然に多く存在し，アルデヒドとケトンに大別され，独特の反応性を示す．カルボニル基の炭素-酸素二重結合は強く分極しており，カルボニル炭素は電子が不足して正電荷を帯びている．負電荷を帯びた求核試薬は静電的にカルボニル炭素に近づき，カルボニル炭素の電子不足を補うように付加して新しい化合物へと変換する．

14.1 カルボニル基の構造：sp² 混成炭素，分極している

最も単純なアルデヒド aldehyde はホルムアルデヒド formaldehyde である．ホルムアルデヒドの炭素原子は sp² 混成軌道であり，すべての原子は同一平面上にある．このとき，2 個の水素原子と 1 個の酸素原子はそれぞれ炭素原子と共有結合し，互いの結合角はおよそ 120° になる．酸素原子も sp² に混成しているので，酸素原子の 2 対の非共有電子対は sp² 混成軌道に収容されてカルボニル平面上に配置され，酸素原子の周りの 2 対の非共有電子対と C–O 結合も互いに 120° をなす（図 14-1）．

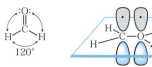

図 14-1 ホルムアルデヒドの構造

上記のカルボニル基の図は，正確には正しくない．炭素-酸素二重結合では，電気陰性度の大きい酸素原子が π 電子対を引きつけて部分的な負電荷を帯び，一方，炭素原子は電子を奪われて電子不足になり，部分的な正電荷を帯びる．このような互いの原子の電気陰性度の差から，共有電子対がどちらかの原子に偏り，その結果，電荷が生じることを分極 polarization という．すなわち，カルボニル基の酸素原子は負に，炭素原子は正に分極している（図 14-2）．

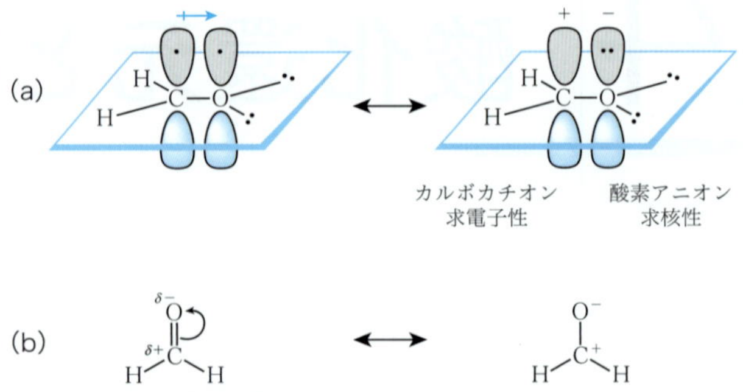

図14-2　カルボニル基の分極

電気陰性度の大きい酸素原子は π 電子対を引きつけ，酸素アニオンとカルボカチオンが生じようとする．
カルボニル基は，(a)プラスとマイナスに完全に分極することはないが，「中程度」に分極している．
このような「中程度」に分極しているカルボニル基は(b)のように表され，やはり炭素原子は電子不足に
なって求電子性を示す．

14.2　カルボニル基への求核付加反応

　カルボニル基の分極は静電的な相互作用を引き起こすきっかけとなる．<u>負電荷</u>
<u>を帯びた求核試薬は正電荷を帯びたカルボニル炭素を攻撃し，求核付加反応が進</u>
<u>行する</u>．たとえば，水分子は求核試薬となってカルボニル基に付加する．カルボ
ニル基と水分子は静電的に引き寄せられ，<u>互いの電荷を補うように水分子はカル</u>
ボニル炭素に付加する（図14-3）．

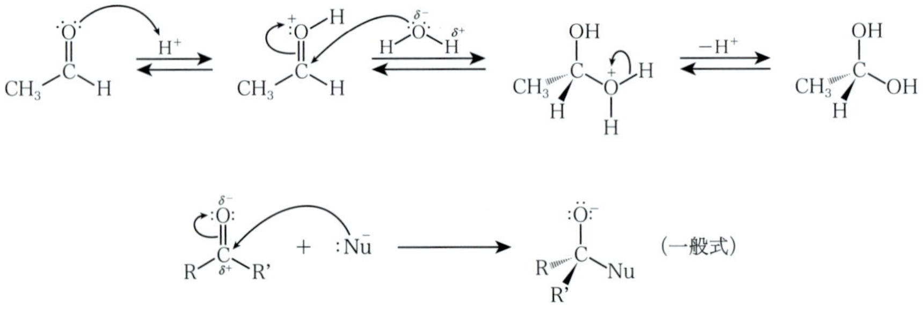

図14-3　アルデヒドに対する水の求核付加反応と一般式

　このとき，水分子は求核試薬となり，電子不足のカルボニル炭素に求核的に付
加していくので，このような反応のことをカルボニル基への求核付加反応
nucleophilic addition reaction という．

14.3　カルボニル化合物の還元反応：LiAlH$_4$ と NaBH$_4$

　水素化アルミニウムリチウム（LiAlH$_4$）と水素化ホウ素ナトリウム（NaBH$_4$）は
有機化学を学ぶうえで重要なヒドリド還元剤である．それぞれの分子はヒドリド
イオン hydride ion（H:$^-$）を放出し，これが求核試薬となってカルボニル基に求
核付加することでアルコールが生じる（図14-4）．

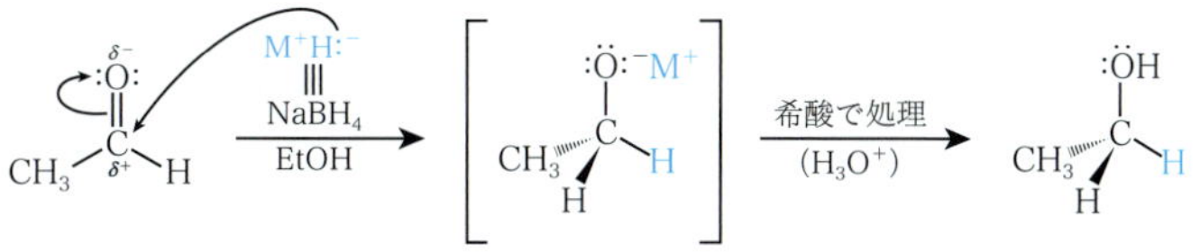

図14-4 アルデヒドに対するヒドリドの求核付加反応(ヒドリド還元)

LiAlH$_4$ と NaBH$_4$ は還元力に大きな差があり,LiAlH$_4$ の還元力は強いが NaBH$_4$ の還元力は弱い.LiAlH$_4$ の Al−H 結合は,金属元素と水素の結合であり,共有結合になりにくく非常に切れやすい.電気陰性度の大きさは H>Al なので,結合が開裂するとき水素原子は負電荷を背負って H:$^-$ となり,ヒドリド求核試薬としてはたらく.一方,ホウ素原子は半金属であり,B−H 結合は Al−H 結合に比べて共有結合性が強く,開裂しにくい.このため,NaBH$_4$ は LiAlH$_4$ に比べて還元力が弱くなる(図14-5).

同じようにヒドリドイオンを出す単純な化合物として LiH や NaH が存在する.これらは塩基としてはたらくが,還元性を示さない.このことは,① AlH$_4$$^-$ や BH$_4$$^-$ のようなヒドリドは塩基性度が小さいこと,②アルミニウムやホウ素錯体が有機溶媒に対して高い溶解度を示すため,LiAlH$_4$ や NaBH$_4$ が還元性を示すことと対照的である.

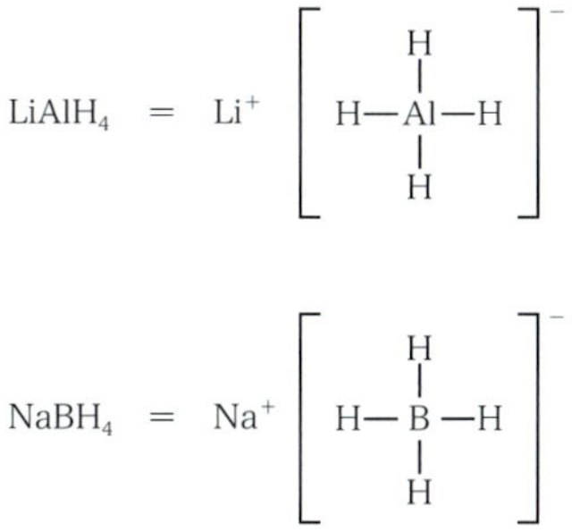

図14-5 還元剤 LiAlH$_4$ と NaBH$_4$

14.3.1 アルデヒドおよびケトンのヒドリド還元

アルデヒドを NaBH$_4$ で処理すると還元反応が進行し,反応の生成物を酸処理すれば第一級アルコールが得られる(図14-6).反応は,一般にエタノールやメタノールなどアルコール系溶媒中で行われる.

ケトン ketone と LiAlH$_4$ の還元反応も同様に進行し,ヒドリドイオンが還元剤となってカルボニル基に付加し,酸で処理することで対応する第二級アルコールが生成する(図14-6).LiAlH$_4$ は反応性が高く,水やアルコールと激しく反応するため,一般にエーテル系の溶媒中で反応を行う.

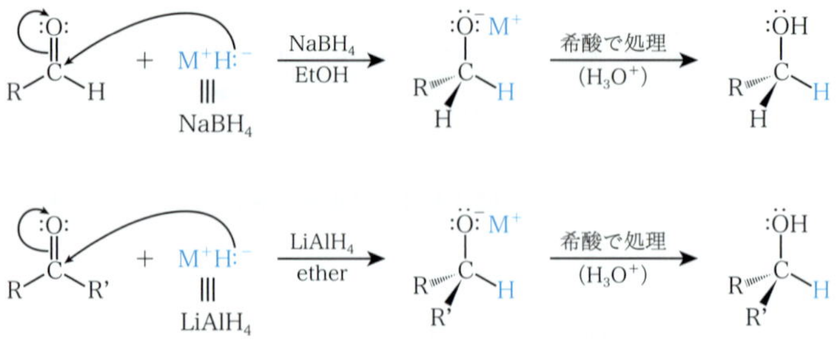

14　カルボニル基：酸化還元と有機金属

図 14-6　NaBH₄ および LiAlH₄ を用いたヒドリド還元の反応機構

14.3.2　エステルのヒドリド還元

　エステルは，アルデヒドやケトンに比べて求電子性が弱く，求核試薬のヒドリドイオンと反応しにくい．たとえば，NaBH₄ を用いると還元反応はなかなか進行しないが，酢酸エチルは LiAlH₄ によって容易に還元され，2分子のエタノールを生成する．(図 14-7).

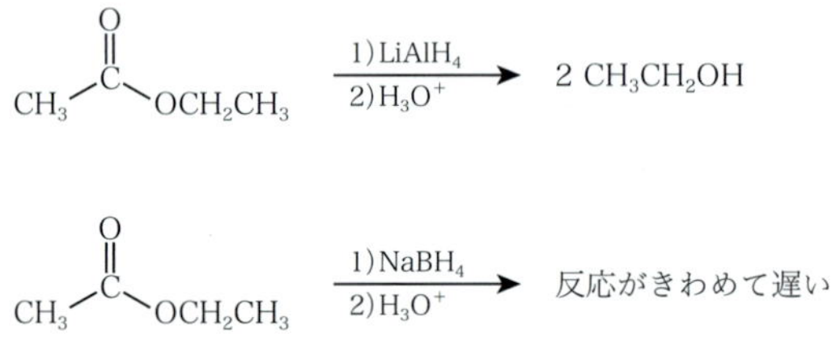

図 14-7　エステルの還元反応：LiAlH₄ と NaBH₄ の還元速度の違い

　酢酸エチルのカルボニル基もアルデヒドやケトンと同じく分極している．このため，求電子的なカルボニル炭素に LiAlH₄ から生じるヒドリドイオンが求核付加し，四面体中間体を生成する．この四面体中間体のエトキシ基($-OCH_2CH_3$)は脱離基となり，もう一方の酸素原子がカルボニル基に戻る際に押し出され，アセトアルデヒドが生成する．アセトアルデヒドのカルボニル基に2つ目のヒドリドイオンが再び求核付加してアルコキシドが生じる．ほとんどのエステルが反応した後に希酸を加えることで，アルコールが生成する(図 14-8).

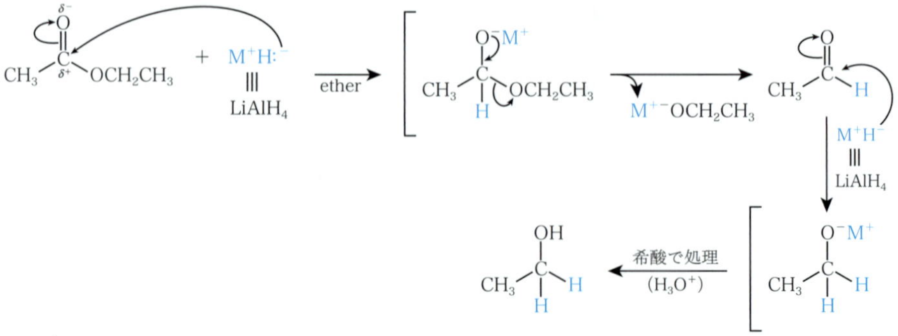

図 14-8　LiAlH₄ を用いたエステルの還元反応

14.3.3 カルボン酸のヒドリド還元

　カルボン酸は，還元力の強い $LiAlH_4$ で還元されてアルコールになるが，還元力の弱い $NaBH_4$ では還元できない．たとえば，酢酸は $LiAlH_4$ で還元されてエタノールになる（図 14-9）．

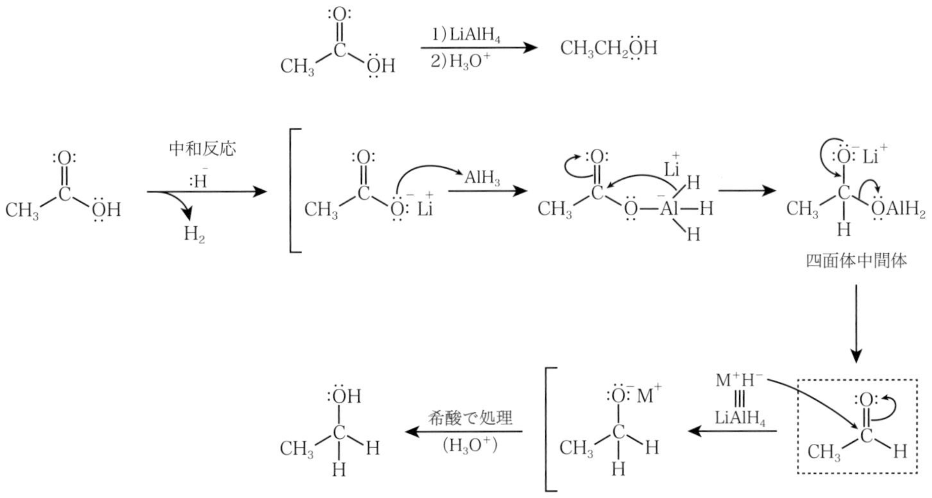

図 14-9　$LiAlH_4$ によるカルボン酸の還元の反応機構

　このヒドリド還元の反応機構は次の通りである．酢酸は，塩基性の強いヒドリドイオンで瞬時に中和され，カルボン酸イオンとなる．酢酸イオンは水素化アルミニウムと錯体を形成し，さらにヒドリドイオンがカルボニル基に求核付加して四面体中間体を生成する．エステルの場合と同様に，四面体中間体から脱離基が脱離してカルボニル基が再生し，アルデヒドが生成する．その後，アルデヒドの分極したカルボニル基にさらにヒドリドイオンが付加してアルコキシドが生じ，これを希酸で処理することでアルコールが生成する（図 14-9）．<u>カルボン酸のヒドリド還元の場合も，ヒドリドイオンはカルボニル基に 2 回求核付加し，途中にアルデヒドを経由する</u>．

14.3.4 アミドのヒドリド還元

　アミドは，還元力の強い $LiAlH_4$ で還元されて対応するアミンになるが，$NaBH_4$ では還元できない．たとえば，アセトアミドは $LiAlH_4$ で還元されてエチルアミンになる（図 14-10）．

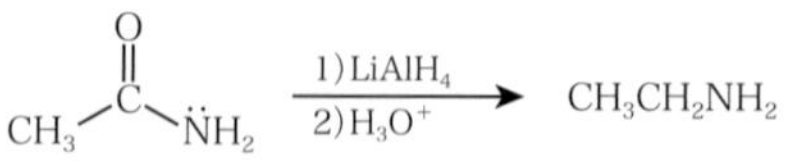

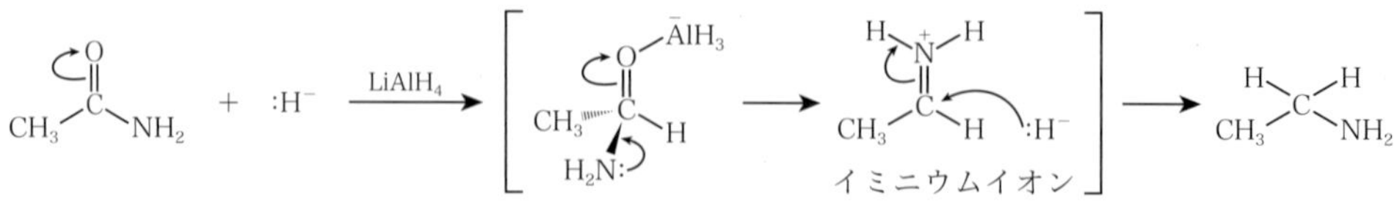

298 14 カルボニル基：酸化還元と有機金属

$$\text{CH}_3\text{CONH}_2 \xrightarrow[\text{2)}\text{H}_3\text{O}^+]{\text{1)}\text{LiAlH}_4} \text{CH}_3\text{CH}_2\text{NH}_2$$

図 14-10 LiAlH$_4$ によるアミドの還元の反応機構

アミドの還元反応は，ヒドリドイオンがアミドのカルボニル基へ求核付加する．生成した sp^3 中間体からイミニウムイオン中間体が生じる．イミニウムイオン中間体は，もう一度 LiAlH$_4$ の還元を受けアミンを与える．

アミドの窒素原子上の置換基数によって，第一級，第二級および第三級アミンをつくり分けることができる(図 14-11)．

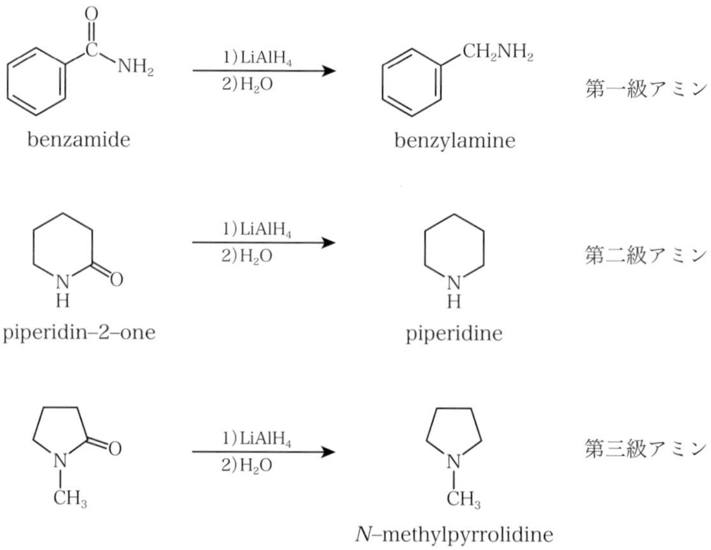

benzamide $\xrightarrow[\text{2)}\text{H}_2\text{O}]{\text{1)}\text{LiAlH}_4}$ benzylamine　　第一級アミン

piperidin–2–one $\xrightarrow[\text{2)}\text{H}_2\text{O}]{\text{1)}\text{LiAlH}_4}$ piperidine　　第二級アミン

$\xrightarrow[\text{2)}\text{H}_2\text{O}]{\text{1)}\text{LiAlH}_4}$ N–methylpyrrolidine　　第三級アミン

図 14-11 LiAlH$_4$ によるアミドの還元

NaBH$_4$ および LiAlH$_4$ によるカルボニル化合物の還元について，表 14-1 にまとめた．

表 14-1 NaBH$_4$ および LiAlH$_4$ によるカルボニル化合物の還元

	アルデヒド	ケトン	エステル	カルボン酸	アミド
NaBH$_4$	○	○	×(△)	×	×
LiAlH$_4$	○	○	○	○	○

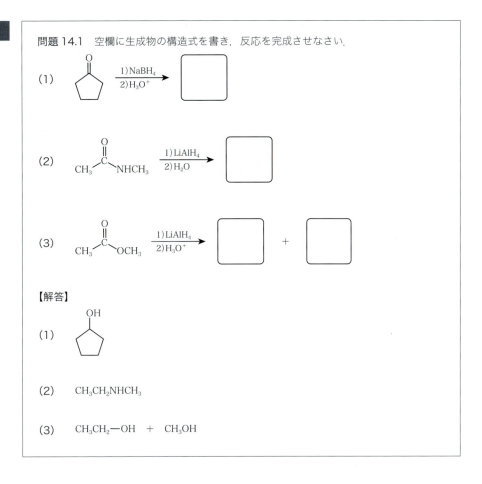

14.4 アルコールの酸化反応：カルボニル化合物の合成

前節において，カルボニル化合物の還元反応について学んだ．有機分子の還元 reduction とは，一般に水素含量が増える反応である．また，酸化 oxidation とはその逆で，分子中の酸素含量が増えるか，水素原子数が減少する反応である．官能基と酸化段階の関係を図 14-12 にまとめた．

図 14-12 官能基の酸化と還元

アルコールを酸化すれば，カルボニル化合物やカルボン酸を合成することができる．第一級アルコールを酸化すれば，アルデヒドを経由してさらに酸化が進行し，カルボン酸が得られる．また，第二級アルコールを酸化すればケトンが得られ，第三級アルコールは酸化されない（図14-13）．アルコールの酸化剤は数多くあるが，酸化クロムの酸性水溶液が多用される．

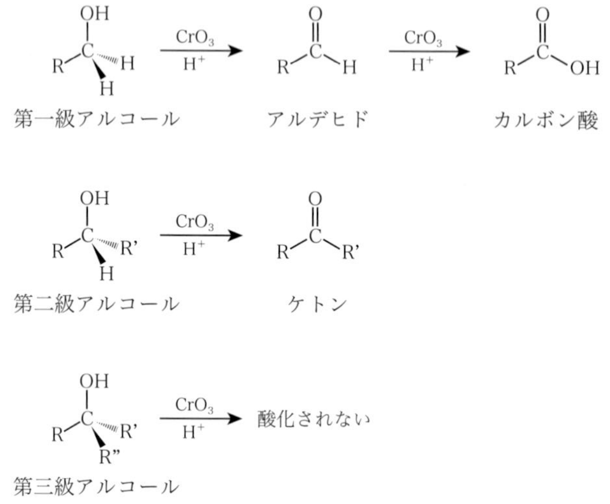

図14-13　アルコールの酸化

　アルデヒドは反応性が高く，医薬品の合成中間体にもよく用いられるが，第一級アルコールの酸化で得ようとするとなかなか難しい．アルデヒドは元のアルコールよりも酸化されやすいため，通常の酸化ではカルボン酸にまで酸化されてしまう．これを達成しようと多くの酸化剤が開発されているが，比較的よく使われているのがクロロクロム酸ピリジニウム pyridinium chlorochromate (PCC)である．これを用い，有機溶媒中で第一級アルコールを酸化すると，目的のアルデヒドが得られる．一方，一般的によく使われる酸化剤，たとえば，酸性水溶液中で三酸化クロムを使う酸化反応では，第一級アルコールはカルボン酸にまで酸化される（図14-14）．

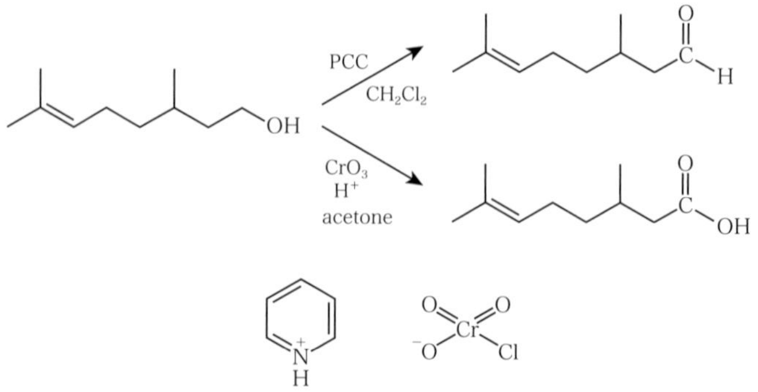

PCC(pyridinium chlorochromate)

図14-14　酸化剤：PCC と三酸化クロム

節末問題

問題 14.2 空欄に生成物の構造式または試薬を書き，反応を完成させなさい．

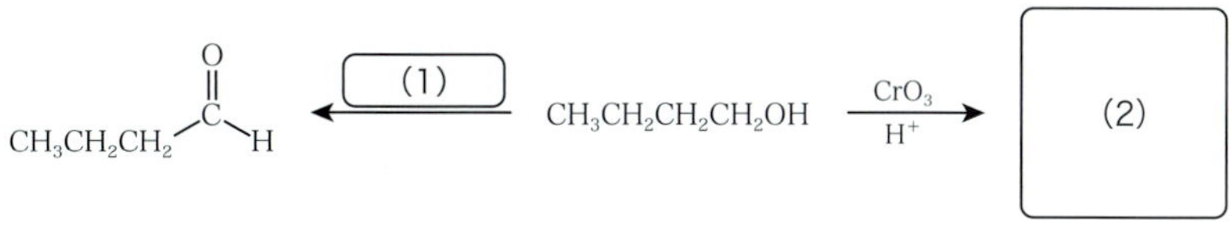

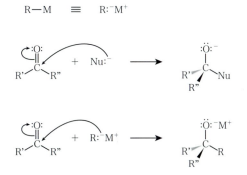

【解答】

(1)　PCC　　(2)　CH₃CH₂C(=O)OH

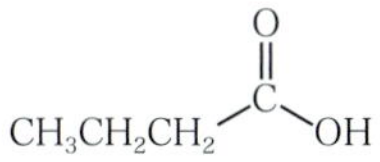

14.5　有機金属試薬：有機リチウム試薬と Grignard 試薬

この節では代表的な有機金属の性質と反応について考える．取り上げる金属は2種類，リチウムとマグネシウムである．

有機金属試薬 RM は，共有結合性の結合をもつ R–M とイオン結合性のものとに分けられる．ここで扱う2種類はイオン結合性として考える．すなわち金属 M は正に帯電し，R は負電荷をもつ．前節ではヒドリド H:⁻ が求核試薬であったが，ここでは R:⁻ がそれにあたる（図 14-15）．

$$R-M \equiv R:^-M^+$$

図 14-15　有機金属試薬のカルボニル基への求核付加反応

14.5.1　有機リチウム試薬

ブチルリチウムは，ブタンの水素原子の1つをリチウム原子に置き換えた化合物で，きわめて強い求核性と塩基性を示す．通常，次のようにハロゲン化アルキルとリチウム金属を使って合成される（図 14-16）．

$$CH_3CH_2CH_2CH_2-Br + 2\,Li \longrightarrow CH_3CH_2CH_2CH_2-Li + LiBr$$
butyl lithium

図 14-16　アルキルリチウムの合成

アルキルリチウム alkyl lithium が強い求核性と塩基性を示す理由は，炭素−リチウム結合にある．アルカリ金属のリチウム原子は電気陰性度が小さいため，炭素原子との結合は共有結合性が低い．このため，炭素−リチウム結合は強く分極し，炭素原子は負電荷を帯びる．このような負電荷を帯びた炭素イオンのことを**カルボアニオン** carbanion という．カルボアニオンは，電荷を帯びにくい炭素原子が負電荷を背負った不安定なアニオンで，エネルギーが高く，求核性・塩基性が強い．このため，有機リチウム化合物は空気中の酸素と容易に反応し，とくに t-ブチルリチウム（$(CH_3)_3CLi$）は空気に触れた途端に発火するので，取り扱いに注意を要する（図 14-17）．

$$CH_3CH_2CH_2CH_2 \text{—} Li \quad < \quad CH_3CH_2CH_2CH_2^- \quad Li^+$$
共有結合 　　　　　　　イオン結合

図 14-17 アルキルリチウムは強いカルボアニオンと考える

14.5.2　カルボアニオンの塩基性

カルボアニオンの塩基性は，炭素原子の混成状態やアニオンの局在化などで変化する．たとえば，下図に示すような 2 個の炭素原子からなるリチウム化合物の塩基性は，sp^3 に混成した炭素のアニオンが最も強く，sp^2，sp と順に弱くなる（図 14-18）．軌道サイズの小さな s 軌道が占める割合（s 性）が大きくなれば，混成軌道のサイズも小さくなり，価電子と原子核の距離が短くなって互いの引力が増す．これによって価電子が安定化し，塩基性も弱まる．それぞれ混成軌道の s 性は，$sp^3=25\%$，$sp^2=33\%$，$sp=50\%$ である（☞第 1 章 p.17）．

$$CH_3CH_2Li \quad > \quad CH_2{=}CHLi \quad > \quad HC{\equiv}CLi$$
　　　　　　sp^3 炭素　　　　　　sp^2 炭素　　　　　sp 炭素
共役酸の pK_a　pK_a=50　　　　pK_a=44　　　　pK_a=25

図 14-18 炭素の混成によるカルボアニオンの塩基性の強弱

また，アルキルリチウムの化学構造によっても塩基性は変化する．たとえば，t-ブチルリチウムのようにカルボアニオンの近くに電子供与性のメチル基が置換すれば，アニオンは不安定となって塩基性は強くなる．一方，ベンジルリチウムのようにカルボアニオンの負電荷が非局在化できれば，**共鳴効果**によってアニオンは安定化する（図 14-19）．

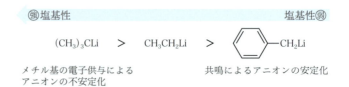

図 14-19 誘起および共鳴効果によるカルボアニオンの塩基性の強弱

14.5.3　有機マグネシウム試薬：Grignard 試薬

有機リチウム試薬と同様に，有機マグネシウム試薬も有機化学を学ぶうえで重要な有機金属試薬である．有機マグネシウム試薬は，ジエチルエーテルまたは THF 中で，ハロゲン化アルキルに金属マグネシウムを作用させると合成できる．有機マグネシウム試薬は，発明者の名前に因んで Grignard 試薬 Grignard reagent とよばれる（図 14-20）．Grignard 試薬は，2 分子のエーテルが配位することで安定化している．

$$CH_3CH_2CH_2CH_2\!-\!Br \quad + \quad Mg \quad \xrightarrow[\text{THF}]{} \quad CH_3CH_2CH_2CH_2\!-\!MgBr \quad \equiv \quad CH_3CH_2CH_2\overset{-}{C}H_2\,(MgBr)^{+}$$

$$\text{butylmagnesium bromide} \qquad\qquad \text{カルボアニオンとして扱う}$$

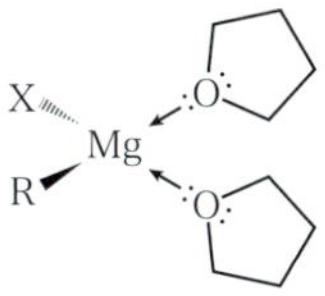

図 14-20　Grignard 試薬の合成

Grignard 試薬の炭素–マグネシウム結合は有機リチウム試薬と同様に強く分極しており，炭素原子側に結合電子対が偏っている．このため，Grignard 試薬もカルボアニオン種として扱う．

マグネシウムはリチウムよりも電気陰性度が少し大きく，炭素–マグネシウム結合は炭素–リチウム結合よりもイオン性が小さい．このため，Grignard 試薬は有機リチウム試薬よりも塩基性が少し弱く，比較的取り扱いやすい有機金属試薬である．

節末問題

> 問題 14.3　次の有機リチウム試薬について，塩基性の強い順に並べなさい．
>
> a. $CH_3CH_2CH_2CH_2Li$　　　　b. $CH_3CH\!=\!CHCH_2Li$　　　　c. $CH_3CH_2\underset{\underset{CH_3}{|}}{C}HLi$
>
> 【解答】
> c＞a＞b
> カルボアニオンの塩基性の強さは，三級＞二級＞一級の順になる．
> これは，カルボアニオンの負電荷をもつ炭素に電子供与性のアルキル基が置換することで，カルボアニオンに電子が供与され，負電荷が増して塩基性が強くなるためである．つまり，塩基性の強さは c＞a となる．一方，b のカルボアニオンは，隣接の二重結合に負電荷が非局在化できるため，塩基性は弱まる．
>
> $$CH_3\overset{\frown}{CH}\!=\!CH\overset{\frown}{-}\overset{-}{C}H_2 \quad\longleftrightarrow\quad CH_3\overset{-}{C}H\overset{\frown}{-}CH\!=\!CH_2$$

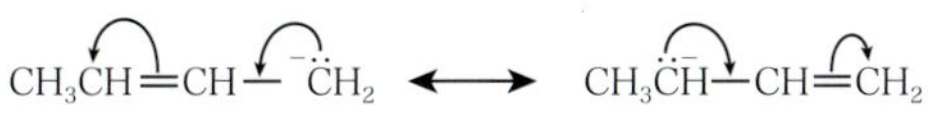

14.6 カルボニル化合物からアルコール誘導体の合成

14.6.1 アルデヒドおよびケトンと Grignard 試薬の反応

　アルデヒドおよびケトンは Grignard 試薬と反応し，アルコールを生成する．カルボニル化合物のヒドリド還元と同様に，分極によって電子の不足したカルボニル炭素に対し，Grignard 試薬のカルボアニオンが求核付加する（図 14-21）.

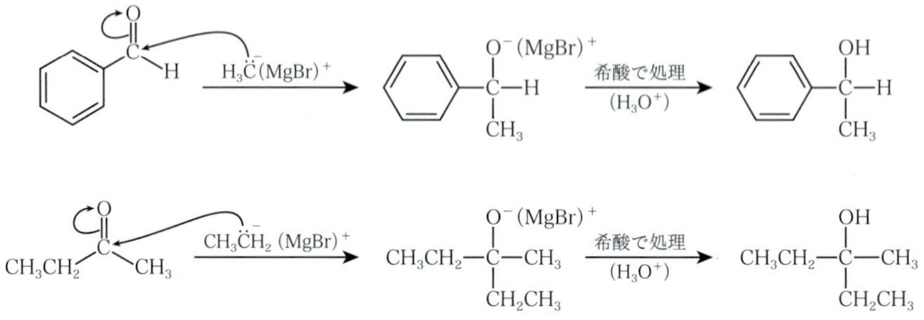

図 14-21　カルボニル化合物と Grignard 試薬の反応

14.6.2 エステルと Grignard 試薬の反応

　エステルは Grignard 試薬と反応し，アルコールを生成する．エステルのヒドリド還元と同様に，分極によって電子の不足したカルボニル炭素に対して Grignard 試薬のカルボアニオンが求核付加する．四面体中間体からアルコキシドが脱離し，一時的にケトンが生成する．ケトンはもう 1 分子の Grignard 試薬とさらに反応してアルコールを生成する（図 14-22）．つまり，LiAlH$_4$ によるエステルの還元反応と同様に，求核付加反応を 2 回受けている.

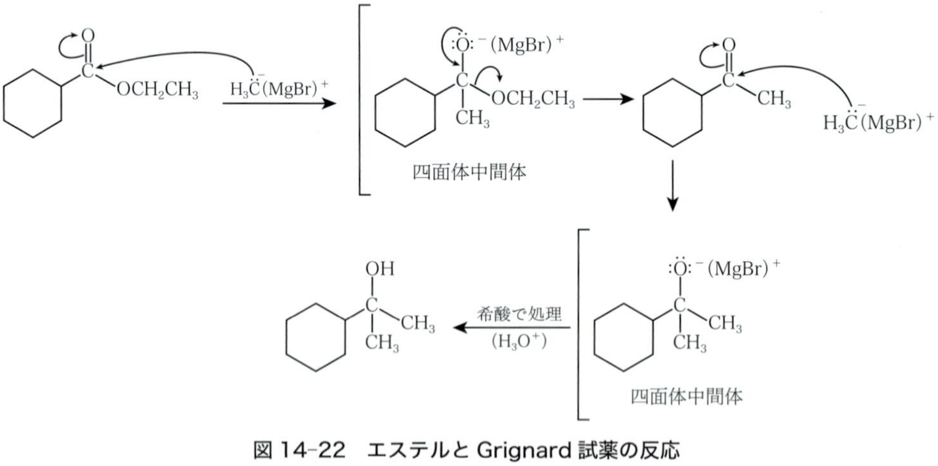

図 14-22　エステルと Grignard 試薬の反応

14.6 カルボニル化合物からアルコール誘導体の合成   305

節末問題

問題 14.4 空欄に生成物の構造式を書き，反応を完成させなさい．

(1) 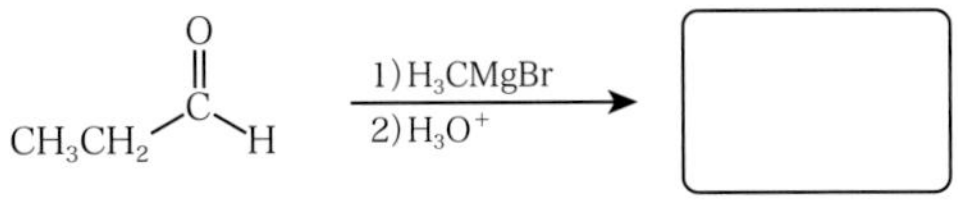 CH_3CH_2—C(=O)—H $\xrightarrow{\text{1) } H_3CMgBr,\ \text{2) } H_3O^+}$ [　　　]

(2) (シクロヘキサノン) $\xrightarrow{\text{1) } CH_3Li,\ \text{2) } H_3O^+}$ [　　　]

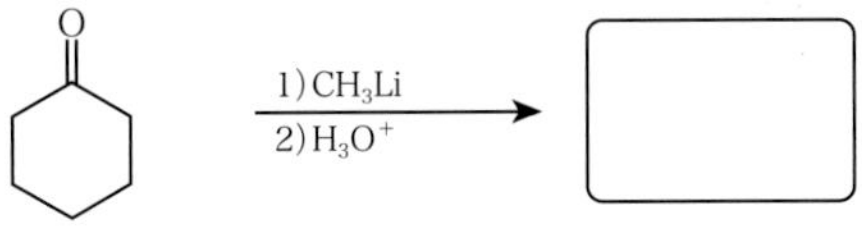

(3) 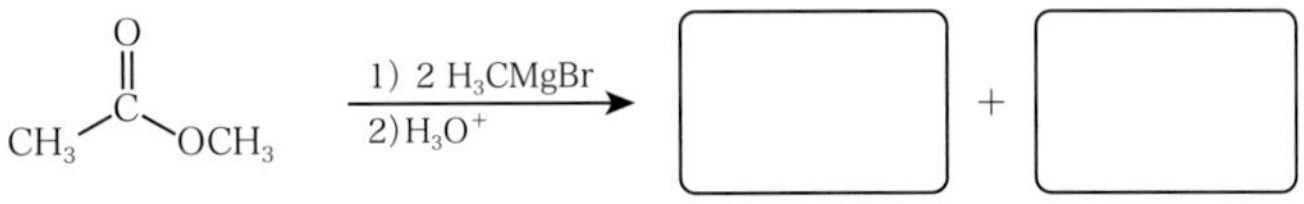 CH_3—C(=O)—OCH_3 $\xrightarrow{\text{1) } 2\ H_3CMgBr,\ \text{2) } H_3O^+}$ [　　　] + [　　　]

【解答】

(1) 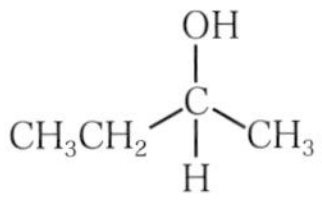 CH_3CH_2—C(OH)(H)—CH_3

(2) (1-メチルシクロヘキサノール： HO, CH₃)

(3) CH_3—C(OH)(CH₃)—CH_3 + $CH_3\ddot{O}H$

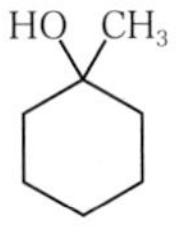

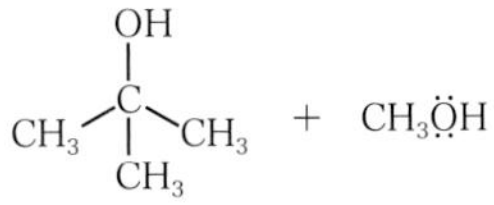

306　14　カルボニル基：酸化還元と有機金属

【章末問題】

●カルボニル化合物の反応

問題 14.X1　空欄に生成物の構造式を書き，反応を完成させなさい．

(1) $(CH_3)_3C\text{-CHO}$ $\xrightarrow[\text{2)}H_3O^+]{\text{1)}NaBH_4}$

(2) $(CH_3)_2HC\text{-CO-}CH_3$ $\xrightarrow[\text{2)}H_3O^+]{\text{1)}LiAlH_4}$

(3) $C_6H_5\text{-CO-}CH_3$ $\xrightarrow[\text{2)}H_3O^+]{\text{1)}NaBH_4}$

(4) $CH_3CH_2CH_2\text{-CO-}OCH_3$ $\xrightarrow[\text{2)}H_3O^+]{\text{1)}LiAlH_4}$

(5) シクロヘキサンカルボン酸 $\xrightarrow[\text{2)}H_3O^+]{\text{1)}LiAlH_4}$

(6) $CH_3CH_2CH_2\text{-CO-}NHCH_3$ $\xrightarrow[\text{2)}H_2O]{\text{1)}LiAlH_4}$

(7) $C_6H_5\text{-CHO}$ $\xrightarrow[\text{2)}H_3O^+]{\text{1) 2 }H_3CMgBr}$

(8) シクロヘキサノン $\xrightarrow[\text{2)}H_3O^+]{\text{1) 2 }H_3CMgBr}$

問題 14.X2　次の反応の反応機構を曲がった矢印を使って表しなさい．

$C_6H_5\text{-CO-}OCH_2CH_3$ $\xrightarrow[\text{2)}H_3O^+]{\text{1) 2 }H_3CMgBr}$

問題 14.X3　プロパナールを原料に用いて次の化合物を合成しなさい．

(1) $CH_3CH_2\overset{\text{OH}}{\underset{}{CH}}CH_3$

(2) $CH_3CH_2CH_2OH$

(3) CH_3CH_2COOH

(4) $CH_3CH_2\overset{O}{\overset{\|}{C}}CH_3$

【章末問題】 307

【解答】

問題 14.X1

(1) $(CH_3)_3CCH_2OH$

(2) $(CH_3)_2CHCHCH_3$ （OH 付き）

(3) 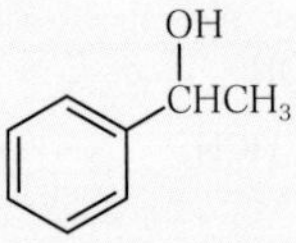 フェニル-$CHCH_3$（OH 付き）

(4) $CH_3CH_2CH_2CH_2OH$

(5) 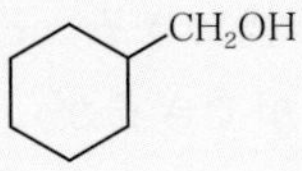 シクロヘキシル-CH_2OH

(6) $CH_3CH_2CH_2CH_2NHCH_3$

(7) 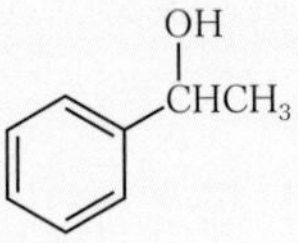 フェニル-$CHCH_3$（OH 付き）

(8) 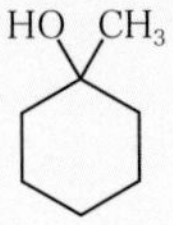 1-メチルシクロヘキサノール（HO, CH_3）

問題 14.X2

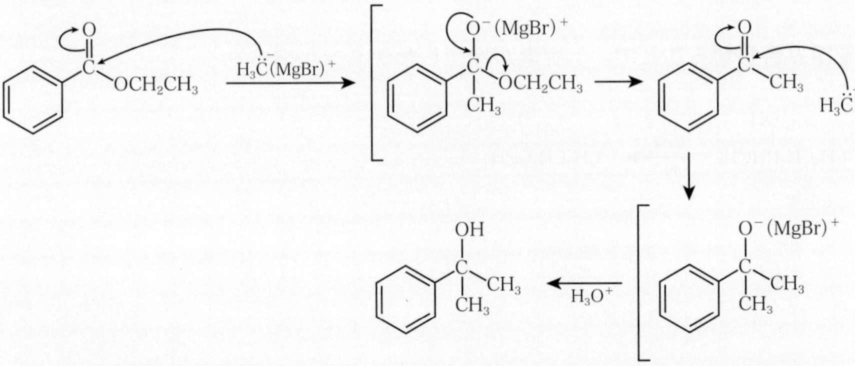

Grignard 試薬がエステルと反応して生じた四面体中間体は脱離基が存在する（この場合，$-OCH_2CH_3$）．この脱離基が脱離し，カルボニル基が再生してケトンになるが，ケトンのカルボニル炭素は求電子性が強いため，さらにもう 1 分子の Grignard 試薬と反応して最終的に第三級アルコールを生成する．

問題 14.X3

(1) プロパナールのカルボニル炭素は求電子性が強く，Grignard 試薬と反応して第二級アルコールを与える．今回，Grignard 試薬として臭化メチルマグネシウムを用いれば，1 炭素の増炭が行える．

$$CH_3CH_2CHO \xrightarrow[\text{2)}H_3O^+]{\text{1)}H_3CMgBr} CH_3CH_2\overset{\overset{\displaystyle OH}{|}}{C}HCH_3$$

(2) プロパナールにヒドリド還元剤を反応させると目的物に変換できる．この場合，ヒドリド還元剤としては $LiAlH_4$ あるいは $NaBH_4$ のどちらでも用いることができるが，アルデヒドやケトンのヒドリド還元には還元力が弱く取り扱いやすい $NaBH_4$ が多用される．

$$CH_3CH_2CHO \xrightarrow[\text{2)}H_3O^+]{\text{1)}NaBH_4\text{ または }LiAlH_4} CH_3CH_2CH_2OH$$

(3) 酸性水溶液中，三酸化クロムはアルデヒドをカルボン酸へと酸化する．

$$CH_3CH_2CHO \xrightarrow[H^+]{CrO_3} CH_3CH_2COOH$$

(4) プロパナールに(1)と(3)を組み合わせることで，1 炭素が増炭したケトンが得られる．

$$CH_3CH_2CHO \xrightarrow[\text{2)}H_3O^+]{\text{1)}H_3CMgBr} CH_3CH_2\overset{\overset{\displaystyle OH}{|}}{C}HCH_3 \xrightarrow[H^+]{CrO_3} CH_3CH_2\overset{\overset{\displaystyle O}{\|}}{C}CH_3$$

カルボニル基と水酸基の物理化学的性質

　カルボニル基が還元されると水酸基になる．カルボニル基が水酸基に変わっても分子量が2増えるだけなのでそれほど変化はないように思われるが，実は両者の物理化学的性質は大きく変化している．すなわち，カルボニル基は還元されて水酸基に変化することで極性が高まり，活性プロトンを使って水素結合の供与体としてはたらく．

　このようなカルボニル基の還元による物理化学的性質の変化を巧みに利用して，医薬品が開発されている．ロキソニンとして知られる解熱鎮痛薬ロキソプロフェンは，以下の化学構造式をもつ．

　ロキソプロフェンのシクロペンタノン部分がケトンのままでは薬理作用を示さないが，還元されて水酸基になると一転して解熱鎮痛作用を示すようになる．このとき，水酸基の活性プロトンが水素結合供与体となり，生体のターゲット分子との結合を強くして薬理作用を示す．つまり，ロキソプロフェンは経口投与された消化管内では薬理作用を発現しないが，生体内に吸収され，さらに還元的に代謝されることで解熱鎮痛作用をもつ形に変化し，薬効を示すのである．医薬品は，このような構造変化をうまく利用して適材適所に薬理活性を発現させるような工夫がなされている．

15 共役不飽和化合物

Chapter

1. 共鳴とはどのようなものか

2. アリルラジカル，アリルカチオンとはどのようなものか

3. 1,3-ブタジエンの構造と，それが示す反応性

4. 協奏反応である Diels–Alder 反応とはどのようなものか

不飽和結合化合物には不飽和部分が離れた位置にあるものと，近いところにあるものが存在する．完全に離れた位置にある場合は，それぞれの不飽和結合が独立して反応する．しかし，近い位置，なかでも多重結合と単結合が交互に存在する場合は共役系とよばれ，特殊な反応性を示す．これは不飽和結合のπ電子が非局在化し，より安定な分子構造をとるためである．このような化合物を共役不飽和化合物とよぶ．

15.1 共鳴構造

共鳴構造 resonance structure とはπ電子あるいは非共有電子対(孤立電子対)の移動をともなう構造である[*]．σ結合の結合電子は動かず，また原子の移動もないことをしっかり理解しよう．共鳴構造式どうしを結ぶ矢印は両矢印(↔)を用いる(図15-1)．平衡反応を示す⇄とは異なるので注意しよう．下記のケト–エノール互変異性ではσ結合の電子の移動とともにプロトンも移動しているため，共鳴ではなくて平衡関係にある．

[*] ただし，共鳴構造は実在するものではなく，あくまで理論上の概念であることに注意しなければならない．

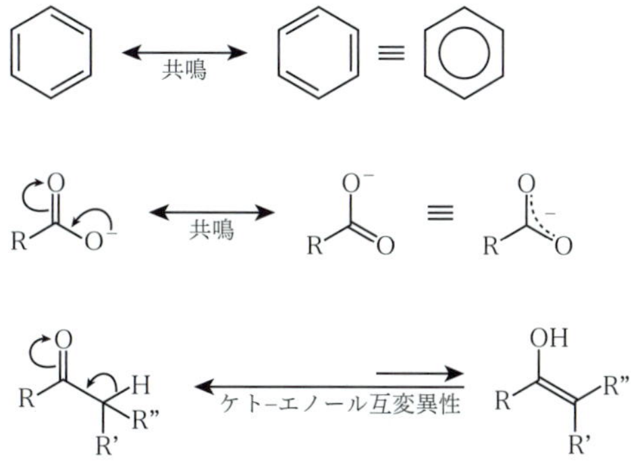

図 15-1　共鳴

15.1.1 アリルラジカル

アルケン二重結合に結合している sp³ 炭素の位置をアリル位 allylic position という．アリルラジカル allyl radical はアリル位炭素上に不対電子 unpaired electron をもち，2種類の共鳴構造で表せる．3個のπ電子は3つのp軌道上に非局在化している(図15-2)．

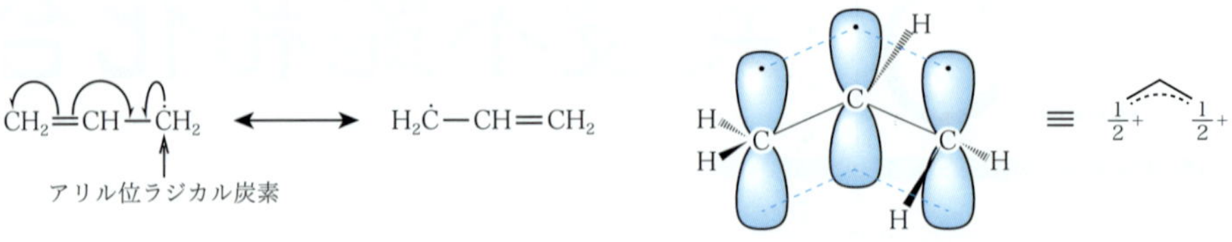

312 15 共役不飽和化合物

図15-2 アリルラジカルの共鳴構造

　第一級アルキルラジカル，第二級アルキルラジカル，第三級アルキルラジカル
の安定性は，カルボカチオンの安定性と同様に電子供与性のアルキル基の数が多
い方が安定なので，第三級アルキルラジカルが第二級や第一級アルキルラジカル
より安定となり，第三級アリル型ラジカルはさらに共鳴安定化されているために，
第三級アルキルラジカルより安定となる（図15-3）．（☞第11章 p. 243）

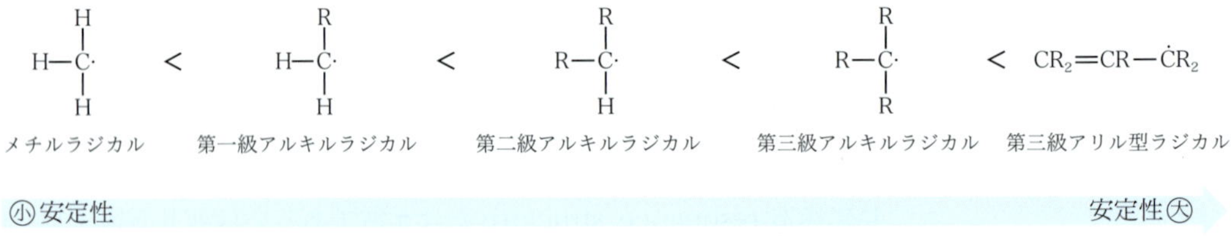

メチルラジカル　　第一級アルキルラジカル　　第二級アルキルラジカル　　第三級アルキルラジカル　　第三級アリル型ラジカル

⊖ 安定性　　　　　　　　　　　　　　　　　　　　　　　　　　　　　　安定性 ⊕

図15-3 ラジカルの安定性

15.1.2 アリルカチオン

　アリルカチオン allyl cation はアリル位炭素上に正電荷をもつカルボカチオン
である．アリルカチオンには2種類の共鳴構造（図15-4a, b）がある．正電荷は
アリル位炭素上に局在化しているわけではなく，アルケンの sp^2 炭素上に非局在
化し安定化されている．そのため2つの炭素-炭素結合は等価で，少し二重結合
性を帯びており，正電荷は末端の炭素原子に等価に分散されている（図15-4c）．

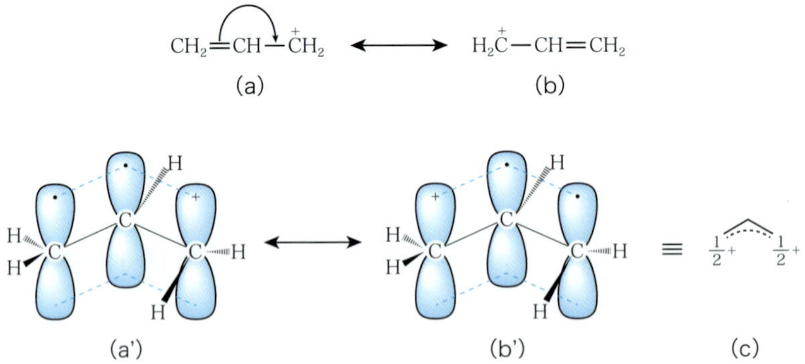

図15-4 アリルカチオンの共鳴構造

　共鳴安定化のため，第三級アリル型カルボカチオンは第三級カルボカチオンよ
り安定となる（図15-5）．（☞第9章 p. 190）

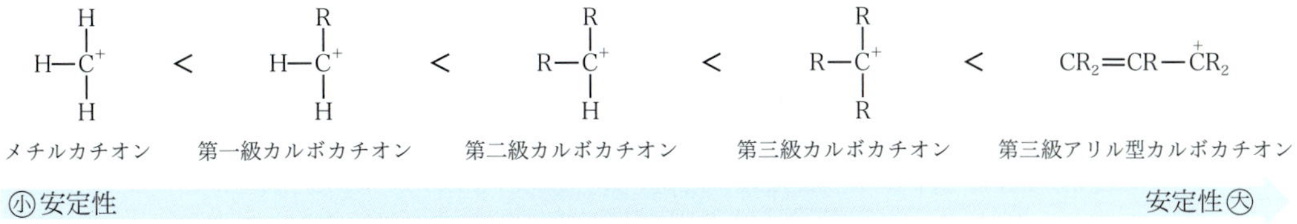

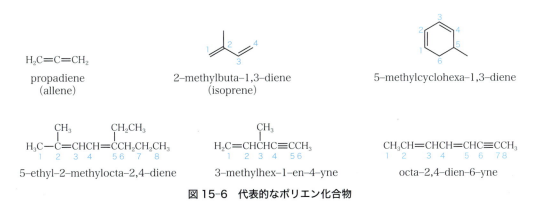

図 15-5　カルボカチオンの安定性

15.2　代表的なポリエン化合物の命名法

2つの二重結合をもつ化合物を**ジエン** diene，3つの二重結合をもつ化合物をトリエン triene，4つの二重結合をもつ化合物をテトラエン tetraene とよぶ．二重結合は共役か孤立しているかで，共役二重結合 conjugated double bond，あるいは孤立二重結合 isolated double bond とよばれる．共役 conjugation とは多重結合と単結合が交互に存在する構造である．二重結合が隣接している（集積二重結合）化合物は**アレン** allene とよばれる．ジエンの命名は以下の手順で行う．

1. 2つの二重結合を含む最も長い炭素鎖にアルカンの名前をつけ，次に語尾の「ne」を「diene」に変える．
2. 炭素の位置番号は，二重結合にできるだけ小さい位置番号がつくようにする．環状アルケンは環状のため末端がないので，二重結合の炭素の片方を1位とし，置換基の位置番号が小さくなるようにする．
3. 置換基はアルファベット順に表記する．
4. 官能基が二重結合と三重結合を含む場合でも，同様に不飽和結合の位置番号が小さくなるようにする．
5. 二重結合と三重結合の位置番号が同じ場合には二重結合を優先する．

図 15-6　代表的なポリエン化合物

15.2.1　ジエンの立体配置異性体

炭素–炭素二重結合は回転できないので立体配置異性体が生じる．多置換アルケンの場合，より一般的な表記法として *E/Z* 表示が用いられる（☞第 10 章 p.216）．ヘプタ-2,4-ジエンのようなジエンは2つの二重結合がそれぞれ *E* か *Z* の立体配置をとるので，4種類の立体異性体が存在することになる（図 15-7）．

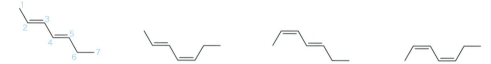

(2E,4E)-hepta-2,4-diene　(2E,4Z)-hepta-2,4-diene　(2Z,4E)-hepta-2,4-diene　(2Z,4Z)-hepta-2,4-diene

図 15-7　ヘプタ-2,4-ジエンの立体配置異性体

15.3　ブタ-1,3-ジエンの構造と電子の非局在化

共役ジエンは非共役ジエンよりも熱力学的に安定である．このことは図 15-8 に示した水素化熱の比較からも理解できる．ペンタ-1,4-ジエンを接触還元すると２つの二重結合が還元されてペンタンが生成し，その際 255 kJ/mol 発熱する．ところが(3E)-ペンタ-1,3-ジエンの接触還元では 226 kJ/mol しか発熱がみられない．結局，(3E)-ペンタ-1,3-ジエンの方がペンタ-1,4-ジエンよりも 29 kJ/mol 発熱量が少ないことになる．この 29 kJ/mol は(3E)-ペンタ-1,3-ジエンの共鳴安定化によるものと考えられる．以上のことから共役ジエンである(3E)-ペンタ-1,3-ジエンの方が非共役ジエンよりも安定化されていることが理解できる．

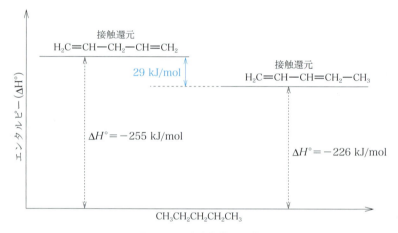

図 15-8　水素化熱の比較

ブタ-1,3-ジエンは共役ジエンであり，*s-trans*（単結合 single bond に関して２つの二重結合が *trans*）と *s-cis*（単結合に関して２つの二重結合が *cis*）の２つの配座 conformation がある[*1]．*s-trans* 体と *s-cis* 体は単結合の回転によって相互変換できるので，二重結合の *trans-cis* 配置 configuration とは異なる[*2]．室温では立体障害の少ない *s-trans* 配座の方が 9.6 kJ/mol 安定で優位となる．*s-cis* 配座と *s-trans* 配座間の回転障壁は 20.5 kJ/mol で，室温で相互変換できる程度である．

[*1]「s-」は単結合 single bond を意味している．

[*2] 配置と配座の違い：二重結合の *trans-cis* 配置では，二重結合についている置換基を切断して入れ替えないと *trans* 異性体と *cis* 異性体は相互変換できない．このような場合は"配置"とよぶ．一方，*s-trans* 体と *s-cis* 体の場合は単結合の回転だけで相互変換できる．このような場合を"配座"とよぶ．

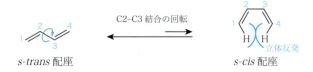

図 15-9　s-trans 配座と s-cis 配座

　共役ジエンの化学的性質は二重結合の性質に似ているが，共役しているがゆえの特別な性質もある．たとえば，単結合の長さである（図 15-10）．ブタ-1,3-ジエンの単結合は 147 pm であり，エタンの C–C 単結合の 154 pm よりは短く，エテンの C=C 二重結合の 133 pm よりも長い．これは C2, C3 位の sp² 混成軌道の p 軌道の重なりによる部分的な π 電子の非局在化により説明できる．このため一般的な単結合に比べて結合が短く強くなっている．また電子の非局在化により，軌道のエネルギーが低下するので安定化される．

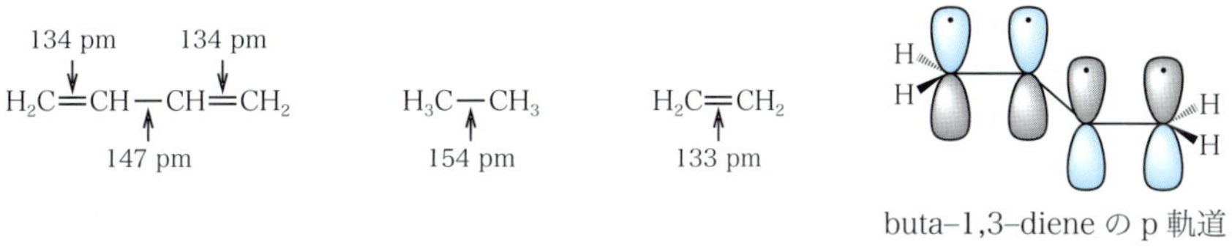

図 15-10　共役ジエンの炭素-炭素結合長の比較

15.4　共役ジエンの 1,2-付加と 1,4-付加

　共役ジエンに対する求電子付加反応には，速度論支配 kinetic control による 1,2-付加反応と，熱力学支配 thermodynamic control による 1,4-付加反応がある．ブタ-1,3-ジエンに対する臭化水素の付加反応を例に考えてみよう（図 15-11）．

　反応温度が低い場合（例：−80℃），反応は不可逆的に進行し，主生成物は主に一置換アルケンである 1,2-付加体（ジエンの 1, 2 位の炭素に付加が起こった形）となる．得られるアルケンは Markovnikov 則に従った付加体であり，第一級カルボカチオン（図 15-11c）ではなく，第二級カルボカチオン（アリルカチオン〔図 15-11a〕）を経由して生成している．

　反応温度が高くなると（例：40℃），(a)と生成物(1,2-付加体)の間には平衡が存在し，反応は可逆的に進行する．その結果，主生成物はアリルカチオン（図 15-11b）を経由して熱力学的により安定な二置換アルケンである 1,4-付加体（ジエンの 1, 4 位の炭素に付加が起こった形）が主となる．

　これらの反応が起きるのは，アリルカチオン(a)，(b)が共通中間体として含まれるためである．アリルカチオンの 3 つの炭素原子はすべて sp² 混成で 2p 軌道を有しており，2 つの π 電子は 3 つの 2p 軌道を飛び回っている．一般に反応温度が低いときは 1,2-付加体（速度論的生成物）が優先し，反応温度が高いときは 1,4-付加体（熱力学的生成物）が優先して生成する．

316　15　共役不飽和化合物

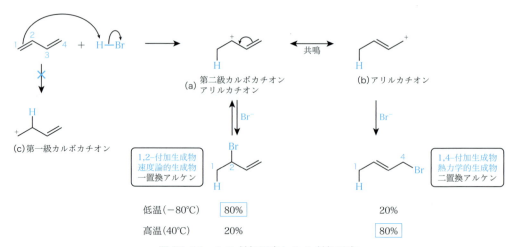

図 15-11　1,2-付加反応と 1,4-付加反応

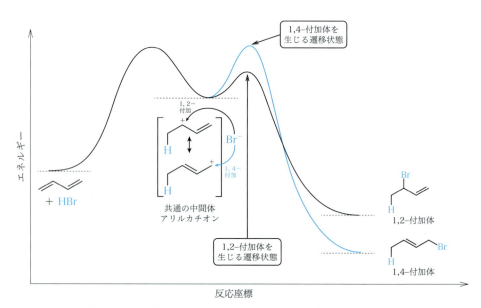

図 15-12　ブタ-1,3-ジエンへの HBr の付加反応のエネルギー図

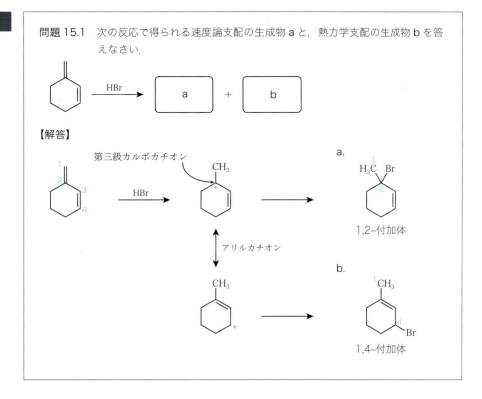

15.5 Diels-Alder 反応

　共役ジエンとアルケンの付加反応で，シクロヘキセン誘導体が生成する反応を Diels-Alder 反応という．この反応はこれまでに学んだ極性反応やラジカル反応とは異なり，環状の遷移状態を経由する協奏反応 concerted reaction で，ペリ環状反応 pericyclic reaction とよばれる．反応を理解するには分子軌道法の考えが必要となるが，ここでは詳しい説明を省略する．共役ジエンを diene，アルケンを"ジエンを好む"という意味でジエノフィル dienophile という．3つの π 結合から，新しく 2 つの炭素-炭素 σ 結合と 1 つの炭素-炭素 π 結合が生成する（図 15-13）．

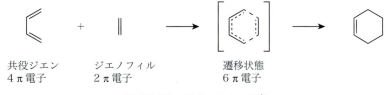

図 15-13　Diels-Alder 反応

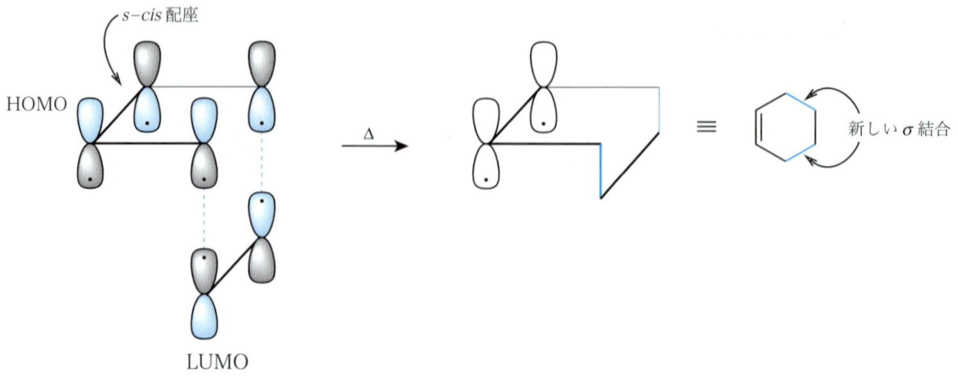

318   15 共役不飽和化合物

図 15-13 つづき

共役ジエンが不安定な s-cis 配座のときのみ Diels-Alder 反応が進行する．s-trans 配座でジエノフィルと反応しようとしても，1 位と 4 位の炭素が離れすぎているため不可能である．反応が起こる前に，s-trans 配座のジエンは中央の炭素-炭素 σ 結合で回転して s-cis 配座になる．

反応は協奏反応であり，熱によって反応が開始され，共役ジエンとアルケンの付加反応が 1 段階で起こる．共役ジエンとアルケンの 2 つの化合物から環状生成物が得られるため，環化付加反応 cycloaddition reaction ともよばれる．環状の遷移状態は共役ジエンに由来する 4 つの π 電子と，ジエノフィルに由来する 2 つの π 電子の反応のため，[4+2] 環化付加反応ともよばれる．

共役ジエンの最高被占軌道 highest occupied molecular orbital（HOMO）とジエノフィルの最低空軌道 lowest unoccupied molecular orbital（LUMO）との間の相互作用で反応が進むので，共役ジエンには HOMO のエネルギー準位を上げる電子供与性基が，ジエノフィルには LUMO のエネルギー準位を低下させる電子求引性基が置換していると，両者の軌道の相互作用が大きくなり反応性が高くなる*1．なお，このような通常の Diels-Alder 反応を「通常電子要請型 Diels-Alder 反応」といい，逆の場合を「逆電子要請型 Diels-Alder 反応*2」という．

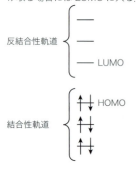

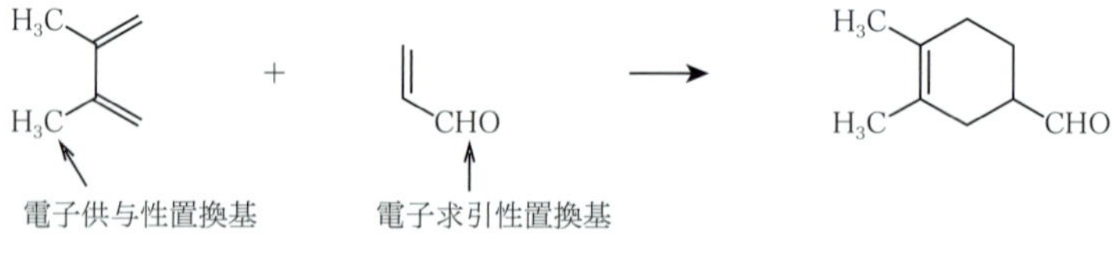

*1
HOMO：電子が入っている軌道で最もエネルギーの高い軌道
LUMO：電子が入っていない軌道で最もエネルギーの低い軌道

HOMO の電子のエネルギー準位は高いので，最も反応性が高く，反応に使われる．電子を受け取る場合には LUMO に入る．

*2 逆電子要請型 Diels-Alder 反応：ジエンに強い電子求引性基，ジエノフィルに強い電子供与性基がついている場合の反応．この場合にはジエンの LUMO とジエノフィルの HOMO の相互作用で反応が進むと考えられる．

図 15-14

Diels-Alder 反応ではジエノフィルの二重結合の立体化学が反応の前後で保持される特徴がある(立体保持 stereoretention)(図 15-15). *cis* 体のジエノフィルからはシクロヘキセンの *cis* 置換体が，*trans* 体のジエノフィルからはシクロヘキセンの *trans* 置換体が生成するという立体特異性 stereospecificity がみられる．

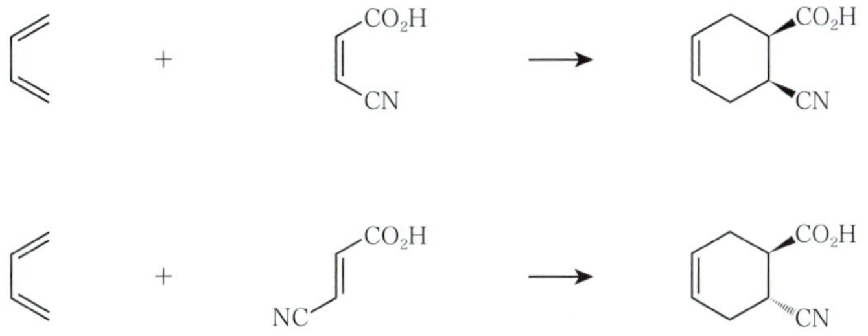

図 15-15　立体保持

生成物は二次軌道相互作用のため立体障害の大きい *endo* 付加体が多く生成する(エンド則 *endo* rule)(図 15-16)．エンド「*endo*」は内側を，エキソ「*exo*」は外側を表す接頭語である．

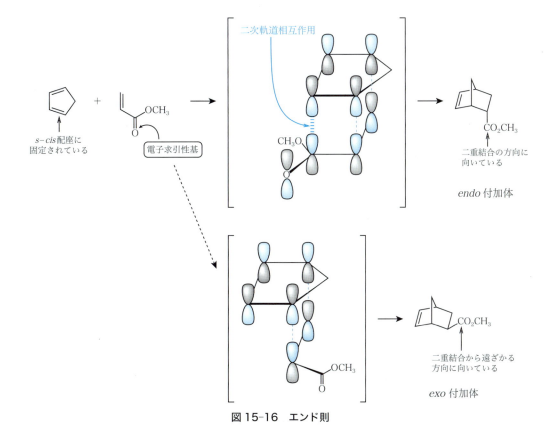

図 15-16　エンド則

Diels–Alder 反応の特徴をまとめると以下のようになる.

1. （4π＋2π）の反応からシクロヘキセン誘導体が得られる.
2. 3つのπ結合から，新しい2つの炭素–炭素σ結合と1つの炭素–炭素π結合が生成する.
3. 反応は熱で進行する.
4. 共役ジエンは *s-cis* 配座で反応する.
5. 反応は1段階の協奏反応である.
6. 化合物の立体化学は反応の前後で保持される.
7. 生成物は *endo* 付加体が主となる.

節末問題

問題 15.2 次の Diels–Alder 反応の生成物を答えなさい.

(1)

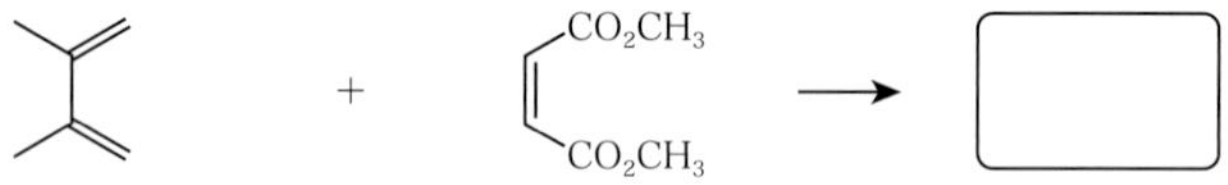

(2)

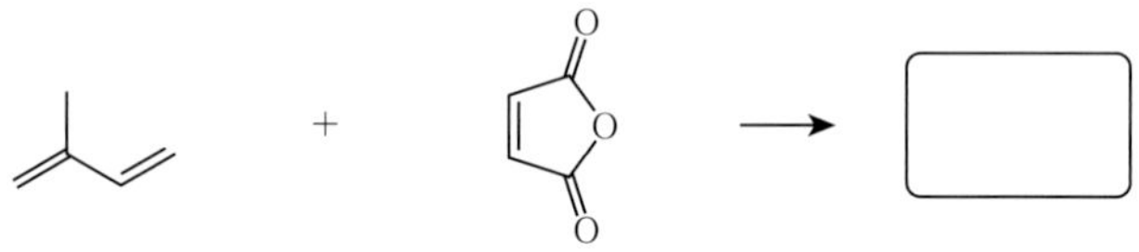

【解答と解説】
ジエノフィルの立体配置は(1)も(2)も *cis* なので，立体化学が保持されて生成物の置換基は *cis* になる.

(1)

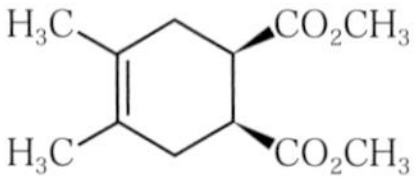

(2)

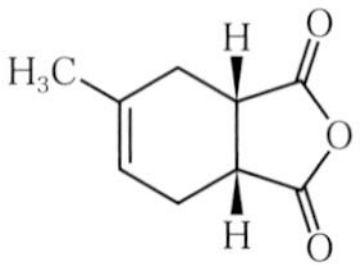

【章末問題】

● 基礎の理解

問題 15.X1 次の化合物の IUPAC 名を答えなさい．

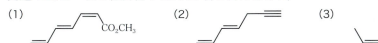

問題 15.X2 次の化合物のなかで共役しているものを答えなさい．

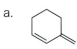

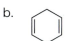

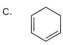

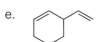

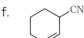

問題 15.X3 次の共役ジエンのなかで，Diels-Alder 反応のジエンとして適しているものを答えなさい．

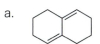

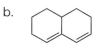

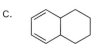

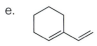

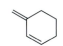

● 反応の理解

問題 15.X4 次の反応の 1,2-付加体と 1,4-付加体を答えなさい．

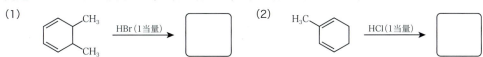

問題 15.X5 次の Diels-Alder 反応の生成物を答えなさい．

問題 15.X6 次の Diels-Alder 反応生成物を合成するための，ジエンとジエノフィルの構造を答えなさい．

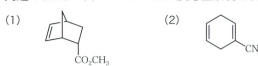

問題 15.X7 通常電子要請型 Diels-Alder 反応において，反応性の高い方のジエンとジエノフィルをそれぞれ答えなさい．

(1) a. ─CN   b. ─CN   (2) a. ─CHO   b. ─OCH₃

(3) a. ─CN   b. ─CH₃   (4) a. ─CH₃   b. ─OCH₃

【解答】

問題 15.X1
(1) methyl (2*Z*,4*E*)-hepta-2,4,6-trienoate
(2) (3*E*)-hepta-1,3-dien-6-yne
(3) (4*E*,6*Z*)-octa-4,6-dien-1-yne

問題 15.X2
a, c, d

共役とは多重結合と単結合が交互に存在する構造である．
b, e, f では 2 本の単結合を挟んで不飽和結合が存在するため，共役していない．

問題 15.X3
c, d, e

c, d は *s-cis* 配座で固定されているので適している．e は単結合を回転させて *s-cis* 配座をとることができるので適している．a, b, f の *s-trans* 配座は固定されていて *s-cis* 配座にすることができないため，Diels-Alder 反応のジエンには適さない．なお，d の furan は芳香族性を示す(☞第 5 章 p. 109)が，ジエンとしての性質も残っているので，Diels-Alder も起こす．

【章末問題】 323

問題 15.X4

(1)

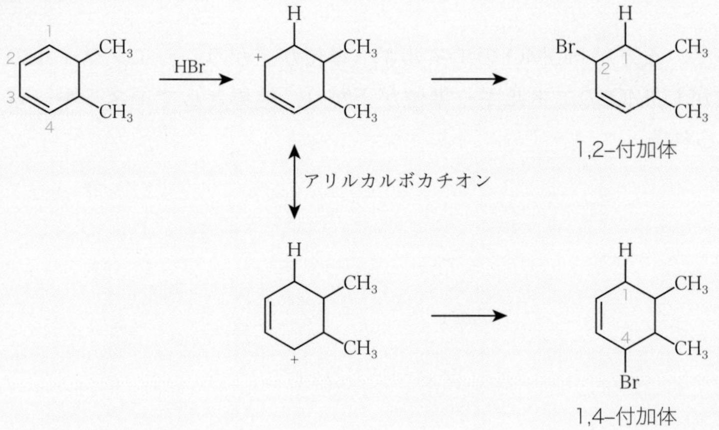

HBr → + アリルカルボカチオン

1,2-付加体

1,4-付加体

(2) 1,2-位と 3,4-位の二重結合では 1,2-位の方が電子密度が高いことと，中間に生成するカルボカチオンが第三級カルボカチオンになることから，はじめの H^+ の付加は 1-位に起きると考える．

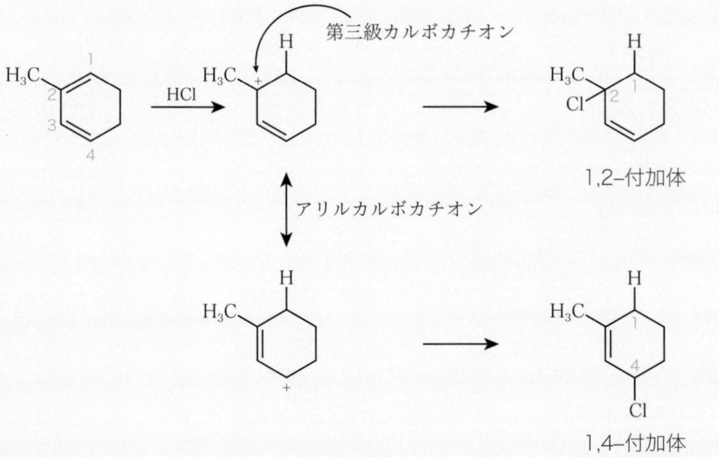

HCl → 第三級カルボカチオン

1,2-付加体

アリルカルボカチオン

1,4-付加体

問題 15.X5

(1) 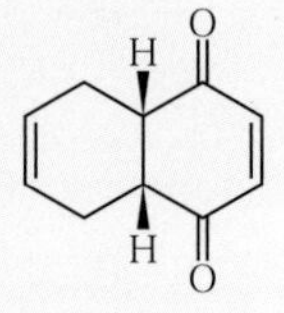　　　(2) 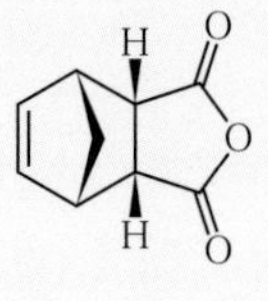　　　(3)

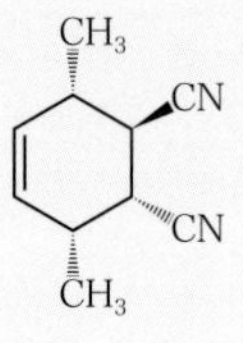

問題 15.X6

(1) 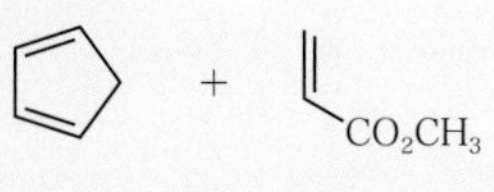　　+　CO_2CH_3　　(2) 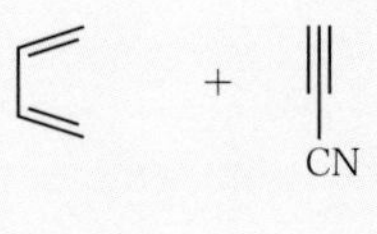　　+　CN

問題 15.X7

(1) a　　(2) a　　(3) b　　(4) b

ジエンの置換基は電子供与性基がついている方が HOMO のエネルギー準位が上がり，ジエノフィルの置換基は電子求引性基がついている方が LUMO のエネルギー準位が下がり，結果としてエネルギー差が小さくなり反応性が高くなると考えられる．

コラム-15

光を感じる仕組み

カロテノイドは植物により合成される色素で赤，橙，黄色を示す（トマト，ニンジン，バナナなど）．

カロテンは植物によって生合成され，光合成において重要なはたらきをするが，動物は生合成することができない．カロテンはイソプレン単位から成り，橙色が鮮やかな野菜や果物に多く含まれている．β-カロテンは共役系に11個の二重結合をもち，455 nm領域に吸収をもつ．光が当たると400〜500 nmの光（青）が吸収され，それ以外の光が目に届くため，橙色系の色としてみえる．

β-カロテンは肝臓の酵素によってビタミンAに変換され，次いで末端の-CH_2OH基がアルデヒドに酸化されて11-$trans$-レチナールとなり，二重結合の異性化を経て11-cis-レチナールが生成する．ヒトの目の網膜には光を感じる細胞があり，このなかのレチナールが光を感じるタンパク質であるオプシン（分子量38,000）と結合した状態がロドプシンである．レチナールはcis形をしてオプシンと結合している．光があたると180度回転しまっすぐ（$trans$体）になる．その結果，レチナールはオプシンについていられなくなり，オプシンからはずれ，11-$trans$-レチナールとオプシンに離れる．この刺激が目の神経を通って脳に伝えられ，光として認識され視覚が生じている．

Chapter **16**

アルデヒドとケトン

1. ケトンとアルデヒドの物理的性質
2. カルボニル化合物の合成法と反応性
3. アルコールの付加によるヘミアセタールやアセタールの生成
4. アミンの付加によるイミンやエナミンなどの生成
5. Wittig 反応によるカルボニル基からアルケンへの変換
6. Baeyer-Villiger 反応によるケトンからエステルへの変換

アルデヒドとケトンのカルボニル基は分極し，カルボニル炭素は電子不足になって正電荷を帯び，さまざまな求核試薬が求核付加する．第 14 章では，ヒドリドイオンや有機金属試薬が求核試薬となってカルボニル基に求核付加し，アルコールが生成する様子を学んだ．本章では，これらの反応を振り返りながら，アルコールやアミンの付加へと展開し，薬学を学ぶうえで重要なアセタール，イミン，エナミンなどについて説明する．

16.1 アルデヒドとケトンの命名法

アルデヒド aldehyde は，IUPAC 名では母核となる炭化水素の名称の末尾の「e」を「al」に置き換えて命名する．側鎖をもつアルデヒドの命名では，母核になる主鎖に CHO 基を含め，CHO の炭素を C1 位として接尾語とし，側鎖になる置換基に番号を振って母核の前に接頭語として置く（図 16-1）．単純でよく知られたアルデヒドには慣用名がついており，IUPAC で使用が認められている．

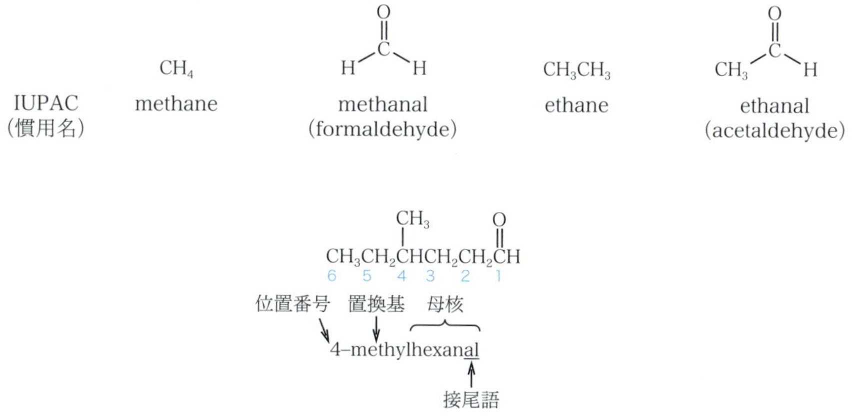
IUPAC
（慣用名）
CH4
methane
methanal
(formaldehyde)
CH3CH3
ethane
ethanal
(acetaldehyde)
CH3CH2CHCH2CH2CH
6 5 4 3 2 1
位置番号
置換基
母核
4-methylhexanal
接尾語

図 16-1　アルデヒドの命名

環に直接 CHO 基の置換したアルデヒドは，接尾語の後にカルボアルデヒド carbaldehyde をつけて命名する（図 16-2）．

cyclohexanecarbaldehyde

benzaldehyde
(benzenecarbaldehyde)

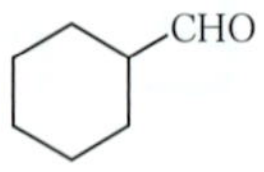

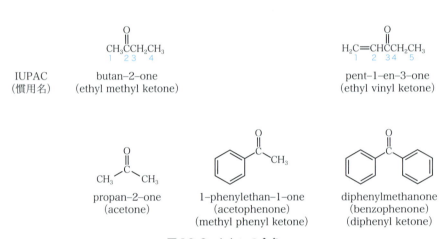

図 16-2　環に直接 CHO 基をもつアルデヒドの命名

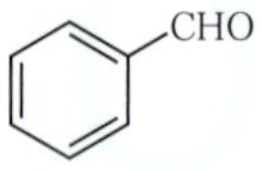

ケトン ketone は母核となる炭化水素の末尾の「e」を「one」に置き換えて命名する．主鎖はカルボニル基を含む最も長いものとし，カルボニル炭素に最も近い末端炭素から主鎖に番号をつける（図 16-3）．またケトンは，カルボニル基についている2つの置換基の名称の後に「ketone」をつけて命名することもできる．なお，IUPAC で使用が認められた慣用名をもつものもある．

IUPAC
（慣用名）

butan-2-one
(ethyl methyl ketone)

pent-1-en-3-one
(ethyl vinyl ketone)

propan-2-one
(acetone)

1-phenylethan-1-one
(acetophenone)
(methyl phenyl ketone)

diphenylmethanone
(benzophenone)
(diphenyl ketone)

図 16-3　ケトンの命名

カルボニル化合物では，アシル基（R-CO-）を置換基として表す場合が多く，「yl」で終わる基名が用いられる．たとえば，アセチル acetyl 基（CH_3CO-），ホルミル formyl 基（CHO-），ベンゾイル benzoyl 基（C_6H_5CO-）がある（図 16-4）．

アシル基

アセチル基

ホルミル基

ベンゾイル基

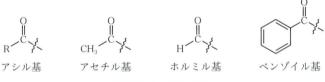

図 16-4　アシル基

アルデヒドやケトンよりも優先順位の高い官能基が混在する場合，それぞれは置換基とみなされる．このとき，アルデヒドはホルミル「formyl」，ケトンはオキソ「oxo」として接頭語に用い，置換基として命名する*（図 16-5）．

* ホルミルは常に使われるのではなく，骨格末端の場合はケトン同様オキソが使われる．

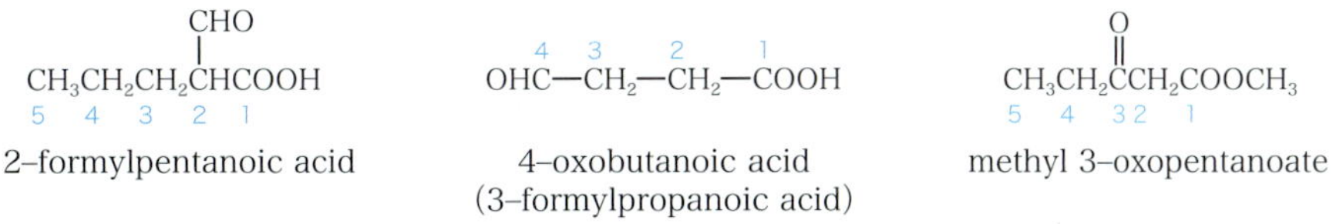

CHO
|
$CH_3CH_2CH_2CHCOOH$
5 4 3 2 1

2-formylpentanoic acid

$OHC—CH_2—CH_2—COOH$
4   3   2   1

4-oxobutanoic acid
(3-formylpropanoic acid)

O
||
$CH_3CH_2CCH_2COOCH_3$
5 4 3 2 1

methyl 3-oxopentanoate

図16-5　アルデヒドとケトンを置換基とみなした命名

16.2　アルデヒドとケトンの物理的性質

アルデヒドやケトンのカルボニル基は，炭素原子に比べて酸素原子の電気陰性度が大きいため，π電子雲をなすπ電子対は酸素原子側に大きく偏り，分極している．カルボニル基の分極が，アルデヒドやケトンの物理的性質に大きく影響している．

16.2.1　沸　点

カルボニル基の分極により，カルボニル酸素は部分的な負電荷を帯び，カルボニル炭素は部分的な正電荷を帯びる．この電荷が分子間にはたらくと，それぞれの分子が静電的な引力で近づき，相互作用を起こすようになる(図16-6)．この静電的な相互作用を断ち切るのに余分なエネルギーを要するため，アルデヒドやケトンは同じ炭素数のアルカンよりも沸点が高い(表16-1)．しかし，分子間の水素結合をつくらないので対応するアルコールよりも沸点は低い．

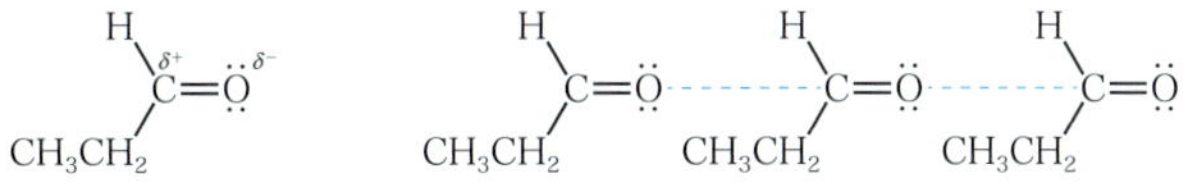

図16-6　プロパナールが分子間で静電的相互作用する様子

表16-1　沸点の比較

アルデヒド		アルカン		アルコール	
CH_3CHO アセトアルデヒド	20℃	CH_3CH_3 エタン	−89℃	CH_3CH_2OH エタノール	78℃
CH_3CH_2CHO プロパナール	48℃	$CH_3CH_2CH_3$ プロパン	−42℃	$CH_3CH_2CH_2OH$ プロパン-1-オール	97℃
$CH_3CH_2CH_2CHO$ ブタナール	85℃	$CH_3CH_2CH_2CH_3$ ブタン	−1℃	$CH_3CH_2CH_2CH_2OH$ ブタン-1-オール	118℃

16.2.2　溶解度

アルデヒドやケトンは，水素結合を形成できるような正電荷を帯びた水素原子をもたず，分子間で水素結合を形成することはできない．しかし，カルボニル酸素の非共有電子対は，水素結合受容体となる(図16-7)．このため，分子量の小さいホルムアルデヒド，アセトアルデヒド，アセトンなどは水分子と水素結合を形成し，任意の割合で水に溶解する．

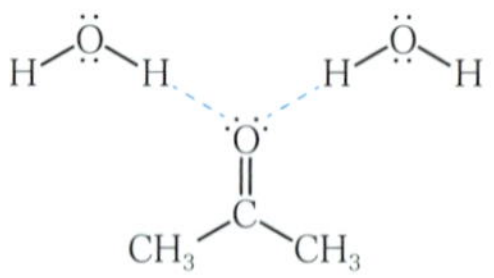

330　16　アルデヒドとケトン

図16-7　水素結合受容体のカルボニル酸素が水と水素結合する様子

16.3　アルデヒドとケトンの合成法

16.3.1　ケトンの合成

　第二級アルコールをクロム酸(H_2CrO_4)や二クロム酸ナトリウム($Na_2Cr_2O_7$)の酸性水溶液で酸化すると，ケトンが生成する(図16-8)(☞第14章p. 299).

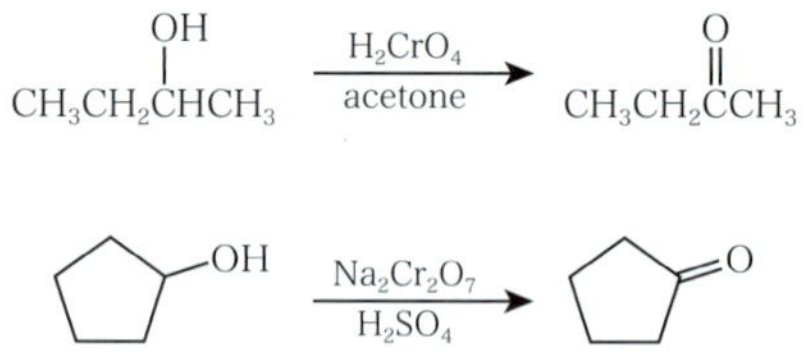

図16-8　クロム酸を用いたアルコールの酸化によるケトンの合成

16.3.2　Friedel-Crafts アシル化反応によるケトンの合成

　ベンゼン誘導体を原料として Friedel-Crafts アシル化反応を行うとベンゼン環にアシル基が導入でき，さまざまな芳香族ケトンが合成できる(図16-9).

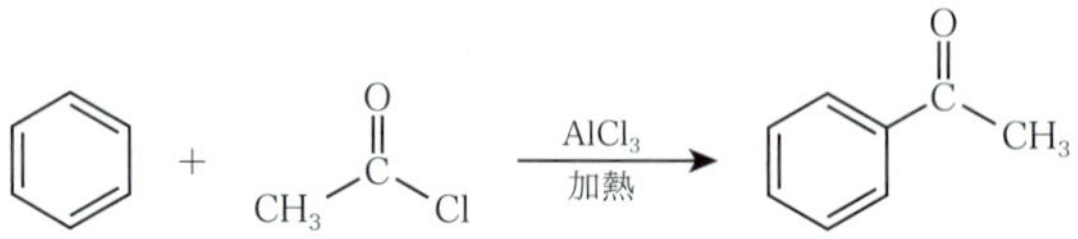

図16-9　Friedel-Crafts アシル化反応によるケトンの合成

　その他に，以下のような合成法がある(図16-10).

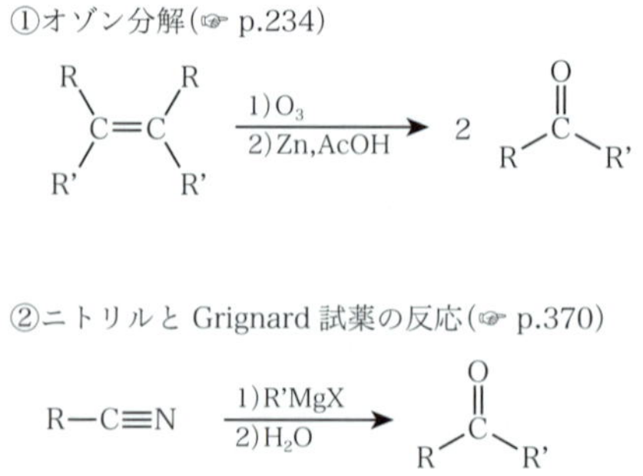

①オゾン分解(☞ p.234)

②ニトリルと Grignard 試薬の反応(☞ p.370)

図16-10　ケトンの合成法

16.3.3 アルデヒドの合成

　第一級アルコールをクロム酸で酸化するといったんアルデヒドを生成するが，ただちにカルボン酸にまで酸化される．一方，PCC(☞第14章 p. 300)を用いれば，第一級アルコールの酸化反応をアルデヒドで止めることができる(図16-11)．

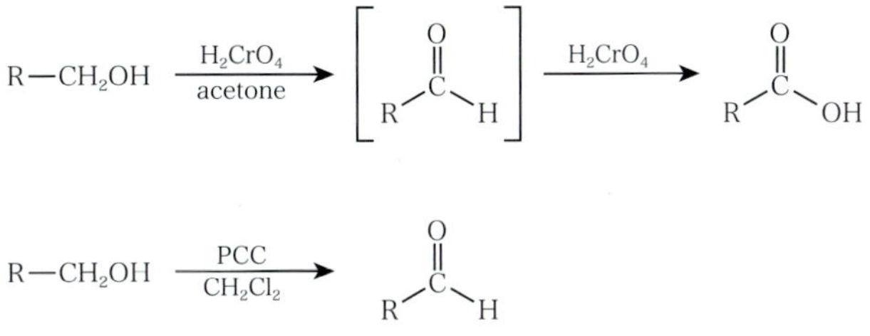

図16-11　第一級アルコールの酸化

　その他に，以下のような合成法がある(図16-12)．

①DIBAL–H(diisobutyl aluminium hydride)による還元

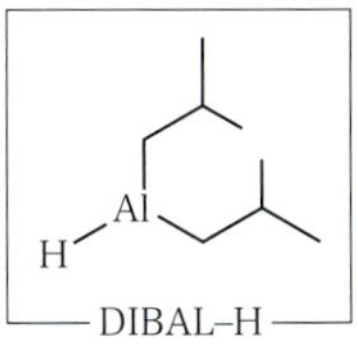

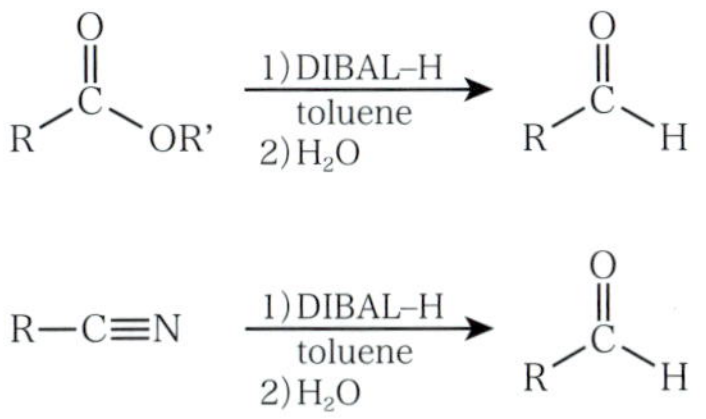

②オゾン分解(☞p.234)

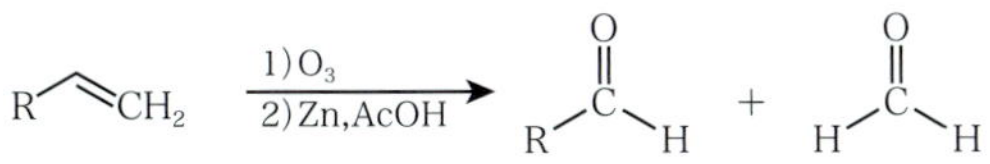

図16-12　アルデヒドの合成法

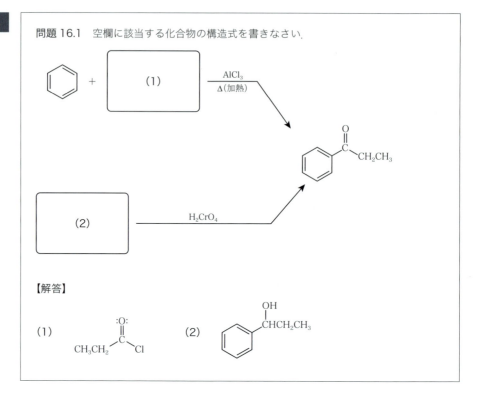

16.4 アルデヒドとケトンへの求核付加反応

アルデヒドとケトンが関係する重要な反応は求核付加反応である．これは，アルデヒドやケトンのカルボニル基が分極しており，電子不足になって部分的な正電荷を帯びたカルボニル炭素に求核試薬が付加する反応である（☞第14章 p. 294）．求核試薬は，カルボニル平面の手前と奥の2方向から同じ確率で付加する．カルボニル基が2つの異なる置換基をもつとき，付加生成物はキラル炭素を生じ，生成物はラセミ体で得られることに注意しなければならない（図16-13）．この反応の前後で，平面構造のカルボニル基が sp^2 炭素から四面体構造をとる sp^3 炭素へと変化することも重要な点である．

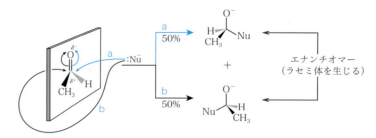

図16-13 カルボニル基に対する求核試薬の付加反応

求核付加反応に対して，一般的にアルデヒドの方がケトンに比べて反応性が高い．これは，<u>立体的な要因</u>と<u>電子的な要因</u>の2つで説明できる．アルデヒド基

とケトン基を立体的に考えた場合，最も小さな水素原子がカルボニル基に置換したアルデヒドの方がケトンに比べて立体的に空いており，求核試薬が攻撃しやすい．また，電子的には，電子供与性基のアルキル基が2個置換したケトンの方が，アルデヒドに比べてカルボニル炭素の正電荷が弱められ，求核試薬が付加しづらい．これは，<u>アルキル基の多くついたカルボカチオンが安定</u>になることと同じ原理である(図16-14)．

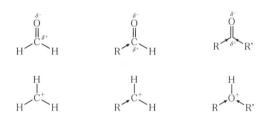

図16-14 アルデヒドとケトンの反応性

16.5 アルコールの付加反応：アセタール，ヘミアセタール

16.5.1 アセタールとヘミアセタール

アルデヒドやケトンを水に加えると，カルボニル基に水が可逆的に付加して<u>水和物</u> hydrate が生成する(☞第14章 p. 294)．これは，分極により負電荷を帯びた水の酸素原子が求核試薬となり，正電荷を帯びて電子不足なカルボニル炭素に近づいて求核付加が進行している．水の代わりにアルコールを用いると，アルコールがアルデヒドやケトンのカルボニル基に求核付加する．アルコールのO–H基は，水と同様に $O^{\delta -}$ と $H^{\delta +}$ に分極し，負電荷を帯びた酸素原子が求核試薬となってカルボニル炭素に求核付加する．アルデヒドに1分子のアルコールが付加したものを<u>ヘミアセタール</u> hemiacetal とよび，2分子のアルコールが付加したものを<u>アセタール</u> acetal とよぶ(図16-15)．

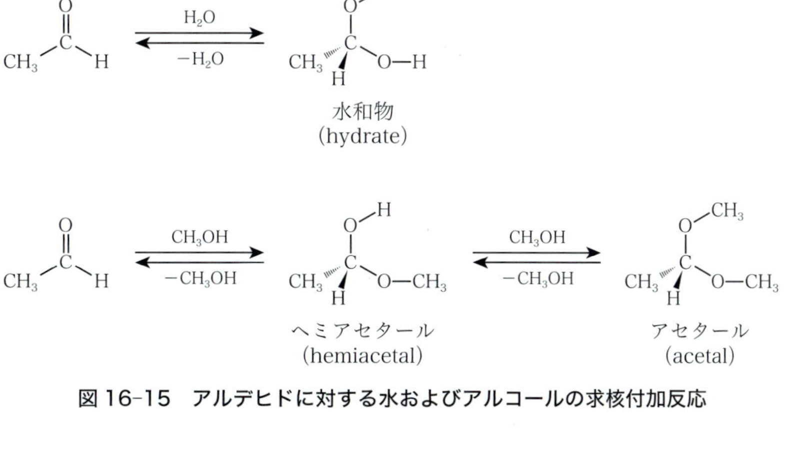

図16-15 アルデヒドに対する水およびアルコールの求核付加反応

334   16 アルデヒドとケトン

例題 16.1 次の正反応の反応機構について，電子の動きがわかるように曲がった矢印を書き込みなさい.

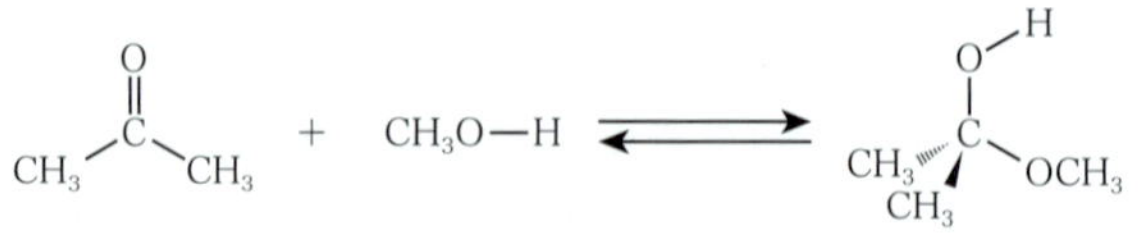

【解答】

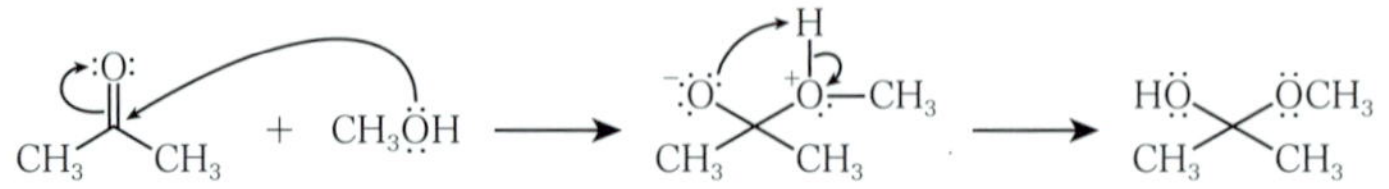

分極し電子不足のカルボニル基の
炭素に対し，アルコールが付加する.   プロトン移動

16.5.2 アセタールの生成

　ヘミアセタールからアセタールが生成する過程はどのように理解すればよいだろうか. ヘミアセタールは1つの炭素原子に2個の酸素原子が σ 結合した構造をもち，どちらか一方の酸素原子団が脱離し，もう一方の酸素原子団がそれを後押しするように居残ってオキソニウムイオン中間体を生成する. 2分子目のアルコールがオキソニウムイオン中間体に求核付加し，アセタールが生成する（図16-16）.

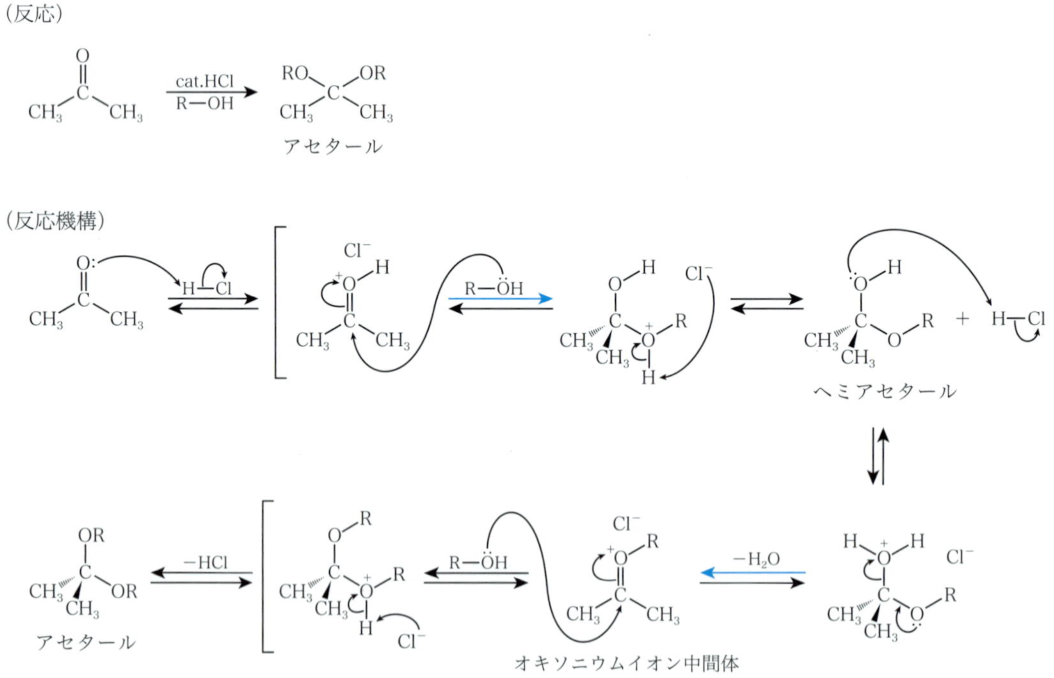

（反応）

アセタール

（反応機構）

図 16-16　ヘミアセタールの反応性とアセタールの生成機構

16.5 アルコールの付加反応：アセタール，ヘミアセタール **335**

　　カルボニル化合物とアルコールからアセタールを生成する反応では，酸触媒 acid catalyst を加えるとアセタールの生成速度が速くなる（図16-16の青色矢印で示した）．酸触媒の効果は顕著で，主に2つの加速効果で説明される．

1. 酸触媒のプロトンがカルボニル基に先に付加するとカルボニル炭素の正電荷が強まり，続くアルコールの付加反応が起こりやすくなる．
2. 酸触媒が四面体中間体のヒドロキシ基に付加して水の脱離を促進し，オキソニウムイオン中間体への変換速度を上げる．

16.5.3　グルコースとヘミアセタール構造

　　鎖状のグルコースが環状になるとき，ヘミアセタール構造が構築される．ヘミアセタールは反応性が高く，オキソニウムイオン中間体を経て，他のグルコース分子と縮合してグリコシド結合 glycosidic bond を形成する（図16-17）．

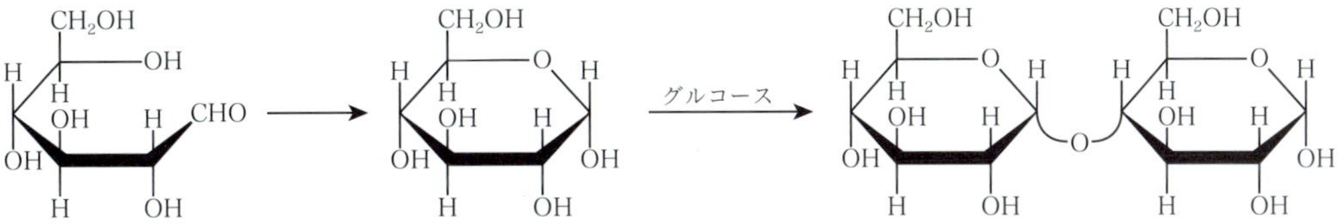

図16-17　ヘミアセタール構造をもつ環状グルコース

節末問題

問題16.2　次の反応について，生成物の構造式を書き，途中の反応機構がわかるよう，曲がった矢印を書き込みなさい．

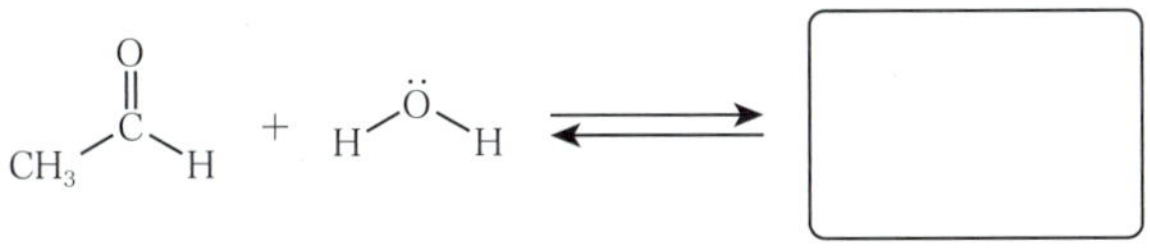

【解答】

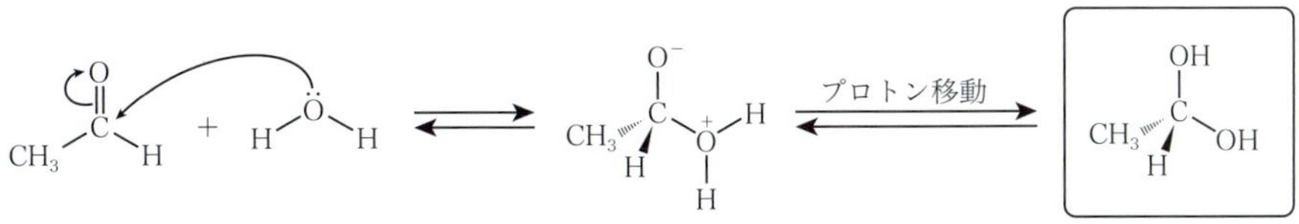

16.6 アミンの付加反応：イミン，オキシム，ヒドラゾン，エナミン

16.6.1 イミン

　アルデヒドやケトンを水に加えると，カルボニル基に水が付加して水和物が生成することを学んだ．これは平衡反応であり，カルボニル基の平面構造と水和物の四面体構造が，水の付加と脱離によって相互に構造変換する．四面体構造が平面構造にかわるとき，2つのヒドロキシ基のうち，一方が水として脱離し，もう一方がカルボニル酸素になる．この平衡は，水の酸素原子を同位体で標識した$H_2{}^{18}O$ を使って説明すると理解しやすい．$H_2{}^{18}O$ 中のアセトンのカルボニル酸素は，次第に ^{18}O で入れ替わり，標識されたアセトンの割合が増加する（図16-18）．

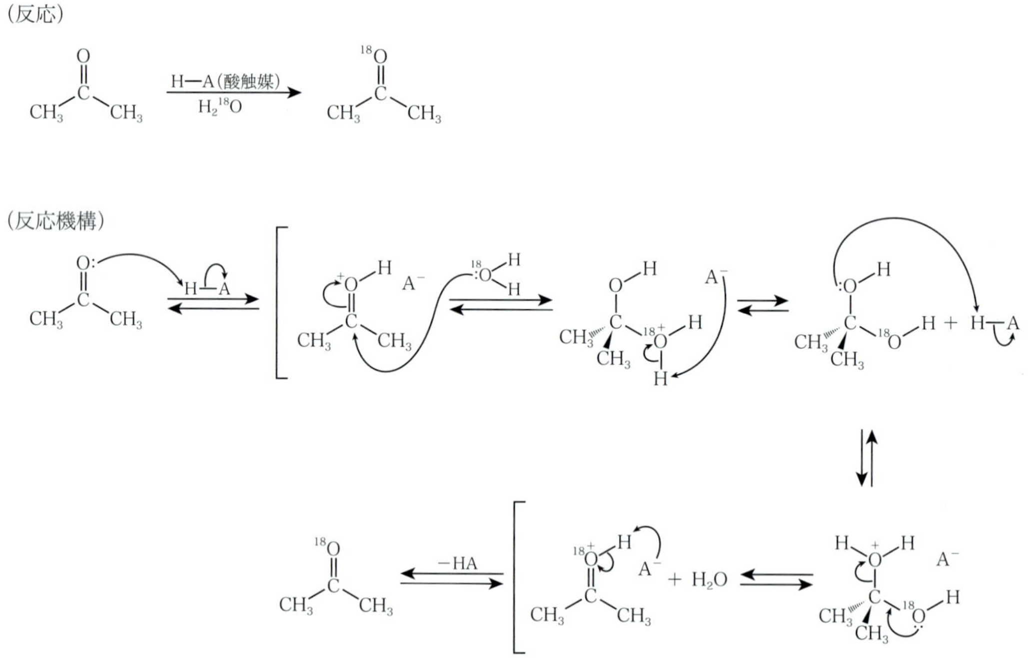

（反応）

（反応機構）

図16-18　アセトンとヒドレートの平衡

　上記の反応を水の代わりに第一級アミンを用いて行うと，どのような化学平衡が成立するだろうか．第一級アミンは，水分子に比べて塩基性・求核性が強く，正電荷を帯びた電子不足のカルボニル炭素に求核付加しやすい．つまり，次式のような化学平衡が可能となり，C=N 結合をもつ**イミン** imine が生成する．C=N 結合もまた $C^{\delta+}$ と $N^{\delta-}$ に分極しており，分極に応じて水が付加できるため，逆反応（イミンの加水分解）も起こる（図16-19，図16-20）．

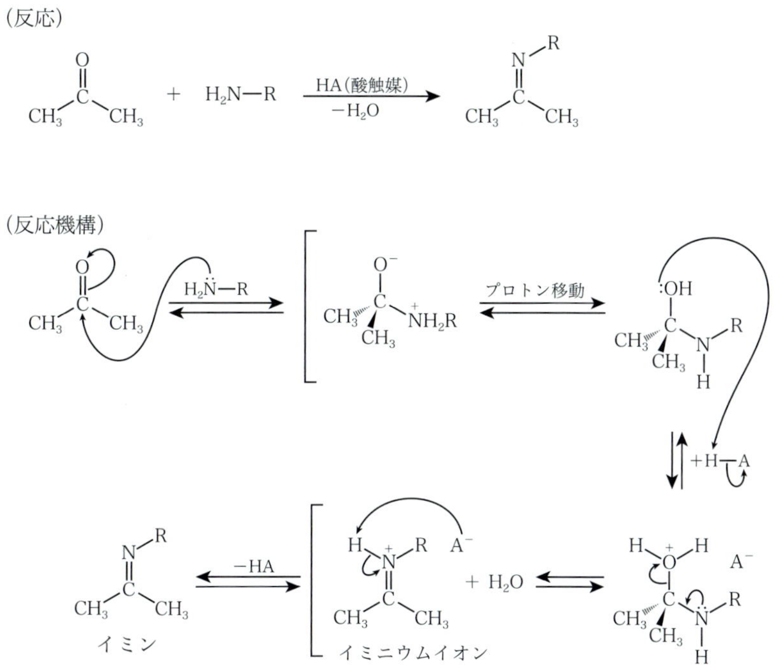

16.6 アミンの付加反応：イミン，オキシム，ヒドラゾン，エナミン　　337

（反応）

（反応機構）

図 16-19　アセトンと第一級アミンとの反応：イミンの生成

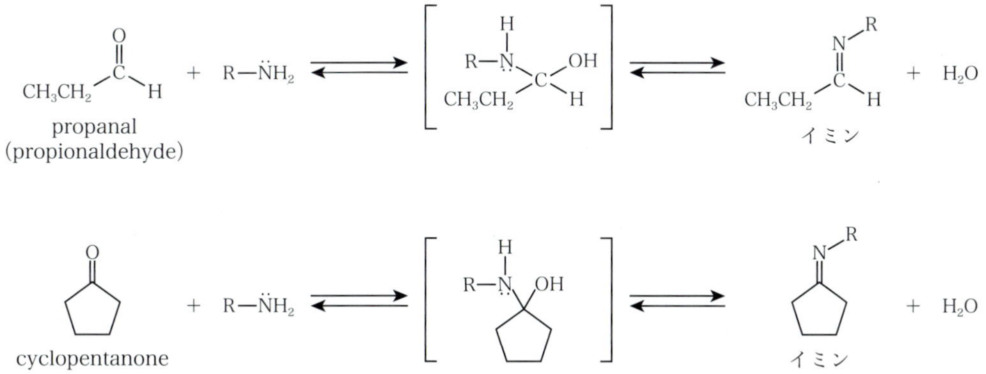

図 16-20　カルボニル化合物からイミンの生成反応

16.6.2　イミン誘導体：オキシムとヒドラゾン

　ヒドロキシルアミン（NH_2OH）やヒドラジン（$R-NHNH_2$）は第一級アミンと同様に電荷のない状態で$-NH_2$基をもつため，これらはアルデヒドやケトンのカルボニル基と反応し，$C=N$結合を形成する．ヒドロキシルアミンやヒドラジンから形成されるイミン誘導体のことを，それぞれ**オキシム** oxime および**ヒドラゾン** hydrazone とよぶ．このときも，カルボニル基に求核試薬が付加して生じる四面体中間体から脱水反応が進行し，$C=N$結合を生成する（図 16-21）．

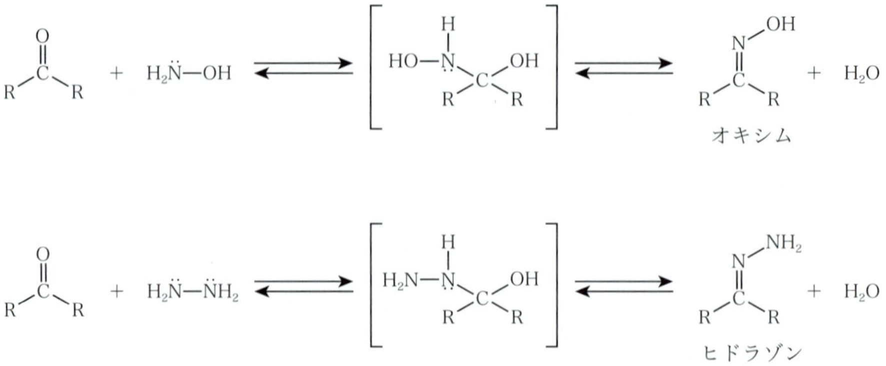

図16-21 カルボニル化合物からイミン誘導体の生成反応

16.6.3 エナミン

アルデヒドやケトンのカルボニル基は，アンモニアや第一級アミンが付加すると四面体中間体になり，脱水をともなって C=N 結合をもつイミンが生成することがわかった．

それでは，第二級アミンを用いた場合，反応はどのようになるだろうか．第二級アミンは，電荷をもたない状態では N-H 結合を１つしかもたないため，イミンを形成できない．カルボニル基に第二級アミンが付加してできたヘミアミナールは，水酸基が脱離してイミニウムイオン中間体を生成する．そして，イミニウムイオン中間体の隣接する炭素原子上からプロトンがとれて，エナミン enamine を生じる（図16-22）．

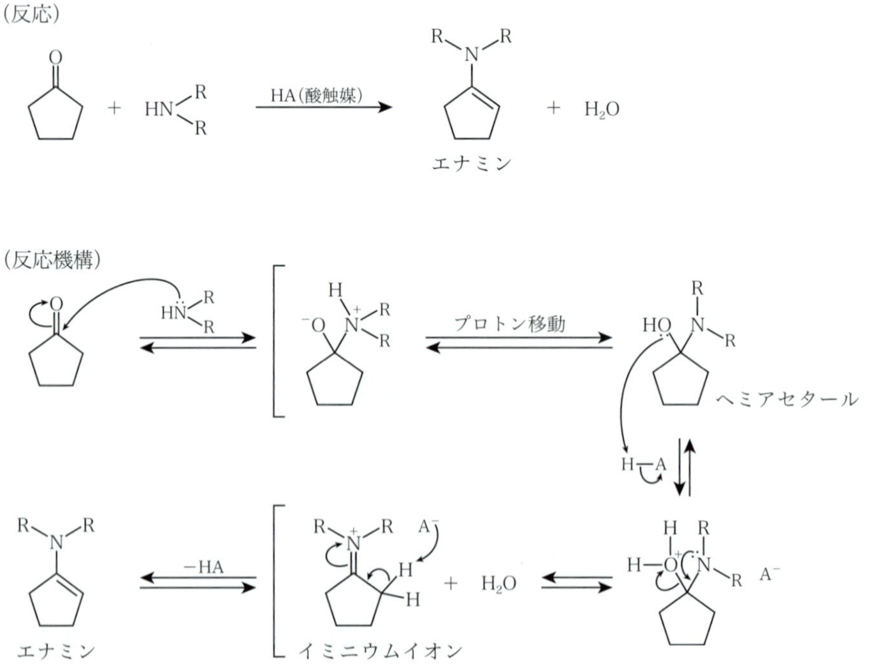

図16-22 エナミンの生成

カルボニル化合物と第二級アミンが反応すると，エナミンが得られる．エナミンの二重結合は，窒素原子の非共有電子対から共鳴効果により電子供与され，通常のアルケンよりも電子密度が高い．電子密度が高められたC＝C部分は求核性が強まり，ハロゲン化アルキルなどの求電子試薬と反応することができる．求核置換反応を終えたエナミンはイミニウムイオンとなり，ここで反応は止まる．この安定なイミニウムイオンに水を加えると元のカルボニル基に戻る．この反応はStorkエナミン反応とよばれ，さまざまなα置換カルボニル化合物を合成できる．

エナミンのαアルキル化反応

エナミンの反応は生体でも重要である．たとえば，ジヒドロキシアセトンリン酸は，酵素のリシン残基のNH₂基が反応してエナミンへと変換され，これがグリセルアルデヒド3-リン酸と反応してフルクトース1,6-ビスリン酸が生じる．

節末問題

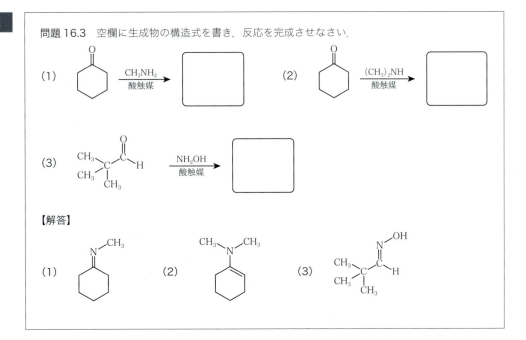

問題16.3 空欄に生成物の構造式を書き，反応を完成させなさい．

16.7 シアン化水素の付加反応：シアノヒドリン

シアン化物イオン（N≡C:⁻）は優れた炭素求核試薬であり，アルデヒドやケトンのカルボニル基に求核付加できる．ただし，シアノ基は脱離基としてはたらくことができ，生成したシアノヒドリン cyanohydrin を塩基性に傾けすぎると水酸基が脱プロトン化され，付加したシアノ基が脱離して元のカルボニル化合物に

戻る．このため，この反応は，中〜弱塩基性条件下で行われる（図16-23）．

（反応）

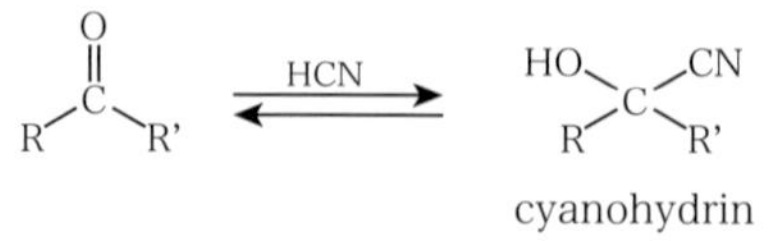

$$\underset{R}{\overset{O}{\underset{\|}{C}}}\underset{R'}{} \xrightleftharpoons{HCN} \underset{R}{\overset{HO}{\underset{|}{C}}}\underset{R'}{\overset{CN}{|}}$$

cyanohydrin

（反応機構）

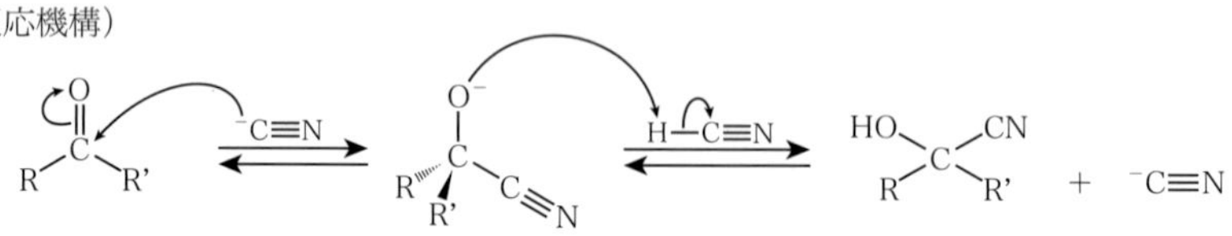

図16-23 カルボニル化合物からシアノヒドリンの生成反応

シアノ基は，酸加水分解すればカルボン酸へと変換でき，また，LiAlH$_4$ による還元反応または金属触媒下での水素化により，第一級アミンへと変換できる（図16-24）．

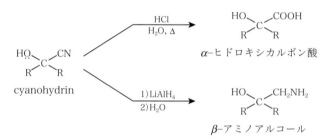

図16-24 シアノヒドリンの変換反応

節末問題

問題16.4　アセトアルデヒド（CH$_3$CHO）から DL-乳酸（CH$_3$CH(OH)COOH）を合成しなさい．

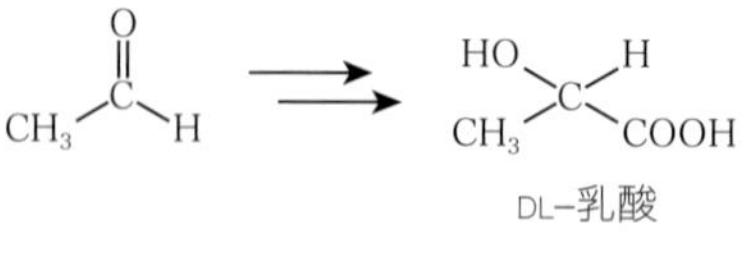

$$CH_3-\overset{O}{\underset{\|}{C}}-H \longrightarrow \underset{CH_3}{\overset{HO}{\underset{|}{C}}}\underset{COOH}{\overset{H}{|}}$$

DL-乳酸

【解答】

アセトアルデヒドにシアン化物イオンを付加させるとシアノヒドリンが得られる．これを加水分解すれば DL-乳酸が得られる．第 1 段階の付加反応で得られるシアノヒドリンはラセミ体となることに注意する．

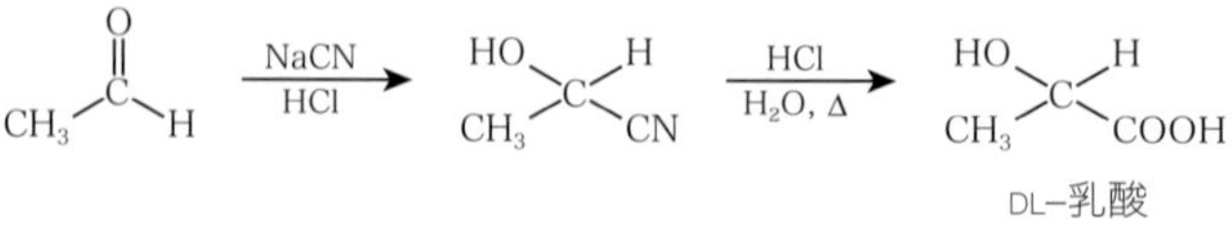

$$CH_3-\overset{O}{\underset{\|}{C}}-H \xrightarrow[HCl]{NaCN} \underset{CH_3}{\overset{HO}{\underset{|}{C}}}\underset{CN}{\overset{H}{|}} \xrightarrow[H_2O, \Delta]{HCl} \underset{CH_3}{\overset{HO}{\underset{|}{C}}}\underset{COOH}{\overset{H}{|}}$$

DL-乳酸

16.8 Wittig 反応

アルデヒドやケトンのカルボニル基にリンイリドを反応させるとアルケンが生じる．この反応は Wittig 反応（ウィッティッヒ）とよばれ，カルボニル基(>C=O)を対応するアルケン(C=C)に官能基変換できる優れた反応である．イリドとは，正に荷電したヘテロ原子(この場合はリン)の隣に負電荷をもつ炭素原子が存在する中性の化合物である．Wittig 反応に必要なイリドは，第一級ハロゲン化アルキルとトリフェニルホスフィン(Ph_3P)の S_N2 反応によるホスホニウム塩の生成と次の塩基による反応によって調製できる．リンイリドの負電荷をもつ炭素原子がカルボニル基(C=O)の炭素原子に付加し，双極性イオン中間体を経て環化し，リンと酸素を含む四員環中間体を生じる．この四員環中間体からホスフィンオキシドが脱離し，アルケンが生成する(図 16-25)．

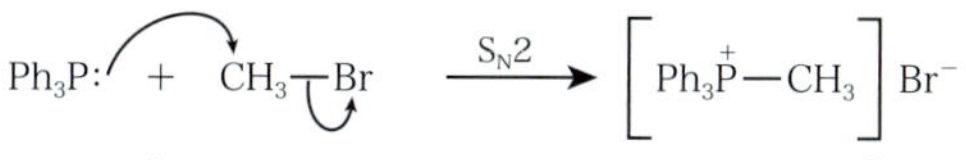

(Wittig 反応)

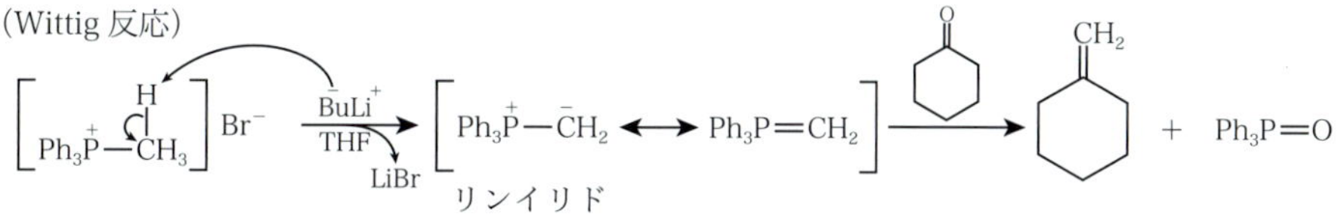

(Wittig 反応の反応機構)

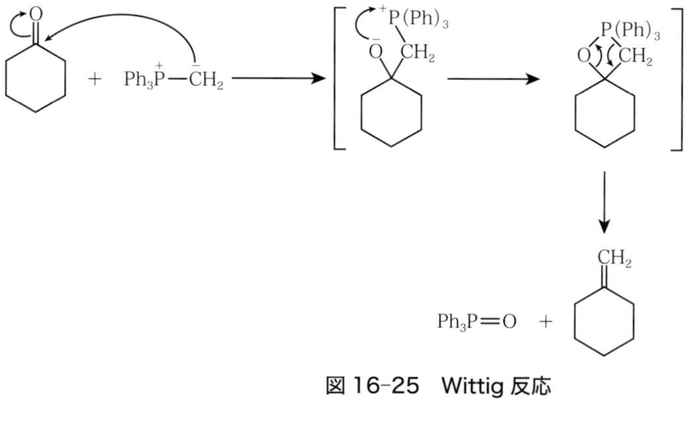

図 16-25　Wittig 反応

342   16 アルデヒドとケトン

節末問題

問題 16.5 空欄に構造式を書き，反応を完成させなさい．

(1)

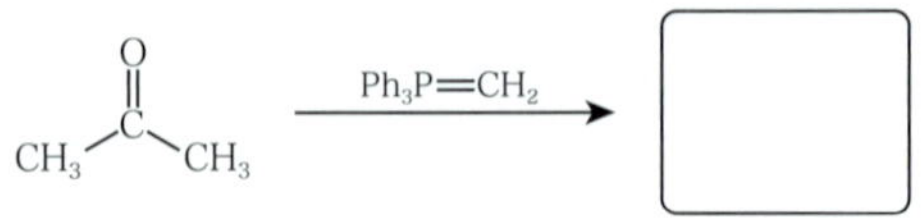

$$CH_3-CO-CH_3 \xrightarrow{Ph_3P=CH_2} \boxed{}$$

(2)

$$\boxed{} \xrightarrow{Ph_3P=CHCH_3} \text{(シクロペンタン環に =CH-CH_3)}$$

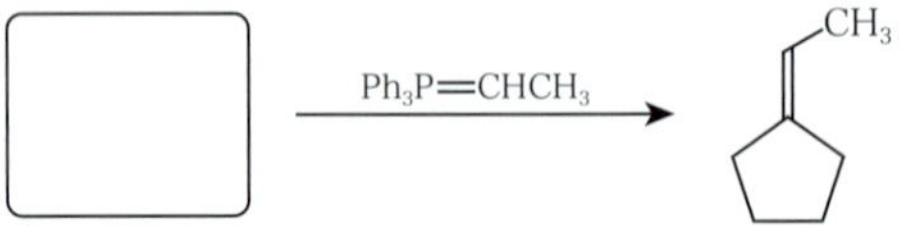

【解答】

(1)

$$CH_3-C(=CH_2)-CH_3$$

(2)

（シクロペンタノン）

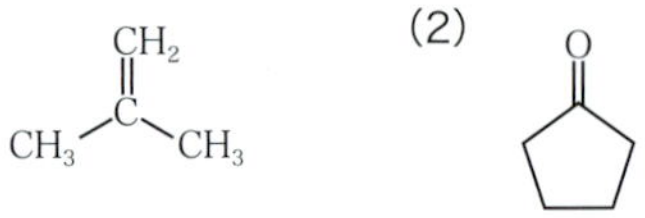

16.9 Baeyer-Villiger 反応

カルボン酸は RCOOH で表されるが，酸素原子が 1 つ多いカルボン酸 (RCOOOH) は<u>過カルボン酸</u> peroxycarboxylic acid といい，<u>過酸</u> peroxy acid に分類される．このような過酸の共役塩基にケトンを作用させると，通常酸化されないケトンが酸化され，カルボニル基に酸素原子が挿入されてエステルになる．このような，過酸を用いるケトンからエステルへの酸化的な変換反応を Baeyer-Villiger 反応とよぶ（図 16-26）．

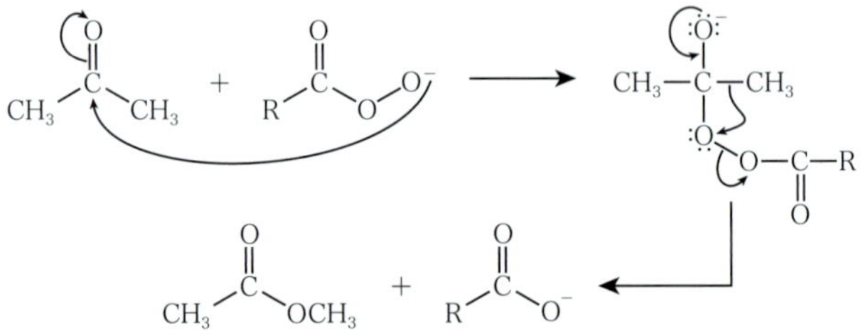

図 16-26　Baeyer-Villiger 反応の反応機構

　Baeyer-Villiger 反応では，カルボニル基に置換している 2 つの置換基について，転位の起こりやすさが異なる．<u>アルキル基の級数が大きくなるほど転位しやすく，メチル基は最も転位しにくい．アルデヒドの水素原子は最も転位しやすい</u>（図 16-27）．

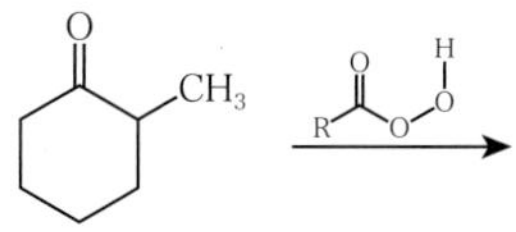

16.9 Baeyer–Villiger 反応　343

H ＞ 第三級アルキル ＞ 第二級アルキル ～ フェニル ＞ 第一級アルキル ＞ メチル
（転位しやすい）　　　　　　　　　　　　　　　　　　　　　　　　　　　　（転位しにくい）

図16-27　Baeyer–Villiger 反応の転位のしやすさ

節末問題

問題16.6　空欄に構造式を書き，反応を完成させなさい．

(1)

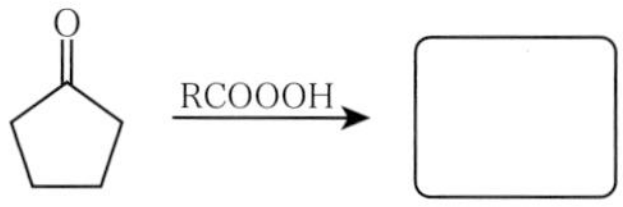

$\xrightarrow{\text{RCOOOH}}$

(2)

$\xrightarrow{\text{RCOOOH}}$ CH₃COOPh

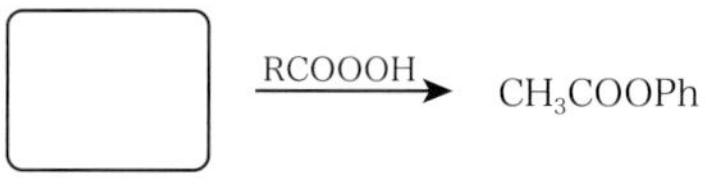

【解答】

(1)　　　　　(2)

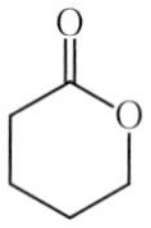

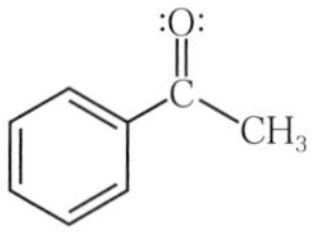

344   16 アルデヒドとケトン

【章末問題】

●カルボニル化合物の反応

問題 16.X1 次の化合物を水に加えたとき，ヒドレートを形成しやすい順に並べなさい．

a.

$CH_3CH_2CH_2C(=O)CH_3$

b.

$CH_3CH_2C(=O)CH_2CH_3$

c.

$CH_3CH_2CH_2CH_2C(=O)H$

d.

$CH_3CH_2C(=O)CHCH_3$
　　　　　　　CH_3

問題 16.X2 空欄に生成物の構造式を書き，反応を完成させなさい．

(1) （シクロペンタノン） $\xrightarrow[\text{酸触媒}]{CH_3OH（過剰）}$ □

(2) （シクロヘキサノン） $\xrightarrow[\text{酸触媒}]{HOCH_2CH_2OH}$ □

(3) （アセトフェノン） $\xrightarrow[\text{酸触媒}]{CH_3NH_2}$ □

(4) （アセトフェノン） $\xrightarrow[\text{酸触媒}]{(CH_3)_2NH}$ □

(5) $CH_3CH_2CH_2C(=O)H$ $\xrightarrow[\text{酸触媒}]{NH_2OH}$ □

(6) $CH_3CH_2CH_2C(=O)CH_3$ $\xrightarrow[\text{酸触媒}]{NH_2NHC_6H_5}$ □

問題 16.X3 次の反応について，曲がった矢印を使って電子の動きを示し，反応機構を書きなさい．

（ジヒドロピラン） $\xrightarrow[\text{酸触媒}]{CH_3OH}$ （2-メトキシテトラヒドロピラン，OCH_3）

問題 16.X4 アルデヒドまたはケトンを原料に用いて次の化合物を合成しなさい．

(1)

$CH_3C(=O)OCH(CH_3)_2$

(2)

$CH_3CH_2CH=CH_2$

(3)

　　　　　OH
$CH_3CHCOOH$

(4)

　　　　　　　OH
$CH_3CH_2CHCH_2NH_2$

【解答】

問題 16.X1

c＞a＞b＞d

カルボニル化合物に対する付加反応は，ケトンに比べてアルデヒドの方が反応しやすい．これは立体的および電子的要因から説明される（☞ p.332）．ケトンの間でも，カルボニル基の近くが立体的に混み合っていると，付加反応は起こりにくくなる．

【章末問題】 345

問題 16.X2

(1) CH$_3$O　OCH$_3$ （シクロペンタン環）

(2) （1,4-ジオキサスピロ環）

(3) N—CH$_3$／C—CH$_3$（フェニル基）

(4) CH$_3$　N　CH$_3$／C＝CH$_2$（フェニル基）

(5) OH／CH$_3$CH$_2$C＝N—H

(6) NHC$_6$H$_5$／CH$_3$CH$_2$CH$_2$C＝N／CH$_3$

問題 16.X3

（反応機構の図）

$$\text{→ H}^+ \quad \left[\cdots \quad \xrightarrow{\text{H\"OCH}_3} \cdots \right] \xrightarrow{-\text{H}^+} \text{O} \quad \text{OCH}_3$$

問題 16.X4

(1) Baeyer–Villiger 反応を利用する．転位はメチル基に比べて iPr 基〔CH(CH$_3$)$_2$〕の方が起こりやすいことに注意する．

$$\underset{\text{CH}_3}{\overset{\text{O}}{\|}}\text{CH(CH}_3)_2 \xrightarrow{\text{RCOOOH}} \underset{\text{CH}_3}{\overset{\text{O}}{\|}}\text{OCH(CH}_3)_2$$

(2) Wittig 反応を利用する．

$$\text{CH}_3\text{CH}_2\text{CHO} \xrightarrow{\text{Ph}_3\text{P}=\text{CH}_2} \text{CH}_3\text{CH}_2\text{CH}=\text{CH}_2$$

(3) アルデヒドにシアン化物イオンを付加させ，生成するシアノヒドリンを加水分解することで，α-ヒドロキシカルボン酸が得られる．

$$\text{CH}_3\text{CHO} \xrightarrow{^-\text{CN}} \underset{\text{OH}}{\text{CH}_3\text{CHCN}} \xrightarrow{\text{酸加水分解}} \underset{\text{OH}}{\text{CH}_3\text{CHCOOH}}$$

(4) アルデヒドにシアン化物イオンを付加させ，生成するシアノヒドリンを接触還元により水素添加すると，β-アミノアルコールが得られる．

$$\text{CH}_3\text{CH}_2\text{CHO} \xrightarrow{^-\text{CN}} \underset{\text{OH}}{\text{CH}_3\text{CH}_2\text{CHCN}} \xrightarrow{\text{接触還元}} \underset{\text{OH}}{\text{CH}_3\text{CH}_2\text{CHCH}_2\text{NH}_2}$$

コラム-16

医薬品とアセタール

　カルボニル化合物とアルコールからアセタールが形成される反応は，生化学，とくに糖の化学で重要となる．この反応は，カルボニル基に対して2分子のアルコールが酸触媒により縮合する反応である．第16章では，鎖状の糖が環状に変化するとき，あるいは環状の糖がグリコシド結合の形成を介して連なるときにヘミアセタールやアセタールが形成されることを学んだ．

　アセタールの形成反応は，医薬品を投与したときに問題になることもある．たとえば，マクロライド系抗生物質のエリスロマイシンは，ペニシリンと同様に多くの細菌に対して効果があり，感染症治療薬として用いられる．しかし，これを経口投与すると胃酸により構造が変化し，9位のカルボニル基と6位および12位のヒドロキシ基が反応してアセタールを形成し，抗菌作用を失う．

エリスロマイシン　　→（胃酸）　　アセタール化により不活性型に変化

クラリスロマイシン

　このため，エリスロマイシンは経口投与薬としては不向きである．この欠点を改善し，新たに開発されたのがクラリスロマイシンである．クラリスロマイシンはエリスロマイシンとほとんど同じ構造をもつが，6位のヒドロキシ基がメチル基でエーテル結合されている．このため，クラリスロマイシンは胃酸の酸性下でもアセタール構造に変化せず，抗菌作用が失活しない．このように，カルボニル基の化学を利用することで，経口投与可能な抗菌薬クラリスロマイシンが誕生した．

Chapter 17 カルボン酸と関連化合物

1. なぜカルボン酸の酸性度は大きいのか

2. カルボン酸関連化合物のもつ構造的特徴

3. カルボン酸関連化合物はどのような反応性を示すのか

4. カルボン酸および関連化合物の代表的な合成および反応にはどのような反応があるか

カルボン酸とその関連化合物は，多くの医薬品の構造式中に存在するため，化学の立場から医薬品を理解するためには欠かすことのできない学習領域である．カルボン酸とその関連化合物にはアルデヒドやケトン同様，カルボニル基が存在するが，このカルボニル基に電気陰性度の大きい原子が直接結合している．そのため，アルデヒドやケトンとは大きく異なる反応性を示す．

17.1　カルボン酸の命名法：慣用名と IUPAC 名

カルボニル基にヒドロキシ基($-OH$)が直接結合した化合物を**カルボン酸** carboxylic acid という．IUPAC 命名法に従いカルボン酸を命名する際，炭素鎖（アルカン）の命名末字の「e」を，カルボン酸の接尾語名「oic acid」に変えて表す．母体となる炭素鎖を数える際には，カルボキシ基の炭素を数え忘れないようにする（カルボキシ炭素が番号 1 である）．もし母体となる炭素骨格が環状の場合は，環状化合物の名称の後に，「carboxylic acid」をつけて表す．

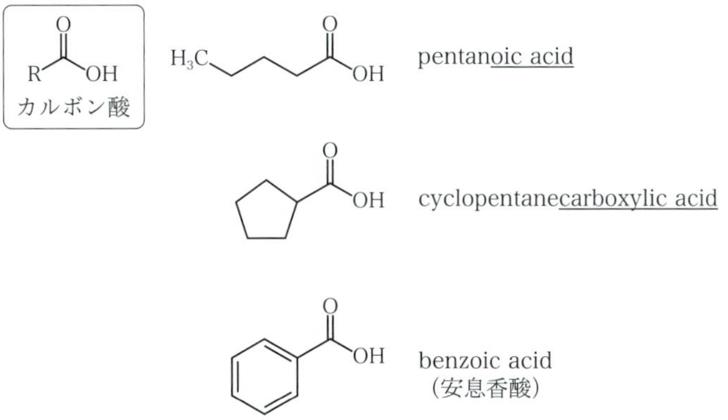

カルボン酸

pentanoic acid

cyclopentanecarboxylic acid

benzoic acid
（安息香酸）

図 17-1　カルボン酸の構造と命名

炭素数の少ないカルボン酸（低級カルボン酸）の命名においては，IUPAC 名よりも慣用名が使われることが多い*．

*カルボニル基の α 位がハロゲン化されたカルボン酸を α-ハロカルボン酸という．とくに，α-ブロモカルボン酸は，アミノ酸合成における重要な中間体となる．

348 17 カルボン酸と関連化合物

表 17-1 代表的なカルボン酸の構造と名称

炭素数	構　造	IUPAC 名	慣用名
1	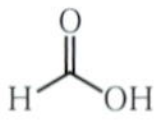	methanoic acid	ギ酸 (formic acid)
2	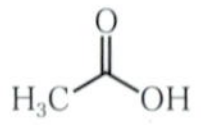	ethanoic acid	酢酸 (acetic acid)
3	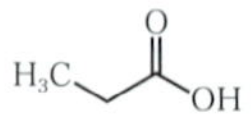	propanoic acid	プロピオン酸 (propionic acid)
4	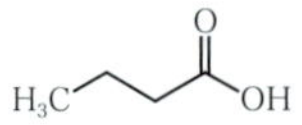	butanoic acid	酪酸 (butyric acid)
5	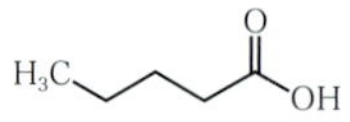	pentanoic acid	吉草酸 (valeric acid)
12	$CH_3(CH_2)_{10}COOH$	dodecanoic acid	ラウリン酸 (lauric acid)
14	$CH_3(CH_2)_{12}COOH$	tetradecanoic acid	ミリスチン酸 (myristic acid)
16	$CH_3(CH_2)_{14}COOH$	hexadecanoic acid	パルミチン酸 (palmitic acid)
18	$CH_3(CH_2)_{16}COOH$	octadecanoic acid	ステアリン酸 (stearic acid)

ギ酸(formic acid)と酢酸(acetic acid)は 2013 年勧告では PIN である.

17.2 カルボン酸の酸性度

カルボン酸は，その名前が示す通り，酸性物質である．カルボキシ基中に存在する水素がプロトン(H^+)として脱離しやすいからである．なぜ，脱離しやすいのか．それはカルボン酸の共役塩基の安定性と大きく関連する．図 17-2 に示すように，脱プロトン化にともない生じる共役塩基は，2 つの等価な共鳴構造をもつことができる．すなわち，負電荷を非局在化することが可能となり，共役塩基が安定化する．その結果，この平衡は右へ傾くため，プロトンは脱離しやすくなる．

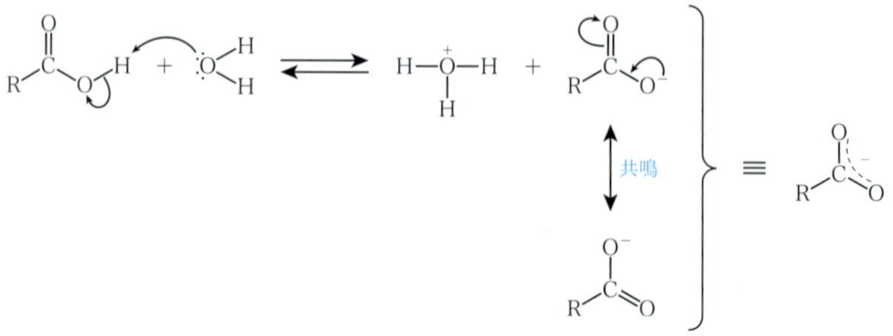

図 17-2 カルボン酸の解離

脱プロトン化を行うための塩基としては何を使えば良いだろうか．一般的なカルボン酸の pK_a は約 5 であることから，pK_a が 5 以上の共役酸をもつ塩基を用いれば，カルボン酸から容易に脱プロトン化できる．具体的な例としては，炭酸水素ナトリウム (pK_a=6.5)，水酸化ナトリウム (pK_a=16) などが用いられる．これらの pK_a を比較すると，カルボン酸とフェノール (pK_a=約 10) の入った混合物からそれぞれを分離する際に，炭酸水素ナトリウムを用いることが多いことを理解できるだろう．

例題 17.1 次の化合物を酸性度の大きいものから順に並べなさい．

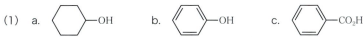

(2) a. FCH$_2$COOH b. ClCH$_2$COOH c. BrCH$_2$COOH

【解答】
(1) c＞b＞a
(2) a＞b＞c

脂肪族カルボン酸において，ハロゲンの違いが及ぼす酸性度を比較する問題である．いずれの化合物においても共役塩基の負電荷は酸素原子に存在する．これら 3 つの分子には共鳴効果も存在するが，その寄与は同一である．しかし，隣接する炭素原子に異なったハロゲン原子が結合しているため，誘起効果に大きな違いが生じる．誘起効果の大きな要因は電気陰性度であることから，電気陰性度が大きければ大きいほど，電子を引き寄せる効果が高い．すなわち，電子が広範囲に分布できる（非局在化）ようになるため，強い酸となる．

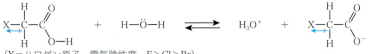

(X=ハロゲン原子，電気陰性度　F＞Cl＞Br)

節末問題

問題 17.1 次の化合物を酸性度の大きいものから順に並べなさい．

(1) a. CH$_3$COOH b. ClCH$_2$COOH c. Cl$_2$CHCOOH

(2) a. ◯-COOH b. O$_2$N-◯-COOH c. H$_3$CO-◯-COOH

(3) a. F付きCOOH b. F付きCOOH c. F-CH$_2$CH$_2$CH$_2$COOH

【解答】
(1) c＞b＞a　(2) b＞a＞c　(3) a＞b＞c

17.3 代表的なジカルボン酸

2つのカルボキシ基をもつ化合物をジカルボン酸という．代表的なジカルボン酸を表17-2に示す．

表17-2　代表的なジカルボン酸

構　　造	慣用名	pKa(25℃)	
		pK_{a1}	pK_{a2}
HOOC−COOH	シュウ酸(oxalic acid)	1.2	4.2
HOOC−CH$_2$−COOH	マロン酸(malonic acid)	2.9	5.7
HOOC−CH$_2$−CH$_2$−COOH	コハク酸(succinic acid)	4.2	5.6
HOOC−(CH$_2$)$_3$−COOH	グルタル酸(glutaric acid)	4.3	5.4
HOOC−(CH$_2$)$_4$−COOH	アジピン酸(adipic acid)	4.4	5.6
HOOC−CH＝CH−COOH(Z体)	マレイン酸(maleic acid)	1.9	6.1
HOOC−CH＝CH−COOH(E体)	フマル酸(fumaric acid)	3.0	4.4
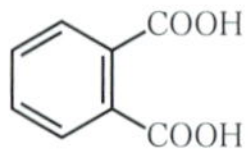 (構造式)	フタル酸(phthalic acid)	2.9	5.4
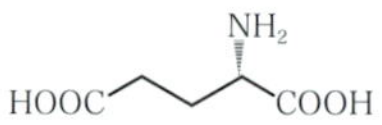 (構造式)	グルタミン酸(glutamic acid)	2.2	4.3
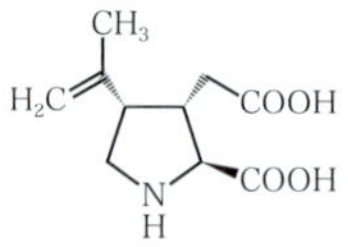 (構造式)	カイニン酸(kainic acid)	—	—

ジカルボン酸は2つのカルボキシ基にそれぞれ酸性水素をもつため，ジカルボン酸の酸性度を考える場合，pK_{a1}とpK_{a2}の2つに着目すべきであり，これらは，pK_{a1}≪pK_{a2}の関係にある．この理由は，pK_{a1}にかかわる1つ目のプロトンの脱離は，分子内に存在するもう1つのカルボキシ基が電子求引性基としてはたらくため，容易に進行する．つまり，酸性度が大きくなる(pK_aは小さくなる)．しかし，pK_{a2}にかかわる2つ目のプロトンの脱離は，電子求引性の弱いカルボキシラートイオン(COO⁻)が分子内に存在するために積極的には起こらない(pK_aは大きくなる)ためである(図17-3)．

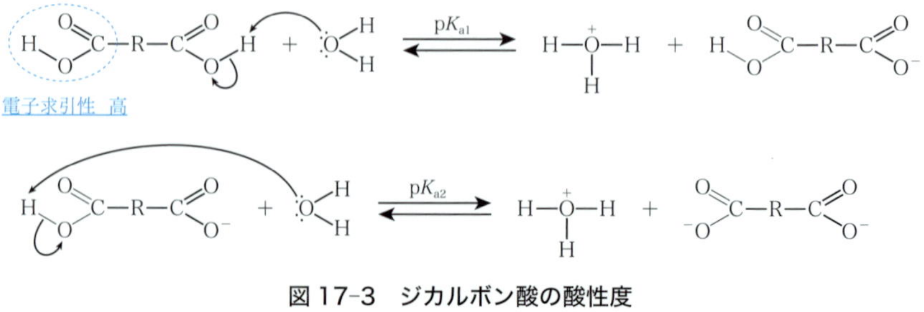

図17-3　ジカルボン酸の酸性度

17.4 代表的なカルボン酸関連化合物

カルボン酸とその関連化合物は，アルデヒドやケトン同様，カルボニル基をもつが，このカルボニル基に電気陰性度の大きい原子が直接結合している．代表的なカルボン酸関連化合物としては，酸ハロゲン化物 acid halide，酸無水物 acid anhydride，エステル ester，アミド amide がある．これ以外に，ニトリル nitrile を含めることがある．これは，ニトリルにはカルボニル基がないが，ニトリル上の炭素の酸化状態がカルボン酸のカルボニル炭素と同じであるためである（図 17-4）．

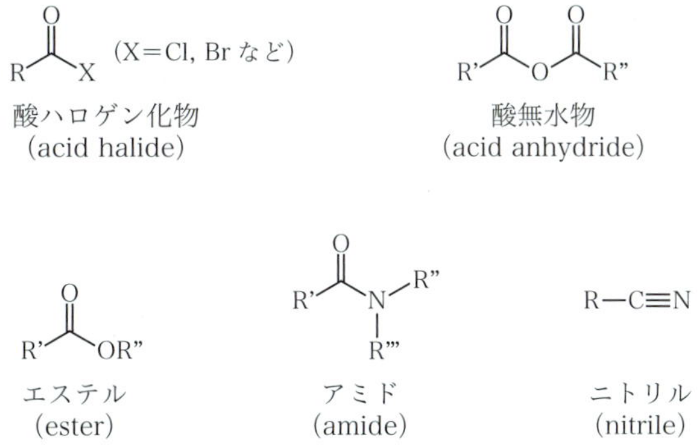

図 17-4 カルボン酸関連化合物

17.4.1 酸ハロゲン化物の構造と命名

カルボニル基にハロゲンが直接結合している分子を，酸ハロゲン化物という．酸ハロゲン化物の中でも各種の反応に最も利用されるのは，塩素原子が結合した酸塩化物 acid chloride である（図 17-5）．そのため，本書の以下の項目では，酸ハロゲン化物として酸塩化物を例に述べる．

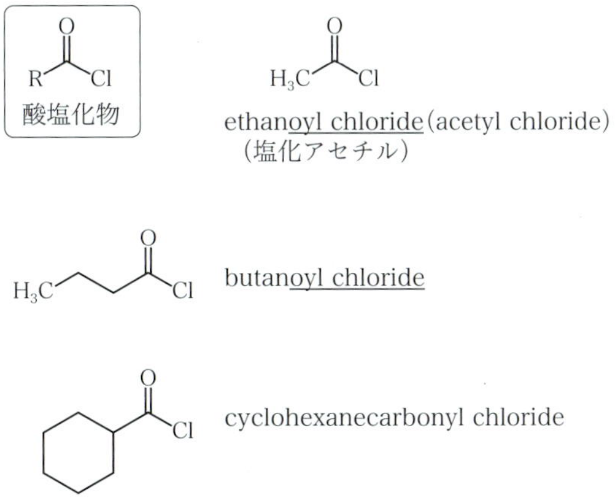

ethanoyl chloride (acetyl chloride)
（塩化アセチル）

butanoyl chloride

cyclohexanecarbonyl chloride

図 17-5 酸塩化物

酸塩化物では電気陰性度の大きい塩素原子がカルボニル基に結合しているため，カルボニル炭素は非常に電子不足（δ⁺）となっていることに注目すべきである．

酸塩化物を命名する際は，カルボン酸の命名である「oic acid」を「oyl chloride」に置き換える．酸塩化物の一部には慣用名を使用するものも存在するのであわせて理解しておくべきである．

17.4.2 酸無水物の構造と命名

2つのカルボニル基の間に酸素原子が挿入された化合物を，酸無水物という．この分子は，2つのカルボン酸から水分子の脱離（脱水）によって合成できるため，"水がなくなったカルボン酸"，すなわち，カルボン酸無水物と捉えるとわかりやすい．カルボン酸無水物を酸無水物と表記することもある．

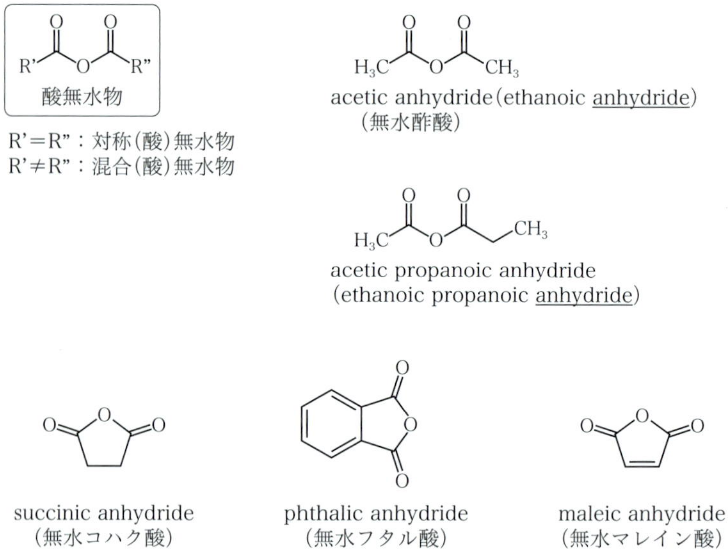

図 17-6 酸無水物

図 17-6 に示したように，カルボニル基の先の置換基が同じ場合は，対称（酸）無水物といい，異なる場合は，混合（酸）無水物 mixed acid anhydride という．

ジカルボン酸は分子内の2つのカルボン酸から脱水して，酸無水物を生成する．酸無水物を命名する際は，カルボン酸由来の炭素鎖に対応した名称に「anhydride」をつける．

17.4.3 エステルの構造と命名

カルボン酸のヒドロキシ基（–OH）をアルコキシ基（–OR）に置き換えた化合物をエステルという（図 17-7）．

エステル

プロパン酸エチル
(ethyl propanoate)

3-クロロ安息香酸フェニル
(phenyl 3-chlorobenzoate)

マロン酸ジエチル
(diethyl malonate)

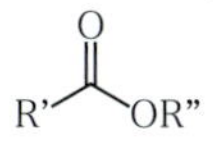

図 17-7　エステル

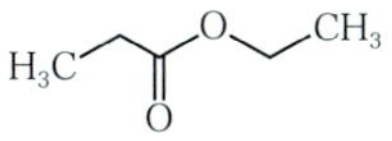

エステルの命名にはとくに注意が必要である．日本語で命名する際，エステルは「〜酸アルキル」と表す．〜酸の部分は，カルボニル炭素を含むカルボン酸由来の炭素骨格として命名し，アルキルの部分は，アルコキシ基(-OR)由来の炭素骨格として命名する．一方，英語で命名する際は，先にアルコキシ由来の炭素骨格を英語名で示し，その後にスペースを空けて，カルボン酸由来の炭素骨格に対応する英語名に oate をつける．すなわち，「alkyl 〜oate」となる．

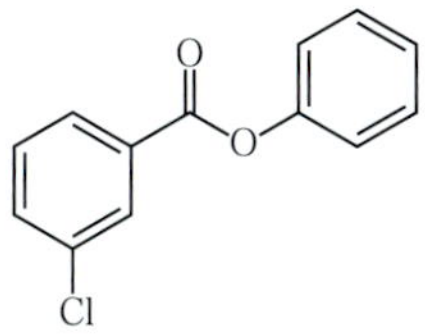

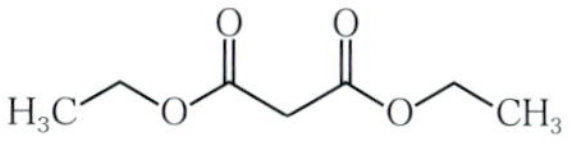

17.4.4　アミドの構造と命名

カルボニル基に窒素原子が直接結合している分子を，アミドという．窒素原子に直接結合している炭素数に応じて，第一級アミド，第二級アミド，第三級アミドに分類する(図 17-8)．

アミド

ethanamide (acetamide)
(アセトアミド)

N-methylbutanamide
[第二級アミド]

N, *N*-dimethylmethanamide
(*N*, *N*-dimethylformamide)
[第三級アミド]

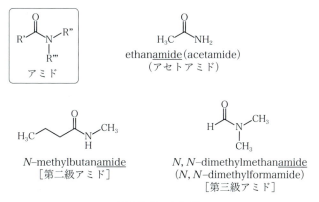

図 17-8　アミド

アミドを命名する際は主に，元のカルボン酸炭素鎖の命名末字の e を，「amide」に置き換えればよい．第二級および第三級アミドの場合は，これらの名称の前に，窒素原子に置換基がある(*N* 置換)ことを示すため，たとえば，*N*-methyl や *N*, *N*-dimethyl のように置換基の名称の前に「*N*-」または「*N*,*N*-」をつける．

17.4.5 ニトリルの構造と命名

シアノ基(C≡N)を含む化合物をニトリルという(図17-9).

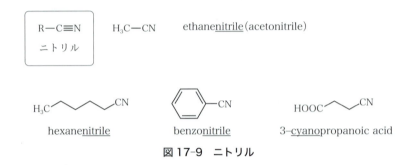

図17-9 ニトリル

ニトリルを命名する際は，ニトリル炭素を含む炭素鎖の命名に「nitrile」とつけるだけでよい．ただし，ニトリルのなかにも慣用名でよばれる化合物が多く存在するため，慣用名も確認しておくべきである．また，カルボン酸，エステル，アミドなど，ニトリルよりも優先順位の高い官能基が分子中に存在する場合，ニトリルとは命名することができない．そのかわり，置換基名である「シアノ cyano」として命名する必要がある．

17.5 カルボン酸の合成法

カルボン酸の合成法として，①第一級アルコールもしくはアルデヒドの酸化，②アルキルベンゼンの側鎖の酸化，③アルケンの酸化，④Grignard試薬と二酸化炭素(CO_2)との反応，⑤カルボン酸関連化合物の加水分解反応による合成などがある．このうち⑤については以下の節で詳しく述べるため，ここでは①～④について述べる．

17.5.1 過マンガン酸カリウムおよび二クロム酸カリウムを用いる酸化反応

第一級アルコールを酸性条件下で過マンガン酸カリウム($KMnO_4$)，二クロム酸カリウム($K_2Cr_2O_7$)と反応させると，アルデヒドを経由して，カルボン酸を与える(図17-10).

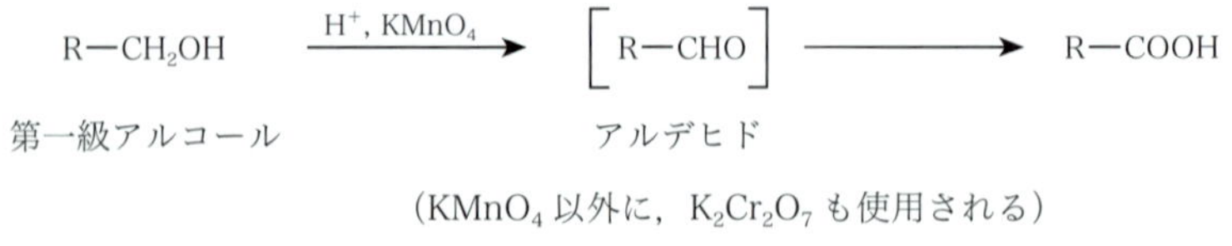

$$R-CH_2OH \xrightarrow{H^+, KMnO_4} [R-CHO] \longrightarrow R-COOH$$

第一級アルコール　　　　　　　アルデヒド

($KMnO_4$以外に，$K_2Cr_2O_7$も使用される)

図17-10 第一級アルコール/アルデヒドの酸化反応

トルエンを過マンガン酸カリウムで酸化すると，定量的に安息香酸が生成する．メチル基よりも長いアルキル基をもつベンゼン誘導体も，過マンガン酸カリウムにより側鎖が分解され，安息香酸を生じる（図17-11）．

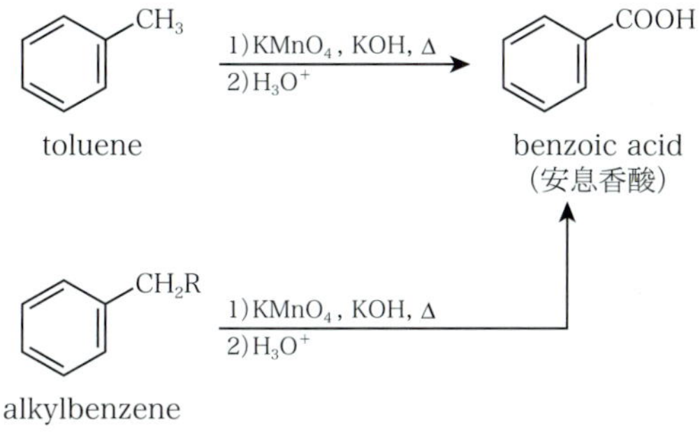

図17-11　アルキルベンゼンの側鎖の酸化

　アルケンは過マンガン酸カリウムによる酸化開裂でカルボン酸を生成する（図17-12）．

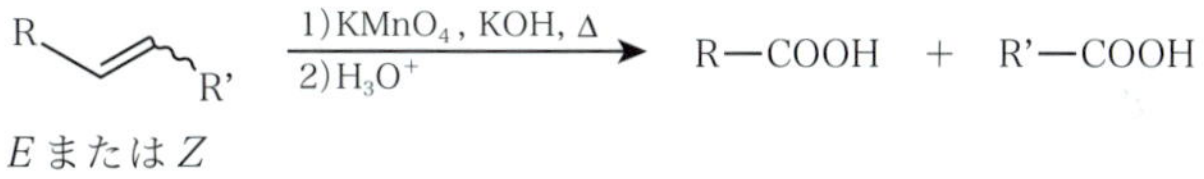

図17-12　アルケンの酸化

17.5.2　Grignard試薬を利用する合成

　Grignard試薬をテトラヒドロフラン中，二酸化炭素と反応させた後，酸で処理すると，カルボン酸を与える．この反応に必要な二酸化炭素として，ドライアイス（固体の二酸化炭素）を用いることがある（図17-13）．

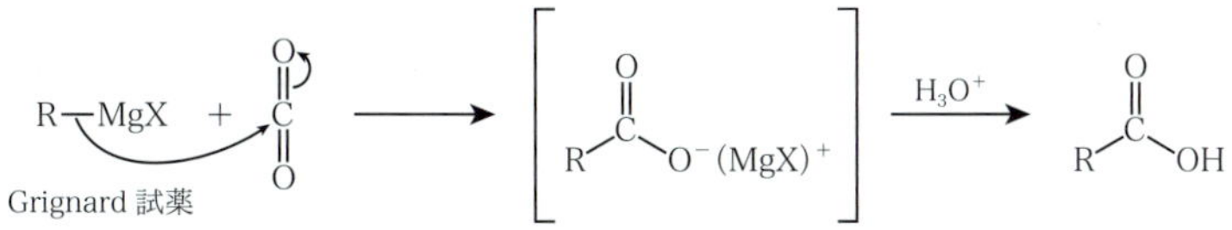

図17-13　Grignard試薬と二酸化炭素の反応

356　17　カルボン酸と関連化合物

例題 17.2　次の反応の主生成物を答えなさい.

(1)　butan-1-ol　$\xrightarrow{\text{H}^+,\ \text{KMnO}_4}$

(2)　bromoethane　$\xrightarrow[\substack{2)\,\text{CO}_2\\3)\,\text{H}_3\text{O}^+}]{1)\,\text{Mg}}$

【解答】

(1)

$H_3C\diagdown\diagup\diagdown OH \xrightarrow{\text{H}^+,\ \text{KMnO}_4} \left[H_3C\diagdown\diagup\diagdown\!\!\overset{\text{O}}{\underset{H}{\|}} \right] \longrightarrow H_3C\diagdown\diagup\diagdown\!\!\overset{\text{O}}{\underset{OH}{\|}}$

butanoic acid

(2)

$CH_3CH_2Br \xrightarrow{\text{Mg}} \left[CH_3CH_2MgBr \right] \xrightarrow[\substack{2)\,\text{H}_3\text{O}^+}]{1)\,\text{CO}_2} CH_3CH_2COOH$

propanoic acid

節末問題

問題 17.2　次の反応の主生成物を答えなさい.

(1)　$\xrightarrow[\substack{\text{CrO}_3,\ \text{H}_2\text{O}}]{\text{H}_2\text{SO}_4}$

(2)　$\xrightarrow[\substack{2)\,\text{CO}_2\\3)\,\text{H}_3\text{O}^+}]{1)\,\text{Mg}}$

【解答】

(1)　シクロヘキサンカルボン酸

(2)　$-COOH$

17.6 求核的アシル化反応とアシル化合物の反応性

17.6.1 求核アシル化反応

カルボン酸および関連化合物は，カルボニル基をもつため，アルデヒドやケトン同様，求核試薬と反応することができる（図17-14）．この反応過程を詳細に考える．

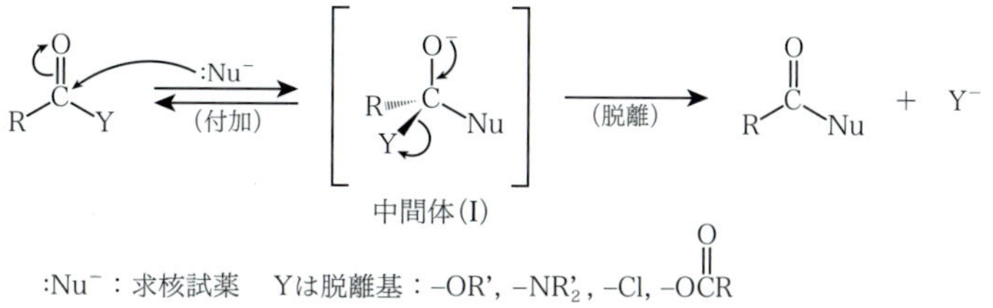

図17-14 カルボン酸および関連化合物の主反応

カルボン酸および関連化合物においてもカルボニル炭素は正に分極していることから，求核試薬はカルボニル基に付加し，sp^{2}炭素から，四面体構造をとる中間体(I)に変化する．カルボン酸関連化合物には，安定なアニオンとして脱離することができる脱離基Yもカルボニル炭素に直接結合している．そのため，酸素原子上の負電荷が炭素に戻るとき，もともと結合していた脱離基(Y$^-$)が追い出され，反応は終了する．全体を眺めると，求核試薬の付加，ついで，脱離の反応様式（付加−脱離機構）を経ていることがわかる．この反応では，アシル基(RC=O)は変化せず脱離基のみが置換していることから，求核アシル置換反応 nucleophilic acyl substitution ということもある．

カルボニル基をもつアルデヒドやケトンにおける求核反応と決定的に違う点は，負電荷を帯びた酸素から電子が炭素へ戻ることができるかどうかにある．その結果，アルデヒドやケトンは主に求核付加反応となる（図17-15）のに対し，カルボン酸およびカルボン酸関連化合物では求核置換反応となることをしっかりと理解すべきである．

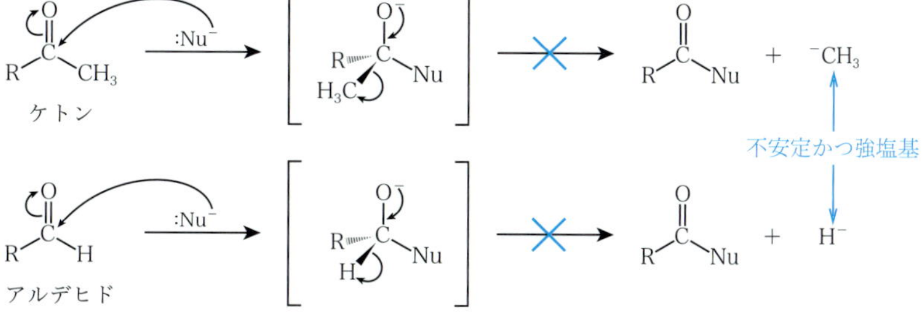

図17-15 ケトン，アルデヒドへの付加反応

17.6.2 アシル化合物の反応性

前項の求核アシル置換反応における付加-脱離機構をもとにカルボン酸関連化合物の求核試薬に対する相対的反応性を考えると、最後に脱離する基の性質に依存することがわかる。すなわち、脱離基の脱離能*を比較することで、その反応性を理解できる。

*弱い塩基ほど脱離能が高い。

カルボン酸関連化合物の脱離基はそれぞれ、Cl^-（酸塩化物）、$RCOO^-$（酸無水物）、RO^-（エステル）、$RRNH^-$（アミド）であり、脱離能はこの順に低くなる。したがって、求核試薬に対する相対的反応性は、反応性の高い方から、酸塩化物＞酸無水物＞エステル＞アミドの順となる。この反応性（脱離能）からわかるように、反応性の高い酸塩化物をより反応性の低いエステルやアミドに変換することは可能であるが、その逆は通常起こらない。

- カルボン酸関連化合物の求核試薬に対する相対的反応性
  酸塩化物＞酸無水物＞エステル＞アミド

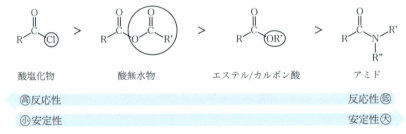

図17-16　カルボン酸関連化合物の求核試薬に対する相対的反応性

17.7 酸ハロゲン化物の合成と反応

前項でも述べたように、酸塩化物はカルボン酸関連化合物のなかで反応性が最も高いため、不安定なものが多い。

17.7.1 合成

カルボン酸を塩化チオニル（$SOCl_2$）や五塩化リン（PCl_5）と加熱することで、酸塩化物を合成することができる。とくに、塩化チオニルとの反応では、二酸化硫黄（SO_2）と塩化水素（HCl）が発生することも注目すべきである（図17-17）。

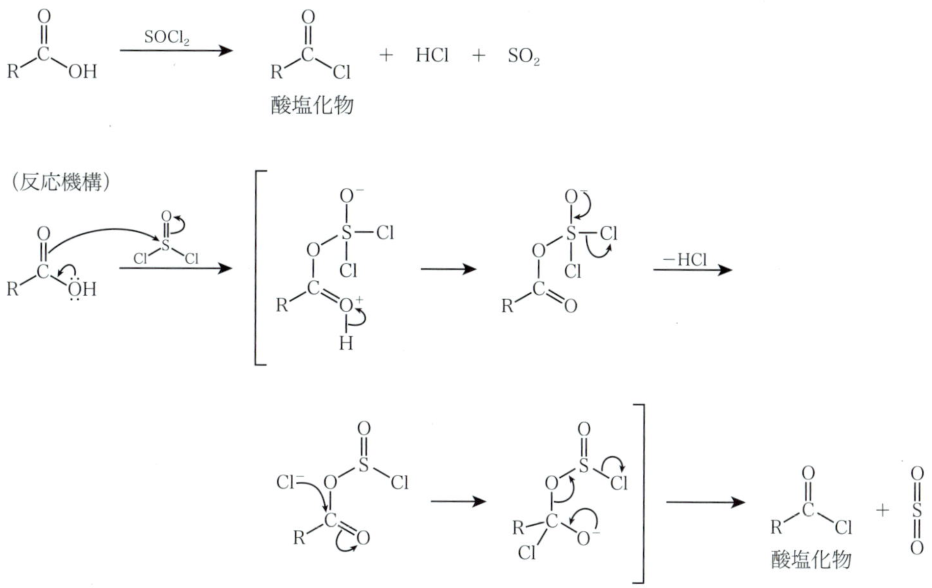

図 17-17　酸塩化物の合成

17.7.2　反応

　酸塩化物は反応性が非常に高いため，種々の求核試薬と反応することができる．この反応の副生成物として塩化水素(HCl)が発生するため，HCl 捕捉の目的でピリジンやトリエチルアミンなどの塩基を用いる．また，Schotten–Baumann（ショッテン–バウマン）反応では，酸塩化物とアルコールまたはアミンとの反応を水酸化ナトリウム水溶液中で行う．

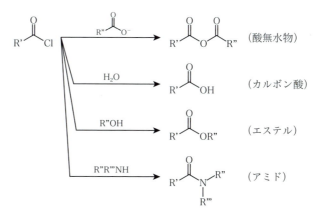

図 17-18　酸塩化物の反応

例題 17.3　次の反応の主生成物を答えなさい．

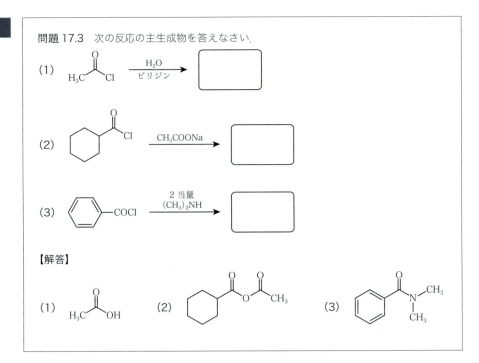

【解答】
出発物質である酸塩化物は求核試薬に対して高い反応性を示すため，アルコールや第一級アミンと容易に反応し，それぞれエステルおよび第二級アミドを与える．

節末問題

問題 17.3　次の反応の主生成物を答えなさい．

17.8　酸無水物の合成と反応

酸無水物は，酸ハロゲン化物に次いで反応性が高い．したがって，酸塩化物と同様にその合成および反応において，化合物の取り扱いには注意を要する．カルボン酸関連化合物の相対的反応性を考えると，酸無水物から酸塩化物を合成することはできない．塩化物イオンはカルボキシラートイオンよりも良い脱離基であるためである．

17.8.1 合成

その名前の由来通り，カルボン酸を高温に加熱することで分子間脱水反応が起こり，酸無水物を合成できる(図17-19)．また，ジカルボン酸も五～七員環を形成する場合，加熱による分子内脱水により環状酸無水物に変換できる．さらに，酸塩化物とカルボキシラートイオンの反応によって酸無水物を合成することもでき，この方法により非対称の酸無水物(混合〔酸〕無水物)もつくることができる．

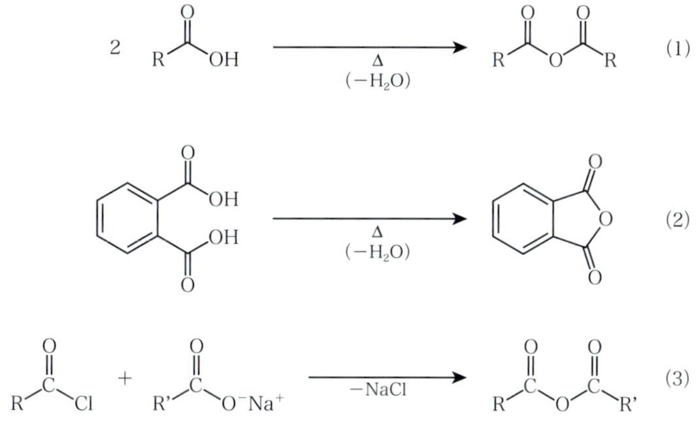

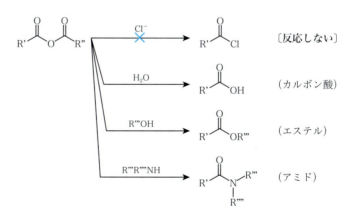

図17-19 酸無水物の合成

17.8.2 反応

酸無水物は塩化物イオンとは反応できないが，水，アルコール，アンモニア，第一級および第二級アミンと反応し，対応するカルボン酸，エステル，第一級，第二級もしくは第三級アミドをそれぞれ合成することができる(図17-20)．

図17-20 酸無水物の反応

362 17 カルボン酸と関連化合物

節末問題

問題 17.4 次の反応の主生成物を答えなさい.

(1) 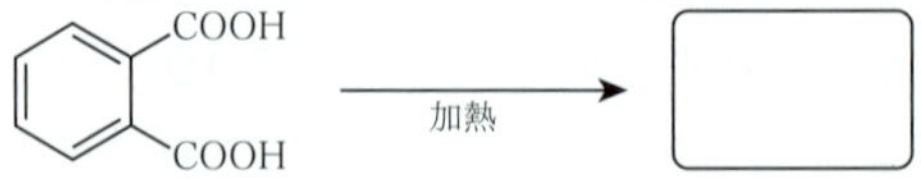 （o-フタル酸） $\xrightarrow{\text{加熱}}$ □

(2) 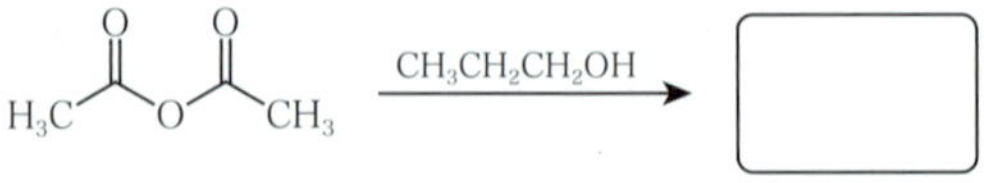 （無水酢酸） $\xrightarrow{\text{CH}_3\text{CH}_2\text{CH}_2\text{OH}}$ □

(3) （無水酢酸） $\xrightarrow[\text{CH}_3\text{NH}_2]{\text{2 当量}}$ □

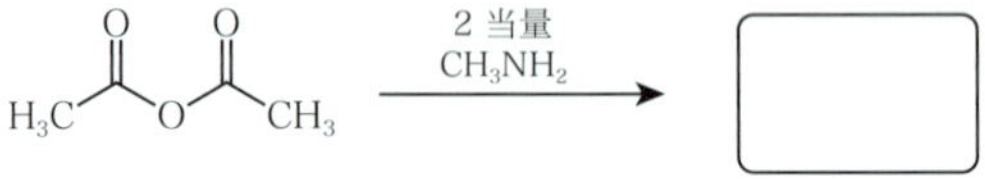

【解答】

(1) 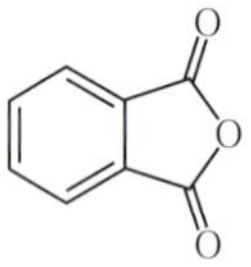 （無水フタル酸）

(2) 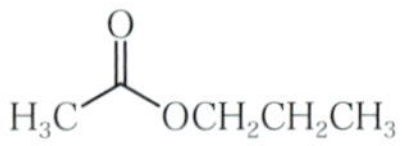 $H_3C-\overset{\displaystyle O}{\overset{\|}{C}}-OCH_2CH_2CH_3$

(3) $H_3C-\overset{\displaystyle O}{\overset{\|}{C}}-NHCH_3$

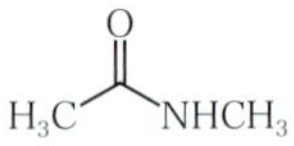

17.9 エステルの合成と反応

17.9.1 合成

代表的なエステル合成法を図 17-21 にまとめた. これまでに述べてきたように, 酸塩化物もしくは, 酸無水物とアルコールを反応することで, エステルを容易に合成することができる.

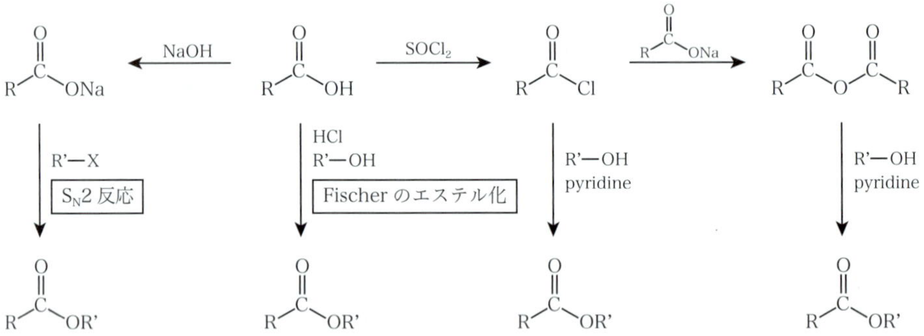

図 17-21 エステルの合成法

17.9 エステルの合成と反応 　363

　その他にもエステルを合成する方法は存在する．たとえば，酸触媒存在下，カルボン酸とアルコールによる縮合反応(Fischer のエステル化反応)である．この反応は過剰量のアルコールが必要となるため，R' がメチル，エチル基などに限定される．Fischer のエステル化反応の機構を図 17-22 に示した．カルボニル基は強酸の HCl により活性化され，アルコールが付加する．四面体の中間体から水分子が脱離し，エステルが生成する．

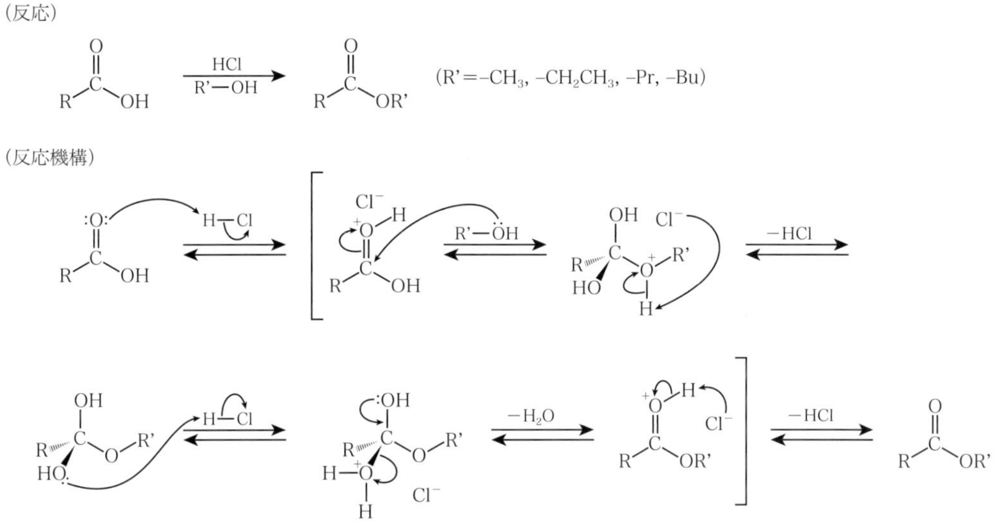

(反応)

$$R-COOH \xrightarrow[\text{R'—OH}]{\text{HCl}} R-COOR' \quad (R'=-CH_3, -CH_2CH_3, -Pr, -Bu)$$

(反応機構)

図 17-22　Fischer エステル化反応

*m-クロロ過安息香酸
m-chloroperbenzoic acid：
mCPBA と略記されることが多い．

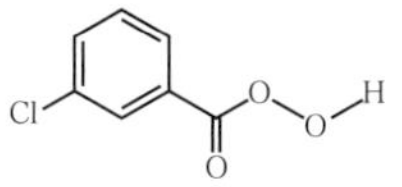

　さらに，ケトンと過酸(主に m-クロロ過安息香酸*が使用される)による転位反応でもエステルが合成できる．この転位反応を Baeyer-Villiger 反応(☞第 16章 p. 342)または転位といい，有機合成でよく利用される．

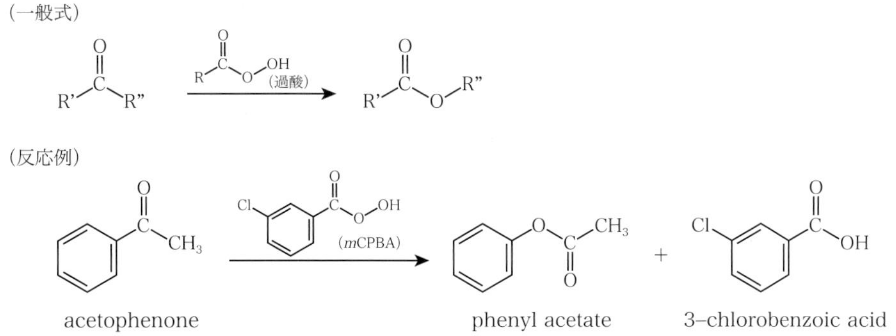

(一般式)

$$R'-CO-R'' \xrightarrow[\text{(過酸)}]{R-CO-O-OH} R'-CO-O-R''$$

(反応例)

acetophenone　　　　　　　　　(mCPBA)　　　　　phenyl acetate　　+　　3-chlorobenzoic acid

図 17-23　Baeyer-Villiger 反応

17.9.2 反応

エステルは反応性が低いため，より反応性の高い酸塩化物や酸無水物へ変換することはできないが，水，アルコール，アミンと反応することはできる．しかし，その際は，酸や塩基を添加するか，もしくは加熱するといった条件が必要となる（図 17-24〜28）．

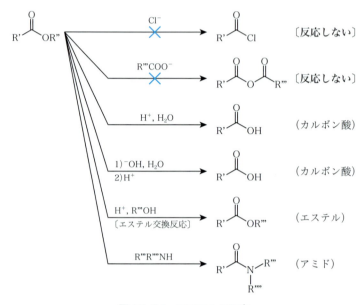

図 17-24 エステルの反応

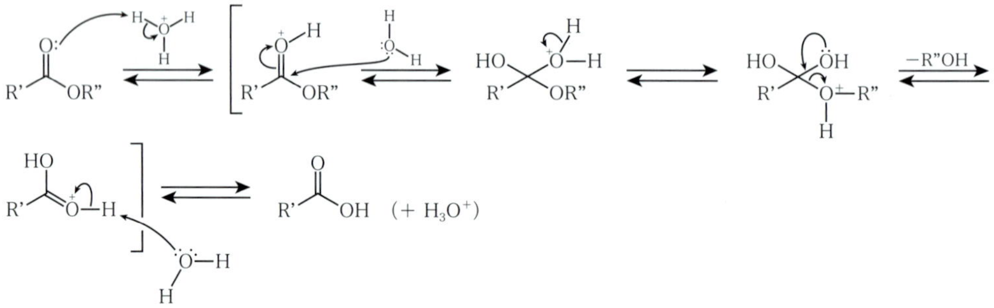

図 17-25 エステルの酸加水分解

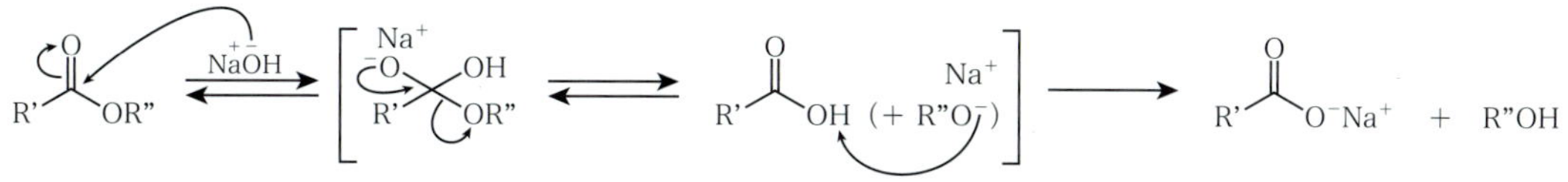

17.9 エステルの合成と反応　365

図 17-26　エステルの塩基性条件下加水分解（けん化）

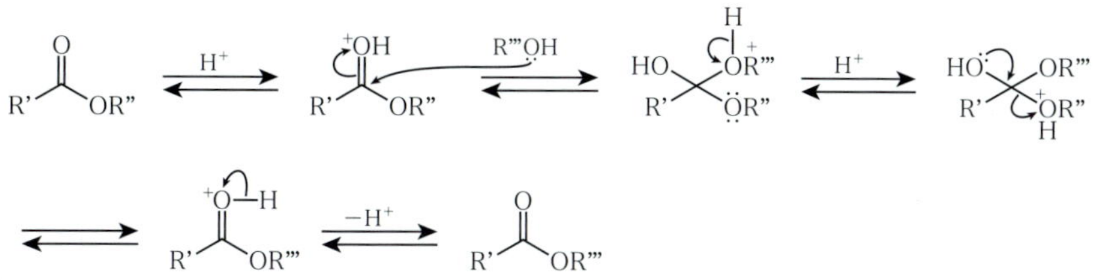

図 17-27　エステル交換反応

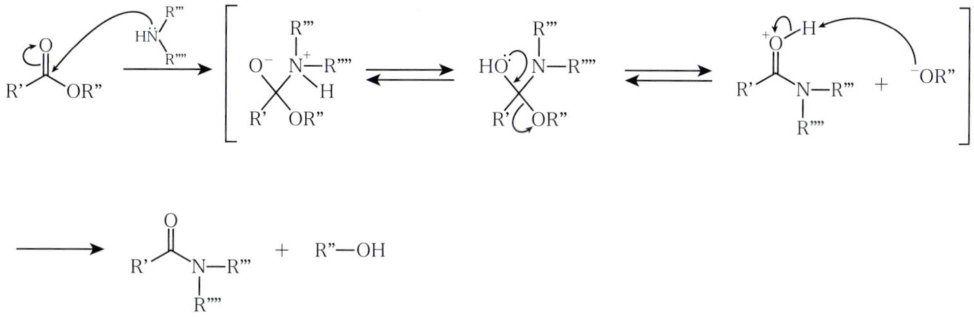

図 17-28　エステルからアミドの合成

　エステルとアルコールとの反応ではエステルのアルコキシ（RO）部分のみが変換されることから，この反応を**エステル交換反応** transesterification という．

　一方，エステルと反応性の非常に高い求核試薬との反応は容易に進行する．この目的のためによく利用される高反応性求核試薬としては，ヒドリドイオン hydride（H⁻）源となる水素化アルミニウムリチウム lithium aluminium hydride（LiAlH$_4$）（☞第 14 章 p. 294）や，炭素アニオン（R⁻）源となる Grignard 試薬（RMgX）（☞第 14 章 p. 303）がある．

366　17　カルボン酸と関連化合物

例題 17.4　次の反応の主生成物を答えなさい.

(1) シクロペンタンカルボン酸メチル $\xrightarrow[\text{2) H}_3\text{O}^+]{\text{1) NaOH}}$

(2) H_3C—プロピオン酸エチル $\xrightarrow[\text{2) H}_3\text{O}^+]{\text{1) 過剰 CH}_3\text{MgI}}$

【解答】

(1) シクロペンタンカルボン酸

(2) H_3C —C(OH)(CH_3)(CH_3)

節末問題

問題 17.5　次の反応の主生成物を答えなさい.

(1) 安息香酸 $\xrightarrow[\Delta\,(\text{加熱})]{\text{H}^+,\ \text{CH}_3\text{OH}}$

(2) シクロペンタンカルボン酸エチル $\xrightarrow[\text{2) H}_3\text{O}^+]{\text{1) NaOH}}$

(3) H_3C—C(=O)—OCH_3 $\xrightarrow{\text{C}_2\text{H}_5\text{NH}_2}$

(4) 安息香酸エチル $\xrightarrow[\text{2) H}_3\text{O}^+]{\text{1) PhMgBr}}$

【解答】

(1) 安息香酸メチル

(2) シクロペンタンカルボン酸

(3) H_3C—C(=O)—N(H)—C_2H_5

(4) トリフェニルメタノール

17.10 環状エステル：ラクトン（マクロライド系抗生物質）

同一分子中のγ位またはδ位にヒドロキシ基をもつカルボン酸は，分子内エステル反応により環状エステルを生成する．エステルの中でも環状エステルをとくに，**ラクトン** lactone という．また，五員環および六員環のラクトンをγ-ラクトン，δ-ラクトンという．ラクトンはマクロライド*系抗生物質など多くの医薬品にみられる．図 17-29 に示したエリスロマイシンもラクトンをもっている．

* マクロライド：大環状ラクトンの総称またはエリスロマイシンに代表される抗生物質として用いられる一群の薬物の総称．

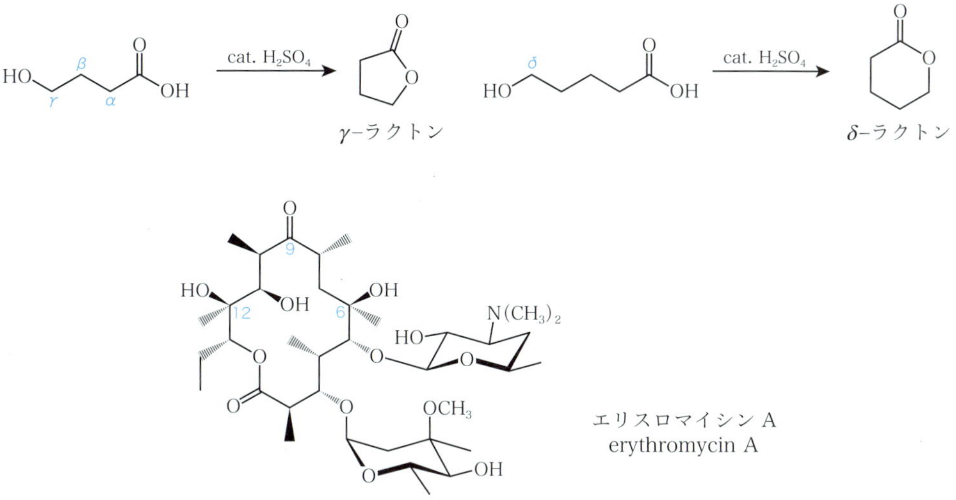

エリスロマイシン A
erythromycin A

図 17-29　環状エステル（ラクトン）をもつ化合物

17.11 アミドの合成と反応

アミド結合は生体タンパク質だけでなく，医薬品の分子構造においても多くみられることから，薬系有機化学において，アミドの合成および反応に関してもしっかりと理解しておく必要がある．

17.11.1 合成

これまでに述べてきたように，他の反応性の高いカルボン酸関連化合物とアミンを反応させることで，多くのアミドを合成することができる（図 17-30）．

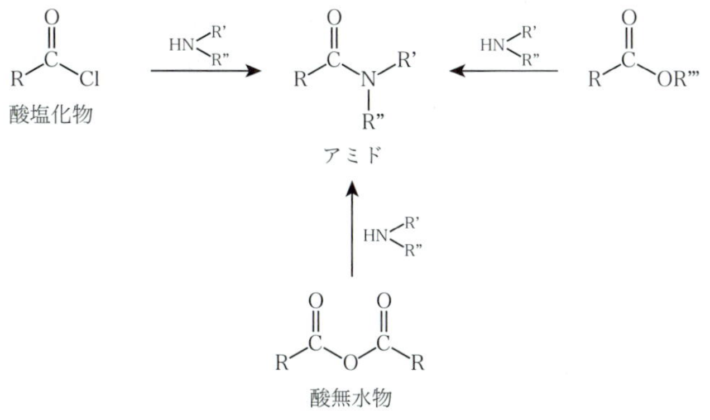

図 17-30　カルボン酸誘導体からアミドの合成

17.11.2 反応

アミドの反応性は，カルボン酸関連化合物の中で最も低い．したがって，これまでと同様，アミドから，より反応性の高い酸塩化物，酸無水物，エステルへの変換はできない．しかし，酸もしくは塩基の存在下で加熱するなど激しい条件にさらすと，アミドは加水分解をうけ，カルボン酸へと変換される（加水分解機構は他と類似したものである）．

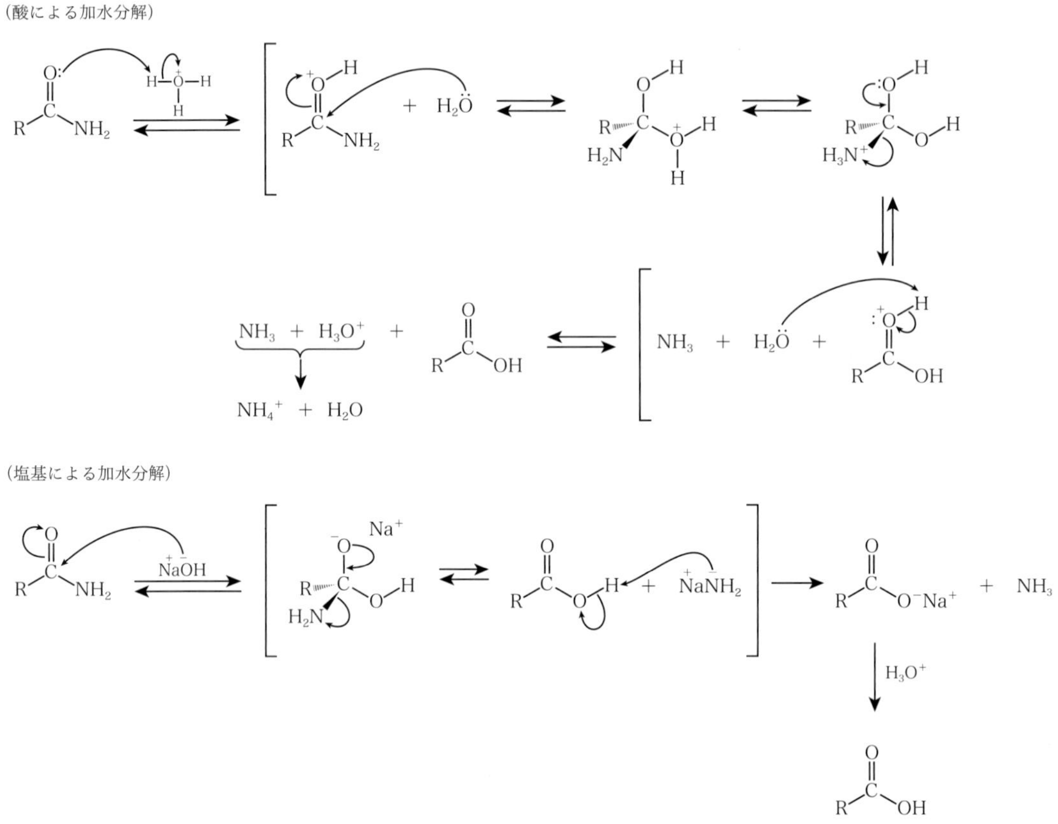

(酸による加水分解)

(塩基による加水分解)

図 17-31　アミドの加水分解反応

このほか，アミドに特徴的な反応としては，LiAlH$_4$ 還元を用いたアミンへの変換（☞第 14 章 p. 298），五酸化二リン（P$_2$O$_5$）を用いた脱水によるニトリルへの変換（☞次節参照），1 炭素少ない第一級アミンへの変換反応（Hofmann 転位）（☞第 19 章 p. 420）がある（詳細については，それぞれの項目を参照）．先の反応とあわせて理解しておきたい．

17.12 ニトリル：一級アミドの脱水反応による合成と加水分解　369

LiAlH₄ による還元(☞p. 298)

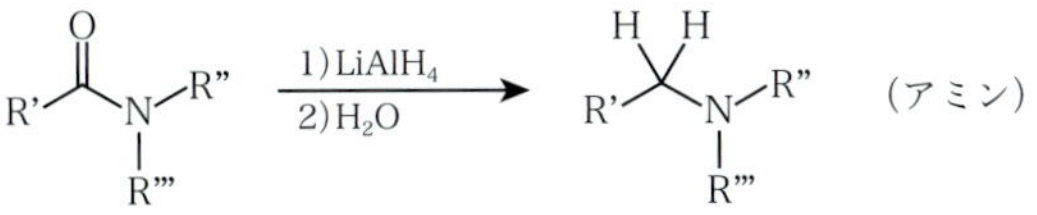

脱水反応(☞次節参照)

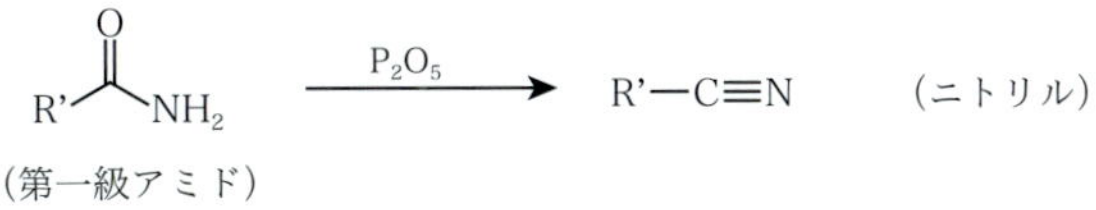

Hofmann 転位(☞p. 420)

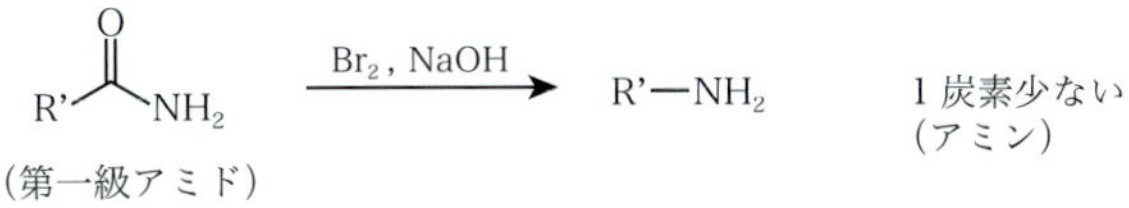

図 17-32　アミドの反応

節末問題

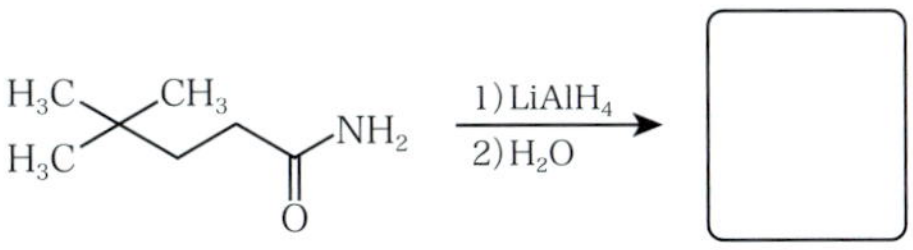

問題 17.6　次の反応の主生成物を答えなさい.

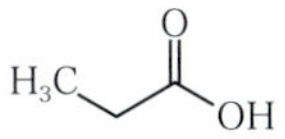

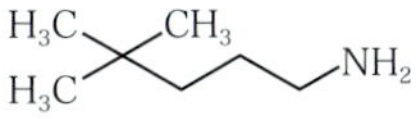

17.12　ニトリル：一級アミドの脱水反応による合成と加水分解

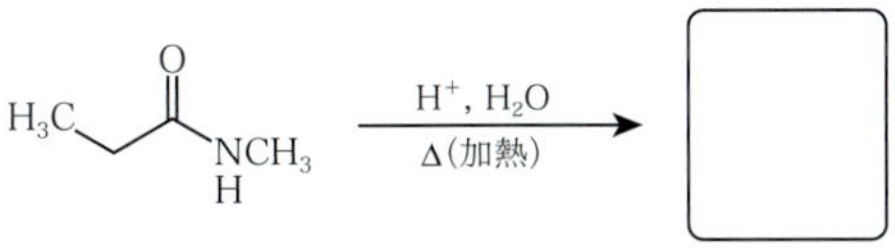

　第9章(☞p. 204)ですでに述べたように，第一級と第二級のハロゲン化アルキルにシアン化物イオン(NaCN, KCN)を反応させることで，求核置換反応(S_N2反応)を起こし，ニトリルを合成できる.

　また，第一級アミドを塩化チオニルや五酸化二リンと反応させると，脱水反応 dehydration が進行し，ニトリルが得られる(図 17-33).

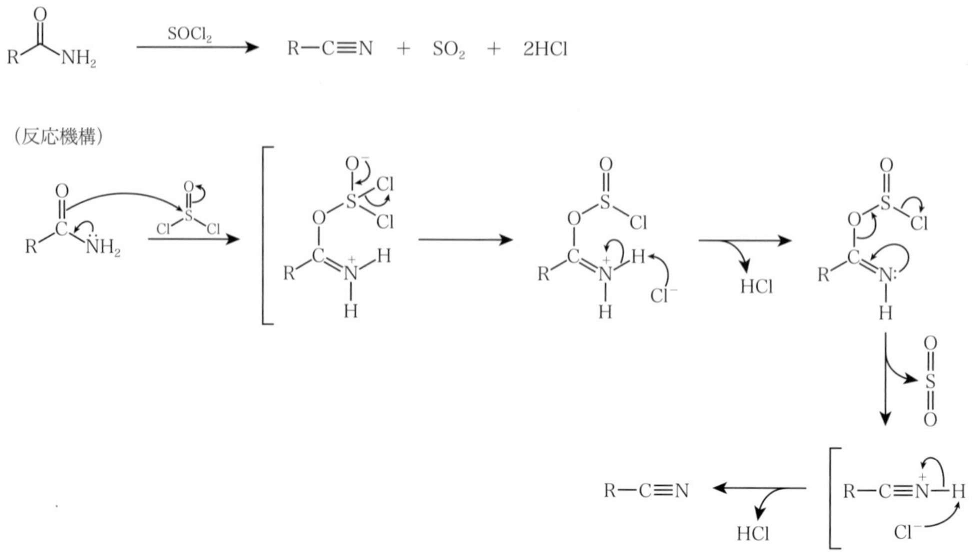

370　17　カルボン酸と関連化合物

図17-33　ニトリルの合成

　　ニトリルはカルボン酸誘導体と同じ酸化状態にあることから，他のカルボン酸
誘導体同様の反応が進行する．とくに，加水分解反応，$LiAlH_4$による還元反応
および，Grignard試薬との反応がよく利用される．

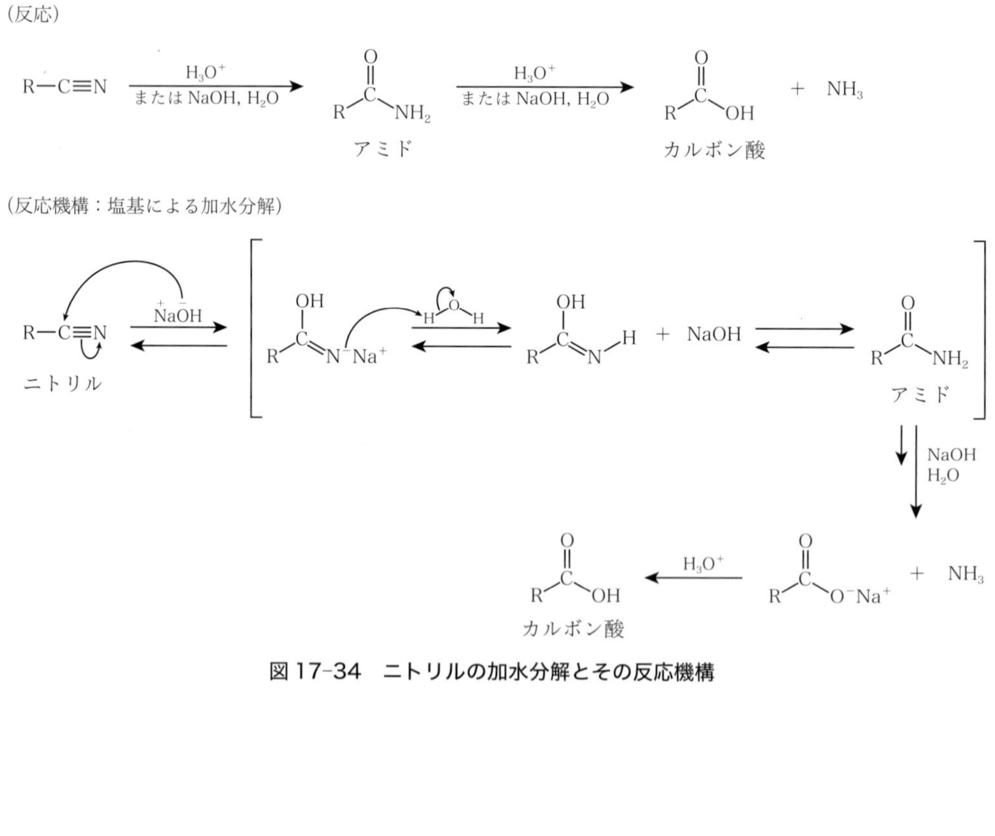

（反応）

（反応機構：塩基による加水分解）

図17-34　ニトリルの加水分解とその反応機構

（反応）

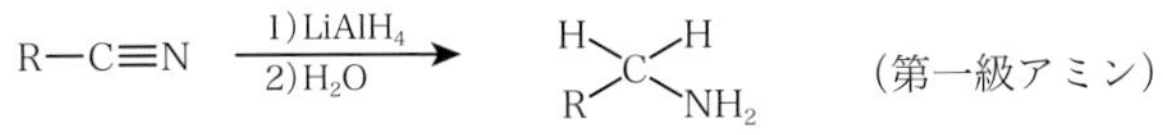

$$R-C\equiv N \xrightarrow[\text{2）}H_2O]{\text{1）}LiAlH_4} \underset{R}{\overset{H}{\underset{NH_2}{\mid}}}C\overset{H}{\diagdown} \quad \text{（第一級アミン）}$$

（反応機構）

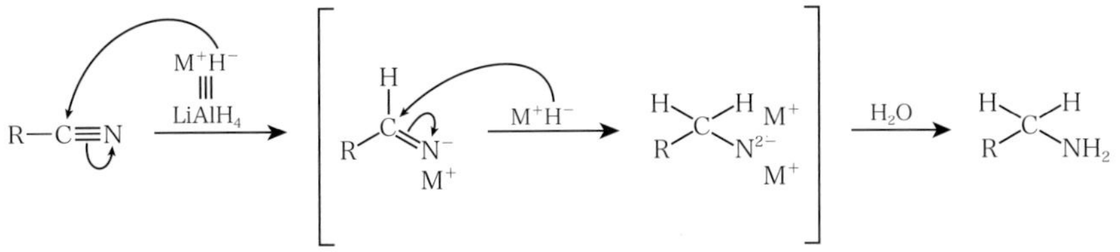

図 17-35　LiAlH$_4$ によるニトリルの還元

（反応）

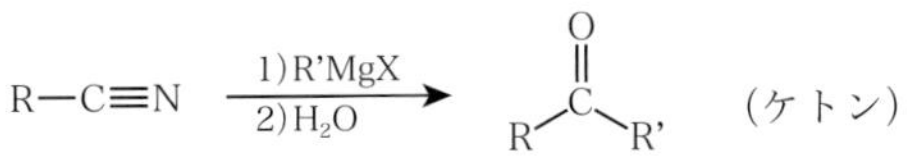

$$R-C\equiv N \xrightarrow[\text{2）}H_2O]{\text{1）}R'MgX} \underset{R}{\overset{O}{\underset{R'}{\parallel}}}C \quad \text{（ケトン）}$$

（反応機構）

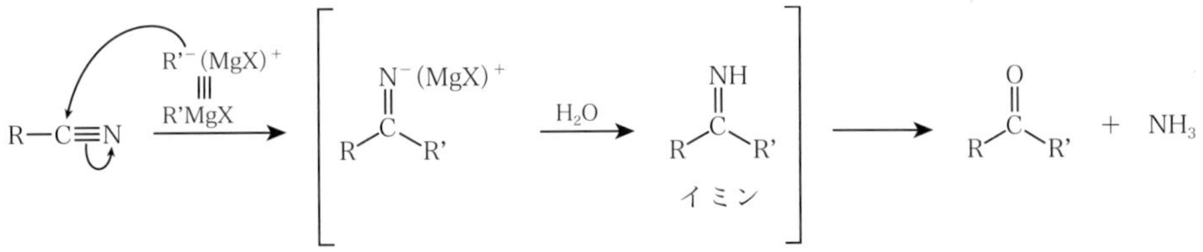

図 17-36　ニトリルと Grignard 試薬との反応

　ニトリルの加水分解は酸性または塩基性のどちらの条件でも進行する．1分子の水分子が付加することで中間体としてアミドが生成し，さらにその加水分解が進むことでカルボン酸とアンモニアを与える（図 17-34）．中間体アミドはカルボン酸誘導体の中で最も安定であることから，この反応は一般に高温条件が必要である．

　ニトリルは LiAlH$_4$ によって第一級アミンへと還元される．ヒドリド（H$^-$）が CN に 2 回付加する（図 17-35）．

　Grignard 試薬はニトリル（CN）へ付加し，中間体としてイミンアニオンを与える．その後，加水分解を経てケトンを生成する（図 17-36）．

372　17　カルボン酸と関連化合物

例題 17.5　次の反応の主生成物を答えなさい.

(1)　H_3C⌒Br $\xrightarrow{\text{NaCN}}$

(2)　(ベンゼン環)$-CH_2CN$ $\xrightarrow[\text{2)}H_3O^+]{\text{1)}C_2H_5MgBr}$

【解答】

(1)第一級ハロゲン化アルキルに対する S_N2 反応である. シアン化物イオンによる求核置換反応が起こり, ニトリルを与える(☞p. 204).

H_3C⌒Br ＋ ^-CN $\longrightarrow$ H_3C⌒CN

(2)ニトリルと Grignard 試薬との反応である.

(ベンゼン環)$-CH_2\overset{\overset{\displaystyle C_2H_5}{|}}{C}=O$

節末問題

問題 17.7　次の反応の主生成物を答えなさい.

(1)

(シクロブタン)$-CONH_2$ $\xrightarrow{\text{P}_2\text{O}_5}$

(2)

H_3C⌒CN $\xrightarrow{\text{H}^+,\ \text{H}_2\text{O}}$

(3)

(ベンゼン環)$-CH_2CN$ $\xrightarrow[\text{2)}H_3O^+]{\text{1)}LiAlH_4}$

(4)

H_3C⌒$\overset{\overset{\displaystyle CN}{|}}{C}H$⌒$CH_3$ (位置) $\xrightarrow[\text{2)}H_3O^+]{\text{1)}C_6H_5MgBr}$

【解答】

(1)

(シクロブタン)$-CN$

(2)

H_3C⌒$\underset{\displaystyle O}{C}$$-OH$

(3)

(ベンゼン環)$-CH_2CH_2NH_2$

(4)

$C_6H_5-\overset{\overset{\displaystyle O}{\|}}{C}-\overset{}{}$ ... H_3C⌒$\overset{\overset{}{|}}{C}H$⌒$CH_3$ との分岐構造

17.13　環状アミド：ラクタム(β-ラクタム系抗生物質)

アミドのなかでも環状のアミドをとくに，ラクタム lactam という．ラクタムの代表的な例として，β-ラクタム系抗生物質やε-カプロラクタムがある．前者は医薬品として，後者はナイロン繊維の原料として有名である．

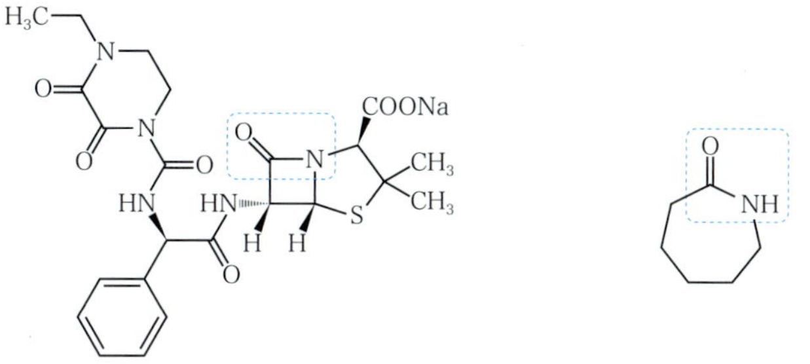

piperacillin sodium
(ピペラシリンナトリウム)

ε-caprolactam
(ε-カプロラクタム)

図 17-37　環状アミド(ラクタム)をもつ化合物

17.14　アミノ酸の脱水縮合によるペプチドの生成(アミド結合の生成)

2分子のアミノ酸を脱水縮合すると，ジペプチドが生成する．片方のアミノ酸のカルボン酸ともう一方のアミノ酸のアミノ基からアミド結合が生じる．ペプチド分子中にあるアミド結合をペプチド結合 peptide bond という(図 17-38)．この脱水縮合反応を繰り返すことにより，タンパク質を合成できる．

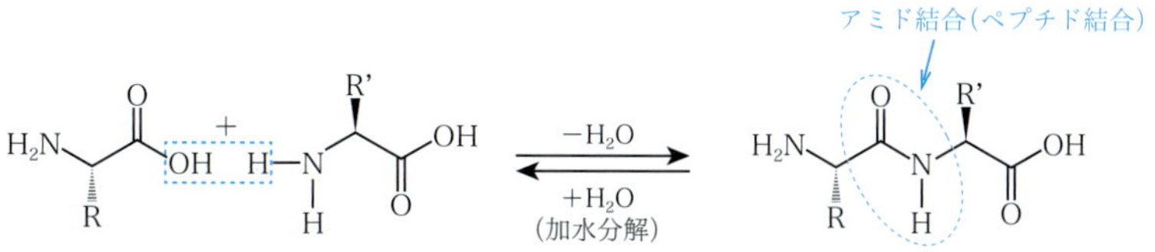

ジペプチド
(dipeptide)

図 17-38　ペプチド結合

種々のカルボン酸関連化合物からアミドを合成することができたが，カルボン酸とアミンを用いてもアミドを合成することができる．しかし，これら2種の化合物を混合するだけではアミドを合成することはできず，カルボン酸のアンモニウム塩が生成する．カルボン酸を用いてアミドを合成する際は，アミド結合を効率よく形成させるため，脱水縮合剤を添加する(この試薬は主にペプチド合成のために開発されたものである)．

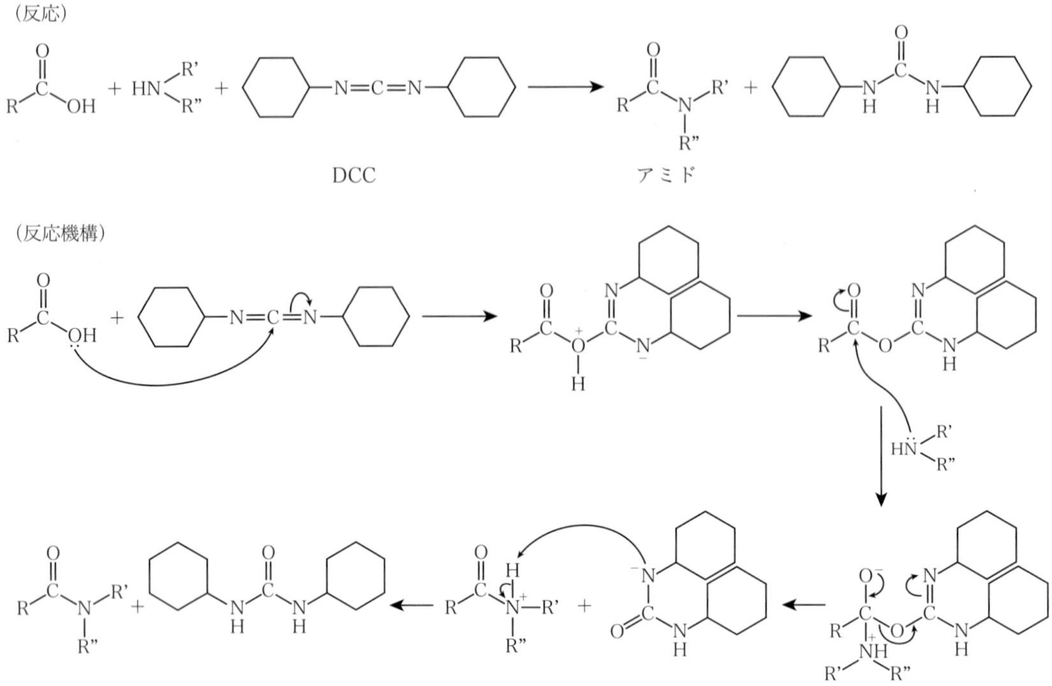

374　17　カルボン酸と関連化合物

（反応）

DCC　　　　　　　　　　　アミド

（反応機構）

図 17-39　カルボン酸とアミンの脱水縮合反応

* dicyclohexylmethanediimine
（ジシクロヘキシルメタンジイ
ミン）が PIN である.

　　よく用いられる縮合剤としては，*N*,*N*-ジシクロヘキシルカルボジイミド
N,*N*-dicyclohexylcarbodiimide（DCC）* や，水 溶 性 カ ル ボ ジ イ ミ ド の
1-ethyl-3-（3-dimethylaminopropyl）carbodiimide（EDC）などがある.

【章末問題】 375

【章末問題】

●反応の理解

問題 17.X1 次の反応の主生成物を答えなさい.

(1) [構造式: ベンジルアルコール] $\xrightarrow{H^+, KMnO_4}$ [ ]

(2) [構造式: シクロヘキサンカルボン酸] $\xrightarrow{SOCl_2}$ [ ]

(3) [構造式: シクロペンタンカルボニルクロリド] + [安息香酸イオン] $\longrightarrow$ [ ]

(4) [構造式: 無水酢酸] + [フェノキシドイオン] $\longrightarrow$ [ ]

(5) [構造式: 3-メチルブタン酸メチル] $\xrightarrow[2)H_3O^+]{1)C_2H_5MgBr}$ [ ]

(6) [構造式: 3-フェニルプロパンニトリル] $\xrightarrow[2)H_3O^+]{1)C_6H_5MgBr}$ [ ]

(7) [構造式: ベンズアミド] $\xrightarrow{Br_2, NaOH}$ [ ]

(8) [構造式: ベンゾイルクロリド] $\xrightarrow{H^+, H_2O}$ [ ]

●反応機構の理解

問題 17.X2 次の反応の反応機構を曲がった矢印を使って書きなさい.

(1) [構造式: ヘキサン酸メチル] $\xrightarrow{H^+, C_2H_5OH}$ [構造式: ヘキサン酸エチル]

(2) [構造式: 安息香酸エチル] $\xrightarrow[2)H_3O^+]{1)LiAlH_4}$ [構造式: ベンジルアルコール]

(3) [構造式: シクロヘキサンカルボン酸] $\xrightarrow{H^+, C_2H_5^{18}OH}$ [構造式: シクロヘキサンカルボン酸エチル($^{18}OC_2H_5$)]

376   17 カルボン酸と関連化合物

●合成の初歩

問題 17.X3　空欄に適切な試薬もしくは出発物質を書き，反応を完成させなさい．ただし，試薬を記載する設問において，反応の後処理を書く必要はない．

(1)
$$\boxed{} \xrightarrow[\text{2)}H_3O^+]{\substack{1)KMnO_4 \\ KOH}} \text{(H}_3\text{C)C}_6\text{H}_4\text{COOH}$$

(2)
$$\boxed{} \xrightarrow{SOCl_2} \text{（チオフェン-2-カルボニルクロリド）}$$

(3)
$$\boxed{} \xrightarrow[\text{2)}H_2O]{1)LiAlH_4} \text{（シクロヘキシルメチルジメチルアミン）}$$

(4)
$$\boxed{} \xrightarrow{H^+} \text{（ラクトン）}$$

(5)
$$\text{(CH}_3)_3\text{C–CN} \xrightarrow{\boxed{}} \text{(CH}_3)_3\text{C–CH}_2\text{NH}_2$$

(6)
$$\text{(CH}_3\text{CO)}_2\text{O} \xrightarrow{\boxed{}} \text{CH}_3\text{C(O)N(CH}_3)_2$$

(7)
$$\text{シクロヘキサンカルボン酸メチル} \xrightarrow{\boxed{}} \text{（シクロヘキシルジフェニルカルビノール）}$$

(8)
$$\text{CH}_3\text{CH}_2\text{C(O)NH}_2 \xrightarrow{\boxed{}} \text{CH}_3\text{CH}_2\text{CN}$$

●合成の応用

問題 17.X4　カルボン酸および関連化合物を出発物質もしくは試薬として使い，次の化合物の合成経路を考えなさい．

(1) 無水安息香酸

(2) フェニル酢酸イソプロピル

(3) シクロヘキサンカルボン酸ピペリジド

(4) アセチルサリチル酸

(5) サリチル酸メチル

(6) シクロペンチルアミン

【章末問題】 377

【解答】

問題 17.X1

(1) 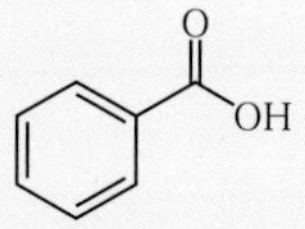 (2) 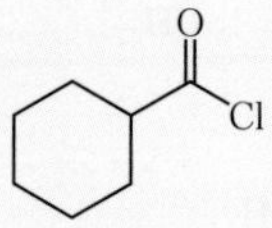 (3) 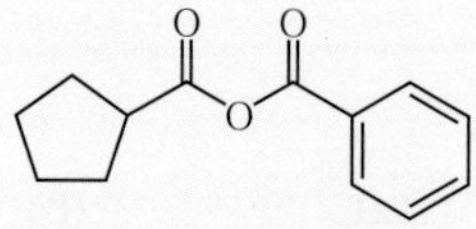 (4)

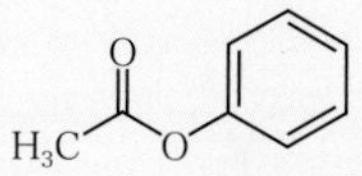

(5) 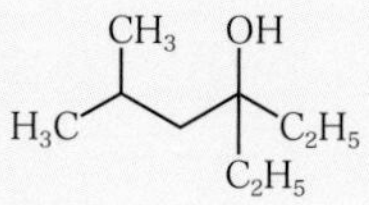 (6) 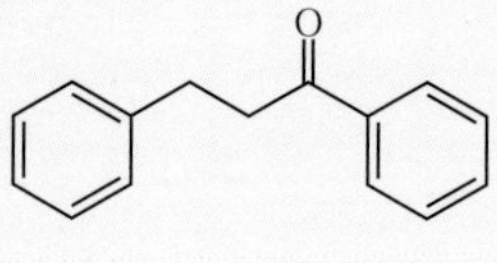 (7) 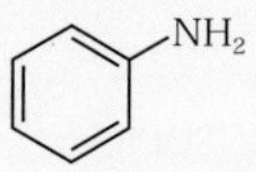 (8)

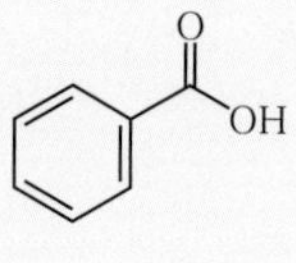

問題 17.X2

(1)

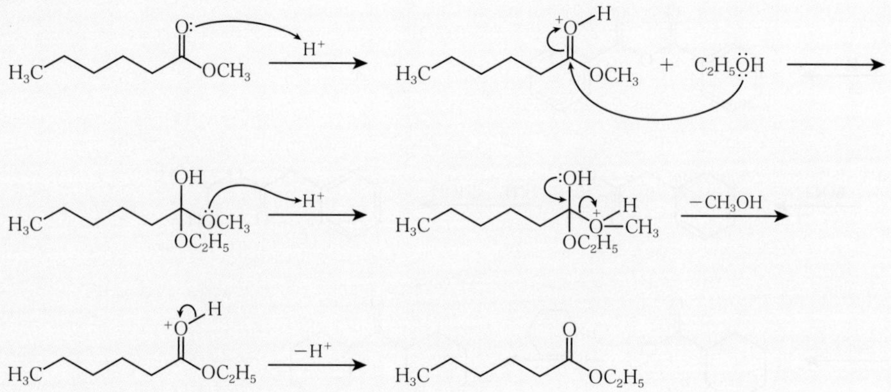

(2)

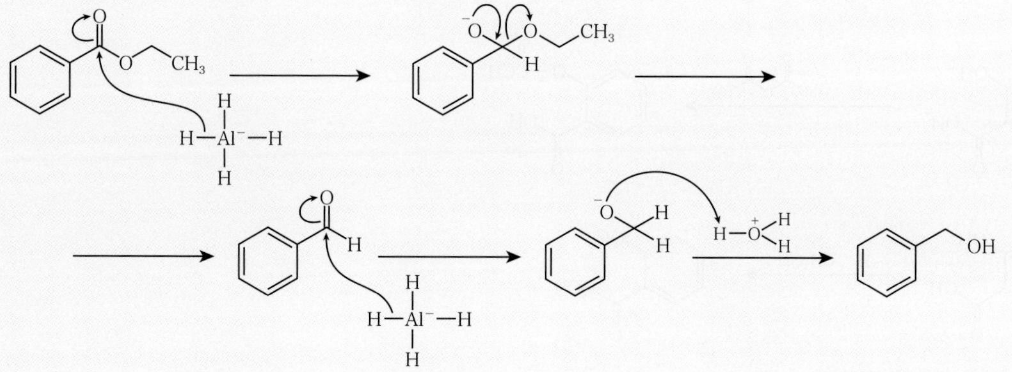

(3)

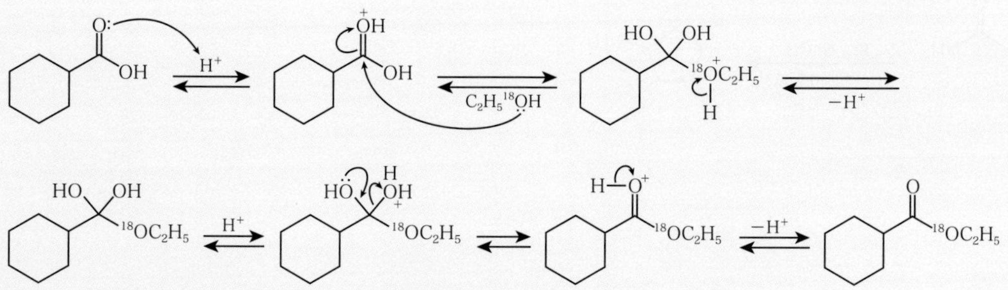

378   17   カルボン酸と関連化合物

問題 17.X3

(1) H₃C— benzene ring with CH₂OH

(2) thiophene-2-COOH

(3) cyclohexane C(=O)N(CH₃)₂

(4) HO—CH₂—CH(CH₃)—CH₂—CH₂—COOH

(5) 1) LiAlH₄
    2) H₂O

(6) (CH₃)₂NH

(7) 1) PhMgBr
    2) H₃O⁺

(8) SOCl₂

問題 17.X4

(1) benzoic acid $\xrightarrow[\Delta]{H^+}$ benzoic anhydride

(2) phenylacetic acid $\xrightarrow{SOCl_2}$ phenylacetyl chloride $\xrightarrow{(CH_3)_2CHOH}$ isopropyl phenylacetate

(3) cyclohexanecarboxylic acid $\xrightarrow{SOCl_2}$ cyclohexanecarbonyl chloride $\xrightarrow{HN-piperidine}$ cyclohexyl piperidinyl ketone

(4) salicylic acid $\xrightarrow{H^+,\ H_3C-C(=O)-O-C(=O)-CH_3}$ acetylsalicylic acid

(5) salicylic acid $\xrightarrow{H^+,\ CH_3OH}$ methyl salicylate

(6) cyclopentanecarboxamide $\xrightarrow[\text{[Hofmann 転位]}]{Br_2,\ NaOH}$ cyclopentylamine

コラム-17

有機化合物のもつ香り

われわれの日常生活のなかには，さまざまな匂いがある．たとえば，香水のように良い匂いを発するものがある一方，たとえば，ガスのように悪臭を放つものある．ガスにおいては，その匂いの原因となる化学物質の1つは，t-butylthiolである．チオール類は強い匂いを発するものが多い．そこで，無臭であるプロパンガスにこのt-butylthiolをごく微量添加することで，ガス漏れを検知しやすくしている．この例のように，匂いの元をたどると，匂いを発している化学物質の存在に気づく．本章でとりあげたカルボン酸関連化合物の1つであるエステルも特異な匂いを発することが知られている．代表的エステルがもつ匂いについて以下の表にまとめる．

物質名	匂い
酢酸 2-メチルプロピル	さくらんぼ
酢酸ブチル	りんご
酢酸ベンジル	ジャスミン
酪酸エチル	パイナップル
酪酸 2-メチルプロピル	バナナ
γ-ノナラクトン	ココナッツ
3-メチルオクタノ-4-ラクトン	ウイスキー

カルボン酸由来の炭素鎖，アルコール部分の炭素鎖の違いだけでなく，鎖状か環状か，などによってもさまざまな匂いを発することがわかる．いろいろな組み合わせのエステルを合成してみることで，これまでにない香りを放ち，あたかも香水のように利用できるものがつくれるかもしれない．

Chapter 18 カルボニル基のα置換と縮合反応

1. エノールやエノラートイオンをどのように形成するのか
2. エノールやエノラートイオンの構造的特徴
3. 得られたエノラートイオンの代表的な反応
4. より複雑な分子の合成に利用される代表的な反応

16章と17章では，カルボニル炭素上での求核反応を中心に説明してきた．カルボニル化合物はカルボニル基に隣接した炭素上に水素をもつ場合が多い．この水素の酸性度が比較的大きいため，適切な塩基の使用によって容易に引き抜くことができる．その結果として得られるアニオンはさまざまな求電子試薬と反応することができる．とくに，炭素系求電子試薬との反応は炭素−炭素結合形成をともなうため，より複雑な骨格をもつ分子や医薬品中間体などの合成にもよく利用される重要な反応の1つである．

18.1 エノールとエノラートイオンの生成

アルデヒドおよびケトンのなかには，カルボニル基に隣接した炭素（α炭素）に水素（α水素）が結合した化合物が数多く存在する．これらの化合物は，酸あるいは塩基の存在下，エノール形とケト形との間で速やかに相互変換する*．これをケト-エノール互変異性 keto-enol tautomerism という（図 18-1）．

*エノールの名称はエン(ene)とオール(ol)の接尾語に由来する．すなわち，アルケンとアルコールをもっていることを示す．互変異性において，平衡はケト形に偏っている．

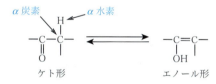

図 18-1 ケト-エノール互変異性

酸性条件下での互変異性では，ケト形のカルボニル酸素へのプロトン化が起こった後，α水素の脱プロトン化が進行し，エノール enol が生成する．一方，塩基性条件下での互変異性では，α水素の脱プロトン化が起こった後，酸素上でプロトン化が進行し，エノールが生成する．反応過程はいずれにおいても可逆的である（図 18-2）．

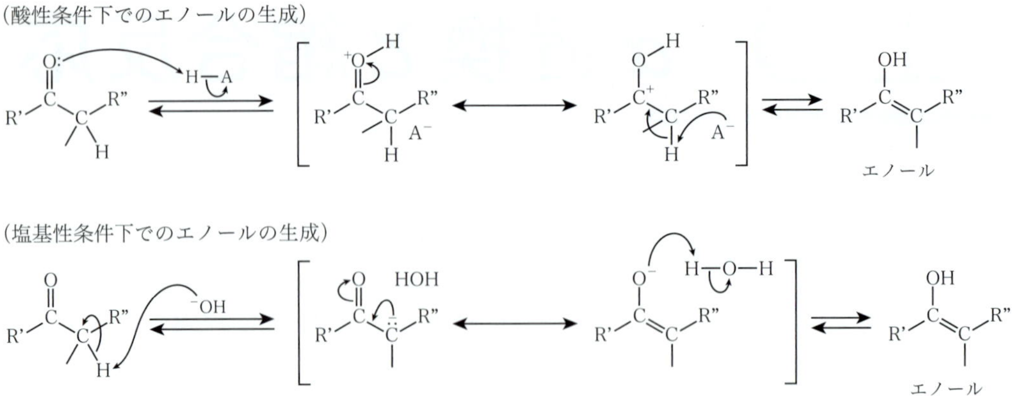

(酸性条件下でのエノールの生成)

(塩基性条件下でのエノールの生成)

図18-2 エノールの生成

*1 THFの構造式は以下のとおり．エーテル構造をもつため，反応性は低い．そのため主として溶媒として用いられる．

THF (tetrahydrofuran)

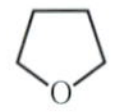

*2 LDAの構造式は以下のとおり．LDAを用いたエノラート形成反応は低温(−78℃)で行い，置換基の少ないα水素が引き抜かれる．

LDA (lithium diisopropyl amide)

一方，α水素をもつカルボニル化合物は，エタノール溶媒中でナトリウムエトキシドや，テトラヒドロフラン tetrahydrofuran (THF[*1])溶媒中でリチウムジイソプロピルアミド lithium diisopropylamide (LDA[*2])などの強塩基と反応し，α水素[*3]が引き抜かれ，エノラートイオン enolate ion が生成する．エノラートイオンは2つの共鳴構造をとることができる(図18-3)．

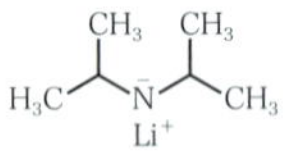

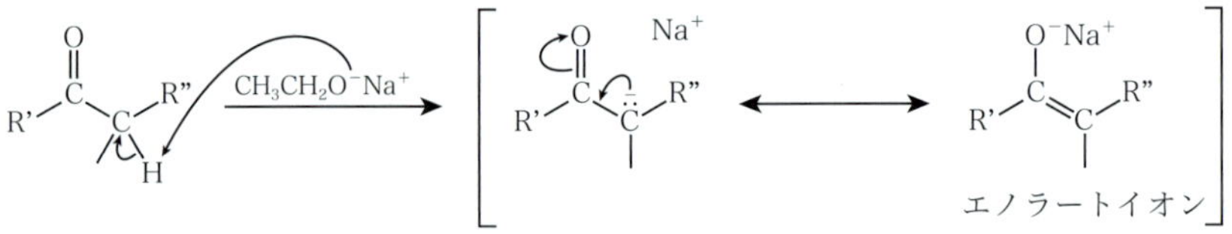

図18-3 エノラートイオンの生成

- α水素をもつカルボニル化合物を強塩基と反応させると，エノラートイオンが生成する．

*3 単純なアルデヒドやケトンのα水素の pK_a 値は19〜20である．

18.2 α置換：ラセミ化，ハロゲン化，アルキル化

エノールは電子供与性を有するヒドロキシ基がアルケンに結合した構造をもつため，電子が豊富にあり，その結果，エノールはアルケンよりも反応性の高い求核試薬としてはたらく．とくに，α炭素上の電子密度が高くなるため，この位置での反応が起きやすい．α位で起こる置換反応をα置換といい，ラセミ化 racemization, ハロゲン化 halogenation, アルキル化 alkylation などがある．

先にも述べたように，エノラートイオンには2つの共鳴構造が存在するが，いずれもアニオンの性質をもつため，エノールよりも強い求核性を有する反応種となる．また，酸素上に負電荷がある形と比べてα炭素上に負電荷がある形のほうがより強い求核性を示すため，エノラートイオンの求核反応は通常，α炭素上で進行する(図18-4)．すなわち，エノールもエノラートイオンもα炭素上での反応が起きやすい．

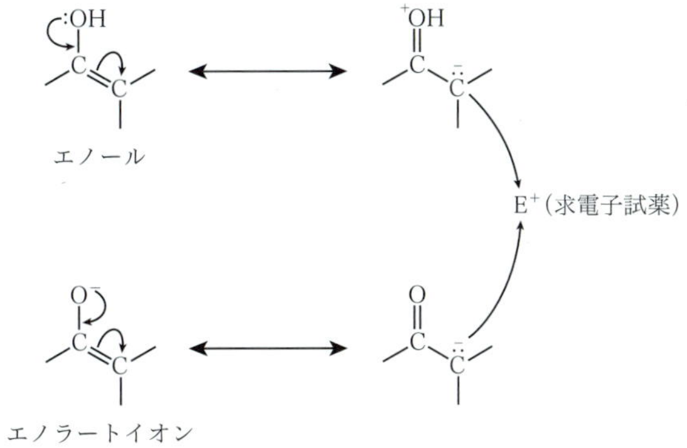

18.2 α置換：ラセミ化，ハロゲン化，アルキル化　　**383**

図 18-4　エノールとエノラートイオンの共鳴構造と反応位置

18.2.1　α炭素上でのラセミ化

　エノールもエノラートイオンも α炭素は sp^2 混成軌道をとることができる．そのため，求電子試薬はアルケンがつくる面に対して上からも下からもほぼ同じ確率で α炭素と結合を形成することができる．その結果，得られた化合物はラセミ体となる．ここで，求電子試薬にプロトン(H^+)を与える水またはアルコールを用いると，原料であるケトンに戻る．しかし，光学活性体のケトンを用いても，反応の過程で sp^2 炭素をもつエノラートイオンを生じ，プロトン化のあとに生成するのはラセミ体のケトンである．このように光学活性体からラセミ体を生じる変化を<u>ラセミ化</u> racemization という（図 18-5）．

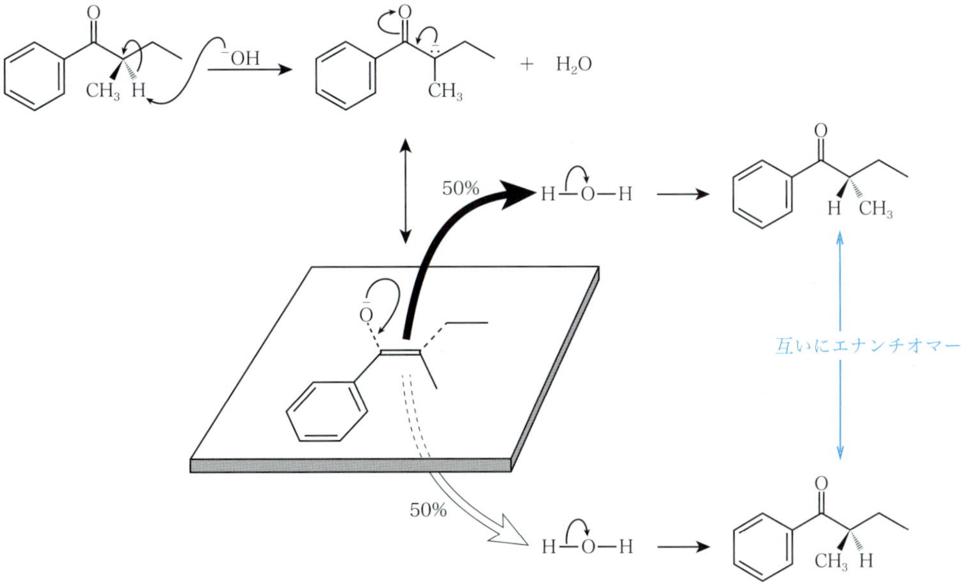

図 18-5　ラセミ化反応

18.2.2 α-ハロゲン化

エノールやエノラートイオンは塩素, 臭素およびヨウ素などとも容易に反応し, α水素がハロゲンに置換されたα-ハロカルボニル化合物を与える. このハロゲン化は酸性条件下でも塩基性条件下でも起こるが, 条件によって生成物が大きく異なる.

まず, 酸性条件下, たとえば, 酢酸中で臭素との反応を考える. この場合, 酢酸がカルボニル酸素をプロトン化, 次いで, α水素の脱プロトン化が進行し, エノールを生成する. 得られたエノールが臭素と反応後, オキソニウムイオンに結合した水素の脱プロトン化を経て, モノハロゲン化生成物であるα-ブロモケトンが生成する(図18-6).

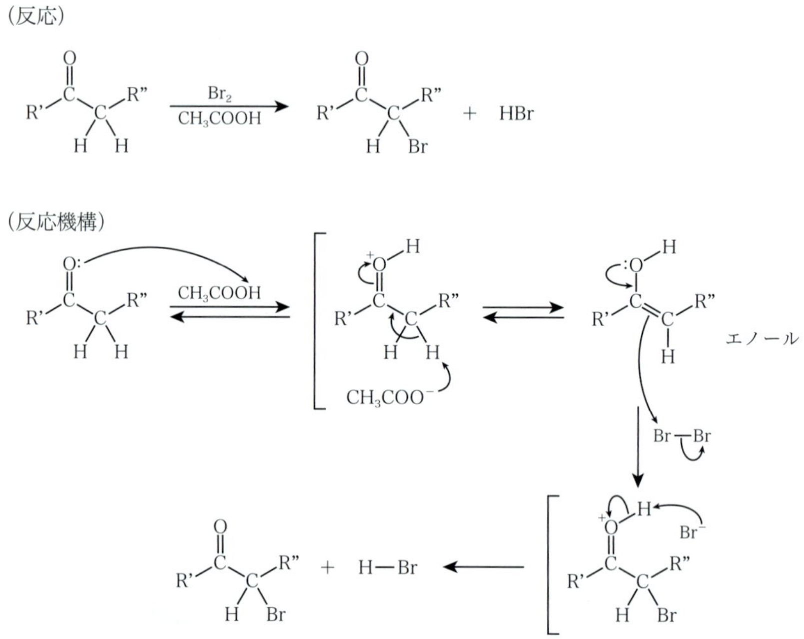

(反応)

(反応機構)

図18-6　酸性条件下でのα-ハロゲン化

- 酸性条件下, α水素をもつカルボニル化合物をハロゲン化すると, α-モノハロゲン化生成物を与える.

一方, 塩基性条件下でもハロゲン化は進行するが, モノハロゲン化の段階で反応を停止することは困難であり, α水素の数に依存して複数のハロゲンが置換した生成物を与える(図18-7)(α水素は最大3個存在することができるので, 過剰の試薬を用いればトリハロゲン化生成物となる).

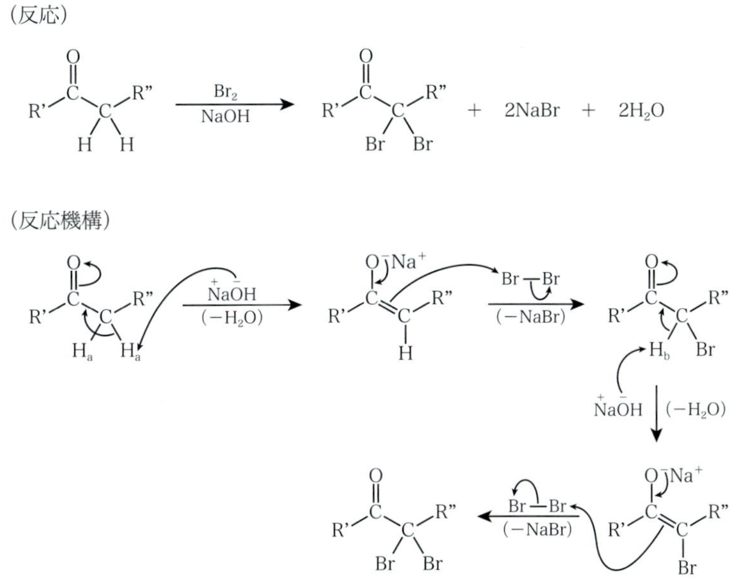

18.2 α置換：ラセミ化, ハロゲン化, アルキル化　　385

（反応）

図18-7　塩基性条件下でのα-ハロゲン化

　なぜ複数のハロゲンが置換するのだろうか．それは，最初に生成するモノハロ
ゲン化生成物における α 水素(H_b)の酸性度の方が，出発物質であるカルボニル
化合物の α 水素(H_a)のそれよりも大きくなり，α 水素がより引き抜かれやすく
なっているためである．

　この性質を有効利用した反応が ハロホルム反応 haloform reaction である．こ
れは，メチルケトン誘導体を塩基性水溶液中でハロゲン(X_2:塩素, 臭素, ヨウ素)
と反応させることにより，カルボキシラートイオン($RCOO^-$)とハロホルム
haloform(CHX_3)が生成する反応である．とくに，ハロゲンとしてヨウ素を使う
と，ヨードホルム(CHI_3)が黄色固体として析出するため，メチルケトンの確認
試験として利用される(図18-8)．また，ハロホルム反応は，メチルケトン誘導
体だけでなくその還元体である第二級アルコール誘導体でも進行することは注目
に値する．

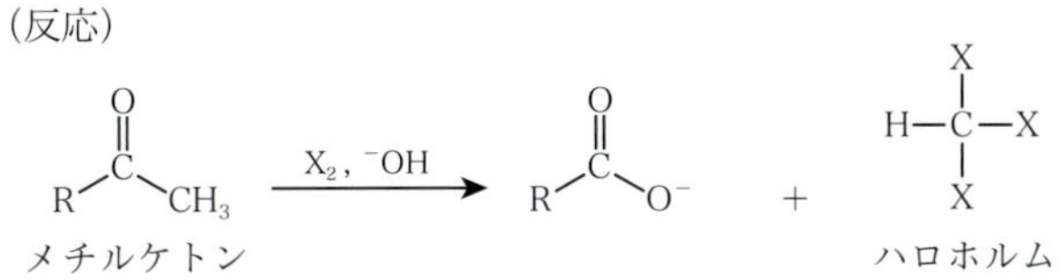

（反応）

図18-8　ハロホルム反応

386   18   カルボニル基のα置換と縮合反応

(反応機構)

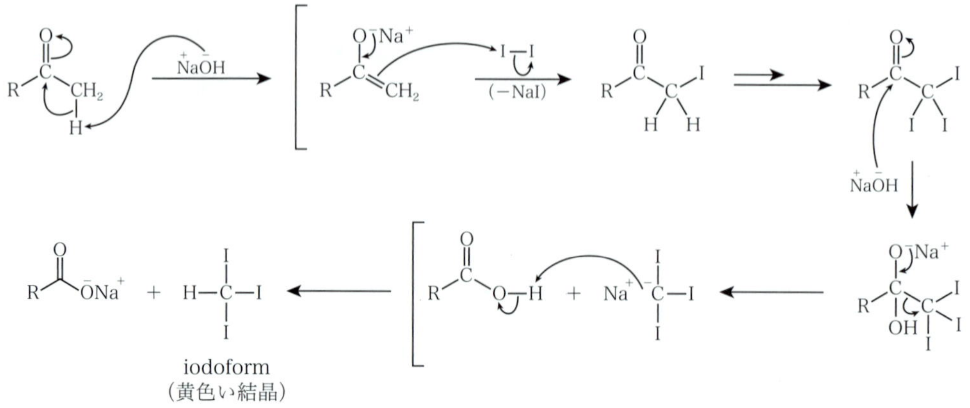

図18-8　つづき

18.2.3　α-アルキル化

エノラートイオンはハロゲンだけでなく，ハロゲン化アルキルとも反応することができる．炭素-炭素結合が新たに形成されるため，この反応は数ある有機反応のなかでも重要な反応の1つである．まず，α水素をもつカルボニル化合物から低温でTHF中，LDAなどの強塩基を用いてエノラートイオンを調製する．このエノラートイオンが，立体障害の小さいハロゲン化アルキル，たとえば，ハロゲン化メチルや第一級ハロゲン化アルキルとS_N2反応し，アルキル化生成物を与える（図18-9）．この反応生成物はラセミ体となることに着目すべきである．

(一般式)

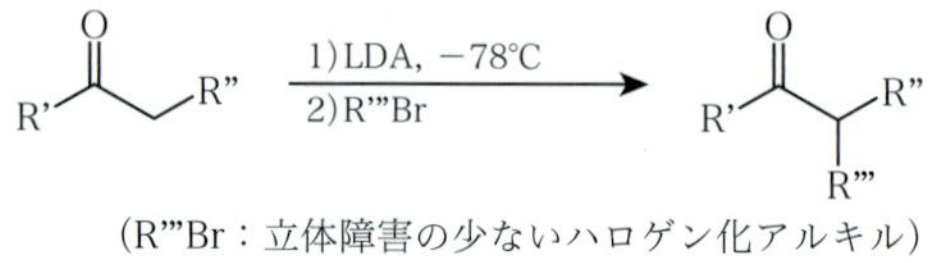

(R'''Br：立体障害の少ないハロゲン化アルキル)

(反応)

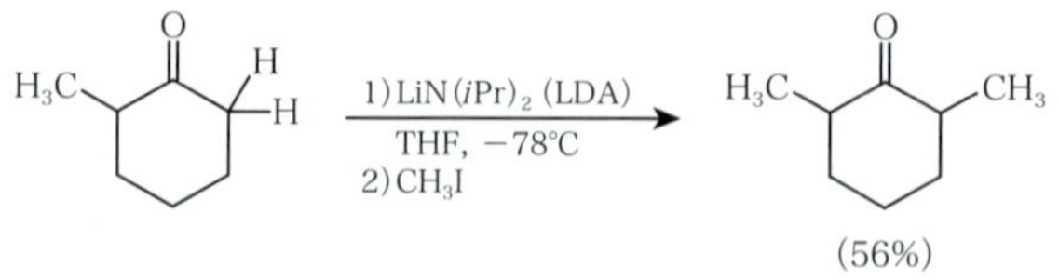

(56%)

図18-9　α-アルキル化反応

18.2 α置換：ラセミ化, ハロゲン化, アルキル化　387

（反応機構）

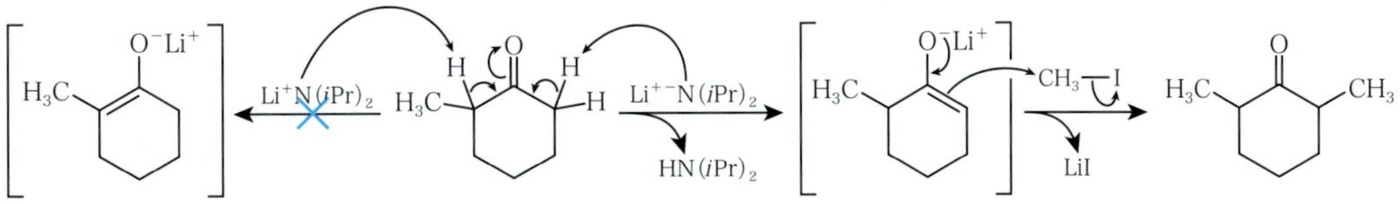

（より安定なエノラート）　　　　　　　　　　　　　　　　　　速度

図 18-9　つづき

- エノールやエノラートイオンはα炭素上で求電子試薬と反応し，α-アルキル化生成物を与える．

例題 18.1　次の反応の主生成物を答えなさい．

(1) 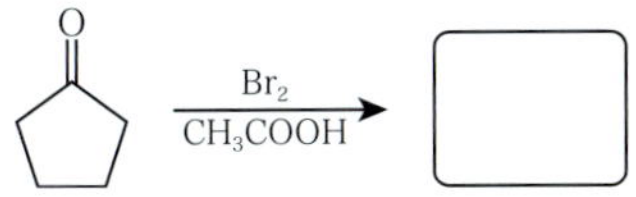 $\xrightarrow[\text{CH}_3\text{COOH}]{\text{Br}_2}$

(2) $\xrightarrow[\text{D}_2\text{O}]{^-\text{OD}}$

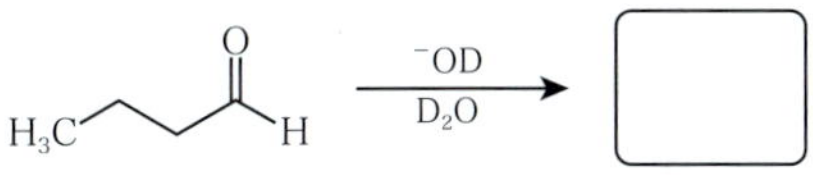

【解答】
(1)

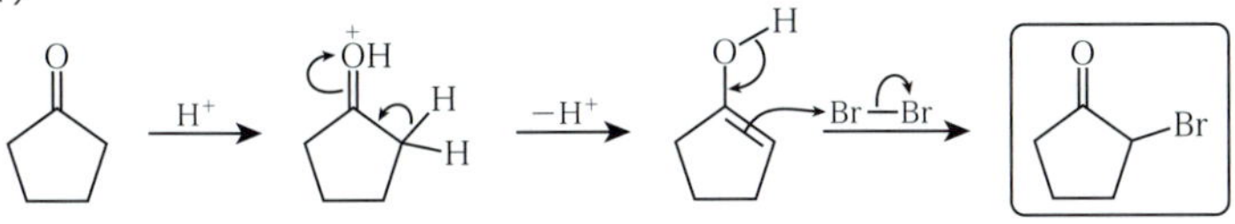

(2) 塩基性条件下での重水（D_2O）との反応である．重水酸化ナトリウム（NaOD）のOD^-がアルデヒドのα水素を引き抜き，エノラートイオンが生成する．生じたエノラートイオンが重水と反応し，すべてのα水素が重水素化されたアルデヒドを与える．

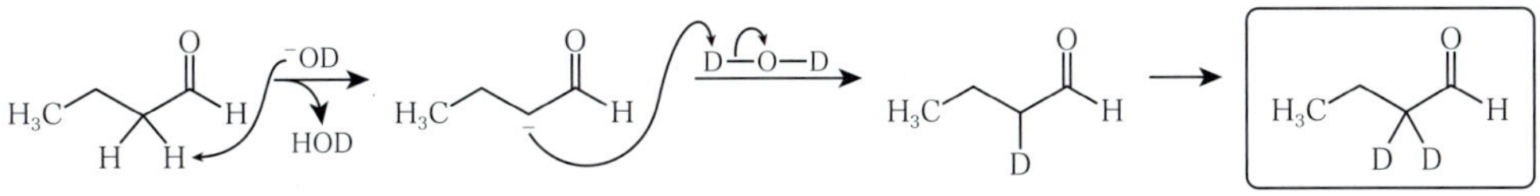

節末問題

問題 18.1　次の反応の主生成物を答えなさい．

(1) 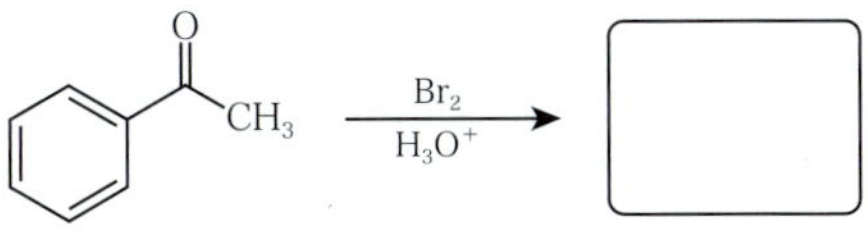 $\xrightarrow[\text{H}_3\text{O}^+]{\text{Br}_2}$

(2) $\xrightarrow[\text{2)CH}_3\text{I}]{\text{1)LDA}}$

(3) $\xrightarrow[\text{2)}~\text{H}_3\text{C}\diagup\diagup\text{I}]{\text{1)LDA}}$

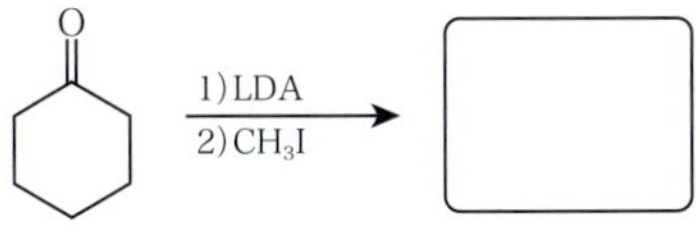

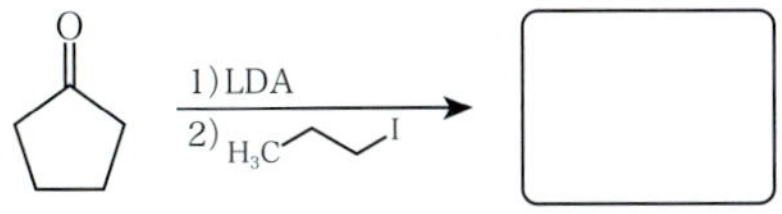

【解答】

(1) 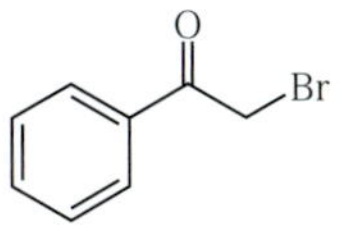　　　　　　　(2) 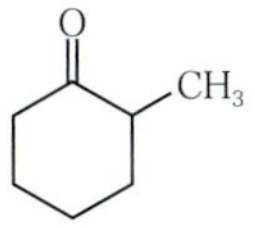　　　　　　　(3)

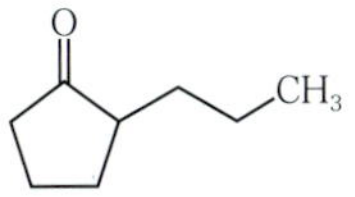

18.3 マロン酸エステル合成法（酢酸誘導体の合成）

前節で述べてきたように，エノラートイオンを用いた反応は，炭素–炭素結合形成反応にもなりうる．この反応により炭素鎖の伸長が可能となり，手に入れやすい簡単な炭素化合物から多様な炭素骨格をもつ化合物を合成することができるようになった．**マロン酸エステル合成** malonic ester synthesis も炭素–炭素結合形成反応の1つである．この反応では，①エノラートイオンの生成，②有機ハロゲン化合物との反応，③エステルの加水分解，④脱炭酸 decarboxylation を経て，反応過程で使用した有機ハロゲン化合物の炭素鎖を2つ伸ばしたカルボン酸（アルキル化された酢酸誘導体）を与える（図18-10）．

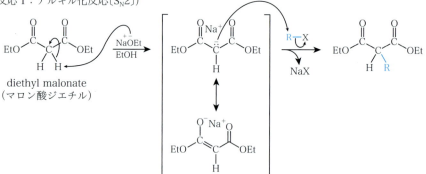

図18-10　マロン酸エステル合成法

まず，エノラートイオンは，マロン酸エステルを塩基で処理することで調製される．マロン酸エステルの２つのカルボニル基に挟まれたメチレン水素の酸性度が大きいため，ナトリウムエトキシドなどの塩基によりエノラートイオンが容易に生成する．塩基としては，マロン酸エステルのエステル部に含まれるアルコキシを起源とする塩基，すなわち，マロン酸エチルであればエトキシドイオン，マロン酸メチルであればメトキシドイオンをもつ塩基をよく使用する．

次に，得られたエノラートイオンが主に立体障害の少ないハロゲン化アルキルと求核置換反応(S_N2反応)を起こす．この段階が炭素-炭素結合形成反応となる．

さらに，分子中に含まれる２つのエステルを酸性水溶液中で加熱処理すると加水分解が起こり，β-ジカルボン酸に変換される．β-ジカルボン酸は不安定であるため，片方のカルボキシ基が１分子の二酸化炭素として容易に脱離(脱炭酸)し，最終生成物としてモノカルボン酸誘導体(酢酸誘導体)を与える．

このモノカルボン酸誘導体は，酢酸の水素原子を有機ハロゲン化合物のアルキル基で置換したものである．なお，マロン酸エステルには２つのカルボニル基に挟まれたα水素がもう１つあるため，アルキル基をもう１つ導入することが可能であり，その場合，最終生成物はジアルキル化されたモノカルボン酸誘導体となる*．

*マロン酸エステルのジアルキル化：

- マロン酸エステル合成では，使用した有機ハロゲン化合物によりアルキル化された酢酸誘導体を与える．

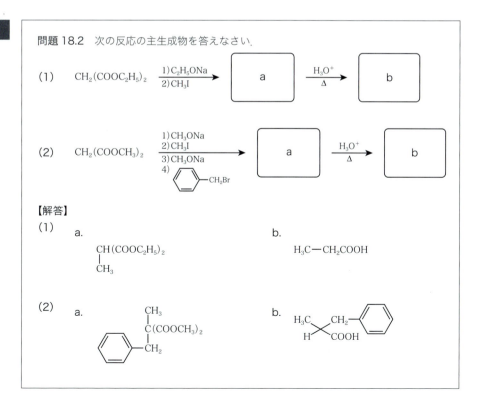

18 カルボニル基のα置換と縮合反応

*アセト酢酸エステルのジアルキル化：

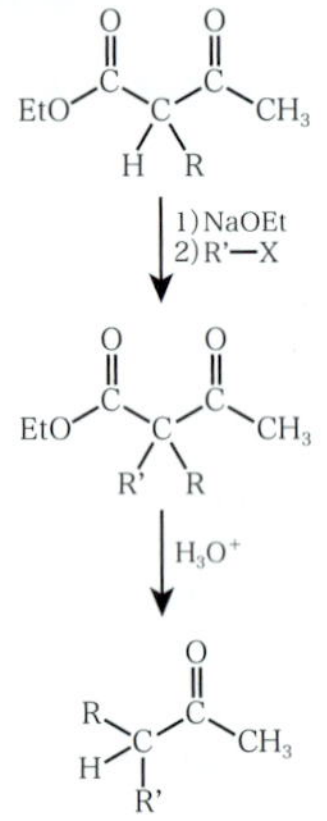

18.4 アセト酢酸エステル合成法（アセトン誘導体の合成）

　マロン酸エステルのかわりにアセト酢酸エステルを用いた炭素–炭素結合形成反応も医薬品合成においては重要な反応である．この反応はアセト酢酸エステル合成 acetoacetic acid ester synthesis といい，最終的にアセトン誘導体を与える．

　この生成物では，アセトンの水素原子を有機ハロゲン化合物のアルキル基で置換したメチルケトン誘導体である．アセト酢酸エステル合成ではマロン酸エステル合成と同様の反応段階を経る．すなわち，エノラートイオンの形成，立体障害の少ないハロゲン化アルキルとの求核置換反応，加水分解およびβ–ケト酸からの脱炭酸である（図18-11）．もちろん，この反応においてもジアルキル化体の合成が可能である*．

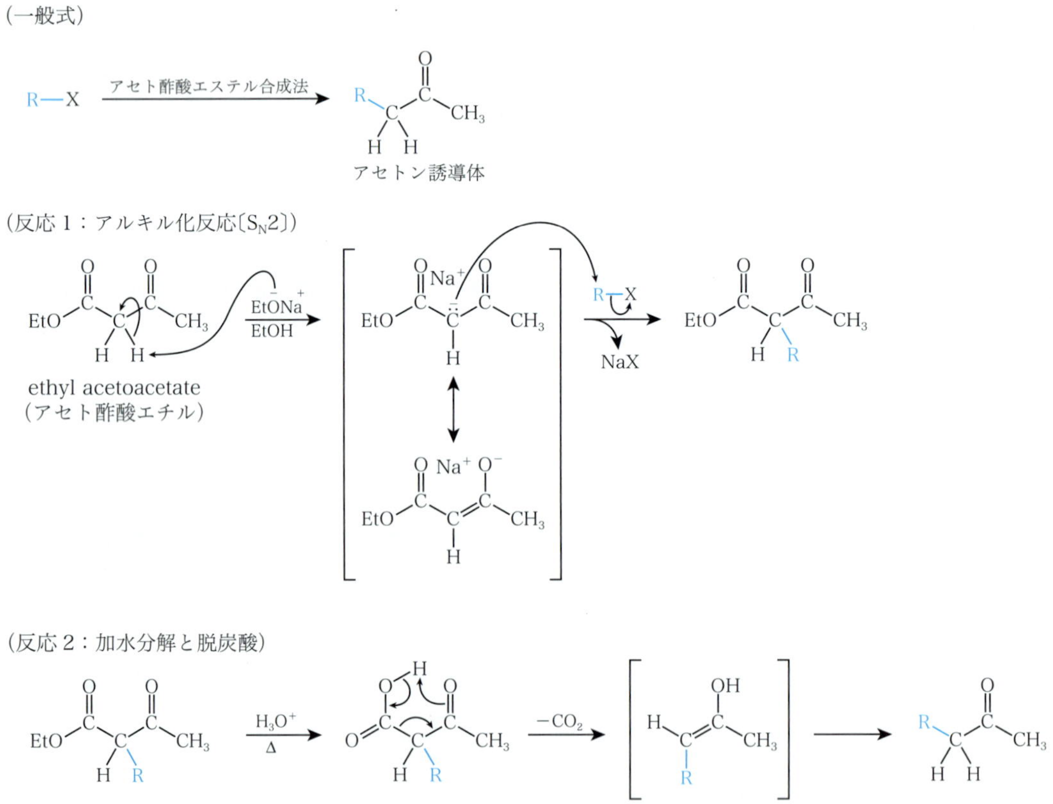

（一般式）

アセトン誘導体

（反応1：アルキル化反応〔S_N2〕）

ethyl acetoacetate
（アセト酢酸エチル）

（反応2：加水分解と脱炭酸）

図18-11　アセト酢酸エステル合成法

- アセト酢酸エステル合成では，使用した有機ハロゲン化合物によりアルキル化されたアセトン誘導体を与える．

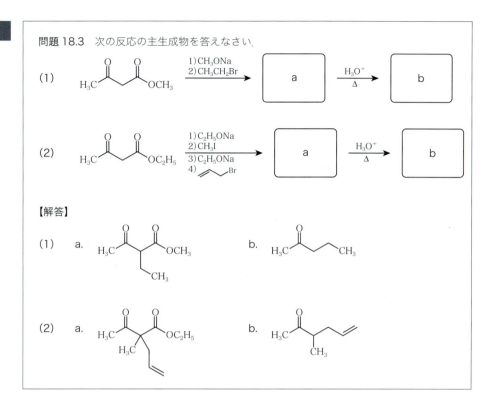

18.5 アルドール反応

α水素をもつアルデヒドまたはケトンは，塩基の存在下，分子間で求核付加反応を起こし，β-ヒドロキシカルボニル化合物を生成する．この反応をアルドール反応 aldol reaction とよぶ（図 18-12）．この反応ではまず，α水素をもつアルデヒドまたはケトンが塩基の存在下でエノラートイオンとなる．得られたエノラートイオンが，もう1分子のアルデヒドやケトンのカルボニル炭素を求核攻撃し，最終的にβ-ヒドロキシカルボニル化合物となる．

なお，塩基性条件下で加熱することにより，β-ヒドロキシカルボニル化合物から直接，水が脱離（脱水）し，α,β-不飽和カルボニル化合物を与えることもある．この脱水反応までを含めた一連の反応をとくに，アルドール縮合 aldol condensation という（図 18-13）．

また，アルドール反応は酸触媒でも進行する．しかしその場合，アルドール中間体が直接脱水して，α,β-不飽和化合物を与える．

18　カルボニル基のα置換と縮合反応

（反応）

2 ＋ （acetaldehyde） → （aldol）

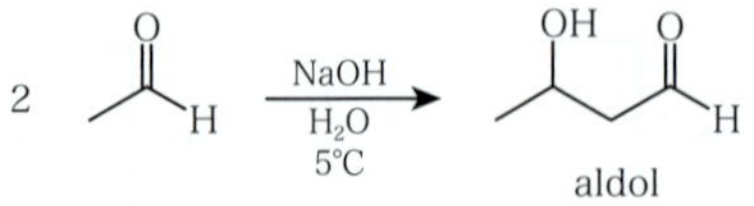

（反応機構）

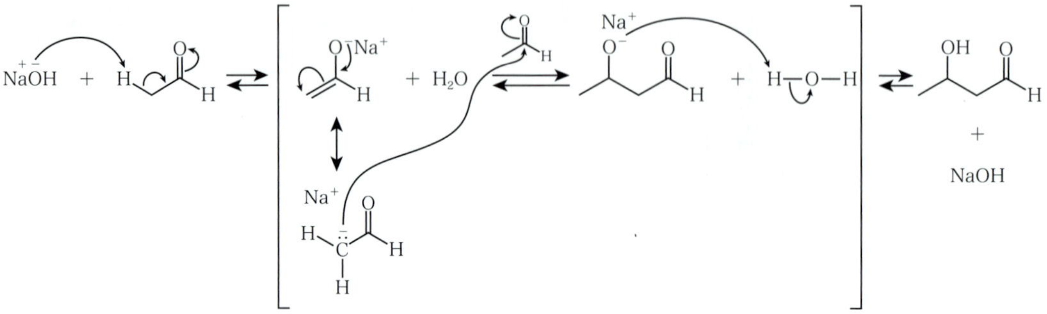

図18-12　アルドール反応

（塩基性条件）

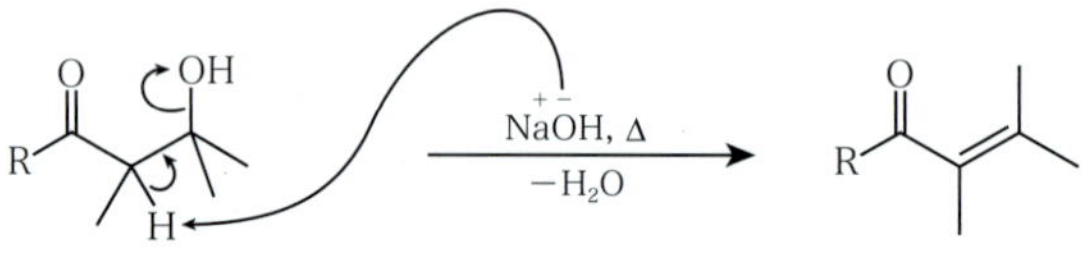

$\xrightarrow[-H_2O]{NaOH, \Delta}$

（酸性条件）

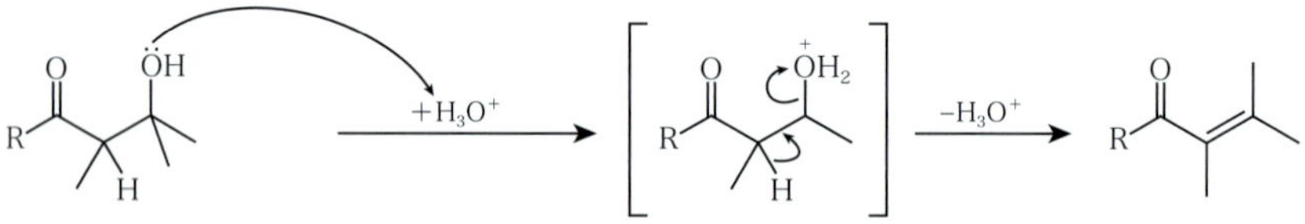

$\xrightarrow{+H_3O^+}$

$\xrightarrow{-H_3O^+}$

β-ヒドロキシカルボニル化合物　　　　　　　　　　α,β-不飽和カルボニル化合物

図18-13

- アルドール反応：塩基性条件下，α水素をもつアルデヒドまたはケトンは2分子間で反応し，β-ヒドロキシカルボニル化合物を生成する．

18.5 アルドール反応 393

例題 18.2 次の反応の主生成物を答えなさい.

(1) 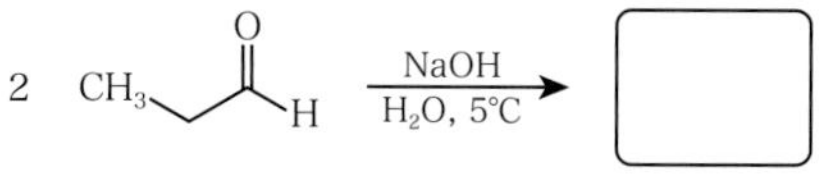   2 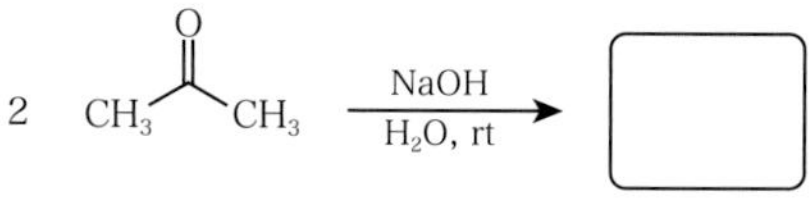 CH_3—CHO $\xrightarrow[\text{H}_2\text{O, 5℃}]{\text{NaOH}}$ ☐

(2)   2 CH_3—CO—CH_3 $\xrightarrow[\text{H}_2\text{O, rt}]{\text{NaOH}}$ ☐

* rt：room temperature（室温）

【解答】

いずれもアルドール反応である. まず, カルボニル炭素の隣の炭素に結合しているα水素が塩基により引き抜かれ, エノラートを形成する. このエノラートがもう1分子の出発物質のカルボニル炭素を求核攻撃した後, 弱い結合である炭素–酸素二重結合の切断にともないカルボニル酸素に負電荷が生じる. この負電荷は非局在化できないため, 反応の後処理を経て, 最終生成物であるβ–ヒドロキシカルボニル化合物となる.

(1)

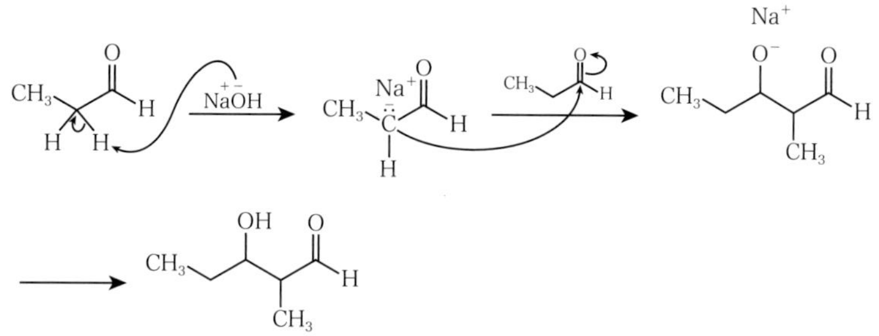

(2)

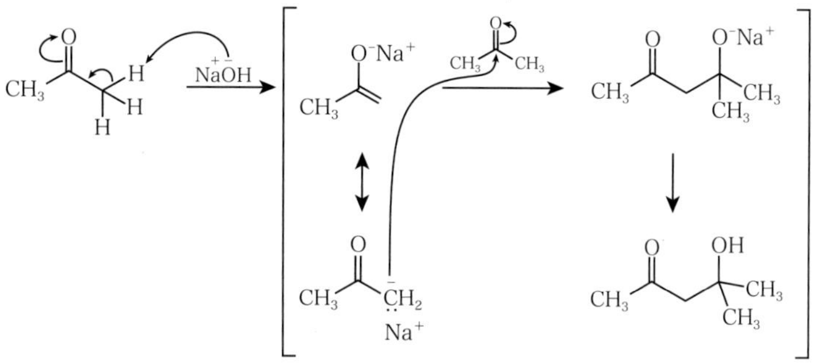

394 18 カルボニル基のα置換と縮合反応

節末問題

問題 18.4 次の化合物をアルドール反応を用いて合成するためには，どのような原料が必要か答えなさい．

(1)

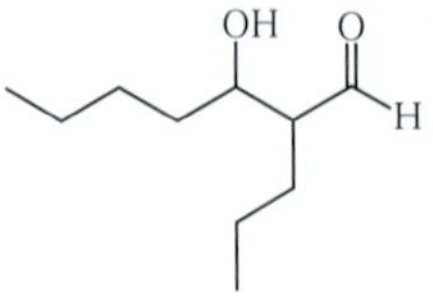

(2)

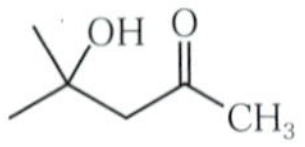

(3)

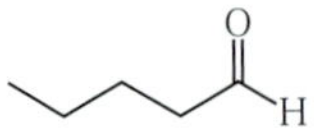

(4)

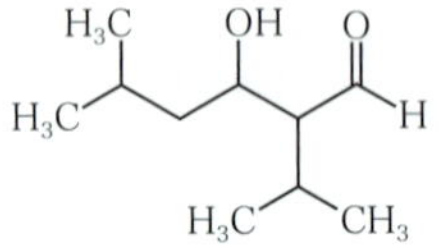

【解答】
(1)　(2)　(3) 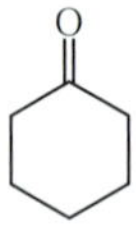　(4)

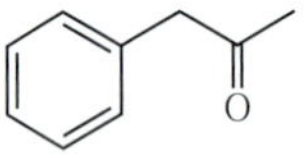

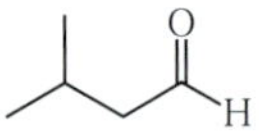

18.6　交差アルドール反応，分子内アルドール反応

18.6.1　交差アルドール反応

前節では同一分子間でのアルドール反応について述べたが，異なる分子を用いるアルドール反応も存在する．この反応を交差アルドール反応 crossed aldol reaction といい，図18-14に示すように4種類の生成物が得られる．

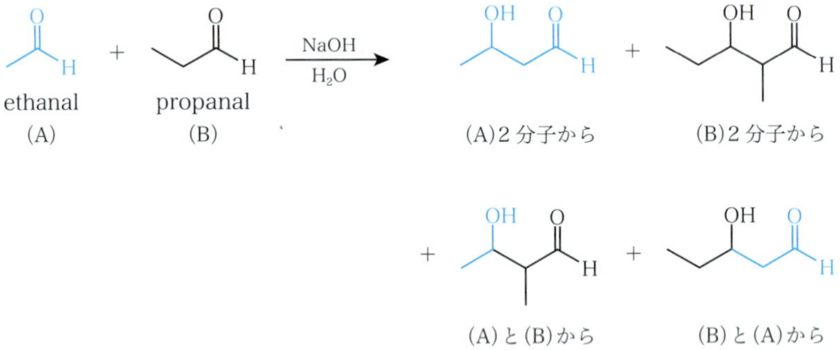

ethanal　propanal
(A)　(B)

$\xrightarrow[\text{H}_2\text{O}]{\text{NaOH}}$

(A)2分子から　(B)2分子から

(A)と(B)から　(B)と(A)から

図 18-14　交差アルドール反応

4つの生成物が得られる交差アルドール反応は合成上，実用的な反応とはいえない．しかし，α水素をもつカルボニル化合物と，α水素をもたないカルボニル化合物による交差アルドール反応であれば，生成物は2種類に絞ることができる．さらに，この反応を実際に行う際，α水素をもたないカルボニル化合物の塩基性溶液に，α水素をもつカルボニル化合物をゆっくりと加えると，エノラートイオンが生成した後すぐに，反応系中に存在するα水素をもたないカルボニル化合物に捕捉されるため，交差アルドール反応生成物を1つにできる(図18-15)．

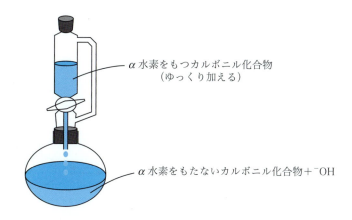

図 18-15　交差アルドール反応の例

18.6.2　分子内アルドール反応

1つの分子内に2つの α 水素をもつジカルボニル化合物のアルドール反応，すなわち，分子内アルドール反応 intramolecular aldol reaction も存在する．この反応は，五員環もしくは六員環の環状化合物が最終生成物となるとき効率よく進行する（図 18-16）．

396   18　カルボニル基のα置換と縮合反応

（反応）

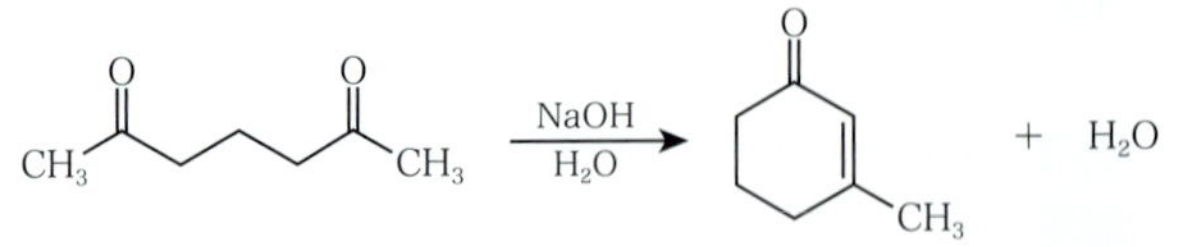

（反応機構）

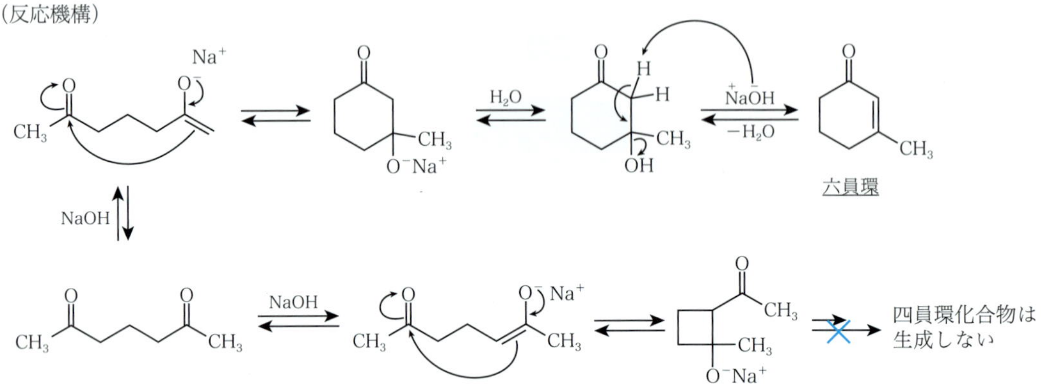

図 18-16　分子内アルドール反応

例題 18.3　次の分子内アルドール反応の主生成物を答えなさい.

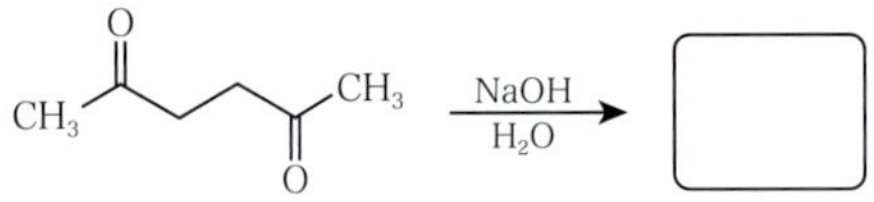

【解答】

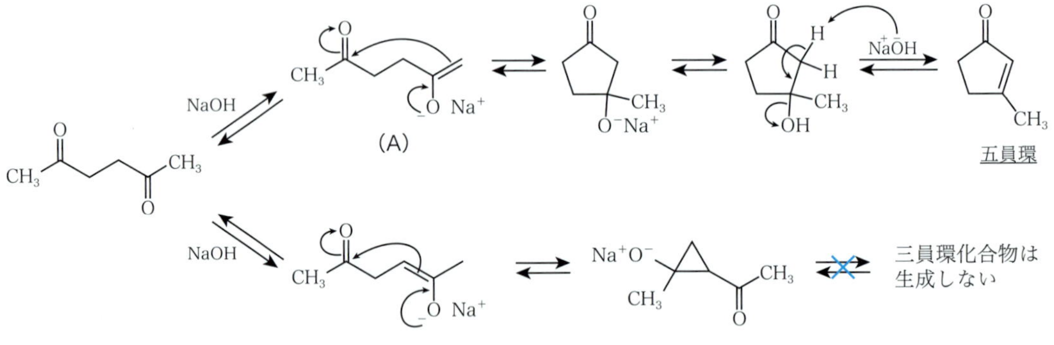

分子内アルドール反応である.

2種類のエノラートイオンの生成が考えられるが，エノラートイオン(A)は，分子内で4炭素分だけ離れた場所に位置するカルボニル炭素を求核攻撃することができる. 反応処理後，五員環であるシクロペンタン環が生成する. 一方，エノラートイオン(B)も，分子内で2炭素分だけ離れた場所に位置するカルボニル基を求核攻撃することができると予想されるが，その場合，生成する環構造は最もひずみの大きい三員環となるため，この求核攻撃は起こらない.

節末問題

問題 18.5　次のアルドール反応の主生成物を答えなさい.

(1)
$$\text{PhCHO} + \text{シクロヘキサノン} \xrightarrow[\text{H}_2\text{O}]{\text{NaOH}}$$

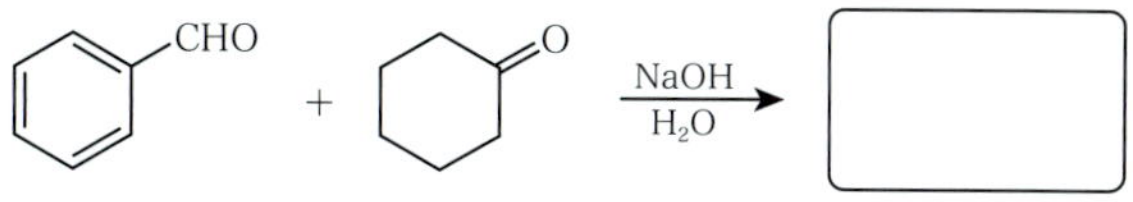

(2)
$$\xrightarrow[\Delta]{\text{NaOH}}$$

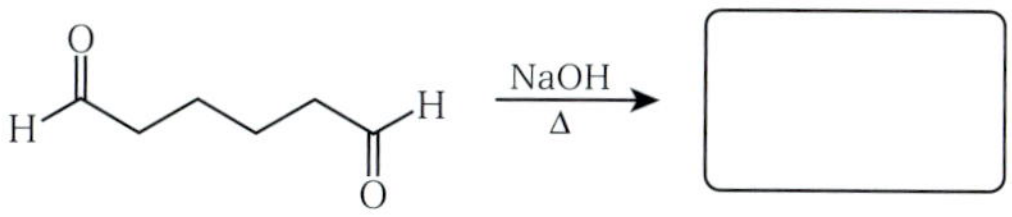

【解答】

(1)

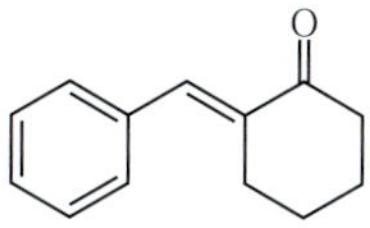

(2)

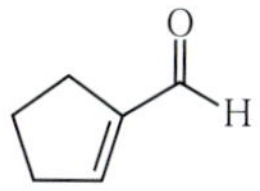

18.7　Claisen 縮合反応

　α水素をもつカルボニル化合物はアルデヒドやケトンだけでなく，カルボン酸誘導体にも存在する場合がある．α水素をもつアルデヒドやケトンと同様の反応が，α水素をもつエステルでも起こる．この反応では，α水素をもつエステルが塩基の存在下，分子間で求核アシル置換反応を起こし，β-ケトエステルとなる．この反応を Claisen 縮合反応という（図 18-17）．この反応の塩基としては，エステル部に含まれるアルコキシを起源とする塩基，すなわち，エチルエステルであればエトキシドイオン，メチルエステルであればメトキシドイオンが利用されることが多い.

（反応）

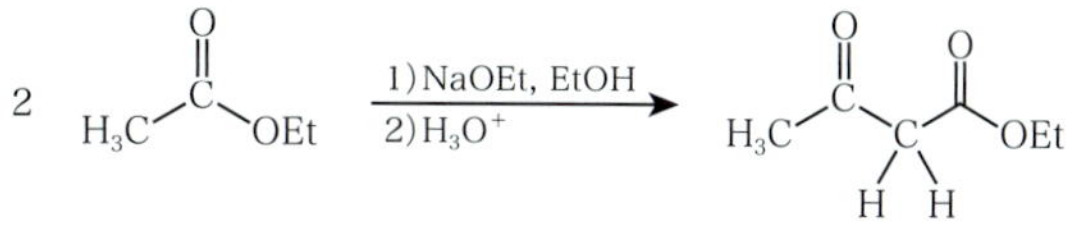

$$2\ \ \text{H}_3\text{C}-\text{C(=O)}-\text{OEt} \xrightarrow[\text{2)H}_3\text{O}^+]{\text{1)NaOEt, EtOH}} \text{H}_3\text{C}-\text{C(=O)}-\text{CH}_2-\text{C(=O)}-\text{OEt}$$

ethyl acetoacetate
β-ケトエステル

図 18-17　Claisen 縮合反応

18　カルボニル基のα置換と縮合反応

（反応機構）

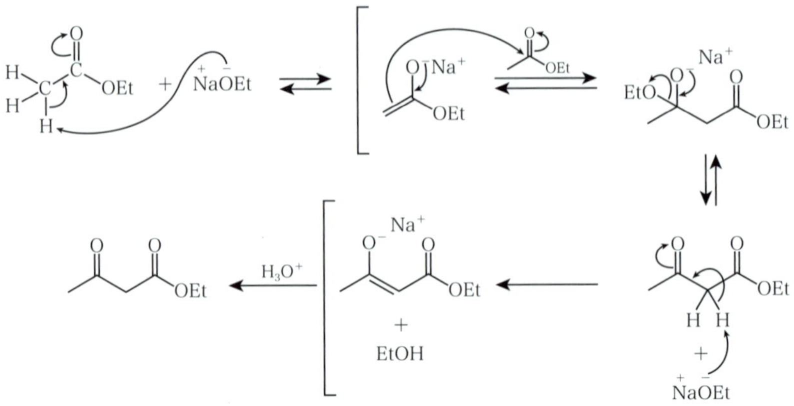

図18-17　つづき

- Claisen 縮合反応：塩基性条件下，α水素をもつエステルは2分子間で反応し，β-ケトエステル化合物を生成する.

例題18.4　次の反応の主生成物を答えなさい.

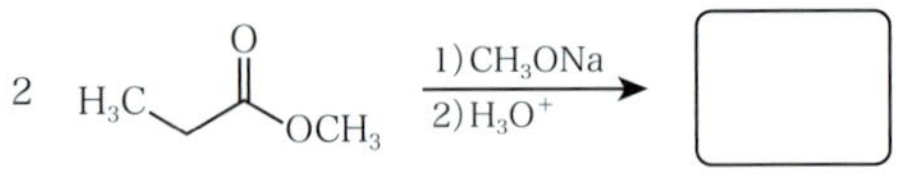

$$2 \quad H_3C\text{—}CH_2\text{—}C(=O)\text{—}OCH_3 \xrightarrow[\;2)H_3O^+\;]{\;1)CH_3ONa\;} \boxed{}$$

【解答】

塩基性条件下，α水素をもつメチルエステルの Claisen 縮合反応である.

まず，メトキシドイオンによりα水素が引き抜かれ，エノラートイオンが生成する. 生じたエノラートイオンがもう1分子のメチルエステルのカルボニル炭素を求核攻撃した後，酸素原子上に負電荷が生じる. アルコキシ部の脱離が起こり，カルボニル基が再形成され最終的にβ-ケトエステルを与える.

エノラートイオンと2分子目のエステルとの反応は，前章で述べたエステルに対する求核アシル置換反応である.

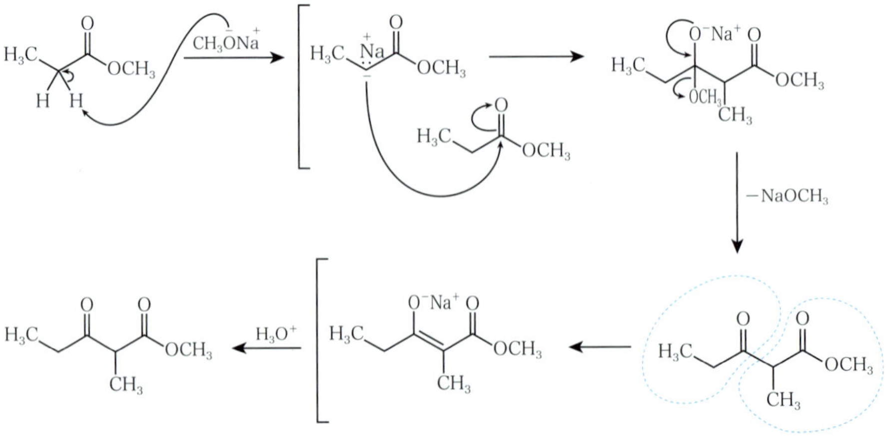

18.8　分子内 Claisen 縮合反応（Dieckmann 縮合反応）　399

節末問題

問題 18.6　次の反応の主生成物を答えなさい.

(1) 2 [構造式: フェニル酢酸エチル] $\xrightarrow[\text{2)}H_3O^+]{\text{1)}EtONa}$ ☐

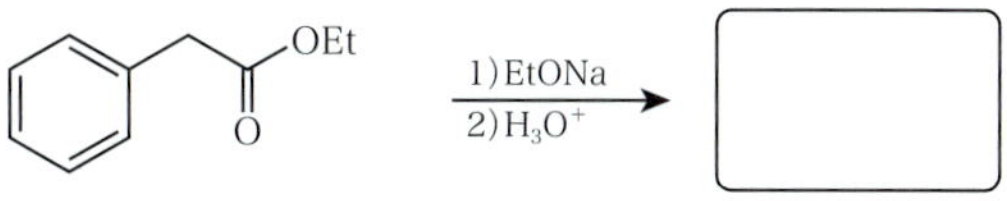

(2) 2 [構造式: ペンタン酸エチル] $\xrightarrow[\text{2)}H_3O^+]{\text{1)}EtONa}$ ☐

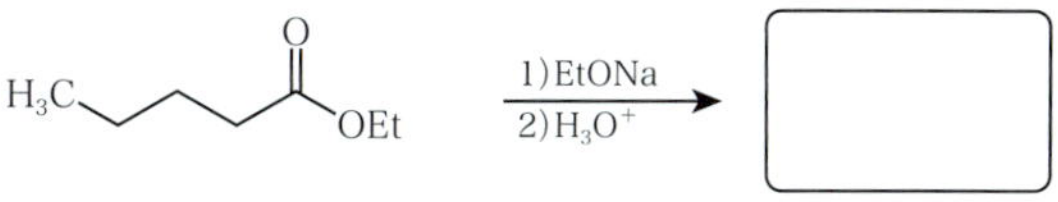

【解答】

(1) 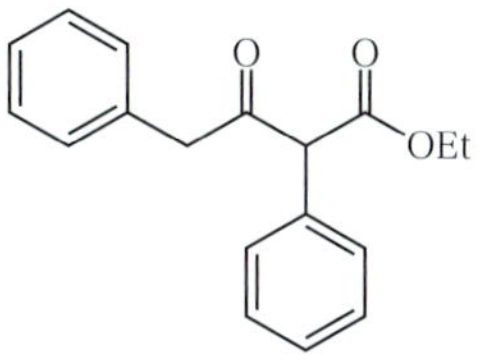 [構造式]

(2) 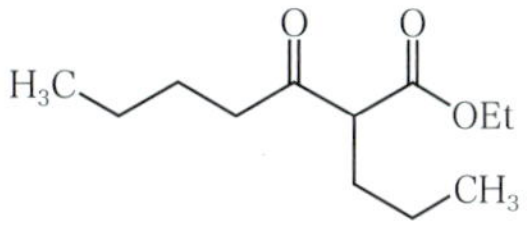 [構造式]

18.8　分子内 Claisen 縮合反応（Dieckmann 縮合反応）

　分子内に α 水素をもつエステル結合を 2 つもつ分子においては，分子内で Claisen 縮合反応が進行し，環状の β-ケトエステルを与える．この分子内 Claisen 縮合反応をとくに Dieckmann 縮合反応という（図 18-18）．分子内アルドール反応同様，Dieckmann 縮合反応も主に，五員環や六員環が生成するときに効率よく進行する.

（反応）

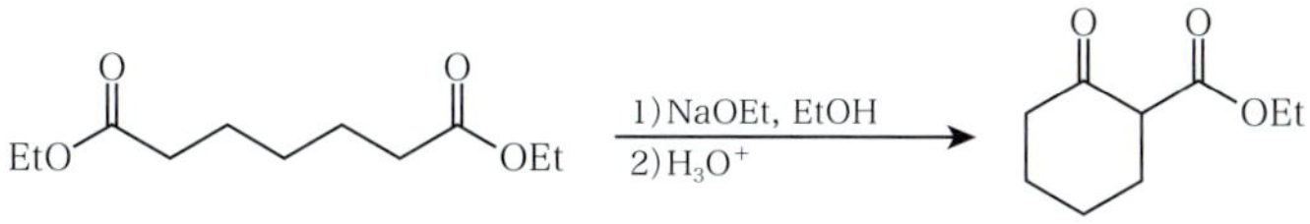

（反応機構）

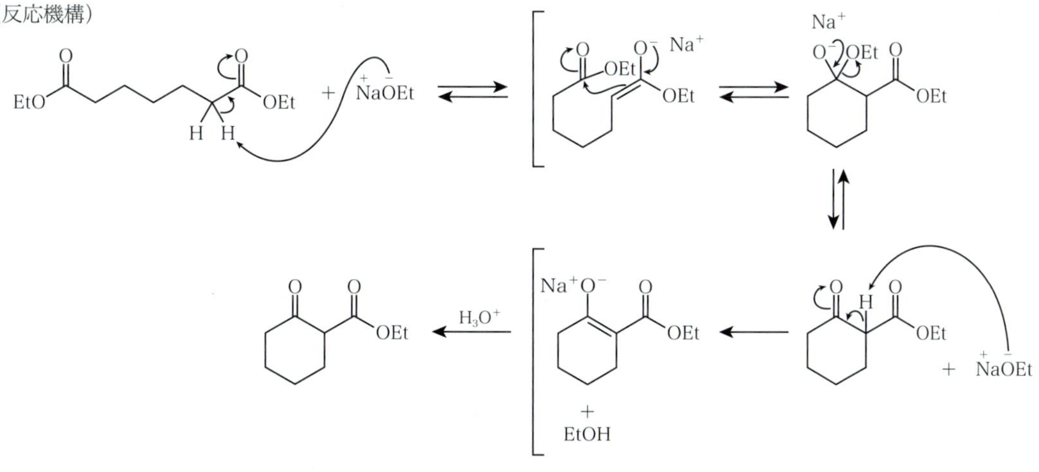

図 18-18　分子内 Claisen 縮合反応（Dieckmann 縮合反応）

節末問題

問題 18.7　次の反応の主生成物を答えなさい.

H$_3$CO—（ペンタン二酸ジメチルエステル構造）—OCH$_3$ $\xrightarrow[\text{2) H}_3\text{O}^+]{\text{1) CH}_3\text{ONa}}$ ☐

【解答】

（2-オキソシクロペンタンカルボン酸メチルエステル構造）OCH$_3$

18.9　Michael 付加反応, Robinson 環形成反応, Mannich 反応

これまで述べてきた以外にも, エノラートイオンを用いた炭素–炭素結合形成反応は多く存在する. しかし, すべてを書くことができないため, その他の代表的な炭素–炭素結合形成反応を 3 つ紹介する.

18.9.1　Michael 付加反応

α, β–不飽和カルボニル化合物では, アルケン部分とカルボニル基が共役している. このカルボニル基は電子求引性基であるため, 共役しているアルケン部分は電子不足(δ^+)の状態にある. とくに, β炭素の電子密度は低い. したがって, エノラートイオンなどの求核試薬はこのβ炭素を求核攻撃することができる. エノラートイオンとα, β–不飽和カルボニル化合物との反応を Michael 付加反応という(図 18-19). この反応では, エノラートイオンがα, β–不飽和カルボニル化合物のβ炭素に求核付加すると同時に, 新たなエノラートイオンを形成する. このイオンがプロトン化を受け, 最終生成物である共役付加体を与える. 共役系に対する反応となるため, 共役付加反応 conjugate addition あるいは, 1,4-付加反応と捉えることもできる. ここで「1,4-」という表記は, 共役系のβ炭素を"1"の位置と仮定すると, エノールとなる酸素が"4"の位置となり, これら"1"と"4"にエノラートイオンと, プロトンがそれぞれ付加していることに由来する.

18.9 Michael 付加反応，Robinson 環形成反応，Mannich 反応　401

（一般式）

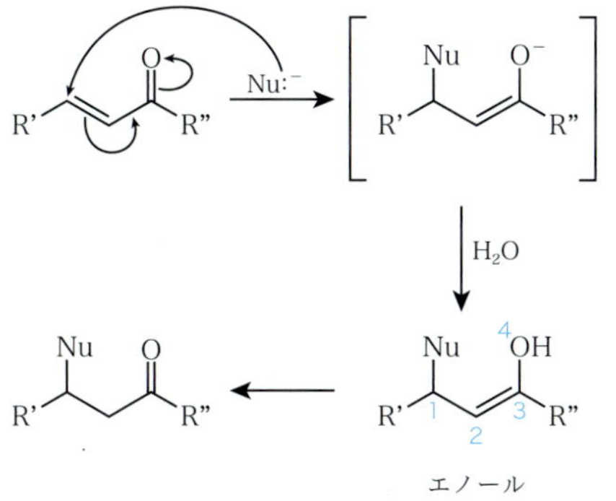

（反応）

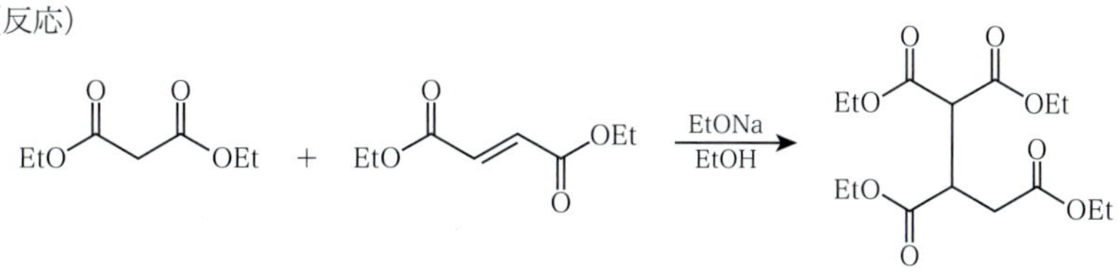

（反応機構）

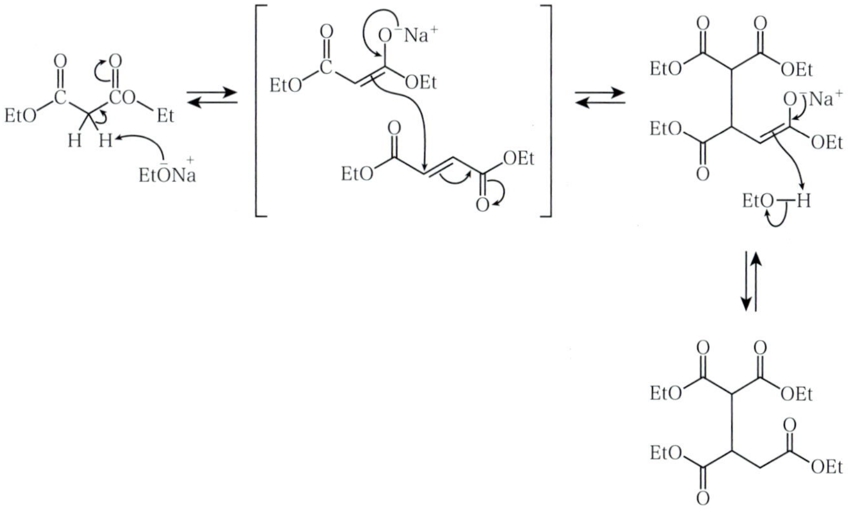

図 18-19　Michael 付加反応

18.9.2　Robinson 環形成反応

　Michael 付加反応，分子内アルドール反応，さらに脱水反応が連続して起こる反応を Robinson 環形成反応という（図 18-20）．この反応は，縮環した六員環構造をもつ生成物を与えるため，ステロイド骨格をもつ天然物などの合成において重要となる．

（反応）

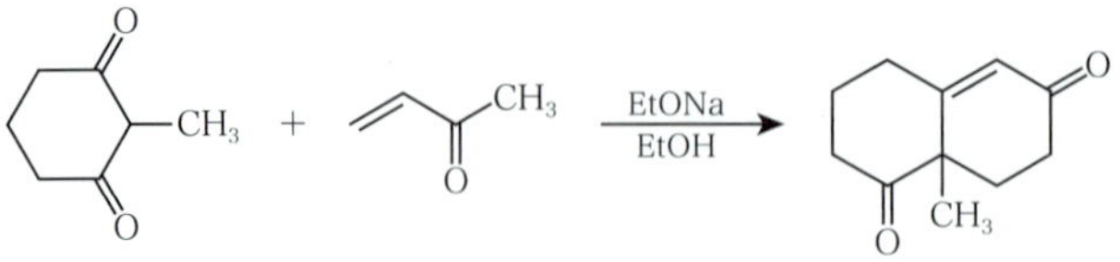

（反応機構）

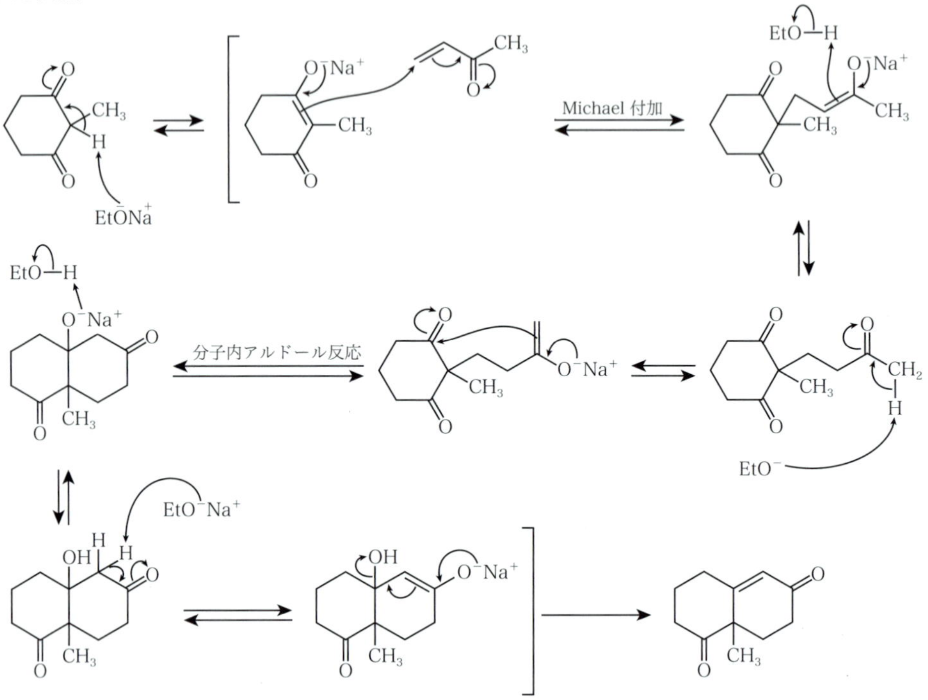

図 18-20　Robinson 環形成反応

　この反応ではまず，エノラートイオンがα,β-不飽和カルボニル化合物と反応し，Michael 付加反応生成物を与える．得られた生成物には酸性度の大きいα水素が存在するので，過剰に存在する塩基によりエノラートイオンが発生し，これが分子内アルドール縮合反応を経て，二環性のα,β-不飽和ケトン誘導体化合物となる．

18.9.3　Mannich 反応

　エノールなどの求核試薬は，酸触媒存在下，アミン（主に，第一級アミンもしくは第二級アミン）およびエノラート化できないアルデヒドもしくはケトン（主に，ホルムアルデヒド）との反応により，β-アミノメチル化生成物を与える．この反応を Mannich 反応とよぶ（図 18-21）．

　この反応ではまず，エノール化できないアルデヒドもしくはケトンとアミンが反応し，正電荷をもったイミニウムイオンが生成する．このイミニウムイオンと，酸性条件下でケトンから調製されるエノールが反応することで，最終生成物となる．

（反応）

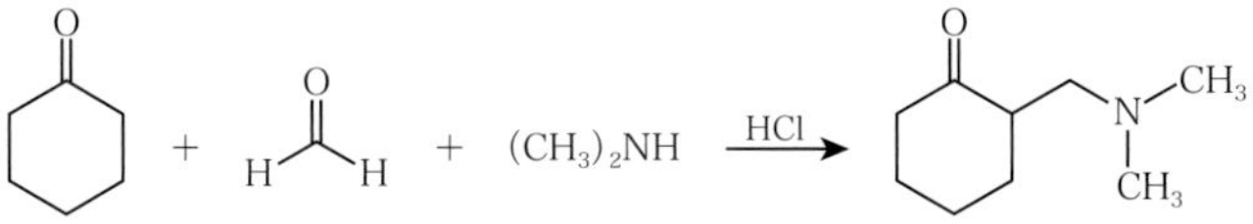
HCl

（反応機構）

（段階 1）

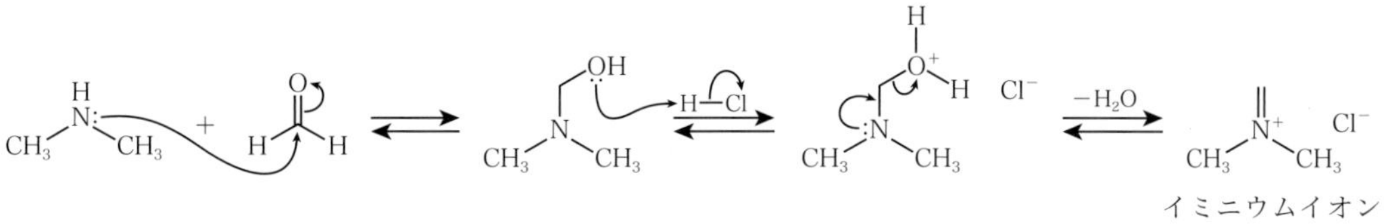
−H2O
イミニウムイオン

（段階 2）

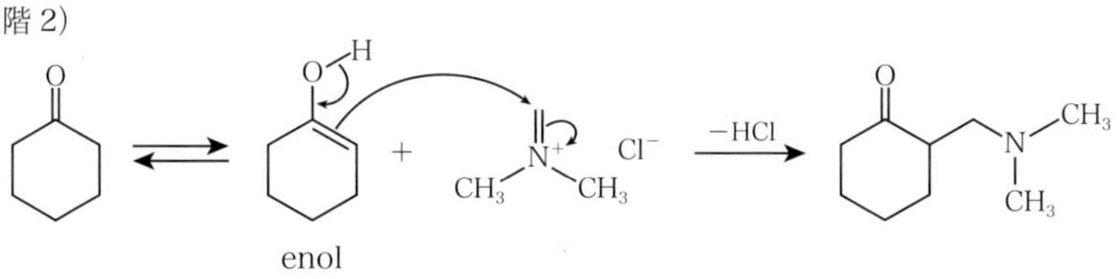
enol
−HCl

図 18-21　Mannich 反応

節末問題

問題 18.8　次の反応の主生成物を答えなさい．

(1)

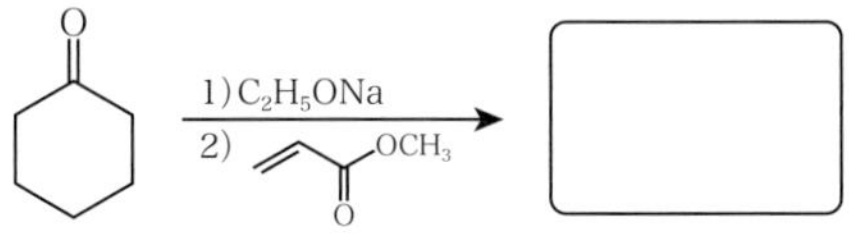
1) C2H5ONa
2)

(2)

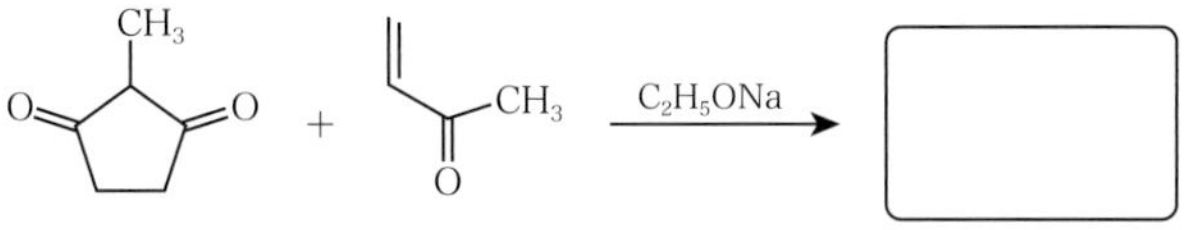
C2H5ONa

(3)

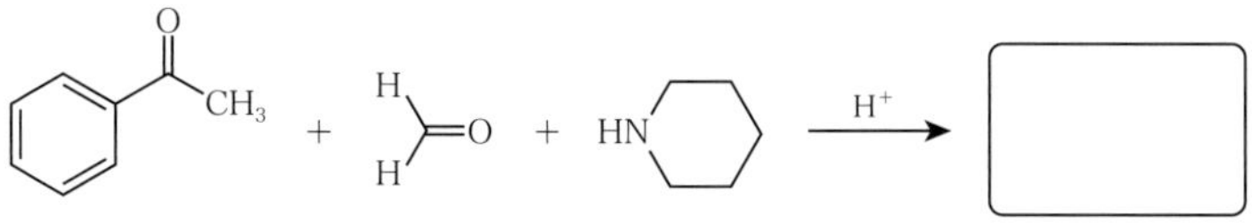
H+

【解答】

(1)

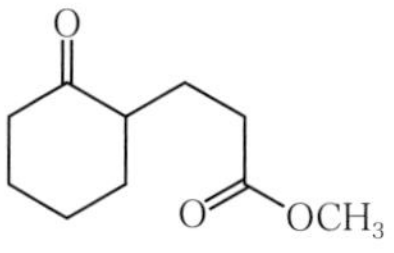

(2)

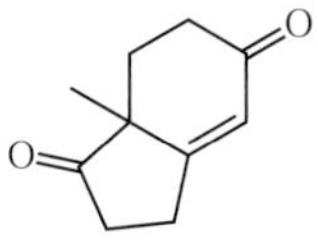

(3)

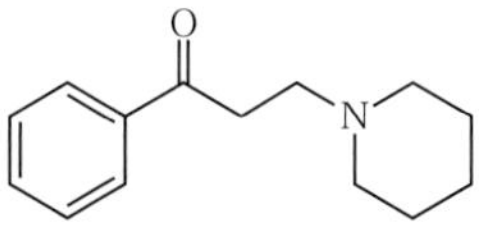

404   18　カルボニル基のα置換と縮合反応

【章末問題】

●反応の理解

問題 18.X1　次の反応の主生成物を答えなさい.

(1)　$CH_2(CO_2C_2H_5)_2$　+　$C_7H_{15}Br$　$\xrightarrow{\text{NaOEt}}$　☐

(2)　[構造式] $\xrightarrow{\text{1) NaOEt}}$ $\xrightarrow[\Delta]{\text{2) H}_3\text{O}^+}$　☐

(3)　[構造式] $\xrightarrow[\text{2) H}_3\text{O}^+]{\text{1) NaOEt}}$　☐

(4)　[構造式] + [構造式] $\xrightarrow[\text{2) H}_3\text{O}^+]{\text{1) NaOEt}}$　☐

(5)　[構造式] $\xrightarrow[\text{CH}_3\text{COOH}]{\text{Br}_2}$　☐

(6)　2 [構造式] $\xrightarrow[\text{H}_2\text{O, 5℃}]{\text{NaOH}}$　☐

(7)　[構造式] + [構造式] $\xrightarrow[\text{H}_2\text{O, EtOH}]{\text{NaOH}}$　☐

(8)　[構造式] $\xrightarrow[\text{2) H}_3\text{O}^+]{\text{1) NaOEt}}$　☐

(9)　[構造式] + [構造式] + [構造式] $\longrightarrow$　☐

(10)　[構造式] $\xrightarrow{\text{NaOH}}$　☐

【章末問題】　405

●反応機構の理解

問題 18.X2　次の反応の反応機構を曲がった矢印を使って書きなさい.

(1)

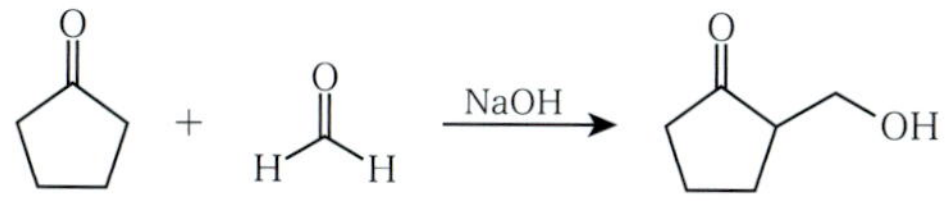

(2)

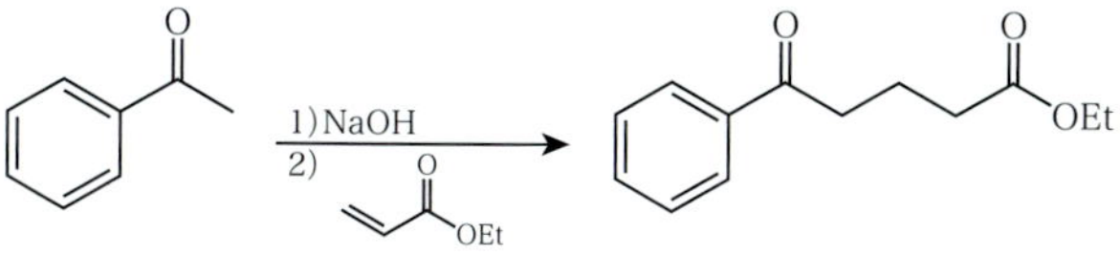

(3)

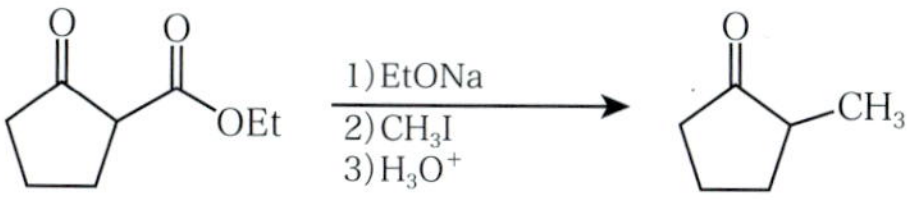

●合成の初歩

問題 18.X3　空欄に適切な試薬, 出発物質および生成物を書き, 反応を完成させなさい.

(1)

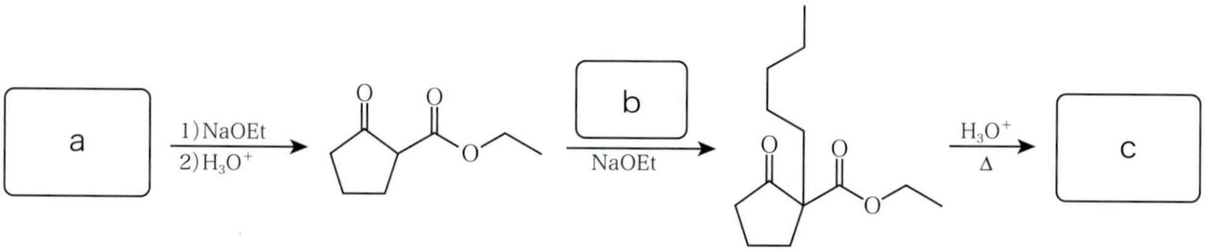

(2)

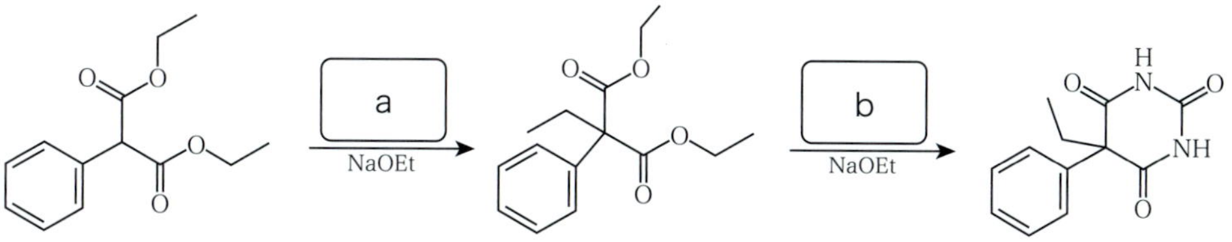

フェノバルビタール〔局〕

(3)

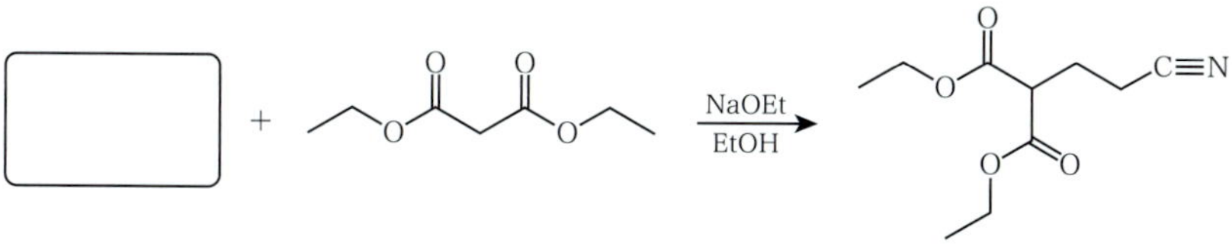

(4)

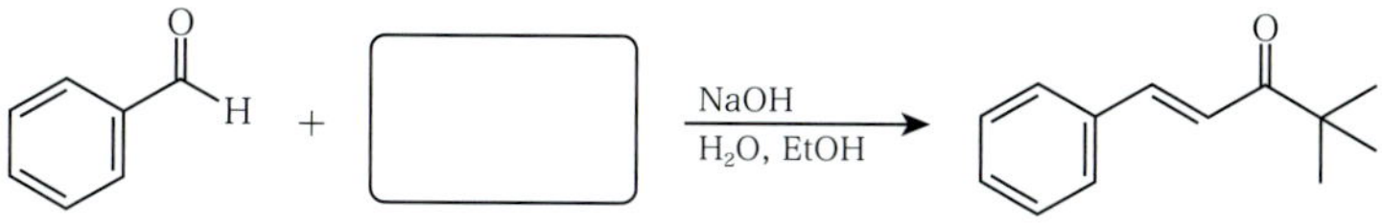

(5)

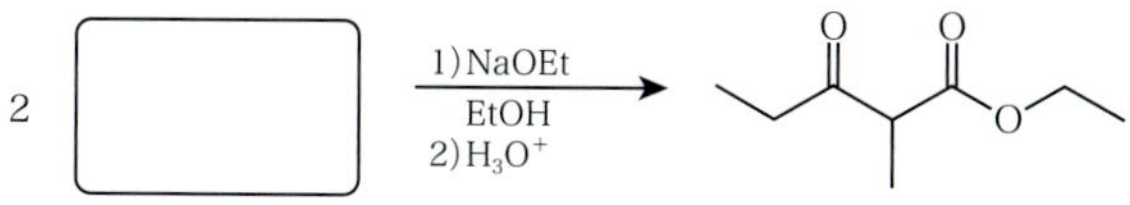

(6)

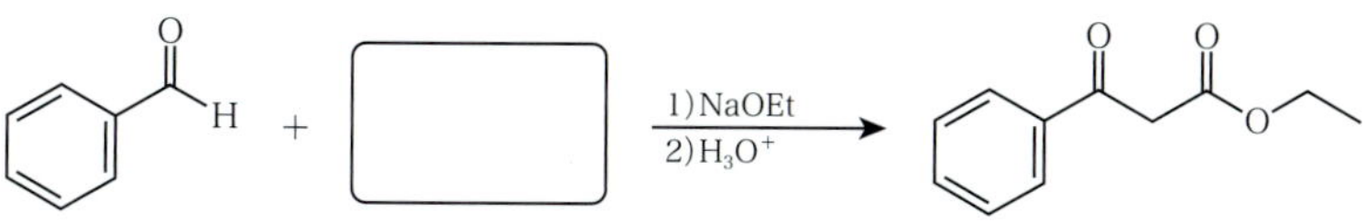

406   18　カルボニル基のα置換と縮合反応

●合成の応用

問題 18.X4　次のシクロヘキサン誘導体の合成経路を考えなさい.

(1)

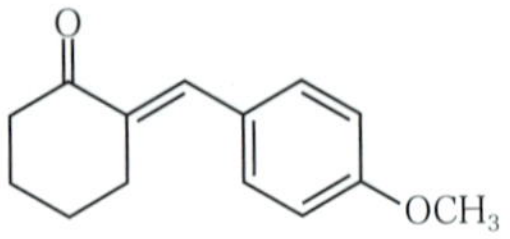

(2)

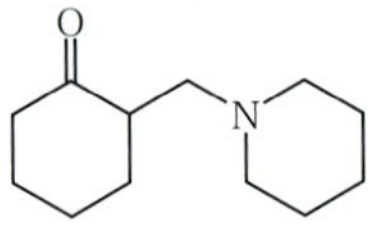

(3)

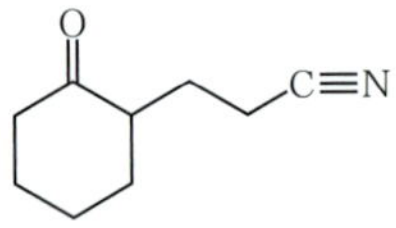

(4)

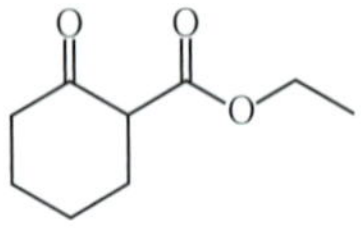

【解答】

問題 18.X1

(1)

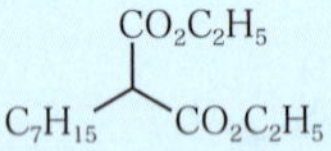

(2)

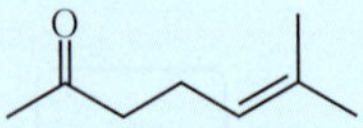

(3)

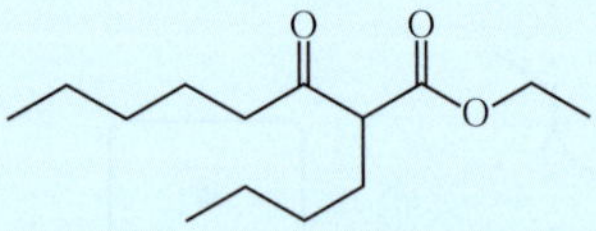

(4)

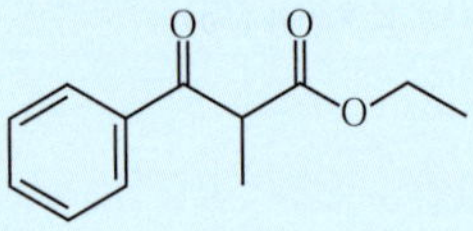

(5)

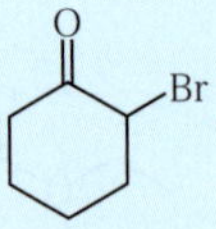

(6)

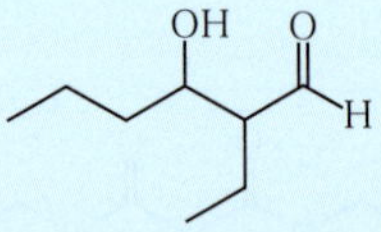

(7)

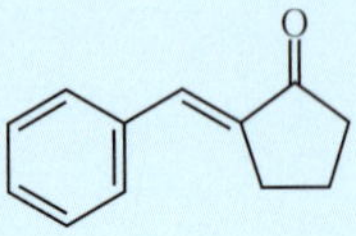

(8)

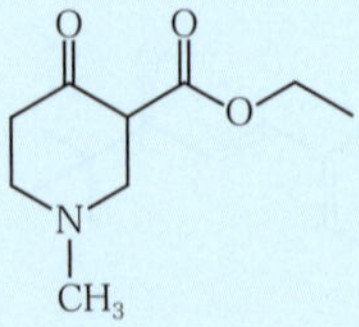

(9)

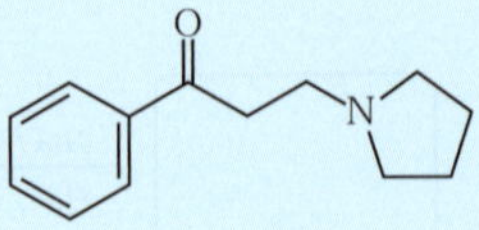

(10)

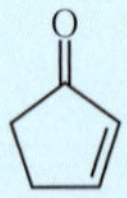

【章末問題】　407

問題 18.X2

(1)

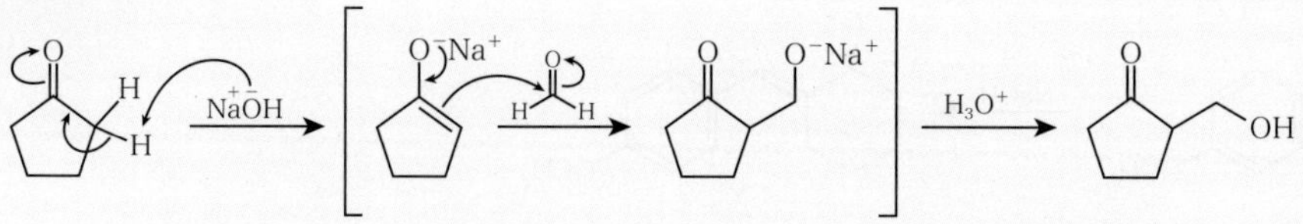

NaOH → [...] → H₃O⁺ →

(2)

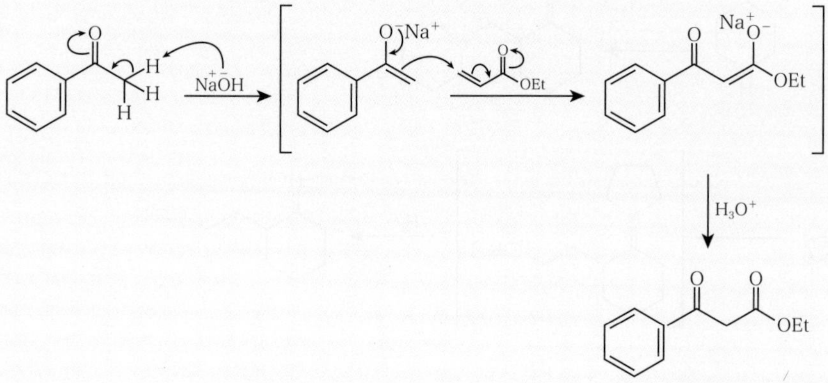

NaOH → [...] → H₃O⁺ →

(3)

EtO⁻Na⁺ → [...] → CH₃–I / NaI → H₃O⁺ → −CO₂ → enol →

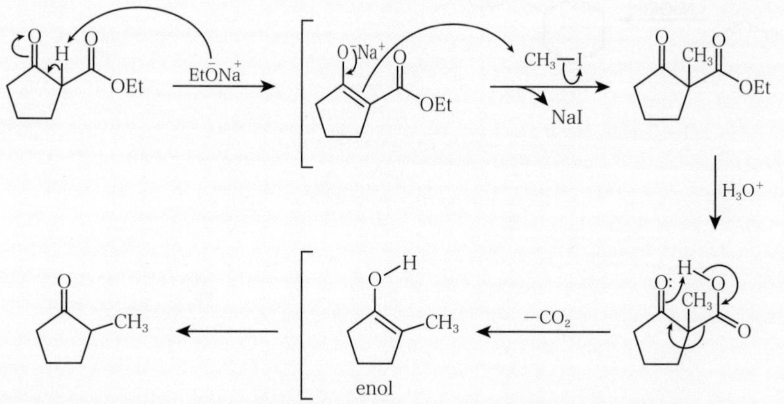

問題 18.X3

(1) a.　　　　　　　　b. 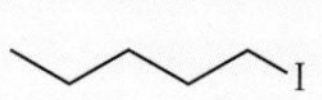　　　　　　　　c.

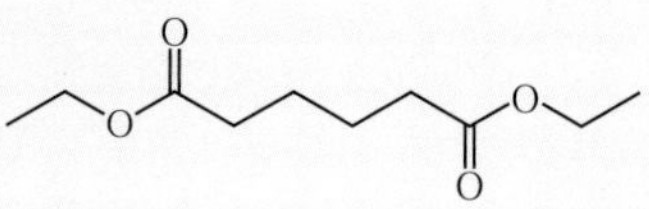

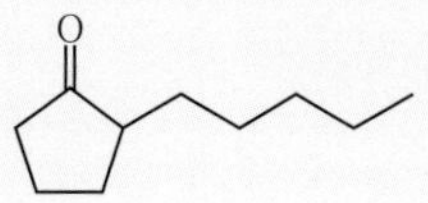

(2) a. 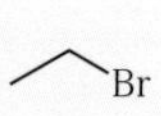　　　　　b. 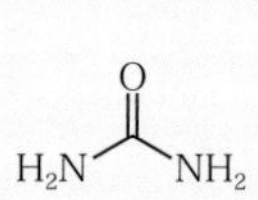　　　　　(3)

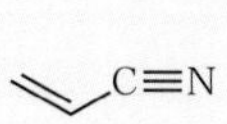

(4) 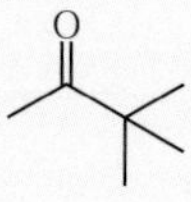　　　　　(5) 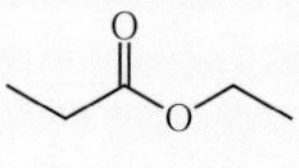　　　　　(6)

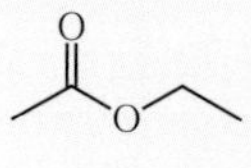

問題 18.X4

(1)

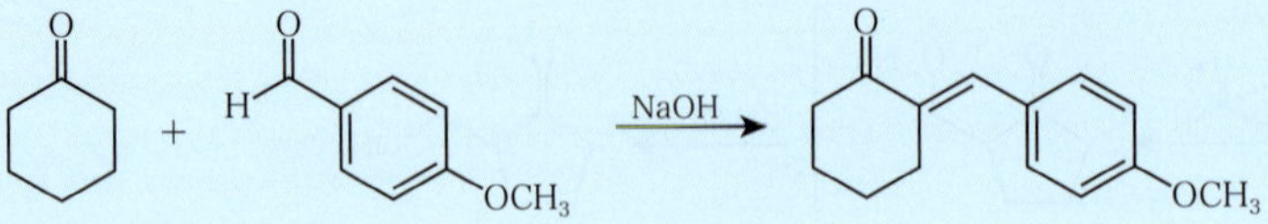

(2)

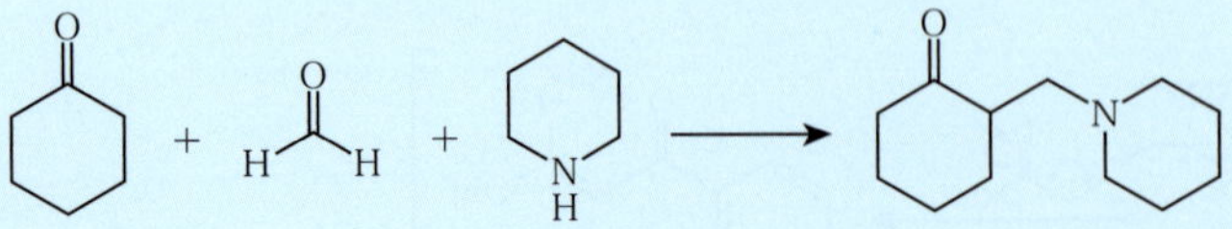

(3)

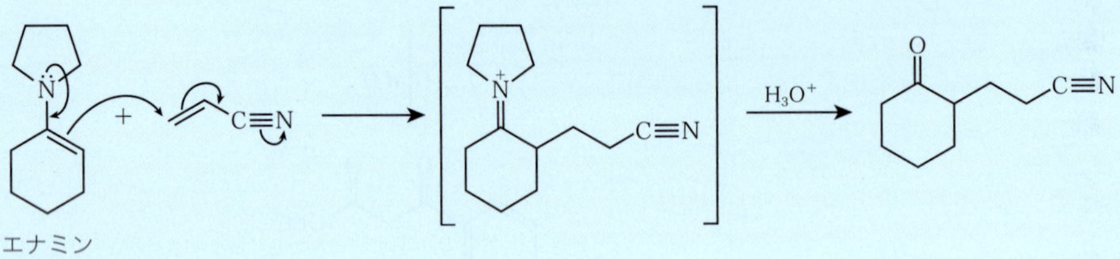

エナミン

(4)

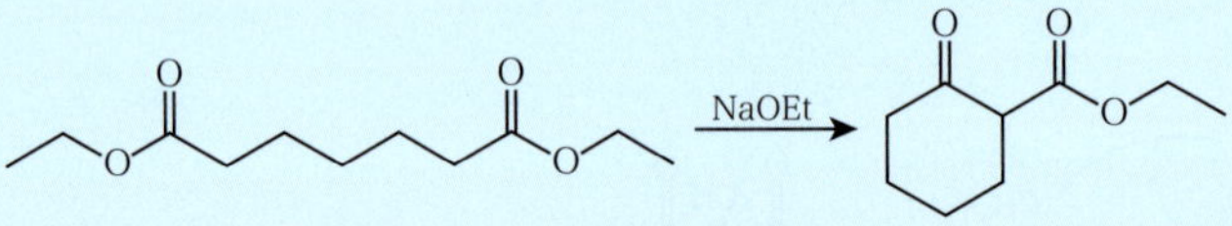

コラム-18

複雑な有機化合物の合成方法（逆合成解析）

　植物，微生物，海洋生物などの天然物中には抗腫瘍活性などの生物活性を示す物質（天然生物活性物質）が含まれることが多く，ごく少量でも高活性を示すことがある．これらの物質を薬として活用できるに越したことはない．しかし，その最大の弱点は，単離できる量が微量な点にある．この問題を克服するため，安価な試薬を出発原料に，短工程かつ高収率でターゲットとなる天然生物活性物質の合成を目指す研究，いわゆる，天然物全合成研究がおこなわれているが，その合成ルートを考える際には，本章でも取り扱った炭素−炭素結合形成反応が非常に重要な役割を果たす．種々の炭素−炭素結合形成反応を組み合わせて，複雑な構造をもつ天然生物活性物質の合成ルートをロジカルに考える概念が，イライアス J コーリー（Elias James Corey）博士によって提唱された．この概念は逆合成解析 retrosynthetic analysis とよばれ，この研究功績により博士は1990年にノーベル化学賞を受賞した．

　逆合成解析では，複雑な構造をもつ分子を単純な構造をもつ前駆体へロジカルに順次切り分けていくことを繰り返し，最終的に安価で市販されている試薬レベルにまで落とし込む．切り分けの過程においては，シントン（synthon）とよばれるパーツを考える．たとえば，炭素−炭素結合形成反応では一般に，電子豊富な炭素と，電子不足の炭素との結合形成をともなうが，正しく，この電子豊富な炭素をもつパーツと，電子不足な炭素をもつパーツがシントンとなる．どこの炭素−炭素を切断し，電子豊富な炭素をもつパーツと電子不足な炭素をもつパーツに切り分けるかによって，いろいろな全合成法が生まれる．

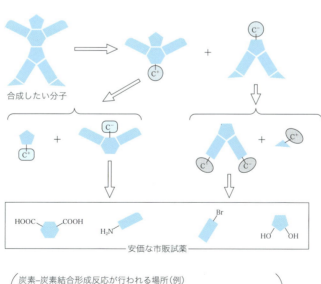
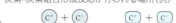

Chapter 19 アミンと複素環

1. なぜアミンは塩基性や求核性を示すのか
2. 塩基性の強さをどのように判断するのか
3. アミンの合成法
4. アミンの代表的な反応
5. 生物学的に重要なアミンにはどのようなものがあるのか

> アミンは水素結合を行い，塩基性を示し，優れた求核試薬にもなり得る．また多くの動物，植物，医薬品に含まれる重要な化合物である．

19.1 代表的な化合物と命名法
19.1.1 代表的な化合物

アンモニアの水素原子をアルキル基またはアリール基で置き換えた化合物を<u>アミン</u> amine という．代表的なアミンとして<u>含窒素ヘテロ環化合物</u>があげられる．ヘテロ環化合物とは環を形成する原子として，炭素以外のヘテロ原子を含む化合物をさす．含窒素ヘテロ環化合物には，ピペリジン piperidine，ピロリジン pyrrolidine，ピリジン pyridine，キノリン quinoline などがある（図 19-1）．

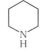 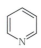 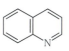

piperidine　　pyrrolidine　　pyridine　　quinoline

図 19-1　含窒素ヘテロ環化合物

植物由来のアミンは<u>アルカロイド</u> alkaloid とよばれる．アスピリンの 50 倍以上の鎮痛作用を示す一方で中毒性，呼吸障害があるモルヒネ morphine，モルヒネをアセチル化することで得られる麻薬であるヘロイン heroin などがある．また植物の葉，種子などに含まれるカフェインやニコチン，コカインなどが知られている（図 19-2）．

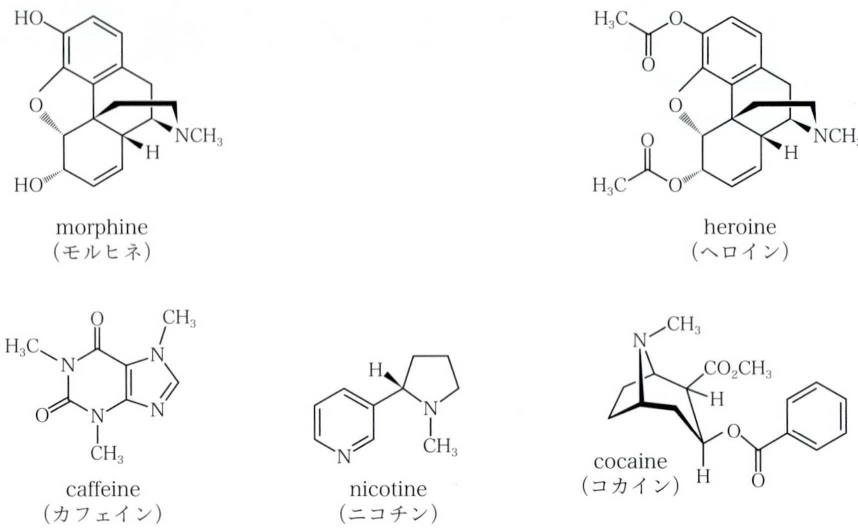

図 19-2　アルカロイド

19.1.2　命名法

アミンにはアルキル置換基をもつアルキルアミンとアリール置換基をもつ芳香族アミンがある．アミンは窒素原子についている置換基の数によって**第一級アミン** primary amine, **第二級アミン** secondary amine, **第三級アミン** tertiary amine に分類される．第一級アミンは1つ，第二級アミンは2つ，第三級アミンは3つの置換基が窒素原子に結合している．4つの置換基が窒素原子に結合している化合物を第四級アンモニウム塩という．この場合，窒素原子の非共有電子対が共有結合(配位結合)に使われるため，窒素原子は正電荷をもつ(図 19-3)．

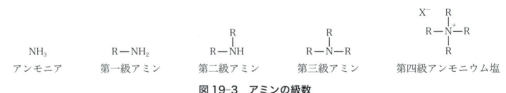

図 19-3　アミンの級数

第一級アミンは IUPAC 名あるいは慣用名を用いて命名される．IUPAC 名では，窒素原子に結合しているアルキル基の母体水素化物の名称の末尾の「-e」を接尾語「-amine」に変える．慣用名では，窒素原子に結合しているアルキル基の名称に接尾語の「-amine」をつける．

同一のアルキル基をもつ第二級アミンと第三級アミンの場合，第一級アミンの名称に接頭語の「di-(ジ)」または「tri-(トリ)」をつけて命名する[*]．

複数のアルキル基をもつ第二級アミンと第三級アミンの場合は，①母体アミンとして N 原子に結合している最長のアルキル基をさがす．② N 原子に結合している他のアルキル基をアルファベット順に並べ，接頭語の「N-」をつける．その後に①の名称をつなげ，最後に接尾語の「-amine」をつける．

[*] IUPAC 2013 勧告では認めないとされ，複数のアルキル基をもつ場合と同様の命名法となっている．

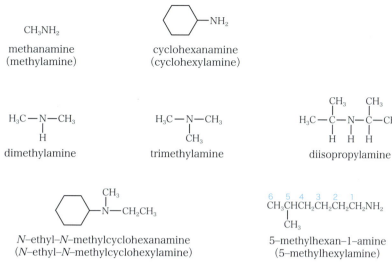

図 19-4

アリールアミン arylamine（または芳香族アミン aromatic amine）はアニリン誘導体として命名する．

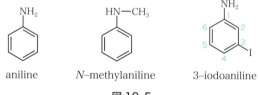

図 19-5

複素環アミンに番号をつける際には，窒素原子の番号ができるだけ小さくなるように番号をつける．図 19-6 に医薬品の部分構造となる代表的な複素環アミンをまとめた．

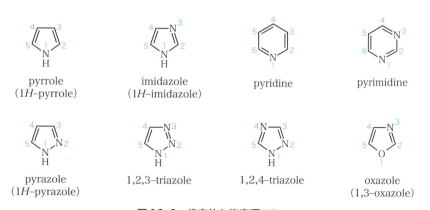

図 19-6　代表的な複素環アミン

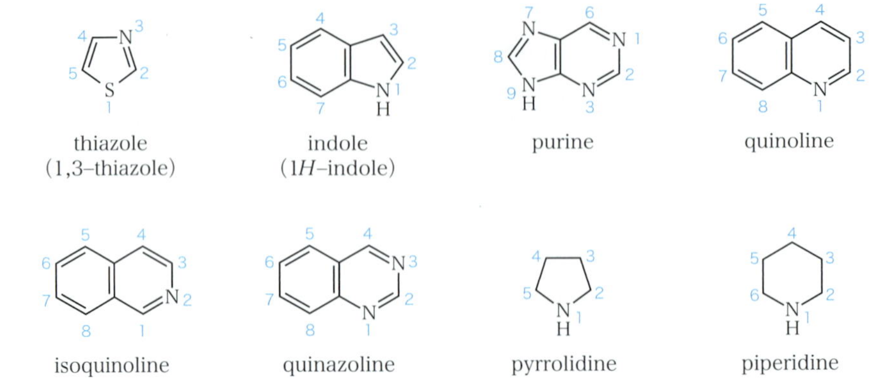

414   19 アミンと複素環

thiazole
(1,3–thiazole)

indole
(1H–indole)

purine

quinoline

isoquinoline

quinazoline

pyrrolidine

piperidine

図 19-6　つづき

19.2　アミンの物理的な性質

　第一級，第二級アミンは N–H 結合を有しており水素結合を形成するため，水素結合を形成できない同程度の分子量の化合物よりも沸点が高い．アミンの沸点を比較すると，第一級アミン＞第二級アミン＞第三級アミンの順で，第一級アミンの沸点が最も高い．しかし窒素原子の電気陰性度は酸素原子の電気陰性度よりも小さいため，アミン分子間の水素結合はアルコール分子間の水素結合よりも弱くなり，沸点は同程度の分子量のアルコールの沸点よりも低い．

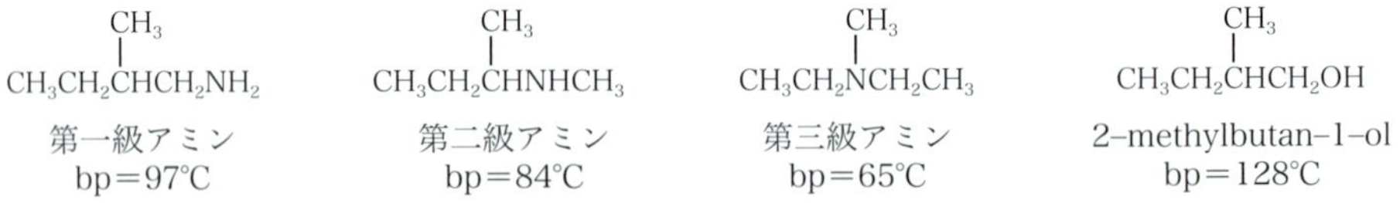

CH_3
$CH_3CH_2CHCH_2NH_2$
第一級アミン
bp＝97℃

CH_3
$CH_3CH_2CHNHCH_3$
第二級アミン
bp＝84℃

CH_3
$CH_3CH_2NCH_2CH_3$
第三級アミン
bp＝65℃

CH_3
$CH_3CH_2CHCH_2OH$
2–methylbutan–1–ol
bp＝128℃

図 19-7　沸点の違い

　また，低分子量のアミンは水に溶けやすい．同程度の分子量のアミンの場合，第一級アミンの方が N–H 水素が多いので，第二級アミンより水に溶けやすい．第三級アミンは自身で N–H 水素をもたないので，同程度の分子量のアミンのなかではもっとも水に溶けにくい．

19.3 アミンの塩基性度

　第一級アミン，第二級アミン，第三級アミンの窒素は sp³ 混成で，ほぼ正四面体に近い構造である．四面体の3つの頂点は3つの置換基が占めており，残り1つの頂点を非共有電子対 unshared electron pair (lone pair) が占めている．このためプロトン(H⁺)を受け取ることができ，第一級，第二級，第三級アミンは塩基性を示す．この塩基性は窒素原子上の非共有電子対に由来するものであり，非共有電子対を有するアミンは求核性も有することになる．第四級アンモニウム塩は非共有電子対をもたないので塩基性，求核性を示さない．

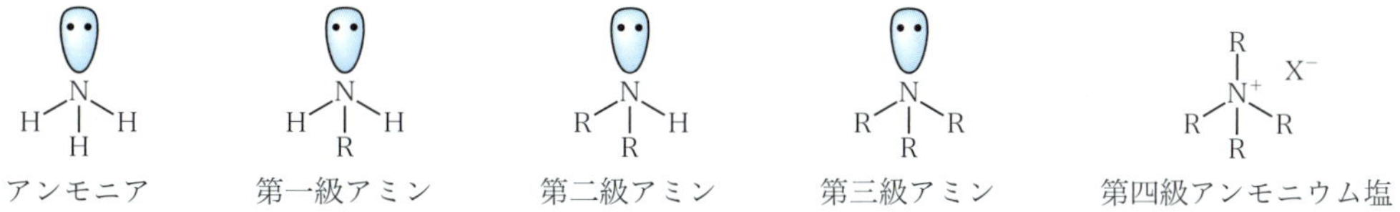

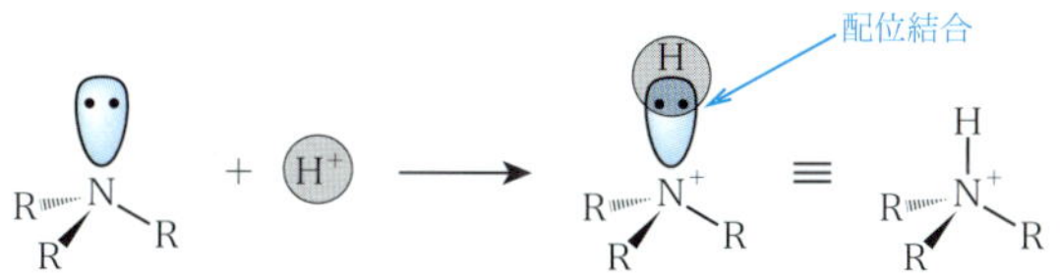

図 19-8

　ピリジン窒素原子の非共有電子対は sp² 混成軌道(s 性 33%)にあるため，sp³ 混成軌道(s 性 25%)に非共有電子対を有するアミンと比較して塩基性が弱くなる．s 性が大きいほど電子対が窒素原子核に引きつけられるため，塩基性は弱くなる．

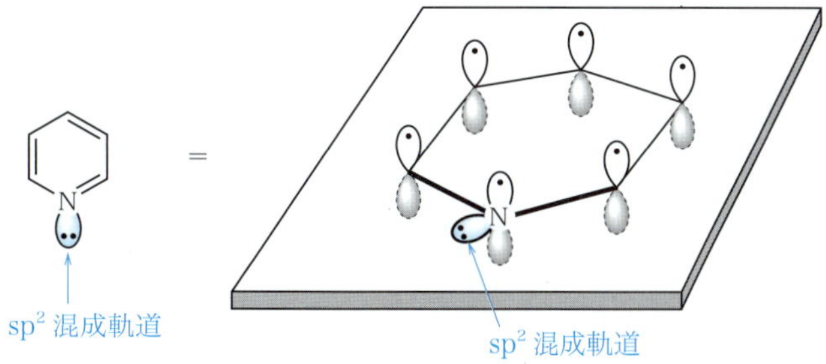

図 19-9　ピリジン窒素原子の非共有電子対

　アニリンの窒素原子は sp² 混成で非共有電子対は p 軌道に収容され，共鳴によってベンゼン環に流れ込むために塩基性が弱くなる(図 19-10)．

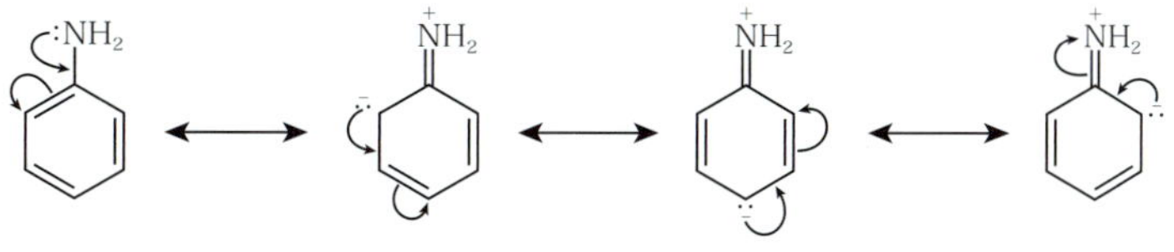

図 19-10　アニリン窒素原子の非共有電子対

ニトリルの窒素原子の非共有電子対はsp混成軌道(s性50%)にあるため、ほとんど塩基性を示さない。ピロールの窒素原子はsp^2混成で非共有電子対はp軌道に収容され芳香族性に寄与するため、塩基性を示さない。

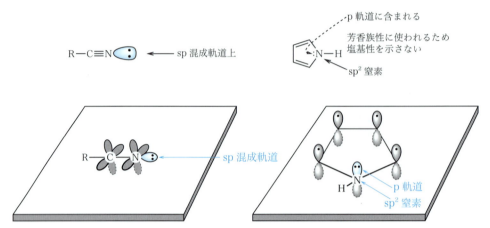

図19-11 ニトリル窒素原子とピロール窒素原子の非共有電子対

代表的なアミンのアンモニウムイオンの酸解離定数pK_aを下に示す。なお、塩基の強さを示す場合、その共役酸のpK_aを用いることが多い。pK_aが小さいほどその共役酸は強い酸といえる。共役酸が強い酸ならば元の塩基は弱い塩基であり、共役酸が弱い酸ならば元の塩基は強い塩基である。

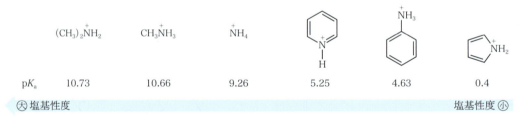

図19-12 代表的なアミンのアンモニウムイオンのpK_a

アニリン誘導体の塩基性はベンゼン環上の置換基の影響を受ける(☞第6章 p.122参照)。芳香族求電子置換の反応性を高めるCH_3, OCH_3のような電子供与性の活性化基は、アニリン窒素上の孤立電子対の電子密度を高めるので、アニリンよりも強い塩基になる。一方、芳香族求電子置換の反応性を下げるCl, CN, NO_2のような電子求引性の不活性化基は、アニリン窒素上の孤立電子対の電子密度を下げるので、アニリンよりも弱い塩基になる。

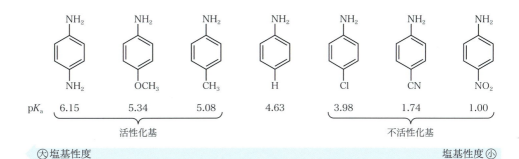

図 19-13 アニリン誘導体の塩基性度

節末問題

問題 19.1 次の化合物を塩基性の強い順に並べなさい

(1) a. pyridine b. piperidine c. indole

(2) a. aniline b. 4-methylaniline c. methyl 4-aminobenzoate

【解答】
(1) b＞a＞c
b. piperidine の非共有電子対は sp³ 混成軌道にあり，a. pyridine の非共有電子対は sp² 混成軌道にあるため，piperidine の方が塩基性が強い．c. インドールの非共有電子対は芳香族 π 電子として使われるため，塩基性を示さない．
(2) b＞a＞c
b. 4-methylaniline (p-toluidine) は 4 位のメチル基の誘起効果（I 効果）のため，芳香環の電子密度がアニリンよりも高くなり，結果として窒素上の非共有電子対の電子密度も上がっているため，3 つの化合物のなかでは最も塩基性が強い．
c. methyl 4-aminobenzoate は 4 位のエステル基の共鳴効果（R 効果もしくは M 効果）のために，窒素上の非共有電子対の電子密度が減少しており，塩基性は弱くなっている．

19.4 合成法

19.4.1 窒素求核試薬による求核置換反応

　アミンとハロゲン化アルキルの S_N2 反応により第一，第二，第三級アミン，第四級アンモニウム塩を合成することができる．しかしこれらの反応では目的のアミンだけを得ることは難しい．アルキル化が 1 回起こると，生成した第一級アミンはアルキル基の誘起効果のために，もとのアンモニアよりも求核性が強くなり，さらに求核置換反応を起こしやすくなる．このようにして次々と反応が起こるため，生成物は第一級，第二級および第三級アミンの混合物となる．

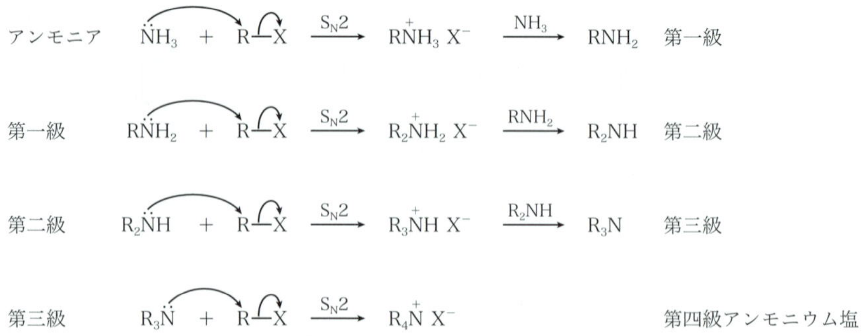

図 19-14　アミンとハロゲン化アルキルの反応によるアミンの合成法

　第一級アミンを選択的に合成する優れた方法として Gabriel 合成（ガブリエル）がある．まずフタルイミドの２つのカルボニル基によって大きい酸性度を示す NH 基から H$^+$ を塩基で引き抜き，窒素アニオンを発生させる．ハロゲン化アルキルに対するこのアニオンの求核置換反応により，アルキル化されたイミド imide が得られる．次いで塩基触媒で加水分解することにより第一級アミンが得られる．イミドの加水分解はアミドの加水分解に似ている．

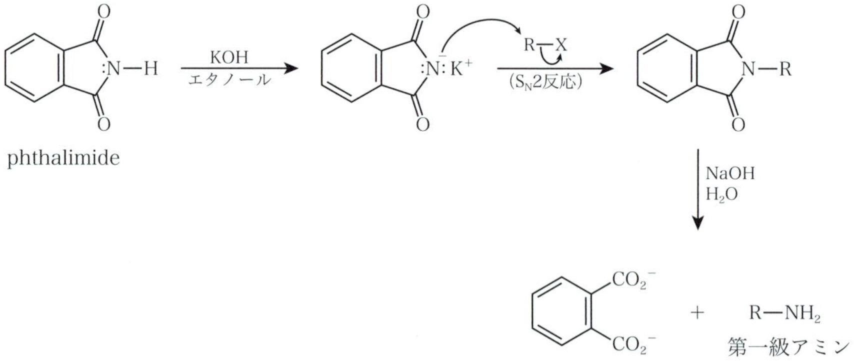

図 19-15　Gabriel 合成法

19.4.2　アルデヒドやケトンの還元的アミノ化

　還元的アミノ化反応 reductive amination は，アルデヒドやケトンを第一級アミン，第二級アミン，第三級アミンに変換する反応である．反応は２段階で進行する．１段階目はイミン imine の生成，２段階目はイミンの還元である．イミンの還元には NaBH$_3$CN（シアノ水素化ホウ素ナトリウム sodium cyanoborohydride）がよく用いられる．

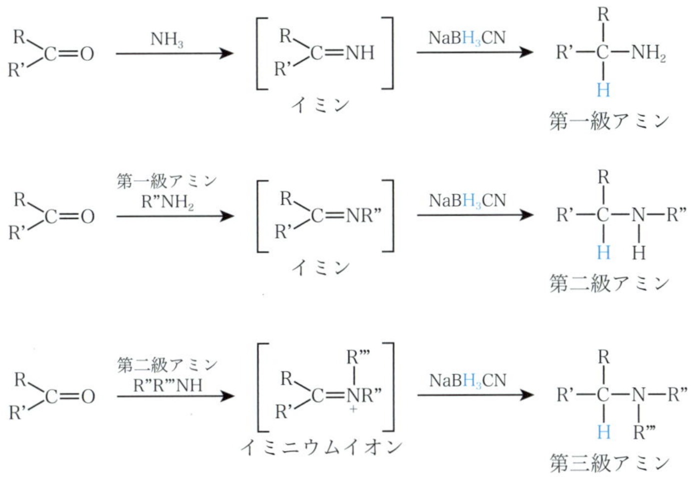

19.4 合成法 **419**

図19-16 の反応スキーム（還元的アミノ化反応）

図 19-16　還元的アミノ化反応

19.4.3　アミドなどの還元

第一級アミド，第二級アミド，第三級アミドは $LiAlH_4$ によって還元され，それぞれ第一級アミン，第二級アミン，第三級アミンを与える（☞第14章 p. 298）.

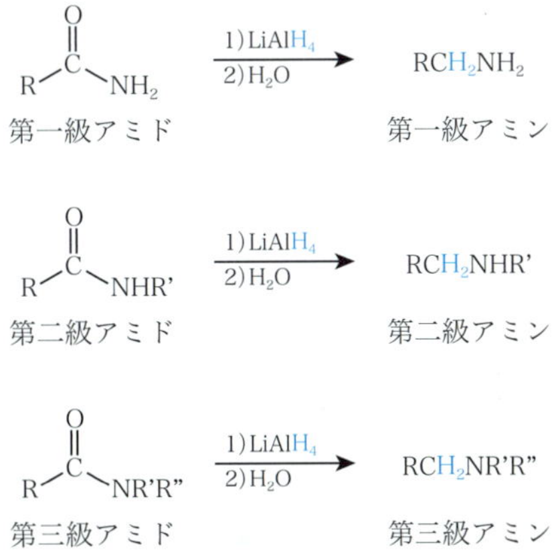

図 19-17 の反応スキーム

図 19-17　アミドの還元によるアミンの合成

ニトリルは $LiAlH_4$ によって第一級アミンに還元される.

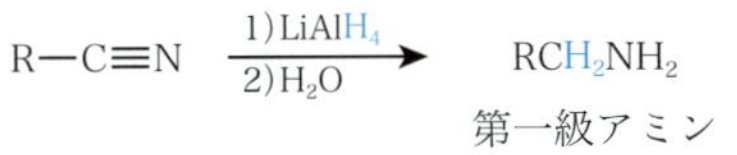

$$R-C\equiv N \xrightarrow[\text{2)}H_2O]{\text{1)}LiAlH_4} RCH_2NH_2$$
第一級アミン

図 19-18　ニトリルの還元によるアミンの合成

ニトロ基は触媒的水素化反応 catalytic hydrogenation や，Fe/HCl, Sn/HCl などにより還元されてアミンが生成する.

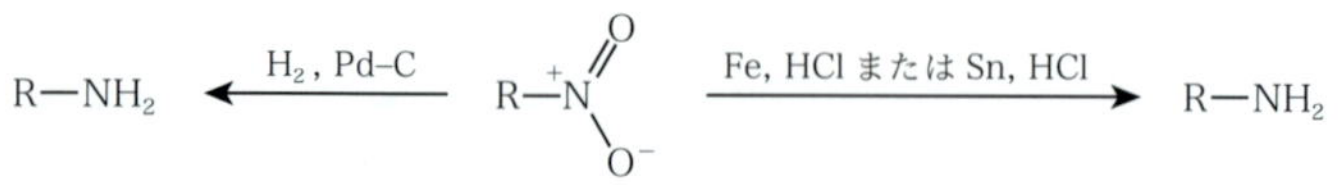

420   19 アミンと複素環

図 19-19 ニトロ基の還元によるアミンの合成

　アミンを合成する良い方法としてアジド化合物の還元反応がある．アジド基は接触還元や $LiAlH_4$ によって容易にアミンに還元することができる．

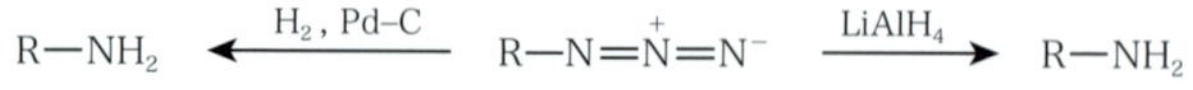

図 19-20 アジドの還元によるアミンの合成

19.4.4 転位反応

　第一級アミドを塩基性条件下で臭素と反応させると，転位反応が起こり，炭素原子が 1 つ減少した第一級アミンが生成する．この反応は Hofmann 転位 Hofmann rearrangement とよばれる．また，アシルアジドを用いる類似の反応に Curtius 転位がある．反応機構は Hofmann 転位とほぼ同じで，イソシアナートを経由して第一級アミンを生成する．

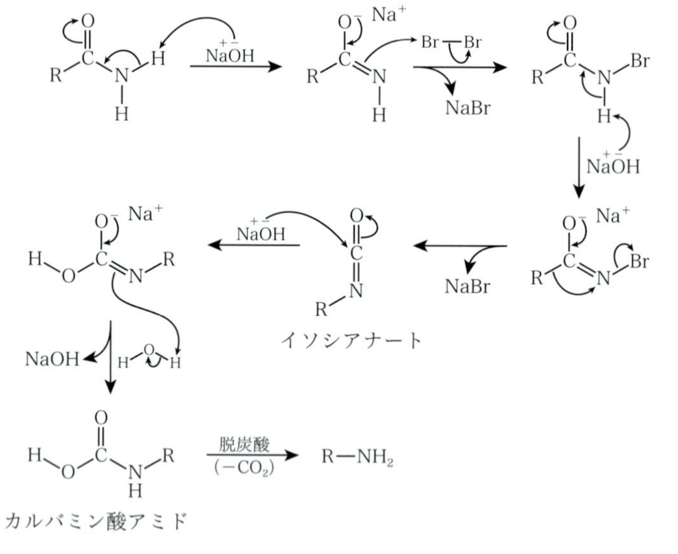

図 19-21 Hofmann 転位によるアミンの合成

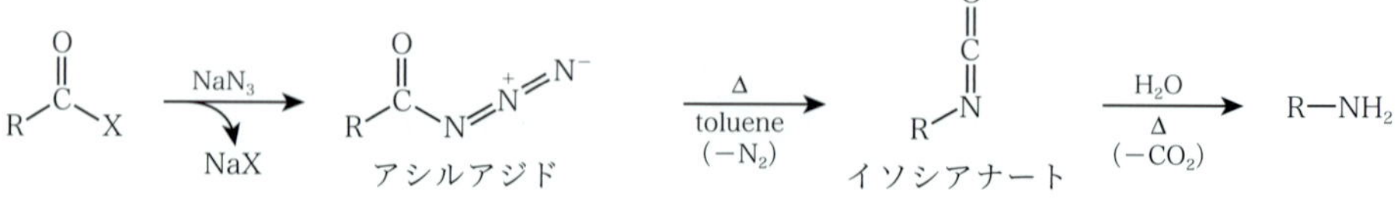

図 19-22 Curtius 転位によるアミンの合成

節末問題

問題 19.2 次の反応の空欄に当てはまる構造式を入れなさい．

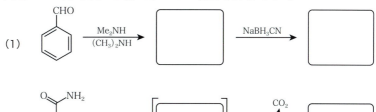

【解答と解説】

(1) 1段階目はイミニウムイオンの生成．2段階目はイミニウムイオンの還元反応でアミノ基が生成する．

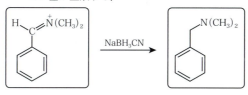

(2) 1段階目はHofmann転位によりイソシアナートが生成し，2段階目はイソシアナートの加水分解により，1炭素減炭したアミンが生成する．

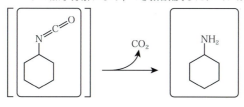

19.5 亜硝酸とアミンの反応

　亜硝酸ナトリウム($NaNO_2$)と塩酸を反応させると亜硝酸(HNO_2)が生成する．亜硝酸は脱水を経て求電子的な<u>ニトロソニウムイオン</u> nitrosonium ion(NO^+)になる．アミンはこの活性種を求核的に攻撃し，N-ニトロソ体が生成する．第一級アミンの場合は，図19-23の機構でさらに反応が進み<u>ジアゾニウム塩</u> diazonium saltを生成する．アリールジアゾニウム塩は共鳴により比較的安定であるが，アルキルジアゾニウム塩は非常に不安定で，瞬時に窒素を失いカルボカチオンに分解する．

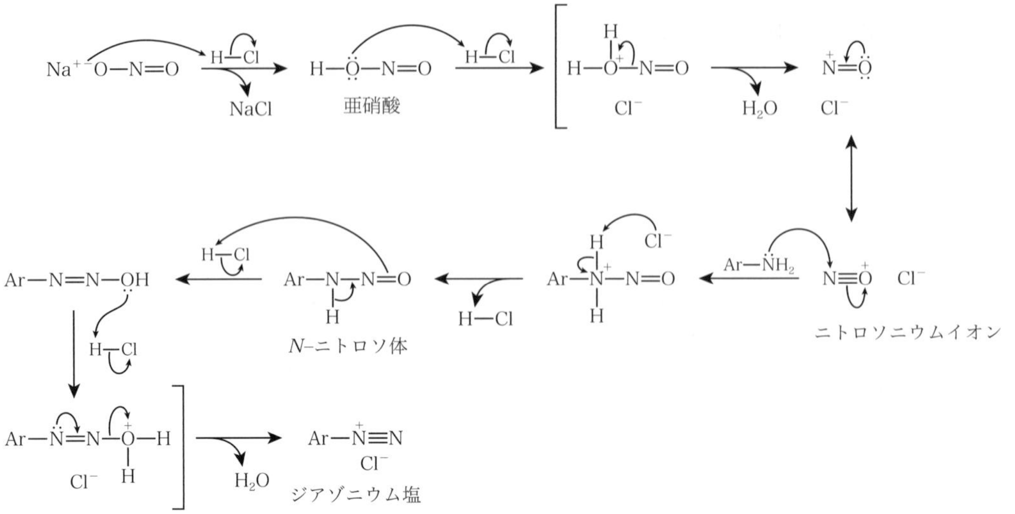

図 19-23 亜硝酸と芳香族第一級アミンの反応

　第二級アミン(R_2NH)の場合，反応はN-ニトロソ体で止まることがわかる．脂肪族第三級アミン(R_3N)の場合，主に原料のままで反応しない．芳香族第三級アミンではNO^+による芳香族求電子置換反応が進行し，アミノ基のオルト-パラ配向性のため，芳香環のオルト位とパラ位のC-ニトロソ化が進行する（図19-24）．これらの結果を表19-1にまとめる．

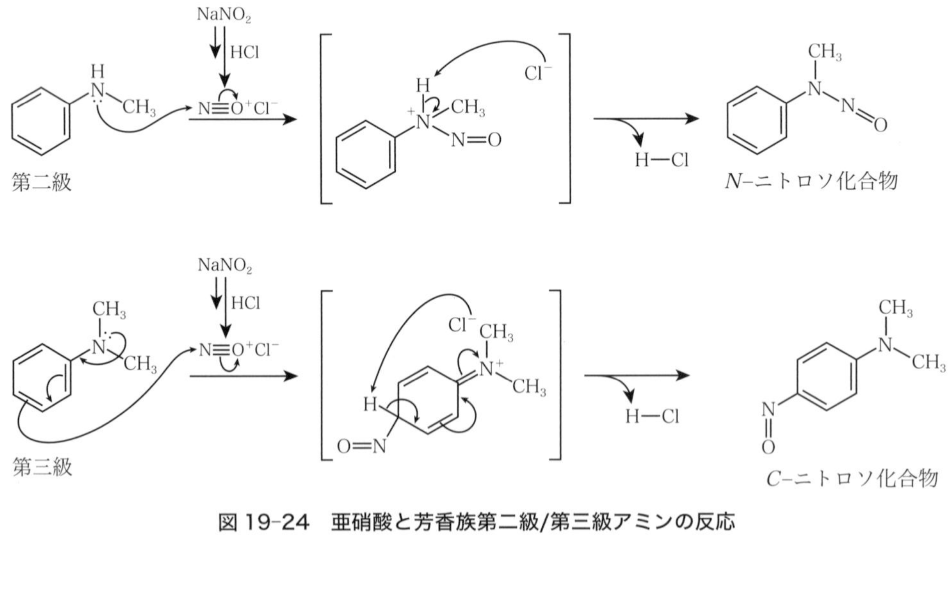

図 19-24 亜硝酸と芳香族第二級/第三級アミンの反応

表 19-1 アミンと亜硝酸との反応のまとめ

アミン	脂肪族アミン	芳香族アミン
第一級	ジアゾニウム塩生成後，不安定で窒素を発生しカルボカチオン中間体を経てアルコールを与えるか，分解する．	ジアゾニウム塩生成後，Sandmeyer 反応やジアゾカップリングを行う．
第二級	アミン窒素の N-ニトロソ化が起こり，N-ニトロソ体が生成する．	アミン窒素の N-ニトロソ化が起こり，N-ニトロソ体が生成する．
第三級	ほとんど反応しない．	アミノ基が o-, p-配向性基のため芳香環の C-ニトロソ化が起こる．

節末問題

問題 19.3 次の反応の空欄に当てはまる構造式を入れなさい．

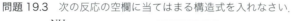

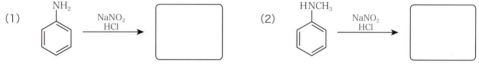

【解答】
芳香族第一級アミンと亜硝酸の反応ではジアゾニウム塩が，芳香族第二級アミンと亜硝酸の反応では N-ニトロソ化合物が，芳香族第三級アミンと亜硝酸の反応では C-ニトロソ化が進行する．

19.6 ジアゾニウム塩の置換反応

19.6.1 Sandmeyer 反応

芳香族第一級アミンと亜硝酸との反応により生成する芳香族のジアゾニウム塩は，芳香環によって共鳴安定化されているため 0℃ 付近では比較的安定である．しかし，温度を上げると分解するため，ジアゾニウム塩を単離することなく次の反応を行う．芳香族ジアゾニウム塩を含む溶液に塩化銅(CuCl)，臭化銅(CuBr)，シアン化銅(CuCN)などの 1 価の銅塩を加えると，ジアゾニウム基が窒素として脱離してアニオン(求核試薬：Cl^-, Br^-, CN^-)と置換する．この反応を **Sandmeyer 反応**（ザンドマイヤー）という．Sandmeyer 反応では，アリールラジカルを介した 1 電子移動 single electron transfer (SET)機構が提唱されているが，いまだ明確ではない．

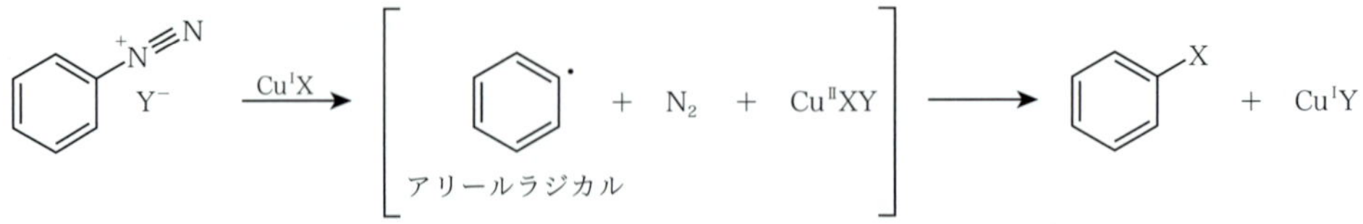

424   19 アミンと複素環

図 19-25　Sandmeyer 反応

　ヨウ化物イオンの場合は CuI ではなくて KI を用いて反応を行う．芳香族ジア
ゾニウム塩は他の置換反応も知られている．芳香族ジアゾニウム塩を酸性水溶液
中で反応させるとフェノールが生成し，次亜リン酸と反応させると還元反応が進
みジアゾニウム基を水素に置換することができる．

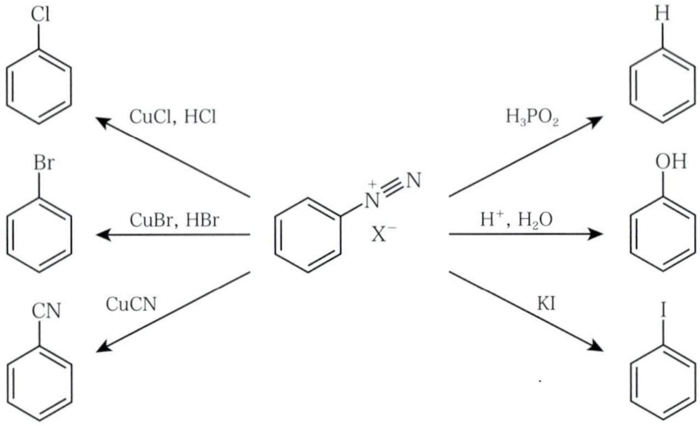

図 19-26　Sandmeyer 型の反応

19.6.2　ジアゾカップリング反応

　芳香族ジアゾニウム塩はフェノールやアニリンのような電子供与性基が結合し
た芳香族化合物とカップリング反応を起こす．この反応をジアゾカップリング
diazo-coupling 反応とよぶ（図 19-27）．ジアゾニウム塩が求電子試薬としては
たらき，芳香族求電子置換反応が進行する．反応は芳香環の電子供与性基のパラ
位で起こりやすく，パラ位に置換基がある場合にはオルト位に起こる．アゾ化合
物は π 電子系の共役が伸びることにより可視光領域に吸収をもつようになるた
め，染料として使われている．

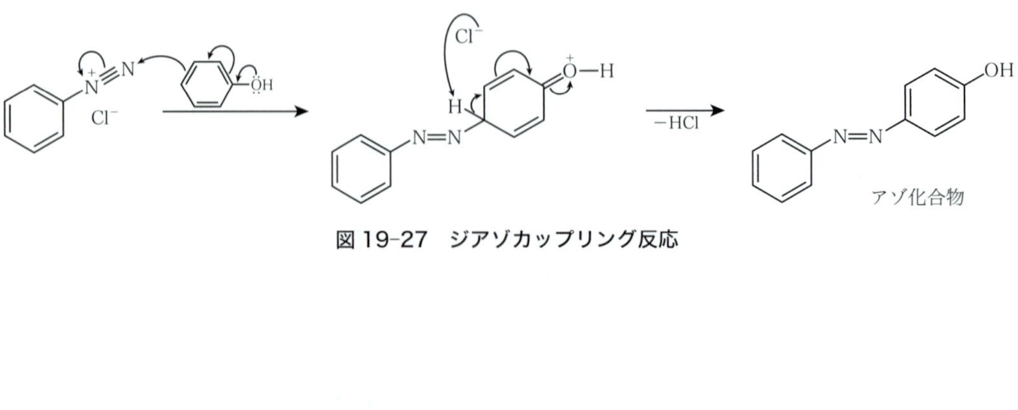

図 19-27　ジアゾカップリング反応

19.7 芳香族求核置換反応 **425**

節末問題

問題 19.4 　次の反応の生成物を答えなさい.

(1)

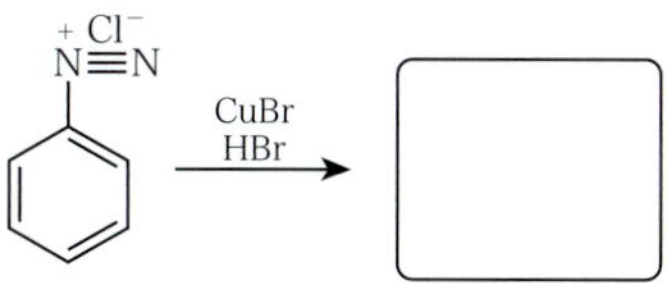

CuBr
HBr

(2)

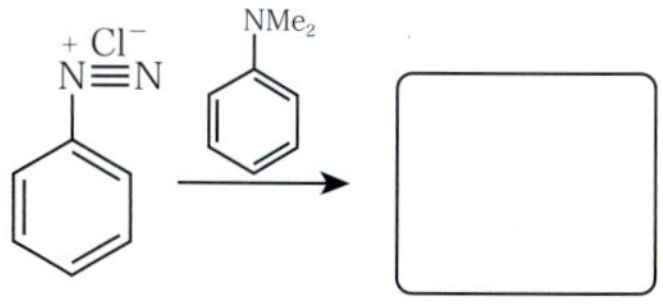

【解答】

(1) Sandmeyer 反応である.

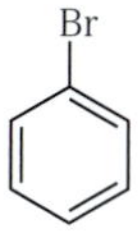

(2) ジアゾカップリング反応である.

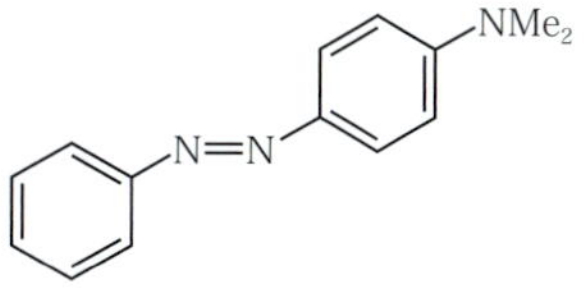

19.7　芳香族求核置換反応

19.7.1　芳香族 $S_N Ar$ 反応(付加-脱離機構)

　芳香族ハロゲン化合物のオルトあるいはパラ位に強い電子求引性基が1つ以上ある場合, 芳香族求核置換反応 nucleophilic aromatic substitution が進行する. 電子求引性基の数が増すほど, 芳香族求核置換反応は起こりやすくなる. 反応は付加と脱離の2段階で進行する. まず求核試薬は, ハロゲンなどの脱離基と結合している炭素を求核攻撃する. 中間に Meisenheimer 錯体または Meisenheimer complex とよばれる共鳴安定化されたアニオン錯体が生成する. 次いで脱離基が脱離し, 芳香環が再生される.

(反応機構)

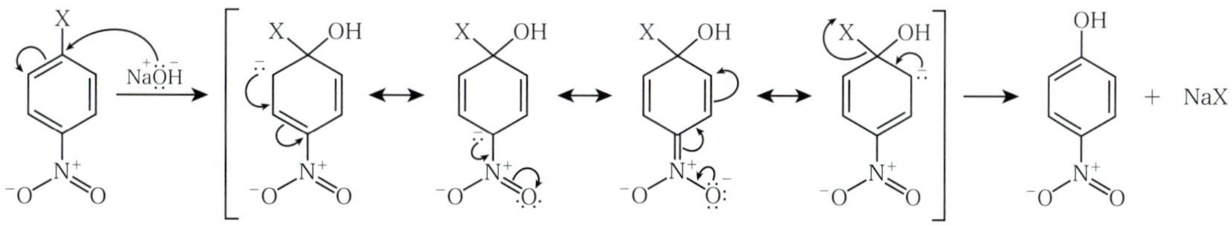

Meisenheimer 錯体

(反応例)

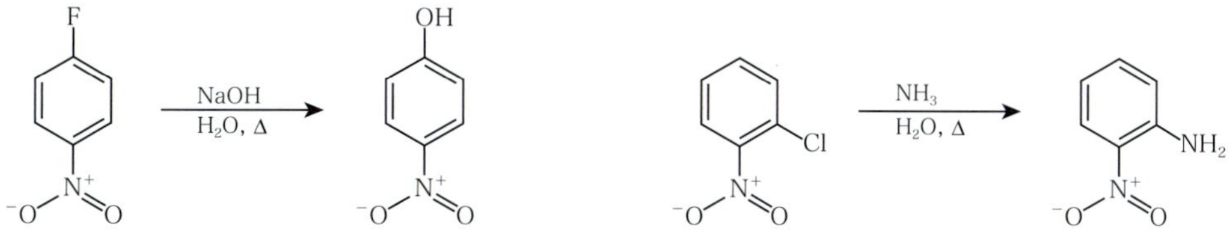

図 19-28　芳香族求核置換反応

19.7.2 ベンザイン反応（脱離-付加機構）

芳香族ハロゲン化合物を液体アンモニア中で KNH_2 のような強塩基とともに扱うと，脱離反応機構を経て，ベンザイン benzyne（1,2-didehydrobenzene）とよばれる中間体が生成する．ハロゲンの結合している炭素を ^{14}C で同位体標識したものの反応では，新たに導入される置換基はハロゲンが結合していた炭素とその隣の炭素に同程度に導入される（付加機構）．この事実を説明するためにベンザイン中間体を含むメカニズムが考えられた．求核試薬はベンザインの三重結合のどちらの炭素も攻撃できるので，2種類の生成物が同程度で得られることになる．ベンザインは三重結合化合物であるので，ベンザイン炭素は sp 混成軌道を有し，結合角は180°が望ましい．したがってベンザインは非常にひずんだ，反応性に富む中間体であるといえる．反応は脱離と付加の2段階で進行する（図19-29）．

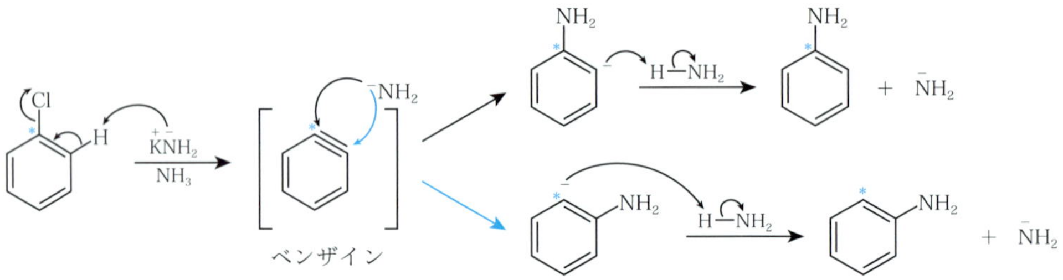

図19-29 ベンザイン反応
＊は ^{14}C で標識した炭素原子を示す

節末問題

問題 19.5 次の化合物を芳香族求核置換反応に対する反応性の高い順に並べなさい．
a. 1-クロロ-2,4,6-トリニトロベンゼン
b. 4-クロロニトロベンゼン
c. 1-クロロ 2,4-ジニトロベンゼン

【解答】
a＞c＞b
芳香族求核置換反応は芳香環の電子密度の低い方が進行しやすいため，ニトロ基が多い化合物の方が反応性が大きい．

19.8 スルホンアミドとサルファ剤

スルホン酸とアミンが脱水縮合した化合物をスルホンアミド sulfonamide とよぶ．この構造を母核にもつ抗菌薬をサルファ剤と総称する．1930年代にドイツの Gerhard Domagk によって赤色アゾ色素のプロントジル prontosil が連鎖球菌に対して抗菌活性をもつことが報告された．この業績によって Domagk はノーベル生理学・医学賞を受賞している．プロントジルは体内で代謝されてスルファニルアミド sulfanilamide が生成し，これが抗菌作用を示す．スルファニルアミドの構造が微生物の成長に必要な 4-アミノ安息香酸 4-aminobenzoic acid の構造に類似しているため誤って葉酸に組み込まれ，その結果，葉酸の生合成が

阻害され静菌作用を示す．ヒトは葉酸を合成できず食事から摂取するため，スルファニルアミドの影響を受けず，細菌にのみ影響がでる．抗菌スペクトルの広いサルファ剤を求めて4-アミノベンゼンスルホンアミド構造を有する合成抗菌剤が開発されてきた．サルファ剤の効かない耐性菌の増加，腎障害，抗生物質の出現によって使用頻度は減少している．主なサルファ剤としてスルフイソキサゾール sulfisoxazole，スルファメトキサゾール sulfamethoxazole などがある．

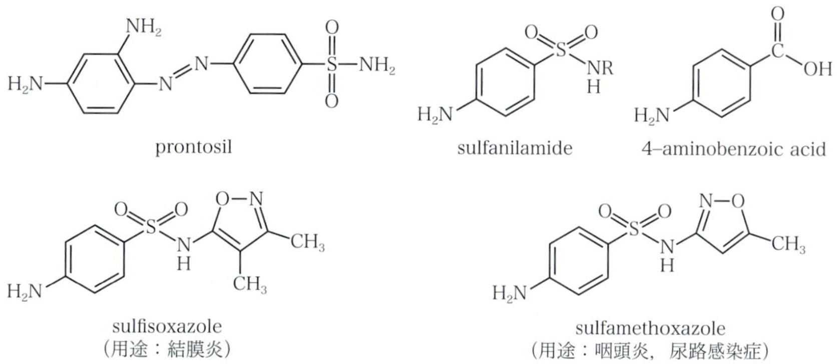

prontosil

sulfanilamide

4-aminobenzoic acid

sulfisoxazole
（用途：結膜炎）

sulfamethoxazole
（用途：咽頭炎，尿路感染症）

図 19-30　サルファ剤

節末問題

問題 19.6　スルフイソキサゾールの3つの窒素を塩基性の強い順に並べなさい．

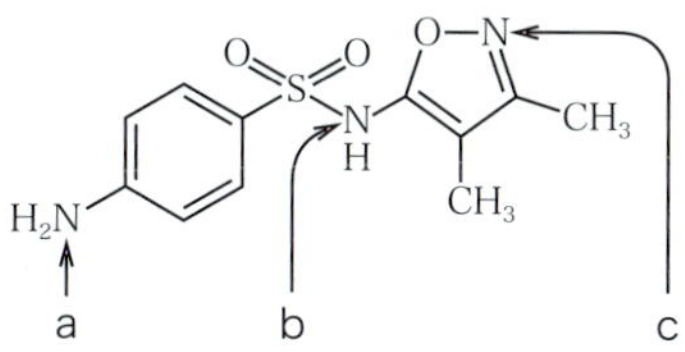

a　　b　　c

【解答】
c＞a＞b
cの窒素の非共有電子対は sp² 混成軌道にあるため a や b よりは塩基性は強い．a の窒素の非共有電子対は p 軌道にあり，共鳴によってベンゼン環に流れ込むために塩基性が弱くなる．b の窒素の非共有電子対はスルホニル基の電子求引性のためスルホニル基に流れるので塩基性を示さなくなる．

19.9　生物学的に重要な化合物：アミノ酸から生合成されるアミン

19.9.1　チロシンから合成されるアミン

　カテコールアミンはカテコール catechol（ベンゼン環のオルト位に2つの水酸基がある）骨格を有し，側鎖にアミンをもつ化合物の総称である．L-チロシンを原料とし，芳香環がヒドロキシ化され生成する L-ドパ（レボドパ）を経て生合成される．L-ドパの脱炭酸により生成しドーパミン受容体に作用するドーパミン dopamine，ドーパミン β-モノオキシゲナーゼの作用により生成しアドレナリン受容体に作用するノルアドレナリン noradrenaline（ノルエピネフリン），アドレ

ナリン adrenaline(エピネフリン)がある．ノルアドレナリンは末梢交感神経伝達物質として，アドレナリンは副腎髄質ホルモンとしてはたらく．

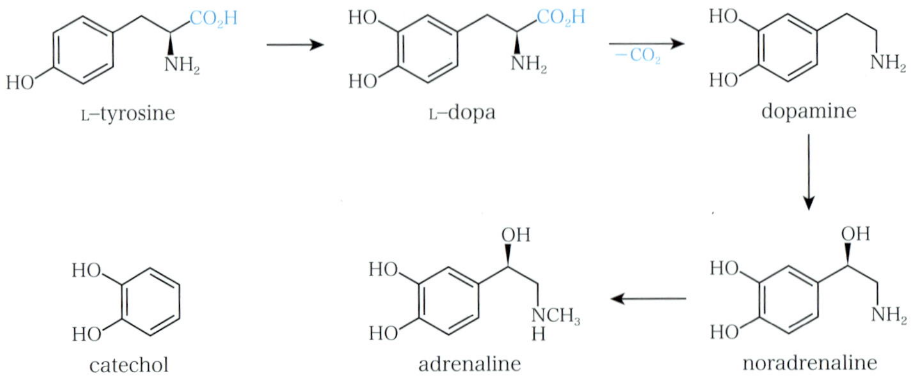

図 19-31　チロシンから合成されるアミン

19.9.2　トリプトファンから合成されるアミン

　セロトニン serotonin（5-hydroxytryptamine, 5-HT）はアミノ酸の L-トリプトファンのヒドロキシ化による 5-ヒドロキシトリプトファンの生成，さらに脱炭酸酵素による脱炭酸を経て生合成される．セロトニンはドーパミン，ノルアドレナリンとともに，生体内で重要な役割を果たす神経伝達物質である．セロトニン受容体を介して腸管運動調節，平滑筋収縮などに関与する．脳内では情緒のコントロール，精神の安定化，生体リズムなどに関与している．

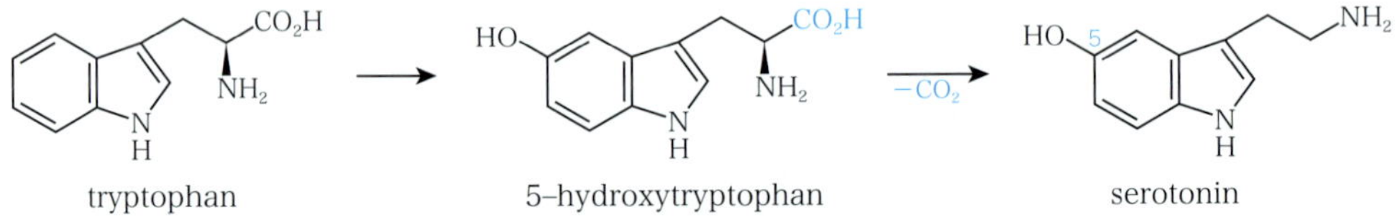

図 19-32　トリプトファンから合成されるアミン

19.9.3　ヒスチジンから合成されるアミン

　ヒスタミン histamine は L-ヒスチジンから脱炭酸酵素による脱炭酸を経て生合成される．肥満細胞，好塩基性白血球に存在し，ヒスタミン受容体を介して血管拡張，血圧降下，平滑筋収縮，胃酸分泌促進などの作用を示す．またアレルギー反応や炎症の発現にも関与している．

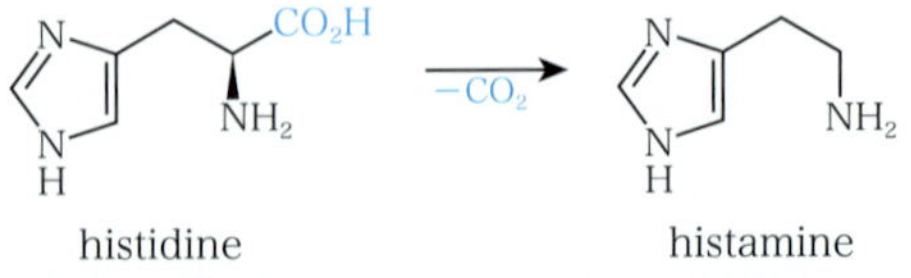

図 19-33　ヒスチジンから合成されるアミン

19.10 インドールアルカロイド，キノリン・イソキノリンアルカロイド

アルカロイド alkaloid とは窒素原子を含み，通常塩基性を示す天然由来の有機化合物の総称である．多くのアルカロイドは薬理作用を示し，薬として使用されるものも多い．大部分のアルカロイドはアミノ酸経路で生合成される．

19.10.1 インドールアルカロイド

インドールアルカロイド indole alkaloid はトリプトファン L-tryptophan からトリプタミン tryptamine を経由して生合成されるアルカロイドで，インドール骨格を有している．レセルピン，フィゾスチグミン，エルゴメトリンなどがある．

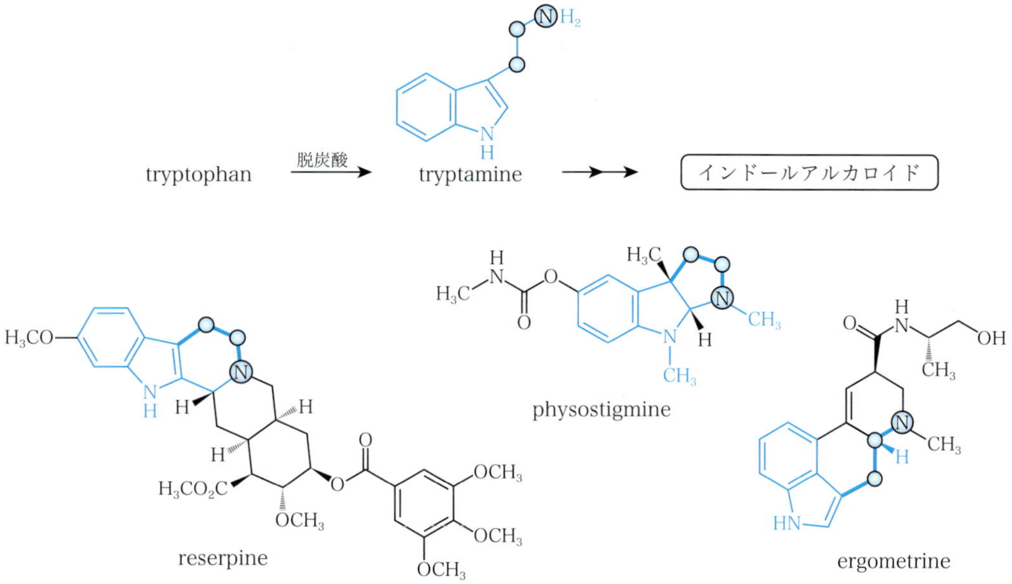

図 19-34　インドールアルカロイド

インドールアルカロイドや医薬品の合成には Fischer のインドール合成法がよく使われる（☞第 13 章 p. 284）．非ステロイド性抗炎症薬 non-steroidal anti-inflammatory drug (NSAID) であるインドメタシンはこの方法によって合成される．

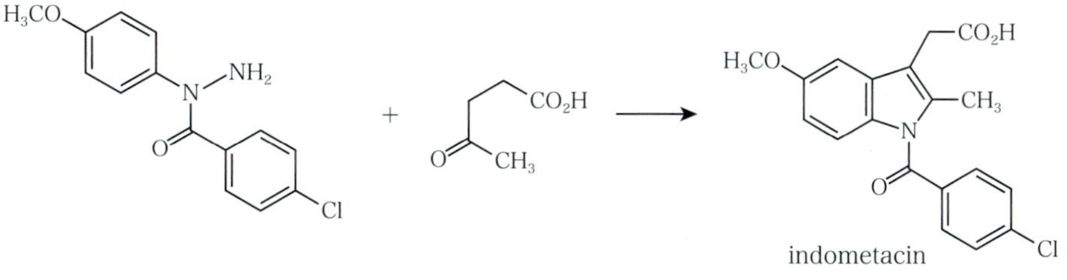

図 19-35　Fischer のインドール合成法によるインドメタシンの合成

19.10.2 キノリンアルカロイド

キノリンアルカロイド quinoline alkaloid もトリプトファンからトリプタミンを経由して生合成されるアルカロイドで，キノリン骨格を有している．トリプタミンとセコロガニンから生成したインドール骨格の五員環が開裂して多段階を経て六員環へ環化し，キノリン骨格を形成する．キノリンアルカロイドにはキニーネ，キニジン，カンプトテシンなどがある．

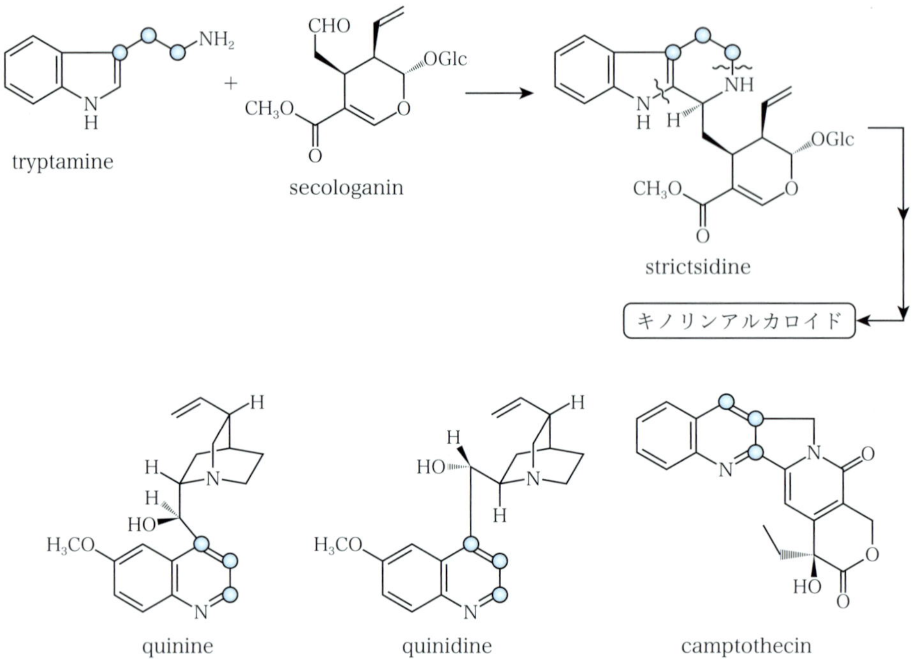

図 19-36　キノリンアルカロイド

19.10.3 イソキノリンアルカロイド

イソキノリンアルカロイド isoquinoline alkaloid は L–チロシン L-tyrosine がヒドロキシ化され L-dopa となり，さらに脱炭酸され生成するドーパミン dopamine を経由して生合成されるアルカロイドで，イソキノリン骨格を有する．鎮咳作用を有するノスカピン，鎮痙作用を有するパパベリン，抗菌作用のある下痢止ベルベリン，強い依存性を有し強力な鎮痛・鎮静作用があり，がん疼痛治療薬として重要な医療用麻薬であるモルヒネなどがある．

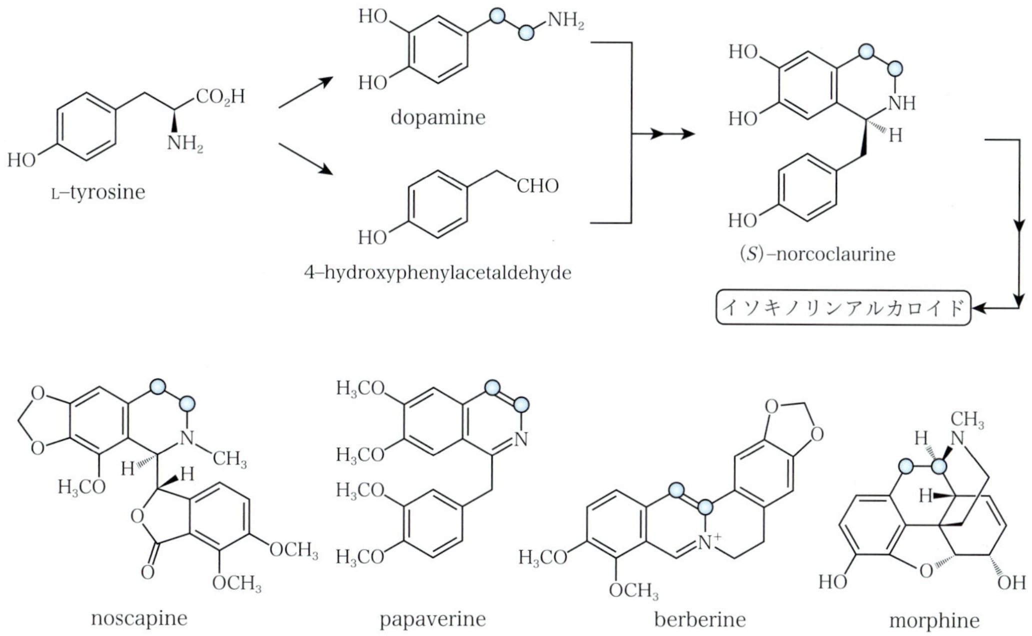

19.10 インドールアルカロイド，キノリン・イソキノリンアルカロイド **431**

L-tyrosine

dopamine

4-hydroxyphenylacetaldehyde

(S)-norcoclaurine

イソキノリンアルカロイド

noscapine

papaverine

berberine

morphine

図 19-37 イソキノリンアルカロイド

432   19 アミンと複素環

【章末問題】

●命名の理解

問題 19.X1   次の化合物を命名しなさい.

(1) ［シクロペンチル-N(CH₃)(CH₂CH₃)の構造式］

(2) ［2-メチルピロリジンの構造式］

(3) ［シクロペンチル-CH₂CH₂NH₂の構造式］

(4) ［3-ブロモピロールの構造式］

(5) ［3-メチルピペリジンの構造式］

(6) ［N-メチル-3-クロロアニリンの構造式］

問題 19.X2   次の化合物の構造を書きなさい.

(1) *N,N*-dimethylpyridin-4-amine

(2) *N*-methylcyclohexanamine

(3) cyclopentylmethanamine

(4) 2-methylcyclohexan-1-amine

(5) 3-(dimethylamino)butanoic acid

(6) (2*R*)-hexan-2-amine

●塩基性度の理解

問題 19.X3   次の各化合物を塩基性度の大きい順に並べなさい.

(1) a. NH_3 b. CH_3NH_2 c. $(CH_3)_2NH$

(2) a. アニリン   b. 水酸化ナトリウム   c. アンモニア

(3) a. アンモニア   b. エタノール   c. ピロリジン

(4) a. CH_3NH_2 b. FCH_2NH_2 c. F_3CNH_2

(5)
a. ［ピリジン］   b. ［アニリン（NH₂）］   c. ［ピロール］

(6)
a. ［ピリジン］   b. $CH_3CH_2NH_2$ c. ［ピペリジン］

●酸性度の理解

問題 19.X4   次の化合物を酸性度の大きい順に並べなさい.

a. ［ベンゼン-NH₃⁺］   b. ［4-ニトロ-NH₃⁺］   c. ［4-アミノ-NH₃⁺］   d. $CH_3NH_3^+$ e. NH_4^+

【章末問題】　433

●反応の理解

問題 19.X5　空欄に生成物または試薬を入れ，次の反応を完成させなさい．

(1) C6H5-CH2Br + (CH3)2NH → [　　　]

(2) シクロヘキサン-C(=O)-NCH3(H) --1)LiAlH4 2)H2O--> [　　　]

(3) C6H5-C≡N --1)LiAlH4 2)H2O--> [　　　]

(4) H3C-C6H4-NO2 --Sn, HCl--> [　　　]

(5) C6H5-CH2Br --1)NaN3 2)H2/Pd-C--> [　　　]

(6) C6H5-CH2-Br --1)[　　] 2)[　　]--> C6H5-CH2CH2-NH2

問題 19.X6　次の原料からそれぞれの化合物を合成する方法を示しなさい．

(1) ベンゼン→ベンゼンジアゾニウムクロリド

(2) アニリン→ベンジルアミン

問題 19.X7　次の反応の反応機構を示しなさい．

C6H5-C(=O)-CH3 + C6H5-NHNH2 --H+, Fischer のインドール合成--> 2-フェニルインドール

【解答】

問題 19.X1

(1) N–ethyl–N–methylcyclopentanamine

(2) 2-methylpyrrolidine

(3) 2-cyclopentylethan–1-amine

(4) 3-bromo–1H–pyrrole

(5) 3-methylpiperidine

(6) 3-chloro–N-methylaniline

問題 19.X2

(1) 4-(ジメチルアミノ)ピリジン　(2) N-メチルシクロヘキシルアミン　(3) シクロペンチルメチルアミン

(4) 2-メチルシクロヘキシルアミン　(5) 3-(ジメチルアミノ)酪酸　(6) (S)-2-ヘキシルアミン

問題 19.X3

(1) c＞b＞a
(2) b＞c＞a
(3) c＞a＞b
(4) a＞b＞c
(5) a＞b＞c
(6) c＞b＞a

問題 19.X4

b＞a＞c＞e＞d

強い塩基ほどその共役酸の酸性は弱い.

問題 19.X5

(1) 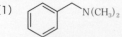　(2) シクロヘキシルメチル(メチル)アミン　(3) ベンジルアミン

(4) p-トルイジン　(5) 　(6) 1) KCN　2) LiAlH$_4$

問題 19.X6

（1）

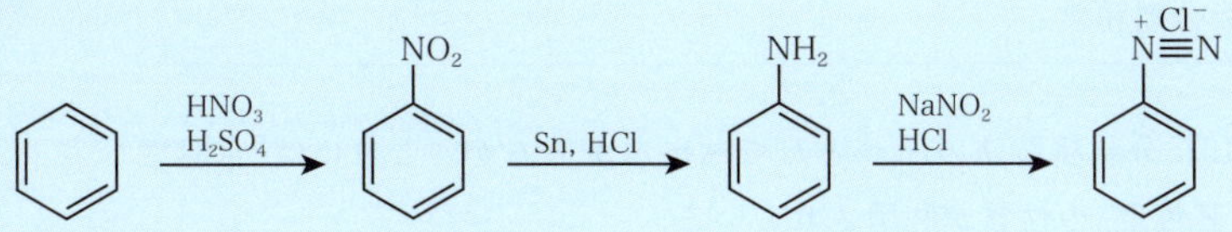
HNO3
H2SO4
NO2
Sn, HCl
NH2
NaNO2
HCl
+ Cl−
N≡N

（2）

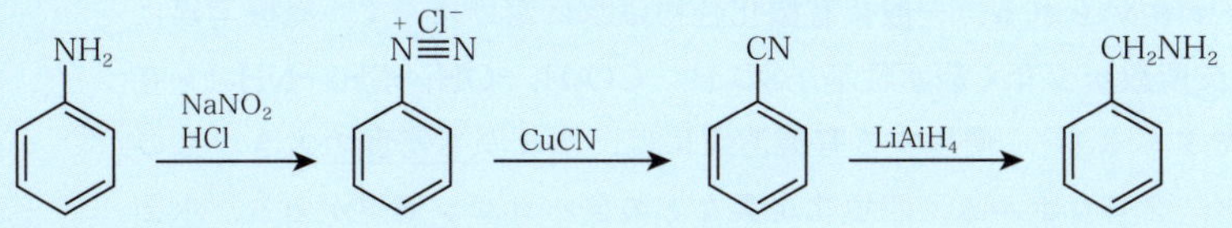
NH2
NaNO2
HCl
+ Cl−
N≡N
CuCN
CN
LiAiH4
CH2NH2

問題 19.X7

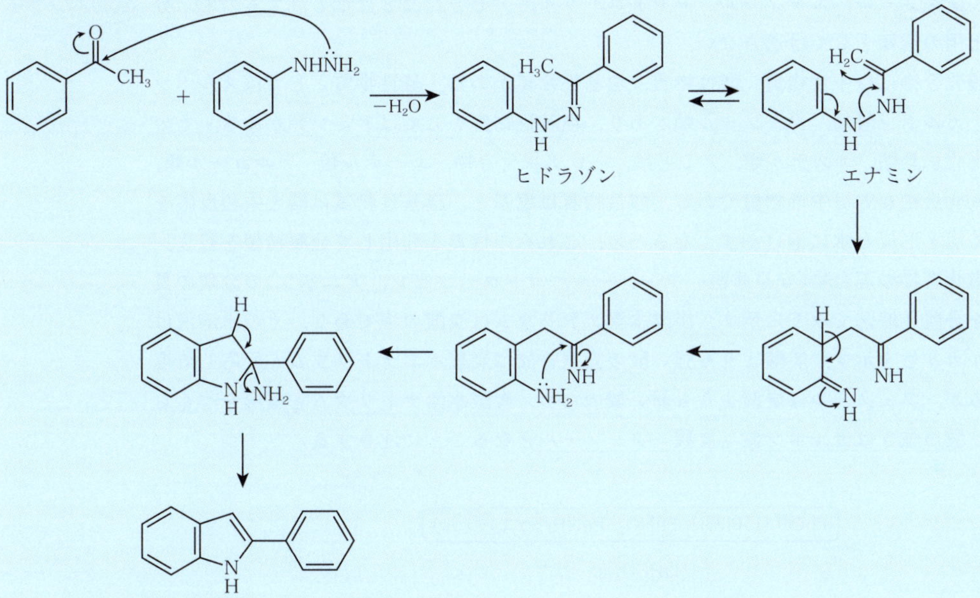
O
CH3
+
NHNH2
−H2O
H3C
N
N
H
ヒドラゾン
H2C
NH
N
H
エナミン
H
NH
N
H
NH2
NH
H
N
H
NH2
N
H

官能基の性質を利用した分離精製

　官能基の性質を利用した分離精製法の1つとして抽出法があるが，これには「水溶性と脂溶性」「酸性度と塩基性度」の性質が利用されている．

　抽出には分液ロートが用いられる．一般に有機化合物は水に溶けにくく，有機溶媒に溶けやすい（ただし，炭素数が少なく親水性基〔$-SO_3H$, $-CO_2H$, $-OH$, $-SH$, $-NH_2$〕を有する場合，水に溶けやすくなる）．使用する有機溶媒には，水よりも密度の大きいものとしてジクロロメタン，クロロホルム，四塩化炭素などの含ハロゲン溶媒がある．水よりも密度の小さい有機溶媒としては，酢酸エチル，ジエチルエーテル，ヘキサンなどがある．メタノール，エタノール，アセトニトリル，アセトンなどは水と混ざるので，分離抽出用の溶媒としては適さない．

　有機化合物には中性物質，酸性物質，塩基性物質がある．酸性物質としてはスルホン酸類，カルボン酸類，フェノール類があり，塩基性物質としてはアミン類がある．その他の炭化水素類，エステル類，アミド類，ハロゲン化合物，エーテル類，アルコール類，ニトロ化合物などは中性物質である．酸性物質は塩基と，塩基性物質は酸と中和反応を行って塩を形成し水に溶けやすくなるため，これらの性質を利用して分離精製を行う．

　有機化合物の混合物（安息香酸，フェノール，ニトロベンゼン，アニリン）の分離の具体例を分離系統図で以下に示す．炭酸水素ナトリウムは炭酸の塩であり，その水溶液は弱アルカリ性を示す．炭酸よりも強い酸の安息香酸は炭酸水素ナトリウムと反応して塩になるが，フェノールは炭酸よりも弱い酸のため，炭酸水素ナトリウムとは塩をつくらない．酸の強さはカルボン酸＞炭酸＞フェノールとなることに注意する．

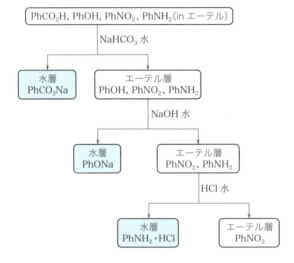

■本書における薬学教育モデル・コアカリキュラム 対応一覧

薬学教育モデル・コアカリキュラム（平成25年度改訂版）SBO		対応章
C1 物質の物理的性質		
(1)物質の構造		
①化学結合	1. 化学結合の様式について説明できる.	1章
	2. 分子軌道の基本概念および軌道の混成について説明できる.	1章
	3. 共役や共鳴の概念を説明できる.	5, 15章
②分子間相互作用	1. ファンデルワールス力について説明できる.	2章
	3. 双極子間相互作用について例を挙げて説明できる.	2章
C3 化学物質の性質と反応		
(1)化学物質の基本的性質		
①基本事項	1. 代表的な化合物をIUPAC規則に基づいて命名することができる.	総論：3章 各論：各章
	2. 薬学領域で用いられる代表的な化合物を慣用名で記述できる.	5, 12, 17, 19章
	3. 基本的な化合物を，ルイス構造式で書くことができる.	1章
	4. 有機化合物の性質と共鳴の関係について説明できる.	15章
	5. ルイス酸・塩基，ブレンステッド酸・塩基を定義することができる.	2章
	6. 基本的な有機反応(置換，付加，脱離)の特徴を理解し，分類できる.	4章
	7. 炭素原子を含む反応中間体(カルボカチオン，カルボアニオン，ラジカル)の構造と性質を説明できる.	9, 10, 11章
	8. 反応の過程を，エネルギー図を用いて説明できる.	4章
	9. 基本的な有機反応機構を，電子の動きを示す矢印を用いて表すことができる. (技能)	2章, 11章
②有機化合物の立体構造	1. 構造異性体と立体異性体の違いについて説明できる.	8章
	2. キラリティーと光学活性の関係を概説できる.	8章
	3. エナンチオマーとジアステレオマーについて説明できる.	8章
	4. ラセミ体とメソ体について説明できる.	8章
	5. 絶対配置の表示法を説明し，キラル化合物の構造を書くことができる. (知識，技能)	8章
	6. 炭素-炭素二重結合の立体異性(*cis, trans* ならびに *E,Z* 異性)について説明できる.	1, 10章
	7. フィッシャー投影式とニューマン投影式を用いて有機化合物の構造を書くことができる. (技能)	8章
	8. エタン，ブタンの立体配座とその安定性について説明できる.	7章
(2)有機化合物の基本骨格の構造と反応		
①アルカン	1. アルカンの基本的な性質について説明できる.	7章
	2. アルカンの構造異性体を図示することができる. (技能)	7章
	3. シクロアルカンの環のひずみを決定する要因について説明できる.	7章
	4. シクロヘキサンのいす形配座における水素の結合方向(アキシアル，エクアトリアル)を図示できる. (技能)	7章
	5. 置換シクロヘキサンの安定な立体配座を決定する要因について説明できる.	7章
②アルケン・アルキン	1. アルケンへの代表的な付加反応を列挙し，その特徴を説明できる.	10, 12, 15章
	2. アルケンの代表的な酸化，還元反応を列挙し，その特徴を説明できる.	10章
	3. アルキンの代表的な反応を列挙し，その特徴を説明できる.	10章
③芳香族化合物	1. 代表的な芳香族炭化水素化合物の性質と反応性を説明できる.	5章
	2. 芳香族性の概念を説明できる.	5章
	3. 芳香族炭化水素化合物の求電子置換反応の反応性，配向性，置換基の効果について説明できる.	5, 6章
	4. 代表的な芳香族複素環化合物の性質を芳香族性と関連づけて説明できる.	5章
	5. 代表的な芳香族複素環の求電子置換反応の反応性，配向性，置換基の効果について説明できる.	6章
(3)官能基の性質と反応		
①概説	1. 代表的な官能基を列挙し，性質を説明できる.	2章
	2. 官能基の性質を利用した分離精製を実施できる. (技能)	19章コラム
②有機ハロゲン化合物	1. 有機ハロゲン化合物の基本的な性質と反応を列挙し，説明できる.	9章
	2. 求核置換反応の特徴について説明できる.	9章
	3. 脱離反応の特徴について説明できる.	9章

薬学教育モデル・コアカリキュラム（平成 25 年度改訂版）SBO		対応章
③アルコール・フェノール・エーテル	1. アルコール，フェノール類の基本的な性質と反応を列挙し，説明できる．	12, 13, 14 章
	2. エーテル類の基本的な性質と反応を列挙し，説明できる．	12 章
④アルデヒド・ケトン・カルボン酸・カルボン酸誘導体	1. アルデヒド類およびケトン類の基本的な性質と反応を列挙し，説明できる．	14, 16, 18 章
	2. カルボン酸の基本的性質と反応を列挙し，説明できる．	17 章
	3. カルボン酸誘導体(酸ハロゲン化物，酸無水物，エステル，アミド)の基本的性質と反応を列挙し，説明できる．	17, 18 章
⑤アミン	1. アミン類の基本的性質と反応を列挙し，説明できる．	19 章
⑥電子効果	1. 官能基が及ぼす電子効果について概説できる．	6 章
⑦酸性度・塩基性度	1. アルコール，フェノール，カルボン酸，炭素酸などの酸性度を比較して説明できる．	2, 13, 17 章
	2. 含窒素化合物の塩基性度を比較して説明できる．	2, 19 章

索 引 （太字はその語句の主要解説箇所を示す）

■ 和文索引

あ

IUPAC 命名法　69
アキシアル　**149**, 200
アキラル　**162**, 171
アジド基　420
亜硝酸　421
アシリウムイオン　120
アシル基　**328**, 357
アセタール　333
アセト酢酸エステル合成　390
アセトン誘導体　390
アゾ化合物　424
アドレナリン　427
アトロプ異性　177
アヌレン　106
アミド　43, **297**, 353
　──の還元　419
　──の合成　367
アミノ基　39
アミノ酸経路　429
アミン　39, 402, **411**
　──の塩基性度　62, **415**
　──の付加反応　335
アリールアミン　413
アリルカチオン　116, **312**, 315
アリール基　38
アリルラジカル　311
R/S 表示法　**164**, 169, 174
アルカロイド　411, **429**
アルカン　70, **139**
　──の沸点　139
　──の命名　70
アルキル基　**34**, 72
アルキルボラン　226
アルキルラジカル　242
　──の安定性　243
アルキルリチウム　302
アルキン　84
　──の命名　84
　──への付加反応　235
アルケン　**83**, 215, 355
　──の安定性　**198**, 217
　──の開裂反応　234
　──の命名　83
アルコキシ基　257
アルコール　36, **257**, 295
　──の酸化　299
　──の命名　78
アルデヒド　40, 293, **327**, 354
　──の合成　331
アルドール縮合　391

い

アルドール反応　391
α 炭素　**195**, 381
α 置換　382
α, β-不飽和カルボニル化合物　391
アレニウムイオン　116
アレン　16, **176**, 313
安息香酸　347
アンチ形配座　143
アンチ付加　**220**, 228, 231, 235
アンチペリプラナー配座　200
アンモニウムイオン　416

E1 反応　197
E2 反応　**196**, 200, 262
イオン結合　4, 29, 45
いす形配座　147
　──の書き方　150
異性体　35, **71**, 160
E/Z 表示法　**216**, 313
イソキノリンアルカロイド　430
イソプロピル基　78
一次反応　188
位置選択性　222, **227**
位置選択的　266
一置換ベンゼン　**101**, 122
イミド　418
イミニウムイオン　**337**, 402
　──中間体　298
イミン　**336**, 418
インドメタシン　429
インドール　284, 414, **429**
　──アルカロイド　429

う

Wittig 反応　341
Williamson のエーテル合成
　　262, 266
右旋性　167

え

エクアトリアル　**149**, 200
S_N1 機構　260
S_N1 反応　**188**, 195
S_N2 機構　261
S_N2 反応　**186**, 195, 369, 386, 417
s 軌道　**6**

お

s-cis　314
s 性　**18**, 57
エステル　43, **296**, 352
　──交換反応　365
　──の合成　362
s-trans　314
sp 混成軌道　**15**, 176, 418
sp^2 混成軌道　**12**, 245, 415
sp^3 混成軌道　**10**, 141
枝分かれアルカン　**70**, 140
　──の命名　73
エタン　**17**, 142
　──の構造　11
エチルカチオン　223
エチン　**17**, 84
　──の構造　15
エーテル　38, **257**
　──の開裂反応　263
エテン　17
　──の構造　11
エナミン　338
エナンチオマー　**162**, 215
　──過剰率　168
N-ニトロソ化　421
エネルギー図　94
エノラートイオン　382
エノール　381
エポキシド　265
　──の開環反応　267
塩化チオニル　358
塩基　50
塩素化　**128**, 244
エンド則　319
エンベロープ形配座　147

お

オキシ水銀化-脱水銀化　224
オキシム　337
オキソニウムイオン　384
　──中間体　334
オゾニド　234
オゾン分解　234
オルト-パラ配向性　124

か

開裂反応　263
化学結合　3
重なり形配座　142
過酸　**266**, 342
過酸化物　242

活性化エネルギー　**95**, 221
活性化基　122
カテコール　277, **427**
Gabriel 合成　418
過マンガン酸カリウム　**234**, 265, 354
カルベン　232
カルボアニオン　107, **302**
　──の塩基性　302
カルボカチオン　108, **189**, 220, 223, 333
　──中間体　260
　──の安定性　313
カルボキシラートイオン　350
カルボニル基　40, **293**, 341, 347, 381
カルボン酸　41, 297, **347**
　──の合成法　354
　──の酸性度　56
Cahn-Ingold-Prelog 則　**165**, 216
環化付加反応　283, **318**
還元　295
　──的アミノ化反応　418
環状アミド　373
環状エステル　367
含窒素ヘテロ環化合物　411
官能基　**34**, 85, 436
環反転　148

希ガス　3, 5
基質　91
軌道　6
　──の混成　9
キノリン　411
　──アルカロイド　430
逆電子要請型 Diels-Alder 反応　318
逆 Markovnikov 付加　**227**, 249
求核アシル置換反応　357
求核試薬　294, **193**, 231, 260, 357
求核性　193
求核置換反応　**185**, 263, 369, 425
求核付加反応　**294**, 332, 392
求電子試薬　281
求電子置換反応　**115**, 128
求電子付加反応　**220**, 315
鏡像異性体　162
協奏反応　**283**, 317
橋頭　81
共鳴エネルギー　105
共鳴効果　59, **122**, 127, 281, 302, 417
共鳴構造　**104**, 124, 246, 278, 311, 382
共役塩基　**50**, 55, 185, 278, 348

共役酸　**50**, 193
共役ジエン　**315**, 317
共役二重結合　313
共役付加反応　400
共有結合　**4**, 8, 29, 271
極性非プロトン性溶媒　194
極性分子　30
キラリティー　162
キラル　162
　──スイッチ　182
キラル中心　162
金属アルコキシド　262
金属結合　3
金属錯体　265
金属触媒　218
均等開裂　52

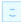

Claisen 縮合反応　397
Claisen 転位　283
クラウンエーテル　263
グリコシド結合　335
Grignard 試薬　260, **303**, 355, 369
グルコース　335
Curtius 転位　420
クレゾール　277
クロム酸　330
m-クロロ過安息香酸　363
クロロクロム酸ピリジニウム　**300**, 331
クーロン力　4

け

Kekulé 構造　21, **104**
結合解離エネルギー　241
結合角ひずみ　145
結合性の軌道　9
ケト-エノール互変異性　381
ケトン　40, 295, **328**
　──の合成　330
原子　1
　──核　1
　──番号　1
原子価結合法　8

こ

光学活性　**167**, 187, 383
光学純度　168
交差アルドール反応　394
構成原理　7
酵素　96
構造異性体　**71**, 160
ゴーシュ形配座　143
骨格構造式　19
Cope 転位　284
互変異性　225

Kolbe-Schmitt 反応　282
混成　9, 58
　──体　104

最外殻　2
最高被占軌道　318
Zaitsev 則　199
最低空軌道　318
酢酸誘導体　389
左旋性　167
サリチル酸　277
サルファ剤　426
酸　50
　──解離定数　54
　──触媒　335
三員環　**265**, 396
酸塩化物　358
酸化　299
酸性度定数　54
三置換ベンゼン　**102**, 128
Sandmeyer 反応　423
酸ハロゲン化物　351
酸無水物　**352**, 360

1,3-ジアキシアル相互作用　151
ジアステレオマー　**169**, 215
ジアゾカップリング反応　424
ジアゾニウム塩　421
　──の置換反応　423
シアノヒドリン　340
シアン化物イオン　340
ジエノフィル　317
ジエン　**313**, 317
ジカルボン酸　350
軸不斉　177
σ結合　**10**, 93, 141, 283
シグマトロピー転位　283
シクロアルカン　79, **145**
　──の命名　79
シクロアルケン　83
　──の命名　83
シクロブタン　146
シクロプロパン　**146**, 232
シクロヘキサノール　278
シクロヘキサン　**104**, 149
シクロペンタン　147
四酸化オスミウム　233
cis-trans 異性体　**14**, 33, 83, 152
ジスルフィド結合　270
質量数　1
C-ニトロソ化　422
1,2-ジヒドロキシ化　233
ジメチルシクロヘキサン　153
四面体構造　**9**, 18, 31
四面体中間体　296

試薬　91
周期表　**2**, 57
臭素化　**116**, 247
主殻　6
縮合　334, **373**, 391
酒石酸　171
出発物質　91
シュレディンガー　6
触媒　**95**, 218
親水性　36, **49**, 259
シン付加　**218**, 227, 232
シンペリプラナー配座　200

す

水素化熱　217
水素結合　**46**, 258, 329
水和　260
　——物　333
ステム　89
ステロイド骨格　401
スルファニルアミド　426
スルファニル基　**257**, 269
スルホンアミド　426
スルホン化　117

せ

生成物　91
静電引力　4, 45
静電相互作用　45
節　6
接触還元　218
接触水素化　218
セロトニン　428
遷移状態　**95**, 187
旋光度　167

そ

双極子　**30**, 45, 140
　——モーメント　**30**, 183
双極子-双極子相互作用　45
速度論支配　315
族番号　2
疎水性　34, **49**, 259
　——効果　36

た

第四級アンモニウム塩　412
Dow 法　278
脱水縮合　373
脱水反応　369
脱炭酸　388
脱ハロゲン化水素　195
脱離基　**185**, 194, 296, 358
脱離反応　**93**, 195, 203, 262
単原子分子　3

ち

チオフェン　**109**, 131
チオール　**257**, 270
置換反応　**93**, 185, 203
置換命名法　70
中心性キラリティー　176
中性子　1
超共役　**223**, 245
直鎖アルカン　71
チロシン　427

て

D/L 表示法　169
Dieckmann 縮合反応　399
Diels-Alder 反応　317
デカリン　**80**, 158
テトラヒドロフラン　382
転位反応　**94**, 283
電気陰性度　**29**, 45, 58, 258
電子　1
　——殻　2
　——環状反応　283
　——求引性基　**122**, 127, 279
　——求引性誘起効果　58
　——供与性基　**122**, 127, 279, 382
　——供与性誘起効果　34

と

同位体　1
トシラート　262
ドーパミン　427
トレオニン　169

に

二環式化合物　80
　——の命名　81
二クロム酸カリウム　354
二次軌道相互作用　319
二次反応　186
二置換ベンゼン　102
ニトリル　44, **354**, 369, 416
　——の還元　419
ニトロ化　117
ニトロ基　44
ニトロソニウムイオン　421
二面角　142
乳酸　**168**, 340
Newman 投影式　141

ね・の

ねじれ形配座　142
ねじれひずみ　**142**, 145
ねじれ舟形配座　148

は

熱力学支配　315
ノルアドレナリン　427

は

配位結合　3
π結合　**12**, 93
配向性　123
配座　141, **314**
ハイゼンベルク　6
π電子　**12**, 105, 283, 311, 318
　——の非局在化　105
BINAP　177
Baeyer-Villiger 反応　**342**, 363
Pauli の排他原理　7
破線-くさび形表記　141
波動関数　6
ハロアルカン　35, **183**
ハロゲン化　116
　——アルキル　35, **183**, 204, 303
　——アルキルの命名　75
ハロゲンラジカル　242
ハロニウムイオン　229
ハロヒドリン　**231**, 266
ハロホルム反応　385
半いす形配座　147
反結合性の軌道　9
反応基質　91
反応物　91
反芳香族　106

ひ

p 軌道　6
非共有電子対　**18**, 51, 108, 311, 415
ビシクロアルカン　80
ヒスタミン　428
比旋光度　167
ヒドラジン　337
ヒドラゾン　337
ヒドリド　107
　——イオン　**294**, 365
　——還元剤　294
ヒドロキシ基　**36**, 257, 277, 382
ヒドロホウ素化-酸化　226
ピペリジン　411
非芳香族　106
Hückel 則　105
ピリジン　108, **411**
ピロリジン　411
ピロール　108, **416**

ふ

van der Waals 力　**46**, 140
Fischer 投影式　174
Fischer のインドール合成
　　　　284, 429

Fischer のエステル化反応　363
封筒形配座　147
フェノキシドアニオン　278
フェノール　36, **277**
不確定性原理　6
不活性化基　122
付加反応　93
1,2-付加反応　315
1,4-付加反応　**315**, 400
不均等開裂　52
副殻　6
複素環アミン　413
不斉原子　162
不斉炭素原子　162
不斉中心　**162**, 176
フタルイミド　418
ブタン　143
不対電子　**52**, 241, 311
沸点　**48**, 140, 329, 414
舟形配座　148
フラン　**109**, 131
Friedel-Crafts アシル化　**120**, 282, 330
Friedel-Crafts アルキル化　**119**, 282
Brönsted 塩基　50
Brönsted 酸　50
Brönsted-Lowry の定義　50
プロドラッグ　271
プロトン化　381
プロトン性溶媒　194
分極　**29**, 293, 357
分散力　**46**, 140
分子間脱水反応　361
分子間力　**45**, 49, 140
分子軌道　9
　──法　**9**, 12
分子内アルドール縮合反応　402
分子内アルドール反応　395
Hund の規則　7

ペリ環状反応　**283**, 317
ヘロイン　411
偏光面　167
ベンザイン　426
ベンゼン　**101**, 115, 330

ほ

芳香族アミン　413
芳香族イオン　106
芳香族化合物　**101**, 115
芳香族求核置換反応　425
芳香族求電子置換反応　**115**, 128, 281
芳香族性　105
芳香族複素環化合物　**108**, 130
包接化合物　265
ホスト-ゲストケミストリー　265
ポテンシャルエネルギー　142
Hofmann 転位　420
HOMO　318
ホモリシス　**52**, 241
ボラン　226
ポリエン　313
ホルムアルデヒド　293

ま・む

Michael 付加反応　400
Meisenheimer 錯体　425
マクロライド系抗生物質　367
麻酔薬　276
Markovnikov 則　**222**, 260, 315
マロン酸エステル合成　388
Mannich 反応　402
無極性分子　30

め・も

メシラート　262
メソ化合物　**171**, 233
メタ配向性　124
メタン　141
　──の構造　9
メチルカチオン　223
メンデレーエフ　2
モルヒネ　411

ゆ・よ

有機金属試薬　301
誘起効果　34, 59, **122**, 127, 223, 417

有機マグネシウム試薬　303
有機リチウム試薬　301
融点　140
溶解度　36, **49**, 329
溶媒和　**49**, 194
ヨードホルム　385
四中心遷移状態　227

ら

ラクタム　**43**, 373
ラクトン　**43**, 367
ラジカル　**52**, 241
　──中間体　249
　──の安定性　312
　──連鎖反応　244
ラセミ化　**190**, 383
ラセミ体　**162**, 168, 332
ラセミックスイッチ　182

り

律速段階　**188**, 221
立体異性体　**14**, 160
立体化学　**159**, 187, 319
立体障害　129
立体選択性　227
立体選択的　268
立体特異性　319
立体特異的　230
立体配座　141
　──異性体　160
　──解析　143
立体配置　160
　──異性体　160
立体ひずみ　143, 145, **152**
立体保持　319
リンイリド　341
Lindlar 触媒　219

る

Lewis 塩基　51
Lewis 構造式　21
Lewis 酸　**51**, 119, 227
Lewis の定義　51
LUMO　318

れ・ろ・わ

レボドパ　427
Robinson 環形成反応　401
Walden 反転　186, **261**

閉殻　5, 2
平面偏光　167
β 脱離　195
β 炭素　184, **195**, 400
β-ヒドロキシカルボニル化合物　391
β-ラクタム系抗生物質　373
ヘテロリシス　**52**, 241
ペニシリン　27
ペプチド結合　373
ヘミアセタール　333

欧文索引

A

α,β-不飽和カルボニル化合物 391
α炭素 **195**, 381
α置換 382
acetal 333
acetoacetic acid ester synthesis 390
achiral **162**, 171
acid anhydride 352
acid catalyst 335
acid dissociation constant 54
acid halide 351
acidity constant 54
activating group 122
acylium ion 120
addition 93
adrenaline 427
alcohol 36, **257**, 295
aldehyde 40, 293, **327**
aldol condensation 391
aldol reaction 391
alkaloid 411, **429**
alkane 70, **139**
alkene **83**, 215, 355
alkyl group **34**, 72
alkyl halide 35, **183**
alkyl lithium 302
alkyne 84
allene 16, **176**, 313
allyl cation 312
allyl radical 311
amide **43**, 297, 353
amine 39, 402, **411**
angle strain 145
annulene 106
anti addition **220**, 228, 231, 235
antiaromatic 106
anti conformation 143
antiperiplanar conformation 200
arenium ion 116
aromatic compound **101**, 115
asymmetric atom 162
asymmetric carbon atom 162
asymmetric center **162**, 176
atomic number 1
atropisomerism 177
aufbau principle 7
axial **149**, 200
——chirality 177

B

β脱離 195
β炭素 184, **195**, 400

β-ヒドロキシカルボニル化合物 391
β-ラクタム系抗生物質 373
Baeyer-Villiger 反応 **342**, 363
benzene **101**, 115, 330
benzoic acid 347
benzyne 426
bicyclic compound 80
bicycloalkane 80
BINAP 177
boat conformation 148
boiling point 48, 140, 329, 414
bond dissociation energy 241
bridgehead 81
Brönsted-Lowry の定義 50
Brönsted 塩基 50
Brönsted 酸 50

C

C-ニトロソ化 422
Cahn-Ingold-Prelog 則 **165**, 216
carbanion 107, **302**
carbene 232
carbonyl group 40, **293**
carboxylic acid 41, 297, **347**
catalyst 95
catalytic hydrogenation 218
catalytic reduction 218
catechol 427
chair conformation 147
chemical bond 3
chiral 162
——center 162
chirality 162
CIP 則 **165**, 216
cis-trans 異性体 14, 33, 83, 152
Claisen 縮合反応 397
Claisen 転位 283
concerted reaction **283**, 317
configuration **160**, 314
configurational isomer 160
conformation **141**, 314
conformational isomer 141, **160**
conjugate acid 50
conjugate addition 400
conjugate base 50, 55, 185, 278, 348
constitutional isomer 160
coordinate bond 3
Cope 転位 284
covalent bond 3, 4, 8, 29, 271
crossed aldol reaction 394
crown ether 265
Curtius 転位 420
cyanohydrin 340
cycloaddition 283, **318**

cycloalkane 79, **145**
cycloalkene 83

D

deactivating group 122
decaline 80, **158**
decarboxylation 388
dextrorotatory 167
diastereomer **169**, 215
1,3-diaxial interaction 151
diazo-coupling 反応 424
diazonium salt 421
Dieckmann 縮合反応 399
Diels-Alder 反応 317
diene **313**, 317
dienophile 317
dihedral angle 142
1,2-dihydroxylation 233
dipole 30, 45
dipole-dipole interaction 45
dipole moment **30**, 183
dispersion force 46
disulfide bond 270
D/L 表示法 169
dopamine 427
Dow 法 278

E

E1 反応 197
E2 反応 **196**, 200, 262
eclipsed conformation 142
electrocyclic reaction 283
electron donating group 122, 127, 279
electron donating inductive effect 34
electronegativity 29
electron withdrawing group 122, 127, 279
electrostatic interaction 45
elimination 93, 195, 203
enamine 338
enantiomeric excess 168
endo rule 319
energy diagram 94
energy of activation **95**, 221
enol 381
enolate ion 382
enzyme 96
epoxide 265
equatorial **149**, 200
ester 43, 296, 352
ether 38, **257**
E/Z 表示法 **216**, 313

first-order reaction 188
Fischer 投影式 174
Fischer のインドール合成 284, 429
Fischer のエステル化反応 363
formaldehyde 293
Friedel-Crafts アシル化 **120**, 282, 330
Friedel-Crafts アルキル化 **119**, 282
functional group 34
furan **109**, 131

Gabriel 合成 418
gauche conformation 143
glycosidic bond 335
Grignard 試薬 260, **303**, 355, 369

half-chair conformation 147
haloalkane 35, **183**
haloform reaction 385
halohydrin **231**, 266
Heisenberg 6
hemiacetal 333
heroin 411
heterolysis **52**, 241
histamine 428
Hofmann 転位 420
HOMO 318
homolysis **52**, 241
host-guest chemistry 265
Hückel 則 105
Hund's rule 7
hydrate 333
hydration 260
hydrazone 337
hydride ion 294
hydrogen bond **46**, 258, 329
hydrophilicity 36, **49**, 259
hydrophobicity 34, **49**, 259
hydroxy group **36**, 257, 277
hyperconjugation **223**, 245

imide 418
imine **336**, 418
inclusion compound 265
indole 284, 414, **429**
 ──alkaloid 429
inductive effect 223
intramolecular aldol reaction 395
ionic bond 4, 29, 45
isomer 160
isoquinoline alkaloid 430
isotope 1
IUPAC 命名法 69

K_a 54
Kekulé 構造 21, **104**
keto-enol tautomerism 381
ketone 40, 295, **328**
kinetic control 315
Kolbe-Schmitt 反応 282

L-ドパ 427
lactam 43, **373**
lactone 43, **367**
leaving group 185
levorotatory 167
Lewis 塩基 51
Lewis 構造式 21
Lewis 酸 **51**, 119, 227
Lewis の定義 51
Lindlar 触媒 219
lone-pair electrons 18
LUMO 318

malonic ester synthesis 388
Mannich 反応 402
Markovnikov 則 **222**, 260, 315
mCPBA 363
Meisenheimer 錯体 425
Mendelejev 2
meso compound **171**, 233
metallic bond 3
Michael 付加反応 400
molecular orbital theory 9
monoatomic molecule 3
morphine 411

N-ニトロソ化 421
Newman 投影式 141
nitrile 44, **354**, 369, 416
nitrosonium ion 421
nonaromatic 106
nonpolar molecule 30
noradrenaline 427
nucleophilic acyl substitution 357
nucleophilic addition reaction 294
nucleophilicity 193
nucleophilic substitution reaction **185**, 263

optical purity 168
orbital 6
orbital hybridization 9
orientation 123
oxidation 299
oxime 337
oxymercuration-demercuration 224
ozonide 234
ozonolysis 234

P

π 結合 **12**, 93
π 電子 **12**, 105, 283, 311, 318
 ──の非局在化 105
p 軌道 6
PCC **300**, 331
peptide bond 373
pericyclic reaction **283**, 317
peroxide 242
peroxy acid **266**, 342
phenol 36, **277**
piperidine 411
pK_a **54**, 349
polar aprotic solvent 194
polarization **29**, 293, 357
polar molecule 30
product 91
protic solvent 194
pyridine 411
pyridinium chlorochromate **300**, 331
pyrrolidine 411

Q

quinoline 411
 ──alkaloid 430

R

racemate **162**, 332
racemization **190**, 383
radical 52, **241**
 ──chain reaction 244
rate determining step **188**, 221
rate limiting step **188**, 221
reactant 91
reaction substrate 91
reagent 91
rearrangement **94**, 283

reduction   295
reductive amination   418
resonance energy   105
resonance structure   311
ring-flip   148
Robinson 環形成反応   401
R/S 表示法   **164**, 169, 174

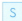

σ結合   **10**, 93, 141, 283
s 軌道   **6**
s 性   **18**, 57
Sandmeyer 反応   423
Schrödinger   6
s-cis   314
second-order reaction   186
serotonin   428
sigmatropic rearrangement   283
skeletal structure   19
S_N1 機構   260
S_N1 反応   **188**, 195
S_N2 機構   261
S_N2 反応   **186**, 195, 369, 386, 417

solvation   **49**, 194
sp hybrid orbital   **15**, 176, 418
sp^2 hybrid orbital   **12**, 245, 415
sp^3 hybrid orbital   **10**, 141
specific rotaion   167
staggered conformation   142
starting material   91
stereo isomer   **14**, 160
stereoretention   319
stereospecific   230
stereospecificity   319
steric strain   143, 145, **152**
s-trans   314
substitution   **93**, 185, 203
substrate   91
sulfanilamide   426
sulfonamide   426
syn addition   **218**, 227, 232
synperiplanar conformation   200

T

tartaric acid   171
tetrahydrofuran   382
thermodynamic control   315

THF   382
thiol   **257**, 270
thiophen   **109**, 131
torsional strain   **142**, 145
transesterification   365
transition state   **95**, 187
twist-boat conformation   148
tyrosine   427

U・V

unpaired electron   **52**, 241, 311
unshared electron pair   **18**, 51, 108, 415
valence bond theory   8
van der Waals 力   **46**, 140

W・Z

Walden 反転   186, **261**
Williamson のエーテル合成   **262**, 266
Wittig 反応   341
Zaitsev 則   199

薬系有機化学

2018 年 3 月 31 日　発行	編集者　安藤　章，山口泰史
	発行者　小立鉦彦
	発行所　株式会社　南 江 堂
	☏113-8410 東京都文京区本郷三丁目 42 番 6 号
	☎（出版）03-3811-7236　（営業）03-3811-7239
	ホームページ http://www.nankodo.co.jp/

印刷・製本　小宮山印刷工業

装丁　星子卓也（ペントノート）

Pharmaceutical Organic Chemistry
© Nankodo Co., Ltd., 2018

定価は表紙に表示してあります．
落丁・乱丁の場合はお取り替えいたします．
ご意見・お問い合わせはホームページまでお寄せください．

Printed and Bound in Japan
ISBN978-4-524-40334-9

本書の無断複写を禁じます．

JCOPY 〈（社）出版者著作権管理機構　委託出版物〉

本書の無断複写は，著作権法上での例外を除き，禁じられています．複写される場合は，そのつど事前に，
（社）出版者著作権管理機構（TEL 03-3513-6969，FAX 03-3513-6979，e-mail: info@jcopy.or.jp）の
許諾を得てください．

本書をスキャン，デジタルデータ化するなどの複製を無許諾で行う行為は，著作権法上での限られた例外
（「私的使用のための複製」など）を除き禁じられています．大学，病院，企業などにおいて，内部的に業
務上使用する目的で上記の行為を行うことは私的使用には該当せず違法です．また私的使用のためであっ
ても，代行業者等の第三者に依頼して上記の行為を行うことは違法です．